DIAGNOSTIK UND THERAPIE
DER
LUNGEN= UND KEHLKOPF=
TUBERKULOSE

VON

Dr. H. ULRICI

ÄRZTL. DIREKTOR DES TUBERKULOSEKRANKENHAUSES DER STADT
BERLIN IN SOMMERFELD (OSTHAVELLAND) UND DES FÜRSORGE=
AMTS FÜR LUNGENKRANKE IN BERLIN=CHARLOTTENBURG

MIT 269 ABBILDUNGEN

ZWEITE AUFLAGE

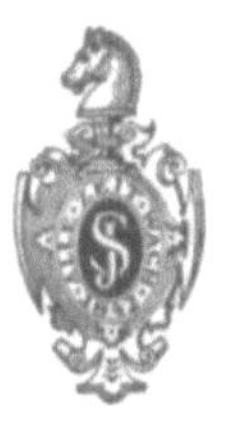

BERLIN

VERLAG VON JULIUS SPRINGER

1933

ISBN-13: 978-3-642-90485-1   e-ISBN-13: 978-3-642-92342-5
DOI: 10.1007/978-3-642-92342-5

Vorwort zur zweiten Auflage.

Seit dem Erscheinen der ersten Auflage hat die Klinik der Lungentuberkulose eine Wandlung durchgemacht, die in Ausmaß und Tempo den politischen Umwälzungen unserer Zeit nachzueifern schien. Die neue Auflage ist daher in wesentlichen Abschnitten ein neues Buch.

Pathologie, Diagnostik und Therapie der Lungentuberkulose umfassen heute ein Gebiet von reichster Differenzierung. Dem Kliniker ist es kaum mehr möglich, durch eigene Arbeit in alle Einzelheiten einzudringen. An den Erfahrungen in einem großen Tuberkulosekrankenhaus und in einer großen Fürsorge, die in diesem Buche niedergelegt sind, haben eine ganze Reihe meiner früheren und derzeitigen Mitarbeiter, deren Namen heute einen guten Klang haben, Pate gestanden. PAGEL war unser aller Führer in der Pathologie, BALLIN, GRASS und DIEHL gingen mannigfachen Problemen der Pathogenese und Klinik nach, KREMER, KLEESATTEL und ROLOFF arbeiteten am Ausbau der Kollapstherapie, während uns ROTHER in der Darmdiagnostik und GRASS und GLOGAUER in der Problematik und Technik der Fürsorge Rater und Helfer waren. Ihnen allen und vielen anderen, die ich hier nicht einzeln nennen kann, sei in diesem Buche der Dank des Waldhauses für treue Mitarbeit zum Ausdruck gebracht.

Zu ganz besonderem Dank bin ich unserer langjährigen Röntgenassistentin Fräulein LIGETI für mühsamste Mitarbeit am Bildmaterial sowie dem Verlage für jedes Entgegenkommen und für die vorzügliche Ausstattung des Buches verbunden.

Sommerfeld (Osthavelland), Pfingsten 1933.

H. ULRICI.

Inhaltsverzeichnis.

I. Pathogenese der Tuberkulose.

Für ein folgerichtiges diagnostisches Denken und zweckmäßiges
therapeutisches Handeln ist die stete enge Fühlung mit der Pathogenese
und pathologischen Anatomie selbstverständliche Voraussetzung, denn
ihre Kenntnis bildet den Schlüssel, mit dem wir am lebenden Organismus im Buche der Krankheit lesen, und gibt den Maßstab für die
kritische Würdigung unserer Untersuchungs- und Behandlungsmethoden.

Aufbauend auf ROBERT KOCHs genialer abschließender Klärung der
Ätiologie der Tuberkulose und seiner für die Kenntnis der Tuberkulose
außerordentlich wichtigen Entdeckung des Tuberkulins hat die wissenschaftliche Forschung der letzten Jahrzehnte in emsiger Arbeit ein
Gesamtbild der Beziehungen zwischen dem menschlichen Organismus
und dem wichtigsten seiner Feinde, dem Tuberkelbacillus, zusammen-
getragen, das in den Einzelheiten noch recht viele Unklarheiten enthält,
in den großen Zügen aber für unser heutiges Begriffsvermögen endgültige Erkenntnis bedeutet.

Typus humanus und Typus bovinus des Tuberkelbacillus. In hunderten
menschlicher Generationen und in ungezählten Millionen Generationen
des Bacillus, wenn man von solchen sprechen darf, hat sich eine konstante Sonderart des Bacteriums, der Typus humanus, speziell auf den
menschlichen Organismus eingestellt; von Mensch zu Mensch geht er
über, nur im menschlichen Organismus findet er, soweit unsere Kenntnisse reichen, unter natürlichen Verhältnissen seine Lebensbedingungen.
90% aller Tuberkulosetodesfälle fallen der Lungentuberkulose zur Last,
deren Erreger so gut wie ausschließlich der Bacillus vom Typus humanus
ist; in den restlichen 10% der Tuberkulosen des Menschen wird in einem
noch umstrittenen Prozentsatz, der mindestens ein Zehntel, vielleicht
nicht unerheblich mehr betragen dürfte, der Typus bovinus gefunden,
der vom Rinde, meist wohl durch die Milch, auf den Menschen übergeht.
In neuesten Untersuchungen haben GRIFFITH, MUNRO und B. LANGE
in 1,8% von insgesamt 1700 Fällen den Typus bovinus als Erreger der
menschlichen Lungentuberkulose gefunden.

Die Tabelle 1 nach einer Zusammenstellung von MÖLLERS gibt 3,04%
bovine Infektionen bei Erwachsenen, aber 22,2% bei Kindern an.
Bemerkenswert ist, daß die bovinen Infektionen bei den extrapulmonalen
Tuberkulosen stark hervortreten, bei der Tuberculosis verrucosa cutis
der Erwachsenen (Berufsinfektionen der Tierärzte, Schlächter) 48%
und bei den Halsdrüsen- und Abdominaltuberkulosen der Kinder (Milch-
infektion) bis 40% erreichen.

Tabelle 1. Humane und bovine Infektion beim Menschen.
(Nach MÖLLERS: PIRQUET-ENGEL, Handbuch der Kindertuberkulose.)

Diagnose	Kinder unter 16 Jahren		Erwachsene über 16 Jahre		% der bovinen von der Gesamtzahl untersuchter Fälle
	human	bovin	human	bovin	
Tuberkulose der Lungen und Bronchialdrüsen	88	2	1057	3	0,43
Extrapulmonale Tuberkulosen .	598	197	277	39	23,9
Zusammen	686 (+ 10)[1] = 22.2%	199 (+ 10)[1]	1334 (+ 7)[1] = 3,04%	42 (+ 7)[1]	

[1] Die in Klammern gesetzten Zahlen geben die Anzahl der festgestellten Mischinfektionen (human und bovin) an.

Ultravisible Form des Tuberkelbacillus. Seit etwa 10 Jahren hat die Frage einer *filtrierbaren ultravisiblen Form des Tuberkulosevirus* die Forschung stark beschäftigt. Namentlich glaubten französische Autoren unter Führung von CALMETTE den wissenschaftlichen Beweis für diese Form erbracht zu haben, während deutsche Untersuchungen von UHLENHUTH u. a. die Frage durchaus offen lassen. Es soll deshalb auf dieses Problem, dessen positive Lösung die soziale Therapie der Tuberkulose stark beeinflussen würde, hier nicht näher eingegangen werden, vielmehr nur der Gegensatz der Auffassungen durch zwei Zitate illustriert werden. PÉHU und DUFOURT schreiben in einem Aufsatz über die Anschauungen der französischen Forschung: „In Frankreich bildete die Frage des tuberkulösen Ultravirus den Gegenstand zahlreicher Arbeiten, unter denen wegen ihrer Wichtigkeit sowohl die von FERNAND ARLOING und ANDRÉ DUFOURT als auch von A. CALMETTE und VALTIS genannt seien. Die Tatsache, daß die Untersuchungen der französischen Forscher im Laufe der letzten Jahre im Auslande und speziell in den Ländern der romanischen Sprachen von mehr als 20 Autoren bestätigt wurden, läßt keinen Zweifel an dem sicheren Bestande von filtrierbaren Formen des Tuberkelbacillus aufkommen." BLUMENBERG dagegen erklärt am Schluß einer eingehenden Literaturstudie über das filtrierbare Virus: „Zusammenfassend muß festgestellt werden, daß überzeugende Beweise für die Existenz ultravisibler Tuberkelbacillusformen nach wie vor fehlen. Daran ändert auch die unbestreitbare Tatsache des Polymorphismus des Tuberkuloseerregers nichts. Wenn eine unsichtbare Phase im Entwicklungszyklus des KOCHschen Bacillus auch nicht geleugnet werden kann, so handelt es sich doch bisher um eine Hypothese, für die sichere Unterlagen zu erbringen Sache künftiger Forschung sein muß."

Die Einfallspforte der Tuberkelbacillen ist nach den Arbeiten von KUSS, GHON, RANKE und vielen anderen in der großen Mehrzahl der

Fälle die Lunge, weit seltener der Darm, hauptsächlich bei den immerhin
nicht häufigen reinen Abdominaltuberkulosen, oder die Halsorgane bei
den reinen Halsdrüsentuberkulosen; Ghon fand bei 750 Kindertuberkulosen autoptisch nur $2^1/_2\%$ extrapulmonale Primärinfekte, ein Satz,
der sich allerdings in den Befunden anderer Untersucher (M. Lange,
St. Engel, Schürmann, Pagel u. a.) bis 15, ja annähernd 30% erhöht.
Die äußere Haut scheint unverletzt für den Tuberkelbacillus unpassierbar
zu sein; die Leichentuberkel bei Ärzten, Tierärzten und ihrem Hilfspersonal und die analogen Infektionen von Schlächtern an tuberkulösem
Vieh kommen durch kleine Verletzungen zustande, ebenso der Lupus
gelegentlich durch Schmierinfektion kleiner Hautläsionen, während er
in der Mehrzahl der Fälle nicht durch äußere Infektion, sondern hämatogen von einem entfernten Herd aus entsteht. Eine Wundinfektion
(Inoculation von Tuberkelbacillen) kommt bei der rituellen Circumcision
vor, wenn ein lungenkranker Beschneider die Blutstillung durch Saugen
vornimmt. — Die kongenitale Übertragung der Tuberkulose durch
Samen- oder Eizelle ist bis heute unbewiesen; die fetale Übertragung
von der kranken Mutter aus, mit oder ohne Placentartuberkulose, ist
zwar in einer Anzahl von Fällen einwandfrei festgestellt, kommt aber
zweifellos selten vor.

Staubinhalation und Tröpfcheninhalation. Praktische Bedeutung hat
nur die Infektion durch Inhalation (Staubinhalation nach Cornet,
Tröpfcheninhalation nach Flügge) oder durch Fütterung (Schmierinfektion, Nahrungsmittelinfektion). Nach den klinischen Erfahrungen
und den experimentellen Untersuchungen der Flüggeschen Schule
kommt der Streuung von Hustentröpfchen die überragende Bedeutung
für das Eindringen der Tuberkelbacillen in die Lunge zu. Wieweit
dabei allerdings die unmittelbare Aufnahme der Hustentröpfchen von
Mensch zu Mensch in Frage kommt, und nicht die Einatmung von
verstäubten Bacillen aus angetrockneten Hustentröpfchen, steht dahin
(z. B. Tierversuche von B. Lange). Die unmittelbare klinische Beobachtung spricht durchaus im Sinne der Flüggeschen Tröpfcheninfektion
(Kleinschmidt).

Rankes Stadien der Tuberkuloseausbreitung. Für die Darstellung der
weiteren Ausbreitung der Tuberkulose vom Einfallsort aus folgen wir
der umfassenden und weitausschauenden Auffassung Rankes. Zunächst
gilt das Lokalisationsgesetz Cornets, nach dem vom primären Herd
aus regelmäßig die Infektion der regionären Lymphknoten erfolgt, also
vom Lungenherd aus die Infektion des im Abflußgebiet der Lymphe
dem Primärherd zunächst gelegenen Lungenwurzelknotens, von den
Halsorganen aus die Infektion des nächstgelegenen Halslymphknotens,
vom Darm aus die der Lymphknoten des Gekröses. Ranke bezeichnet
dieses Stadium der Tuberkulose: Primärherd und Infekt des regionären
Lymphknotens als Primärstadium oder *Primärkomplex*. In diesem

Stadium kommen unzählige Tuberkulosen zur definitiven Abheilung oder richtiger zum Steckenbleiben des Infekts.

Epidemiologie der tuberkulösen Infektion. Pathologisch-anatomische Untersuchungen von NAEGELI, BURCKHARDT, neuerdings SCHÜRMANN, ASCHOFF u. a. ergaben bei Leichen Erwachsener 90—100% anatomische Merkmale früherer Tuberkuloseinfektionen; LUBARSCH, ORTH, BEITZKE und HART fanden 60—70%. Der Ort, an dem die Untersuchungen (Sektionen) vorgenommen sind, und soziale Schichtung scheinen für die Ausbeute wesentlich zu sein. Umfangreiche Prüfungen mit der Tuberkulinhautreaktion ergaben nach PIRQUET, HAMBURGER und vielen anderen, daß in den großen Städten 90 und mehr Prozent der Kinder das Pubertätsalter tuberkuloseinfiziert überschreiten, während in ländlichen Bezirken der Prozentsatz geringer ist; daß also in den dichtbevölkerten Zentren der Kulturvölker die Tuberkulosedurchseuchung allgemein ist. Von dieser ungeheuren Zahl von Infektionen kommt die überwiegende Mehrzahl niemals über das primäre Stadium hinaus. Zur biologischen Heilung, d. h. zur Abtötung oder Eliminierung der eingedrungenen Erreger kommt es aber nur ausnahmsweise, vielmehr unterhalten die irgendwo sitzenbleibenden Tuberkelbacillen — auch alte Kalkherde können virulente Bacillen enthalten, ja ganz aus ihnen bestehen (PAGEL) — und das von ihnen hervorgerufene tuberkulöse Gewebe meist für die ganze Lebensdauer des Individuums, also oft Jahrzehnte, die Allergie. Die veränderte Reaktionsweise ist klinisch durch den positiven Ausfall der Tuberkulinproben gekennzeichnet. Über den Sitz des tuberkulösen Herdes und ein etwaiges Fortschreiten des tuberkulösen Prozesses ist durch diese Proben freilich im allgemeinen nichts zu erfahren.

Der frische tuberkulöse Infekt. Frische primäre Lungenherde sind anatomisch von GHON u. a. beschrieben, röntgenologisch von HARMS und namentlich von REDEKER gefunden und verfolgt, experimentell von PAGEL studiert worden. Der frische primäre Lungenherd besteht nach GHON aus einer kleinen rasch verkäsenden Pneumonie, in der die Menge der zur Wirkung gelangenden Tuberkelbacillen eindrucksvoll ist. Des weiteren verursacht jedoch die käsige Entzündung relativ rasch die Bildung einer Bindegewebskapsel am Herdrand. Röntgenologisch überrascht beim frischen Herde die große Ausdehnung der gelegentlich lappenfüllenden Infiltrierung (*Primärinfiltrierung* REDEKERs). Für diese Tuberkuloseform mit ihrem eigenartigen röntgenologischen Bild und klinischen Verlauf der scheinbar völligen Resorption haben die ersten Beschreiber ELIASBERG und NEULAND den heute nicht mehr gebrauchten Begriff der Epituberkulose geprägt. Aus dem zunächst homogenen Schatten der Infiltrierung differenzieren sich die Bestandteile des RANKEschen Primärkomplexes, Lungenprimärherd und gleichsinniger Lymphknotenherd, mit immer schärfer werdenden Konturen heraus. In diesen

Vorgängen spiegelt sich die Labilität primärer Herdbildung, die PAGEL experimentell-morphologisch darstellen konnte. Viel sinnfälliger kann man die Eigenheiten des frischen Primärinfektes an äußerlich sichtbaren Stellen (Haut, Circumcisionstuberkulose) verfolgen, während sie an Stellen wie in den Halsorganen und im Mittelohr in ihrer wahren Natur verkannt zu werden pflegen. Der abgeheilte primäre Komplex in der Lunge ist auf der Röntgenplatte nicht ganz selten höchst eindrucksvoll im

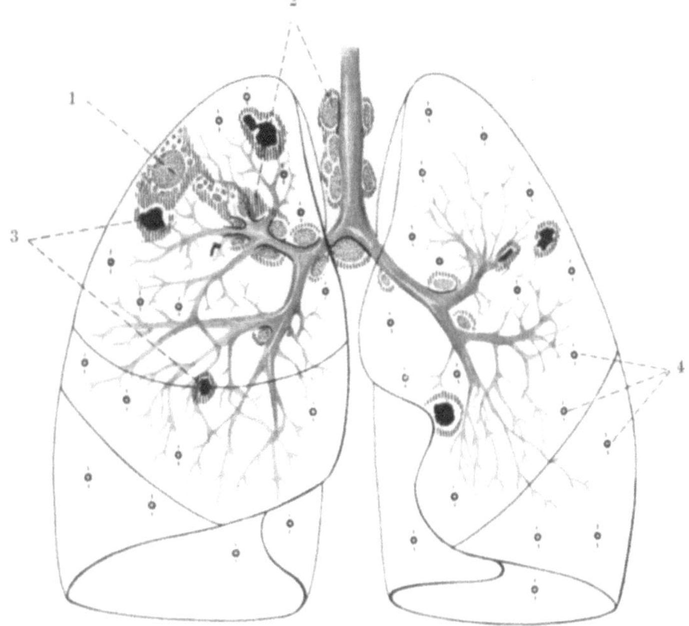

Abb. 1. Primäre Tuberkulose.
4 Ausbreitungsweisen: 1 Verkäster und erweichter Primärherd, Appositionswachstum.
2 Lymphweg. 3 Bronchogene Streuung. 4 Hämatogene Streuung.
(Nach RANKE in RANKE-PAGEL: Ausgewählte Schriften.)

intensiven kleinen Schattenfleck des verkalkten Primärherdes und einem ähnlichen größeren Schatten des verkalkten regionären Lymphknotens nachzuweisen (s. Abb. 66, S. 106).

Primäre Lungentuberkulose. Heilt die Tuberkulose im primären Stadium nicht ab, so kann der Zerfall des primären Herdes (primäre Kaverne GHONS) durch Aspirationsaussaat zu der im Säuglingsalter nicht ganz seltenen *primären Lungenphthise* führen (Abb. 1, vgl. auch Abb. 37 und 38, S. 50 und 51). Unterbleibt dieses örtliche Fortschreiten vom Primärherd aus, so stehen der weiteren Ausbreitung der Tuberkulose im nunmehr einsetzenden Sekundärstadium mehrere Wege offen.

Sekundäre Tuberkulose. Es kann vom Lymphknotenherd aus eine lymphogene Ausbreitung, zunächst auf die benachbarten Lymphknoten,

weiterhin auf andere Lymphknotengruppen erfolgen; es kann an irgendeiner erkrankten Stelle oder auch über den Ductus thoracicus (Abb. 2)
ein Einbruch in die Blutbahn zustande kommen und damit der hämatogene Ausbreitungsweg erschlossen werden. Schließlich kann ein
erweichter Lymphknoten in eine seröse Höhle (Abdomen) oder ein
Kanalsystem (Bronchalbaum) durchbrechen und damit eine intra-
abdominale oder intracaniculäre Ausbreitung ermöglicht werden. Bei

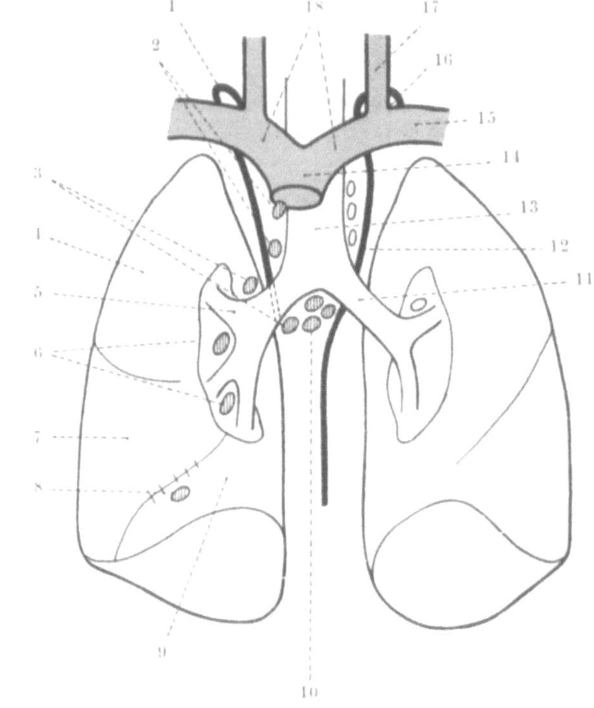

Abb. 2. Infektionsweg der Tuberkulose. Lungen medial von vorn.
1 Truncus lymphaticus bronchomediastinalis. 2 Paratracheale Lymphknoten. 3 Tracheo-
bronchale Lymphknoten. 4 Oberlappen. 5 Rechter Hauptbronchus. 6 Bronchopulmonale
Lymphknoten. 7 Mittellappen. 8 Pulmonaler Primärherd. 9 Unterlappen. 10 Bifurkationsdrüsen. 11 Linker Hauptbronchus. 12 Ductus thoracicus. 13 Trachea. 14 Vena
cava superior. 15 Vena subclavia. 16 Venenwinkel. 17 Vena jugularis. 18 Vena anonyma
sinistra und dextra. (Nach GHON.)

rapidem Verlauf der Tuberkulose findet die Ausbreitung der Bacillen
auf allen diesen Wegen gleichzeitig statt, viel häufiger aber ist eine
mehr oder minder protrahierte Entwicklung. In diesen Fällen heilt der
primäre Herd häufig ab, nicht aber der Lymphknotenherd, von dem
aus vielmehr die Infektion der ganzen zentralen Lymphknotengruppe
erfolgt (Bronchaldrüsen, Mesenterialdrüsen, Halsdrüsen); die Infektion
wandert dann die Lymphknotenkette entlang, z. B. von den Bronchaldrüsen die paratracheale Lymphknotenkette entlang zum Venenwinkel

oder von den Mesenterialdrüsen zum Ductus thoracicus, um auf einem dieser Wege schließlich den Weg der hämatogenen Ausbreitung zu erreichen. Gelangen nur wenige Bacillen in die Blutbahn, so entstehen nunmehr einzelne entfernte tuberkulöse Herde (Knochen, Gelenke, Sehnenscheiden, seröse Häute, Sinnesorgane, Hirnhäute, äußere Haut, Lungen); es zeigt sich in diesem Stadium deutlich eine gewisse Disposition mancher Gewebe, während andere (Muskeln, Sehnen, Nerven) tuberkulosefrei bleiben. Dem frühen Sekundärstadium gehören auch gewisse toxische Fernwirkungen tuberkulöser Herde auf die Haut und die Schleimhäute an, so die sog. skrofulösen Ekzeme und Schleimhautkatarrhe und die Phlyktänen. Überhaupt steht in diesem Stadium der Organismus ausgesprochen im Zeichen der Allgemeininfektion und Allgemeinintoxikation, die aber auch in diesem Stadium so oder so ihr Ende finden.

Die im sekundären Stadium lymphogen oder hämatogen neugesetzten Herde können, auch wenn sie zahlreich sind, mit oder ohne Defekt oder bleibenden Schaden abheilen. Vollkommen infaust ist bekanntlich die tuberkulöse Infektion der Hirnhäute, die Meningitis tuberculosa; tuberkulöse Herde verhältnismäßig sehr geringer Ausdehnung unterbinden die Blut- und Lymphzirkulation lebenswichtiger Gehirnbezirke und schneiden dadurch den Lebensfaden ab. Auch die Weiterentwicklung des primären Lungenherdes oder neuer hämatogen entstandener Lungenherde gibt in diesem Stadium eine ungünstige Prognose; die Struktur der Lunge bietet dem sauerstoffbedürftigen Tuberkelbacillus besonders günstige Bedingungen, den Heilungsvorgängen aber, der Bildung bindegewebiger Abgrenzung, ein schwieriges Feld; in diesem sekundären Stadium der noch nicht voll entwickelten Resistenz vermag der Organismus diesen Nachteil noch nicht so gut zu kompensieren, wie ihm das im späteren Verlauf gelingt.

Kommt es zum Eindringen zahlreicher Tuberkelbacillen in die Blutbahn, sei es von einem Gefäßtuberkel aus oder auf dem Wege über den Venenwinkel oder zu einem längere Zeit offen bleibenden Einbruch, so besiegelt die akute oder mehr oder minder chronische Miliartuberkulose das Schicksal des Kranken. Es scheint aber für das Entstehen dieser Krankheitsbilder eine besondere, bis jetzt nur in Umrissen erfaßbare Empfindlichkeitslage des Körpers Voraussetzung zu sein, für die spezifische und unspezifische Faktoren maßgebend sind.

Nicht nur im primären Stadium kann der tuberkulöse Infekt stecken bleiben, sondern auch in jeder Phase des geschilderten Sekundärstadiums kann der Prozeß scheinbar völlig abklingen. Und doch lebt der eingedrungene Parasit, selbst in völlig verkalkten Herden, zwar wie im Winterschlaf, aber vollvirulent weiter, setzt er nicht selten, ganz langsam nur sich ausbreitend, ein Lymphdrüsenherdchen nach dem andern, schießen für den fibrös degenerierten Tuberkel wie Köpfe der Hydra zwei neue auf. Der Prozeß kann so ungemein zögernd fortschreiten, aber er — und nur er (NEUFELD, v. WASSERMANN) unterhält das erwähnte Stadium der Allergie (v. PIRQUET), das eine zeitweilige Überlegenheit des Organismus in der Abwehr, wenn man so sagen will, eine Teilimmunität bedeutet, aber zugleich das Fortbestehen der Infektion.

Während das Primärstadium der Tuberkulose in seiner anatomischen, röntgenologisch sich widerspiegelnden Gestalt und in seinen klinischen Verlaufsrichtungen eng umgrenzt erscheint, begegnen wir im Sekundärstadium einer Fülle anatomischer und klinischer Bilder. Ursache dieses Reichtums der Formen ist die für das zweite Stadium charakteristische humorale Generalisation, die dem Virus gestattet, in allen Organsystemen Fuß zu fassen und anatomische und funktionelle Störungen zu setzen. Neben dieser Generalisation charakterisiert die Empfindlichkeit des Gewebes das Sekundärstadium, die wie im Primärstadium perifokale Entzündungen großen Ausmaßes zuläßt. Diese Infiltrierungen, auf spezifische (LANGER) und unspezifische Reize um ältere Herde aufschießend, sind röntgenologisch besonders eindrucksvoll. Den Studien REDEKERs ist die Kenntnis der Verhältnisse vorzüglich zu danken. Die Gewebsüberempfindlichkeit findet ihren klinisch so bedeutungsvollen Ausdruck in der Labilität gegenüber spezifischen und unspezifischen Reizen. Es muß sich um die anatomischen Auswirkungen einer hohen Giftempfindlichkeit handeln. Wie bei der Tuberkulinreaktion finden wir auch hier keine Tuberkelbacillen im Gewebe, keine Verkäsung, wohl aber bei verzögertem Ablauf die Ausbildung tuberkulöser Gewebsstrukturen (PAGEL). Generalisation, Gewebsüberempfindlichkeit und klinische Labilität machen zusammen RANKEs Sekundärstadium aus.

Das Sekundärstadium der Tuberkulose kann sehr unscheinbare Erscheinungen machen, die, überwiegend dem Kindesalter angehörend, nicht recht gedeutet oder vergessen werden; es kann auch abortiv verlaufen. Manche Autoren meinen, daß eine wenn auch noch so geringe hämatogene Streuung im unmittelbaren Anschluß an den Primärkomplex oder während seiner Entstehung ebenso häufig sei wie der Primärkomplex selbst (SATA, LÖWENSTEIN, REDEKER). Ich habe den Eindruck, daß ein ausgesprochenes Sekundärstadium, das einen scharfen Kampf zwischen Organismus und Erreger bedeutet, meist mit dem endgültigen Siege des einen oder des anderen endet. Gegen das Ende des Sekundärstadiums pflegt die humorale Metastasierung zurückzutreten, aber es gibt chronische Formen der verallgemeinernden Tuberkulose, von SCHÜRMANN anatomisch, von DIEHL klinisch als protrahierte progressive Durchseuchungsperiode beschrieben, die in langwierigem Krankheitsverlauf mit einzelnen oder auch zahlreichen Schüben ein Organ oder Organsystem hauptsächlich befallen und eine isolierte Phthise (RANKEs Tertiärstadium)

vortäuschen. Diese Formen erweisen sich aber durch vereinzeltes oder auch sich wiederholendes Auftreten von gröberen humoralen Metastasen (Urogenitaltuberkulose, Drüsen- und Knochenherde, Meningitis, Miliartuberkulose) als dem sekun-
dären Kreis zugehörig. Die Abb. 3 zeigt chronologisch die Entwicklung einer solchen protrahierten Streuung und die Abb. 4 gibt die anatomische Analyse des pulmonalen Bildes einer hämatogenen Tuberkulose nach einer Beobachtung des Waldhauses (PAGEL). Im anatomischen Bilde der Lungenveränderungen gibt es gewisse Züge, die kennzeichnend für diese Tuberkuloseform sind, so nach SCHÜRMANN lochartig ausgestanzte Kavernen und lymphangitische Veränderungen, nach PAGEL Herdaussaaten mit ausgesprochener diffuser kleinblasiger Emphysembildung, umschriebene glatte Pneumonien als perifokale Infiltrierungen um kleine exsudativ-nekrotische Herde, die Bildung strahliger Narben im Lungengewebe, ferner dichte bindegewebige Indurate in der Spitze und an den Lappenrändern um Tuberkelgruppen. Solche Herdformen allein rechtfertigen freilich noch nicht die Diagnose des Sekundärstadiums. Die klinischen Bilder dieser hämatogenen Lungentuberkulosen sind neuerdings

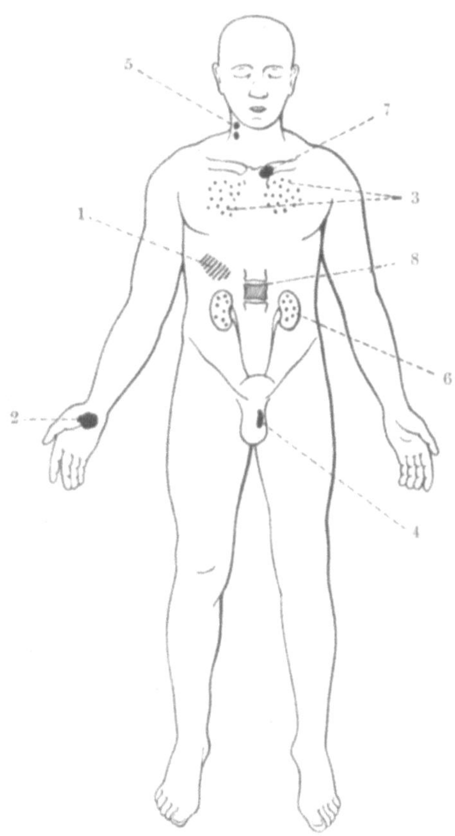

Abb. 3. Chronische hämatogene Tuberkulose. Verlaufsschema: 1 (XII. 28): Pleuritis exsudativa rechts. 2 (XI. 29): Handgelenkstuberkulose rechts. 3 (XII.29): Miliare Aussaat in den Lungen. 4 (11. 30): Nebenhodentuberkulose links und 5 (II. 30): Erweichende Halsdrüsentuberkulose. 6 (V. 30): Nierentuberkulose (im Urin Tuberkelbacillen +) rechts. 7 (VI. 30): Tuberkulose des Sternoclaviculargelenks links und 8 (VI. 30): Tuberkulose der Wirbelsäule (Lendenwirbel 2—4).

von W. NEUMANN, BRAEUNING und REDEKER und ULRICI eingehend beschrieben worden.

Tertiäre Tuberkulose. Die echte *tertiäre Phthise* im Sinne RANKEs ist eine isolierte Organerkrankung; Kontaktwachstum der Herde und intracaniculäre Ausbreitung beherrschen das pathologische Geschehen und entscheiden allein über das weitere Schicksal des Kranken. In

diesem tertiären Stadium der isolierten Organtuberkulose, meist der
Lungen, kommt es zum Stellungskrieg gegen den eingedrungenen Feind.
Im weitmaschigen Gewebe der Lungen wird die Abriegelung der tuberkulösen Herde durch fibrilläres Bindegewebe nicht so dicht und fest,
daß dem weiteren Vordringen der Bacillen ein undurchdringlicher Wall
entgegensteht. Immer wieder, wenn auch in milder Form auftretende
toxische Erscheinungen lassen erkennen, daß der tuberkulöse Prozeß
nie ganz zur Ruhe kommt, daß den Tuberkelbacillen ein neuer Einbruch

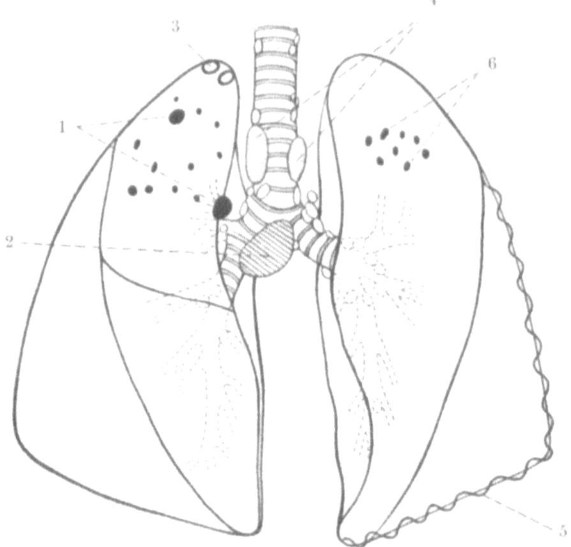

Abb. 4. Schema der Lungenbeteiligung bei hämatogener Tuberkulose. Streuung im großen
Kreislauf s. Abb. 3.
1 Primärkomplex. 2 Kreidige Bifurkationslymphdrüsen. 3 Simonsche Herde. 4 Käsige
Paratrachealknoten. 5 Käsige Pleuritis. 6 Frische hämatogene Streuung.

in gesundes Gewebe möglich geworden ist. Dagegen besteht für das
Virus nicht mehr die Möglichkeit der humoralen Ausbreitung und wenn
es je in Lymphdrüsen oder anderen Organen zur Bildung tuberkulöser
Herde kommt (Spättuberkel), so bleiben diese regelmäßig abortiv und
haben für das pathologische Geschehen nicht die Bedeutung der Generalisation. Ranke erklärt diese Abbiegung des Krankheitsverlaufs mit
dem Erwerb spezifischer humoraler Abwehrstoffe, eine Anschauung, die
zwar nur den Wert einer Hypothese, aber sicherlich mehr Berechtigung
hat als die rein mechanische Auffassung, daß die Sklerose der Lymphbahnen und Lymphknoten bei der chronischen Tuberkulose dem Virus
den Weg verlegt. Die Konsequenz dieses Ablaufs schließt ein, daß der
Kranke nicht eigentlich an der Infektion, sondern an der Organzer-
störung (Lunge, Darm) und ihren toxischen Auswirkungen (primärer

Phthisetod) oder bei ganz chronischem Verlauf am metatuberkulösen
Erscheinungen (Emphysem, chronische Bronchitis, braune Atrophie des
Herzens) im sekundären Phthisetod zugrunde geht.

Die Entstehung der tertiären Lungenphthise ist noch nicht geklärt
(Abb. 5). Der primäre Lungenherd ist zu Beginn des tertiären Stadiums
bereits abgeheilt oder doch praktisch inaktiv; das Stadium der isolierten
Organphthise ist ja erst möglich geworden durch das Abreagieren auf

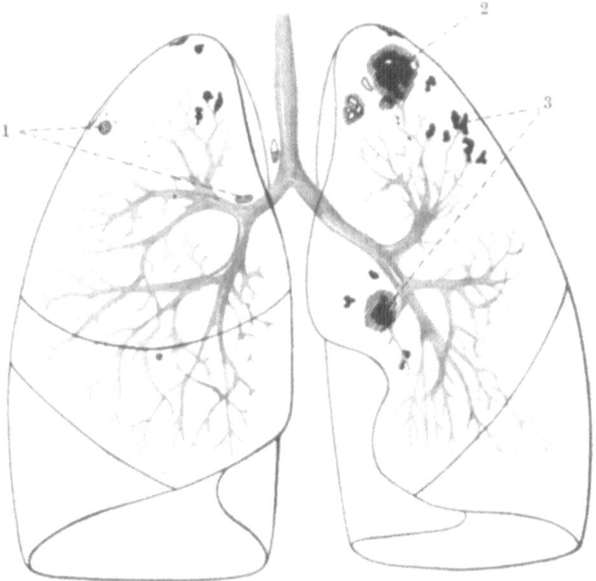

Abb. 5. Isolierte Phthise.
1 Abgeheilter Primärkomplex. 2 Reinfektionsherd. 3 Bronchogene Streuung.
(Nach RANKE in RANKE-PAGEL: Ausgewählte Schriften.)

den Infekt und seine Propagation, durch die gesamte Umstellung des
Organismus den Tuberkelbacillen gegenüber. Vom Bronchialdrüsenherd
aus, der in dieser Phase ebenfalls in Rückbildung begriffen ist, kann die
neue Infektion weder durch Durchbruch eines Erweichungsherdes in
den Bronchus (ein seltenes katastrophales Ereignis der frühsekundären
Periode, das zur käsigen Aspirationspneumonie führt), noch durch über-
greifendes Appositionswachstum, das durch die stets erheblich verdickte
Drüsenkapsel verhindert wird, noch gar durch retrograde Ausbreitung
auf dem Lymphwege zustande kommen. Bleibt nur die Annahme der
hämatogenen Metastasierung oder der exogenen Superinfektion.

Die Auffassung der pathologischen Anatomie ist zwiespältig wie die
der Klinik auch. Die ursprüngliche Lehre, der die Kenntnis der Kind-
heitsinfektion und des von GHON ausführlich beschriebenen primären
Lungenherdes zugrunde lag, stellte die These der hämatogenen Spitzen-

infektion vom alten Herd aus auf (sog. endogene lymphoglanduläre Reinfektion), für die Ghon und seine Mitarbeiter anatomisches Beweismaterial erbrachten, Befunde, die Anders bei Leuten in höherem Alter bewahrheiten konnte. Doch ist mit diesen Befunden der Beweis für die regelmäßige Entstehung der tertiären Lungenphthise auf diesem Wege nicht erbracht. In neuerer Zeit stellen Aschoff und auch Beitzke der Erstinfektionsperiode die Phase der Reinfektion gegenüber.

Reinfektion. Nach Puhl, dem Mitarbeiter Aschoffs, weist der Reinfektionsherd in der Lunge folgende anatomisch-morphologischen Merkmale auf, die ihn vom Primärherd unterscheiden: 1. Lage im Spitzen- oder doch Obergeschoß, selten weiter unten. 2. Häufig multiples Auftreten. 3. Keine Beziehung zum regionären Lymphknoten (für den Primärherd obligat!). 4. Käsig pneumonischer Herd oder auch produktiver Konglomerattuberkel. 5. Keine Verknöcherung in der Verkalkungszone und 6. Bildung einer breiten unspezifischen neben der schmalen spezifischen Kapsel. Die Entstehung dieses wohl charakterisierten Herdes blieb zunächst anatomisch ungeklärt. Aschoff sieht zwar die exogene Neuansteckung als den wesentlichen Entstehungsmodus an, vermag aber diese Anschauung anatomisch nicht zu unterbauen und läßt deshalb als Reinfektionsherd jede postprimäre Siedlung des Virus in der Lunge ohne Rücksicht auf die Entstehungsart gelten. Nach darauf gerichteten anatomischen Untersuchungen (Loeschcke, Aschoff, Gräff) werden isolierte, also erste postprimäre Lungenherde ausnahmslos in den Lungenspitzen gefunden; anatomisch beginnt somit sensu strictiori die postprimäre Lungentuberkulose immer in den Lungenspitzen, welche Feststellung die bisher geltende Lehre vom schleichenden apikalen Beginn der Erwachsenenphthise erneut zu stützen schien. Da aber gleichzeitig Loeschcke und ebenso Aschoff neben die bekannten überaus häufigen Befunde von tuberkulösen Erstherden die Tatsache stellen, daß sorgfältige Untersuchungen bei 90 und mehr Prozent der Leichen nicht an Tuberkulose verstorbener Personen über 25 Jahre postprimäre tuberkulöse Spitzenherde aufweisen, verliert der anatomische Spitzenbefund das Interesse des Klinikers. Anatomischer und klinischer Beginn der Lungentuberkulose fallen somit auseinander, wie Loeschcke richtig schließt.

Der Kritik der Lehre vom schleichenden Beginn der Phthise in der Lungenspitze dienen auch die Ermittlungen von Braeuning, Lydtin, Kayser-Petersen u. a., nach denen von sicheren Spitzentuberkulosen im Laufe langjähriger Beobachtung nur 7 % eine Progredienz des Lungenprozesses aufweisen.

Das Frühinfiltrat. Nachdem von klinischer Seite der Reinfektionsherd erkannt wurde und zwar zuerst von Assmann als infraclaviculäres Infiltrat bei jugendlichen Exponierten, demgemäß als exogen entstanden aufgefaßt, ist die Frage der Entstehung der Lungentuberkulose Erwachsener also der isolierten Organphthise, des III. Stadiums Rankes, heute

Gegenstand einer sehr lebhaften und wissenschaftlich wie praktisch gleich wichtigen Kontroverse. REDEKER, VON ROMBERG, ULRICI, ALBERT FRAENKEL und viele andere, die Frage der exogenen oder endogenen Entstehung des neuen Herdes zunächst beiseite lassend, erblicken im „Frühinfiltrat" den klinischen typischen Erstherd der beginnenden Lungentuberkulose und stellen damit der Lehre vom schleichenden apikalen Beginn die These vom akuten extraapikalen Ausbruch der Lungentuberkulose gegenüber.

Während nach den letztgenannten Autoren die Spitzentuberkulose dem Frühinfiltrat folgt, bzw. sein Ausgangsstadium darstellt, versucht LOESCHCKE die Brücke vom zuerst entstandenen Spitzenherd, dem anatomischen Erstherd, zu schlagen, indem er, sich auf anatomische Untersuchungen stützend, am apikalen Herd ein langsames Appositionswachstum annimmt, bis der verkäsende Prozeß in einen Bronchus einbricht, durch den Aspirationsmaterial „gröberen Korns" in den Ramus subapicalis des Oberlappenbronchus (Infraclavicularregion) oder in den Ramus horizontalis (Mittelfeld) gelangen kann, wo es durch den starken massigen Reiz unter typischer perifokaler Entzündung zum Bild des Frühinfiltrats an der klinisch zu beobachtenden Prädilektionsstelle führt.

Die Genese des Frühinfiltrats ist sicherlich nicht einheitlich. Möglich sind folgende Entstehungsweisen:

1. primäre Ansteckung,
2. exogene Neuansteckung (ASSMANN, ASCHOFF),
3. akute hämatogene Entstehung vom entfernten alten Herd aus,
4. Aspiration vom verkäsenden Spitzenherd aus (LOESCHCKE),
5. Exacerbation eines alten primären oder alten frühsekundären pulmonalen Streuungsherdes.

Die primäre Ansteckung Erwachsener ist zwar bei unserem Durchseuchungsverhältnis selten, kommt aber in dünn bevölkerten Bezirken unzweifelhaft vor; im ganz dünn besiedelten Nordschweden z. B. ist nach ARBORELIUS kaum die Hälfte der Bewohner tuberkulös infiziert. Wenn man bei einem akuten Infiltrat Erwachsener röntgenologisch die vollkommene Einbeziehung des Hilus in den Infiltratschatten sieht, so entspricht dieses Bild ganz dem der Primärinfiltrierung REDEKERs, während beim Neuansteckungsherd das Übergreifen auf die regionären Drüsen nicht vorkommen soll. Praktisch wird man die Frage Erstansteckung oder Superinfektion nur ausnahmsweise lösen können. Ihre Entscheidung wäre nicht ohne Bedeutung, da auch bei Erwachsenen Primärinfekte anders zu werten sind wie Superinfekte.

Das akute Infiltrat ist ohne Zweifel die typische Form des akuten Superinfektionsherdes. Wenn man bei beruflich, familiär oder extrafamiliär exponierten jüngeren Personen ein akutes Infiltrat feststellt und sonst keine Lungenherde findet, wird man eine exogene Neuansteckung anzunehmen haben. Die Frage, welcher Prozentsatz der isolierten

Infiltrate auf Neuansteckung beruht, kann nach heutiger Erfahrung durchaus nicht beantwortet werden.

Die akute hämatogene Entstehung eines Infiltrates vom alten Herd aus ist von uns bei einem reichen Material hämatogener Tuberkulosen nur vereinzelt beobachtet worden, dürfte also selten sein.

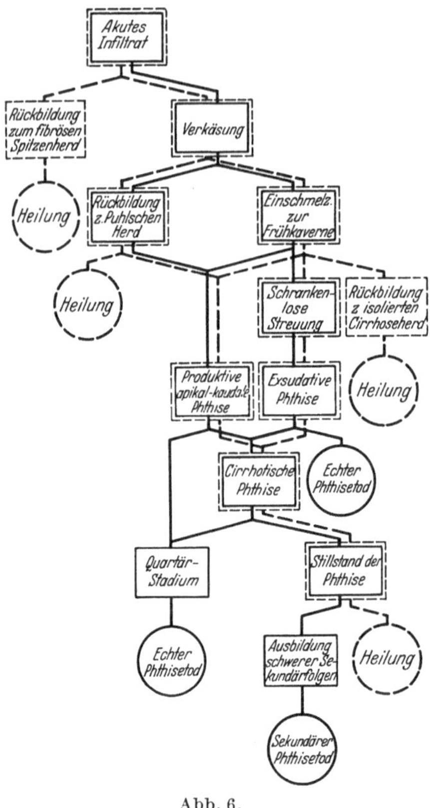

Abb. 6.
Entwicklungsgänge der Lungentuberkulose.

Die Aspiration vom verkäsenden Spitzenherd aus wird von LOESCHCKE als der dominierende Entstehungsmodus des akuten Infiltrates angesehen. Den 90 % obsoleter Spitzenherde, die LOESCHCKE bei den Leichen Erwachsener findet, kann der Kliniker nur einem geringen Prozentsatz gegenüberstellen, die er physikalisch oder röntgenologisch ermittelt; er kann deshalb die Frage nicht beantworten, in welchem Prozentsatz der akuten Infiltrate LOESCHCKEs Entstehungsmodus zutrifft.

Wichtig erscheint uns die Infiltratentstehung durch Exacerbation eines alten primären oder frühsekundären Herdes, die DUKEN, HARMS, REDEKER, CHIMELNITZKY, SILBER, ABROMOWITSCH und PAGEL neuerdings studiert haben. Nach PAGEL kann proliferierendes Bindegewebe den alten Kalkherd zur Resorption und damit erneut zu Wirksamkeit bringen, oder der Kalkherd seinerseits seine Kapsel durchbrechen. Klinisch kennzeichnend für diesen Vorgang sollen verkalkte elastische Fasern und Cholesterinkrystalle im Sputum sein.

Entwicklungsgänge der Lungentuberkulose. Aber nicht nur die Genese des Frühinfiltrats, auch seine klinische Bedeutung ist noch umstritten. Finden doch manche Autoren in ihrem Material nur wenige Prozent Frühinfiltrate und ziehen deshalb seine pathogenetische Sonderstellung in Zweifel. So kann auch die hier wiedergegebene Ableitung der verschiedenen Formen der Lungentuberkulose aus dem Frühinfiltrat (ULRICI, Abb. 6) als gesicherter pathogenetischer Besitz noch nicht gelten; sie harrt vielmehr der klinisch-röntgenologischen Belegung der Entwicklungsreihen, die natürlich nur durch langjährige Beobachtung möglich ist.

Es ist kein Zweifel, daß in noch stärkerem Grade, als es den Phthisiologen von jeher geläufig war, die Tuberkulose jeder Form in Schüben abläuft; daß Gewebseinschmelzungen, eventuell mit Durchbrüchen in die Nachbarschaft, Aspirationsaussaaten mit oder ohne ausgesprochene perifokale Entzündung, intracanaliculäre Fernsiedlungen, auch hämatogene Ausstreuungen das chronische stabil erscheinende Bild der tertiären Phthise jederzeit stark verändern können und häufig verändern. Kein Zweifel auch, daß solche akute Phase mit oder ohne therapeutische Nachhilfe abklingen und einer erneuten Latenzperiode weichen kann. Aber ebensowenig läßt sich bestreiten, daß es bei jeder Tuberkuloseform eine chronische Progredienz ohne jede Erscheinungen der perifokalen Entzündung oder der klinischen Labilität gibt, die dem Träger der Phthise gelegentlich die fatalsten Überraschungen bereitet, zumal wenn sie unter dem Deckmantel scheinbarer Besserung des Allgemein- und Symptombildes sich abspielt.

Im Schlußakt der Tragödie, wenn der negativ gewordene Pirquet das Nachlassen der Abwehrkräfte des Organismus anzeigt, hat schließlich der Tuberkelbacillus gleichsam seine Handlungsfreiheit wiedergewonnen; es stehen ihm Ausbreitungswege wieder zur Verfügung, die ihm teilweise oder zeitweise verschlossen waren: intracanaliculär (Luftwege, Darm) und hämatogen (Leber, Milz, Nieren) überschwemmt er ungehemmt den Organismus. Aus dem langjährigen Stellungskrieg entwickelt sich mehr oder minder plötzlich eine neue katastrophale Phase des Bewegungskrieges und in kurzem Kampf oder in einem letzten verzweiflungsvollen zähen Ringen vollendet sich die endgültige Niederlage des Organismus.

II. Pathologische Anatomie der Tuberkulose.

1. Übersicht über die allgemeinen Gewebsreaktionen auf Eindringen des Tuberkelbacillus und über die Heilungsvorgänge.

Proliferation, Alteration, Exsudation. Zum Verständnis der pathologisch-anatomischen Grundformen der Lungentuberkulose und ihres klinischen Ablaufes ist die Kenntnis der vom Bacillus überhaupt ausgelösten Reizantworten des Gewebes erforderlich. Dringen Tuberkelbacillen in das Gewebe mit dem Erfolg einer Reaktion ein, so sind aus dem Komplex der aufgerufenen Reizantworten drei Vorgänge grundsätzlich herauszulösen. Einmal die *Wucherung* ortständiger oder durch Exsudation eingewanderter Elemente (Proliferation, Produktion), sodann eine *Gewebsschädigung* (Alteration, Nekrose), endlich die *Ausschwitzung zelliger* und *flüssiger Blutbestandteile* (Exsudation). Fraglos werden bei der Tuberkulose die reinen Formen dieser Gewebsreaktionen tatsächlich beobachtet. Wir kennen so gut wie reine Nekrosen des Lungengewebes auf Grund alleiniger Wirksamkeit von Tuberkelbacillen; es gibt rein exsudative, ja zuweilen phlegmonöse oder auch absceßartige Lungentuberkulosen. Endlich sind produktive Formen bekannt, für die zu keiner Zeit ein exsudatives und alteratives Vorstadium oder ein solcher Einschlag nachweisbar bzw. wahrscheinlich zu machen ist. Ich erinnere an den typischen Epithelioidzellentuberkel, gewisse Formen der Lymphknotentuberkulose, des Lupus, der eine nicht verkäsende Riesenzellentuberkulose der Haut darstellt u. a. m. Auch bei der Lungentuberkulose kann sich von vornherein innerhalb der Alveolen ein aus Epithelioid — und vor allem Riesenzellen bestehender Tuberkel entwickeln, der der Verkäsung anheimfällt. Nach der Empfindlichkeit des Gewebes wechselnd kann der tuberkulöse Herd der Lunge einen Beginn mit Exsudation zeigen. Der Prozeß bleibt dann entweder als exsudativer Prozeß erhalten, kann als solcher abheilen oder einer der sekundären Gewebsreaktionen, der Verkäsung und ihren Folgen, Nekrose, Erweichung, Kalkablagerung, Verknöcherung usf. anheimfallen. Oder aber es tritt bald nach Beginn oder auch später — oft erst nach eingetretener Verkäsung — Bindegewebsbildung in den Vordergrund. Der Herd steht in der produktiven Phase; aus einer exsudativ beginnenden ist eine produktive Tuberkulose geworden. Freilich gibt es häufig genug bei der Lungentuberkulose reine produktive Formen. Die „produktive", makroskopisch gewöhnlich knotige Tuberkulose umfaßt also solche mit andersartigem (exsudativnekrotisierendem) Beginn und von vornherein Gewebswucherung betätigenden Veränderungen.

Ort der Veränderungen. Für die Gegenüberstellung: exsudativproduktiv, die, wie wir sahen, oft gar keinen Gegensatz besagen will, ist ausschlaggebend, wo die Veränderungen Platz greifen. Man kann nicht, wie das früher zu Unrecht gern geschah, jeden in der Lichtung der Lungenbläschen zur Entwicklung kommenden Prozeß als exsudativ und jede Veränderung im Zwischengewebe als produktiv bezeichnen. Denn es gibt reine Exsudationen wie Ödeme und Phlegmonen des Zwischengewebes bei der Lungentuberkulose genau so gut wie reine Proliferationen der Alveolarzellen mit Bildung typischer LANGHANSscher Riesenzellen, also produktive Vorgänge innerhalb der Lungenalveolen (PAGEL). Oft ist der Zustand der elastischen Fasern ein gutes Kriterium: ihre Erhaltung in alveolarem Verbande bei den „exsudativen", ihre Zerstörung bis zu büschelförmigen Resten bei den „produktiven Formen" (BALLIN). Worauf es aber allein ankommt, ist, daß einmal die Ausschwitzungen von Blutbestandteilen, auf der anderen Seite die Wucherung von Gewebszellen bzw. Fasern im Vordergrunde steht.

Der Acinus. Der Ort der Veränderungen ist bei beiden Prozessen zunächst der Acinus, die letzte mit einem Terminalbronchiolus beginnende Einheit des Lungengewebes (ASCHOFF, LOESCHCKE, HUSTEN). Diese

stellt einen würfelförmigen Körper vor, die dichotomische Ausbreitung
einer zunächst doppelseitig epithelbekleideten Röhre zu einem mehr
rinnenförmig sich abflachenden Kanalsystem mit immer flacherem Deck-
zellenbelag, mit glatter Muskulatur, elastischen Systemen armiert, von
wechselnder lichter Weite, mündet es in die eigentlich atmenden
Abschnitte, die Endsacculi und Lungenbläschen.

Innerhalb dieses Lungensystems (NICOL) spielt sich der Beginn der
Veränderungen ab, und man hat deswegen die Tuberkulose als acinös

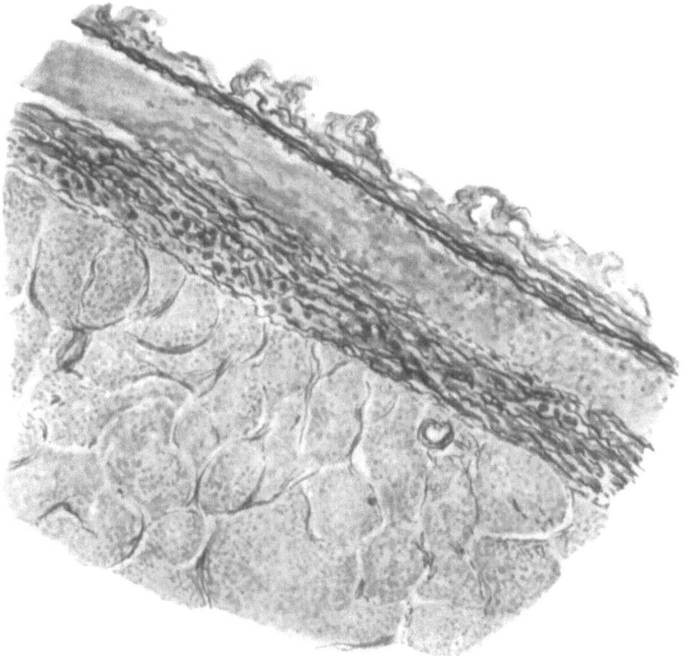

Abb. 7. Käsige Pneumonie. Erhaltung der elastischen Fasern im alveolaren Verbande.
Fibrinös-käsiges Exsudat zwischen den Brustfellschichten.
(Photographie nach einem Gefrierschnitt des Waldhauses. Nach PAGEL.)

bezeichnet. Im engeren Sinne gehören hierher nur die produktiven
Formen, sei es, daß sie von vornherein produktiv sind, sei es, daß sie
sich einem (acinös)-exsudativen Grundprozeß aufpfropfen.

Exsudative Prozesse. Die exsudativen, und zwar sowohl die rein
exsudativen wie die exsudativ-käsigen Prozesse pflegen sich von vornherein über größere Felder zu erstrecken, als der Acinus es ist. Natürlich kommt auch der Befund rein acinös-exsudativer Prozesse vor.
Gewöhnlich jedoch haben wir es mit lobulären käsigen Pneumonien
zu tun.

Produktive Prozesse. Die produktiven Tuberkulosen sind nicht
produktiv, weil sie acinös sind, sondern sie halten sich im Rahmen

des Acinus, weil sie produktiv sind, weil bei ihnen Erkrankungen mit der Neigung zu baldigem Stillstande vorliegen.

Daraus ergeben sich die beiden grob-anatomischen Haupteigenschaften *der produktiven Tuberkulose* und der *käsigen Pneumonie: Diese neigt zum Zusammenfließen der Einzelprozesse, die von vornherein größere lobuläre Territorien überziehen* (Abb. 7), *jene bildet scharf voneinander abgesetzte, nicht zum Zusammenfließen neigende Einzelveränderungen, die sich an den Rahmen der letzten Einheit des Lungengewebes, den Acinus halten* (Abb. 8).

Das Virus und der Wirtsorganismus. Fragen wir nun nach den Bedingungen, die Auftreten oder Ausbleiben des einen oder anderen Grundprozesses steuern, so müssen wir auf die verwickelte pathogenetische Konstellation verweisen, die jedes örtliche tuberkulöse Geschehen bedingt. Sie setzt sich zusammen aus den Eigenschaften des Virus auf der einen Seite: Menge der lebenden, zur Wirkung gelangenden Bacillen, ihre Fähigkeit zur Vermehrung und Giftbildung im lebendigen Organismus (sog. Virulenz), ihre Suspensionsform, die Art ihrer Verschleppung zum Krankheitsherd (ob auf dem Blut- oder Bronchalwege) u. a. m. Auf der anderen Seite der große und wohl erheblich bedeutsamere

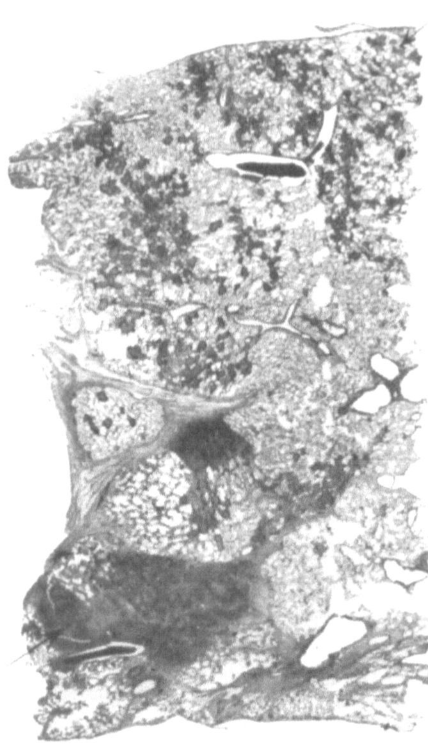

Abb. 8. Produktive Tuberkulose. n einzelne und in Gruppen stehende Epithelioidtuberkel. p käsige Aspirationspneumonie nach Blutung. (Photographie nach einem Gefrierschnitt des Waldhauses. Nach PAGEL.)

Komplex der Gewebs- und Wirtseigenschaften, der bestimmt ist durch das „Genotypische" („Idiotypische"), die erblich fixierte Summe von Eigenschaften — die Konstitution im alten Sinne und das „Phänotypische" („Paratypische"), die Umweltbedingungen. Zu diesen gehört der wichtige Faktor des Lebensalters und der noch bedeutungsvollere der spezifischen Umstimmung, der Allergie. Sie ist für die Mehrzahl der Menschen in unseren Breiten mit der allmählich fortschreitenden Durchseuchung, mit dem Erwerb des Primärkomplexes gewährleistet. Hinzu kommen ferner die besonderen biologischen oder mechanischen

Bedingungen in dem erkrankten Organ. Das maschige Lungengewebe kann das Eindringen von Virus graduell anders entgegennehmen als das kompakte Gefüge etwa der Leber, Milz und Niere.

Alle die genannten Faktoren wirken in irgendeiner Weise beim Zustandekommen bestimmter Herdformen, bei Vorwiegen oder Zurücktreten der einzelnen Grundformen mit. Massiger Virusangriff, hochvirulente Bacillenstämme, individuelle Resistenzschwäche, spezifische Überempfindlichkeit bei relativ geringer Durchseuchung, maschiger Organbau begünstigen im allgemeinen die exsudative und nekrotisierende Grundform. Schwacher Virusangriff, geringe Mengen wenig virulenter Bacillen, hohe Durchseuchung und dadurch bedingte relative „Immunität" (Durchseuchungswiderstand) infolge langdauernder Bekanntschaft mit dem Virus werden demgegenüber den raschen Übergang in die produktive Phase oder gar von vornherein proliferative Reizantwort auslösen. Feste Gesetzmäßigkeiten bestehen hier nicht bzw. sind uns nicht gegeben. Gewöhnlich sind wir überhaupt nicht in der Lage, im Einzelfalle Sicheres über die kausale Situation auszusagen. Oft bietet das Lebensalter des Betreffenden einen Anhaltspunkt, die Tuberkulose des Säuglings, des Schulkindes, der Pubertätszeit, das Reifungsalter und der Greise ist häufig kennzeichnend. Noch öfter lassen sich Schlüsse auf die Durchseuchung des Betreffenden und seine spezifische Immunitätslage ziehen, die mit der Erkenntnis des hämatogenen und bronchogenen Fortschreitens verknüpft sein können. Aber alle diese Kennzeichen betreffen gemeinhin nur Perioden, Schübe oder auch Herdkomplexe. Für das Zustandekommen des Einzelherdes sind wir meist auf vage Eindrücke und Schlüsse angewiesen.

Im einzelnen gestalten die drei Grundformen recht typische Reaktionsbilder: die Alteration, die primäre Nekrose, die Exsudation, die Ausschwitzung von Blutwasser (Ödem), Blutplasma, Blutfaserstoff und Blutzellen. Bei den tuberkulösen Exsudaten pflegen Fibrinabscheidung sowie die Ausschwitzung von Leukocyten, auch groben einkernigen Elementen „großen Exsudatzellen" im Vordergrunde zu stehen — bei der Proliferation die Wucherung ortsständiger vor allem bindegewebiger Zellen der Alveolarsepten aber auch von Alveolardeckzellen, gewöhnlich zusammengefaßt zu knötchenartigen Verbänden, dem sog. Tuberkel bzw. den knotig-produktiven Herden.

Alteration. Mit der Gewebsalteration als Grundreaktionsform brauchen wir uns nicht aufzuhalten. Sie spielt keine klinische Rolle und kommt bei schwerem Darniederliegen der allgemeinen Abwehrkräfte, gewöhnlich bei septischer Überschwemmung des Organismus mit dem Virus auf dem Blutwege und kombiniert mit gleichsinnigen Nekrosen in vielen Organen vor: sog. Sepsis tuberculosa acutissima, die man gern mit dem rein klinischen Bilde der Typhobacillose von LANDOUZY zusammengebracht hat.

Exsudation. Erheblich bedeutungsvoller die Exsudation! Sie bedingt jenes kennzeichnende Bild der Ausfüllung der Lungenbläschen mit Blutwasser, Fibrin, Leukocyten und großen Zellen (Abb. 9). Diese großen Zellen als solche kennzeichnen die Veränderungsherde nicht als exsudativ, da sie durch alle Übergänge mit den wandernden Zellen bei der produktiven Reaktion verbunden und als Blutbestandteile keineswegs sicher gestellt sind. Ihre Herkunft ist vielmehr bis heute umstritten. Sie dürften kaum einer einheitlichen Matrix entstammen (PAGEL), vielmehr

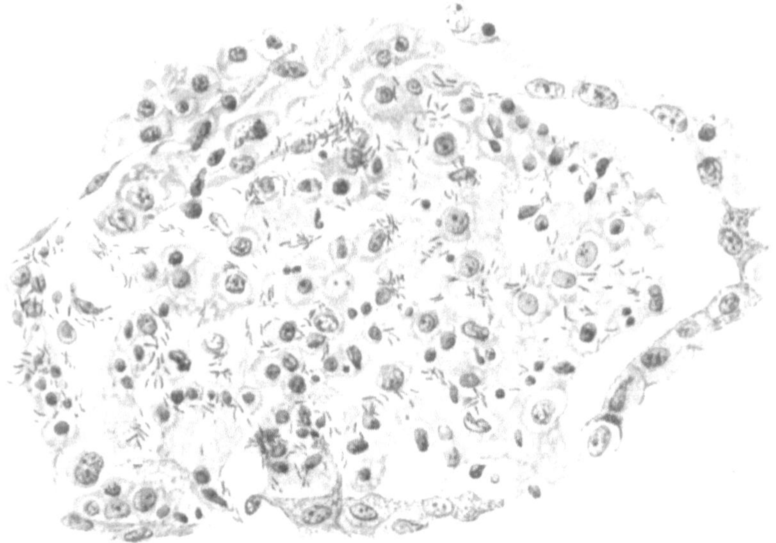

Abb. 9. Lungenbläschen im Beginn der verkäsenden Exsudatbildung. Reichlich Tuberkelbacillen innerhalb und außerhalb der großen Exsudatzellen. (Nach PAGEL.)

sowohl Abkömmlinge von Alveolardeckzellen wie Septumgefäßwandzellen sein.

Solche rein exsudativen Herde können die selbständige Reizbeantwortung auf eindringendes Virus darstellen. Große Mengen desselben sind hier meist anzutreffen, so z. B. in den ersten Stadien des Primäraffektes. Rasch pflegen dann sekundäre Gewebsreaktionen: Verkäsung, oft auch im Anschluß daran Bindegewebsbildung einzutreten. Oder aber der exsudative Prozeß ist *keine selbständige Reizantwort,* sondern Folge einer Gift- oder Virusdiffusion aus einem bestehenden Herde in der Nachbarschaft. Entsprechend fehlt hier ein Befund von Tuberkelbacillen. Wir haben es hier mit dem bedeutsamen Phänomen der *perifokalen* (kollateralen — TENDELOO) *Entzündung* zu tun.

Perifokale Entzündung. Diese beansprucht vor allem in den Lungen deswegen besondere Bedeutung, weil sich oft lappenfüllende „Infiltrierungen" als Substrat der kollateralen Entzündungen erweisen, und

als solche eine ganz andere Vorhersage bedingen, als der selbständige
meist im ganzen verkäsende Herd. Die perifokalen Entzündungsgebiete
verfallen, wenn der meist nekrotisierend-exsudative Herdkern zur Ruhe
kommt, bald weitgehender Aufsaugung. Daraus erklärt sich die *Flüchtig-
keit* vieler Infiltrierungen. Die Resorption braucht keine vollständige
zu sein. Das Entzündungsgebiet kann chronischer Reparation unter-
liegen. Im Zwischengewebe liegt dann die Bildung von Bindegewebszügen vor, für die das Fehlen von Tuberkelbacillen und das Ausbleiben
von Verkäsung kennzeichnend ist. Auch darin erweisen sich diese Herdformen den Tuberkulinreaktionen an anderen Körperstellen verwandt
(PAGEL).

Indurationsfeld. Aus der Infiltrierung kann so das Indurationsfeld
durch Karnifikation, bindegewebige Durchwachsung des Exsudats
werden. Klinisch können dieselben Folgen eintreten, wie wir sie später
bei den cirrhotischen Phthisen kennen lernen werden: Hebung des
Herzens und der Mediastinalgebilde, Verziehung der Luft- und Speiseröhre u. a. m. Die Lappenrandbezirke werden von solchen Zuständen
bevorzugt. Schon beim Primäraffekt kann das beschriebene Bild einsetzen (REDEKERs Primärinfiltrierung). In immunbiologischer Hinsicht
ist die perifokale Entzündung ebenfalls bedeutungsvoll. Sie kennzeichnet
einen Zustand hoher Giftempfindlichkeit und Labilität. Auf engem
Grat sind hier die Zustände benachbart, die den Ausgang des Prozesses
steuern: die Überempfindlichkeit, die zur fortschreitenden Verkäsung
und Erweichung auch der ursprünglich nur kollateralen Bezirke führt,
und die Immunität, die verminderte Empfindlichkeit, der Durchseuchungswiderstand, der Ausheilung des Prozesses durch Aufsaugung
und eventuelle spätere Bindegewebsanbildung ermöglicht.

Damit sind wir bereits zu den *sekundären Gewebsreaktionen* auf
Eindringen der Tuberkelbacillen gelangt. *Verkäsung, Erweichung* auf
der einen, *Bindegewebsbildung, Verkalkung* und *Verknöcherung* auf der
anderen Seite.

Verkäsung. Die Verkäsung besteht in der Hauptsache in einer
glasigen Versinterung der vorgebildeten und tuberkulös veränderten
Gewebsteile. Sie erfolgt durch den Ausfall eines gelartigen Eiweiß-
körpers aus dem Saftstrom und steht in ihrem Wesen hyalinen und
amyloiden Degenerationen nahe. Wie für diese (LOESCHCKE) ist vielleicht
auch für die Verkäsung mit der Verursachung durch eine spezifische
Antigen-Antikörperreaktion zu rechnen. Zu diesem Vorgang tritt das
Absterben der Gewebsteile besonders unter dem Bilde der Fettinfiltration hinzu.

Erweichung. Der Verkäsung folgt oft auf dem Fuße die gefürchtete
Erweichung. An und für sich betrachtet ein günstiges Ereignis, da sie
großzügige Fortschaffung und Ausstoßung der toten käsigen Gewebsteile
ermöglicht, ist sie und die von ihr abhängige Bildung der *Zerfallshöhlen*

(Kavernen) die verhängsnisvollste Verwicklung im ganzen tuberkulösen Krankheitsgeschehen. Der Erweichung sind die Einbrüche käsigen Materials in Hohlorgane (Bronchen, Gefäße, Körperhöhlen) mit den Folgen dauernder Verbreitung grober Virusmengen zu verdanken, ihr die Kavernen zur Last legen, die durch Blutung und Kachexie zum Tode oder häufiger durch fortgesetzte kleine Streuung auf dem Wege der vorgebildeten Kanäle zur tödlichen Kehlkopf- und Darmtuberkulose führen.

Von jeher mit allergischen Mechanismen, d. h. der spezifischen Neuberührung eines hochempfindlichen (allergischen) Substrats mit dem Antigen in Verbindung gebracht (RÖMER, ORTH, HUEBSCHMANN), ist die Erweichung als allergischer Vorgang von PAGEL durch den Tierversuch exakt belegt worden. Hier konnten die durch massige Leukocyteneinschwärmung in einen verkästen Bezirk bedingten typischen Erweichungsvorgänge nur auf dem hochempfindlichen Substrat des tuberkulösen Meerschweinchens erzeugt werden. Aber auch unspezifische Einflüsse (Bestrahlung u. a.) können die in der Neigung zu Erweichungen betätigte Überempfindlichkeit stimulieren.

Frühkaverne. Der Einschmelzung und Ausstoßung des käsigen Materials folgt in der Lunge die Gestaltung der Kavernenwand. Diese läßt ihrerseits Rückschlüsse auf den Stand der spezifischen Empfindlichkeit zu. Hohe Empfindlichkeit, wie sie bei der sog. Frühkaverne vorzuliegen pflegt, bedingt meist rasche und weitgehende Ausstoßung der verkästen Teile und nur geringen Umbau des benachbarten Lungengewebes zu einer Kavernenwand. Die Höhlen sind lochartig aus nicht wesentlich verändertem Lungengewebe ausgestanzt (Rundkaverne). Oder aber es kommt in dieser Phase überhaupt nicht zur Bildung richtiger Höhlen. Die Erweichung verursacht schlaffe Sequestrationen, fetzige Abstoßungen mitten aus dem käsigen Gewebe heraus. Es kommt gar nicht zur Bildung von Kavernen, bei denen man von einer Wandung sprechen kann.

Spätkaverne. Ganz anders die Kavernen, die bei verminderter Empfindlichkeit entstehen (Spätkavernen). Hier begegnen wir ausgesprochen dickwandigen Höhlen. Auf die Erweichung und Ausstoßung des toten Gewebes folgt ein ausgedehnter Umbau der Nachbarschaft, gefäßarmes, dann gefäßreiches, faseriges Granulationsgewebe, nach außen hin eine breite Schicht atelektatisch indurierender Lungenbezirke lagern sich an. So kommt eine Höhle mit oft starren, faserreichen Wänden zustande. Es liegt auf der Hand, daß die spontanen Heilungsaussichten für diese starrwandigen Kavernen viel geringer sind, als für die oben geschilderten Frühkavernen mit kaum oder wenig ausgebildeter bindegewebiger Wand. Die Spätkavernen mit ihren dicken Wänden pflegen der isolierten Phthise, die Frühkavernen der chronischen allgemeinen Tuberkulose anzugehören. So lassen sich den großen Entwicklungsgängen der menschlichen Tuberkulose jeweils besondere Kavernenformen zuordnen (SCHMINCKE).

Bei der Kavernenbildung lernten wir die Bedeutung der tuberkulösen Bindegewebsvermehrung kennen. Das tuberkulöse Bindegewebe kann sich sowohl im Anschluß an vorwiegend exsudative wie vorwiegend produktive Grundreaktionen entwickeln. Häufiger dürfte es den

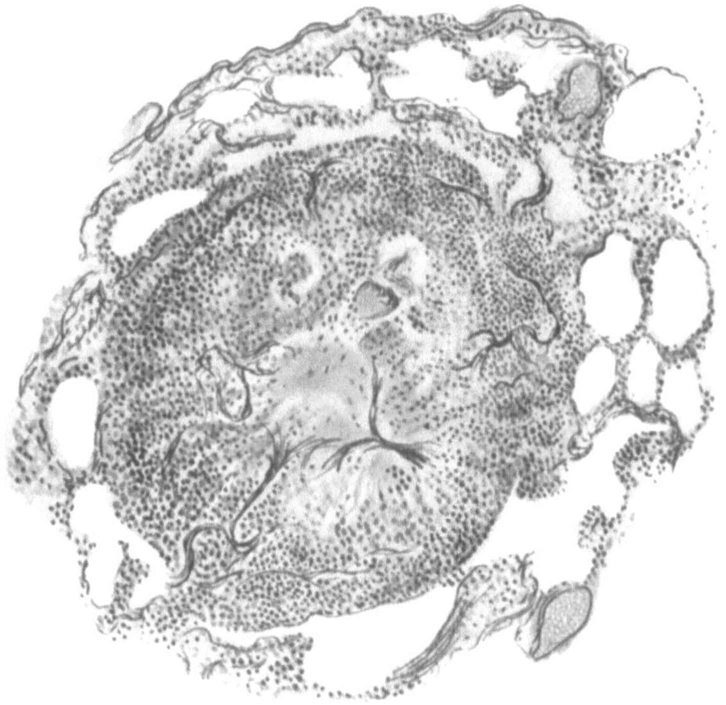

Abb. 10. Herd bei produktiver Tuberkulose. Verkästes Zentrum, einzeln liegende Zellen, büschelförmige Reste von elastischen Fasern. Lymphocytenwall. (Nach PAGEL.)

proliferativen Grundprozeß begleiten und auf dem Boden der für die Tuberkulose typischen und namengebenden *Tuberkelbildung* entstehen.

Der Tuberkel. Der Tuberkel ist ein durch Wucherung fixer Gewebszellen, insbesondere von Bindegewebszellen oder „Reticuloendothelien" aufschießendes Knötchen. Es besteht aus den sog. Epithelioidzellen, großen epithelähnlich ohne Zwischensubstanz aneinanderliegenden Zellen mit chromatinarmen Kernen, denen sich in wechselnder Menge Riesenzellen und außen ein Gürtel Lymphocyten hinzugesellen (Abb. 10). Oft besteht schon im Zentrum Verkäsung, an der Grenze des Toten haben sich ein paar neutrophile Leukocyten angesammelt, innerhalb der äußeren Epithelioidzellenreihen entwickelt sich kollagenes Binde-

gewebe. Es ist dies das eigentlich tuberkulöse, aus den Tuberkel-
zellen selbst hervorgehende Bindegewebe. Dieses bildet bei größeren
Käseherden die innere meist grobgeflochtene, hyaline, sog. spezifische
Kapsel (ASCHOFF), wäh-
rend die äußere, unspe-
zifische Kapsel durch
Wucherung des Binde-
gewebes der vorgebilde-
ten Gefäß- und Bronchal-
scheiden und Lungen-
septen der gesunden
Umgebung infolge von
Giftdiffusion und kol-
lateraler Entzündung ent-
steht. Endlich sei noch
die Bindegewebsbildung
im Schoße fibrinöser
Exsudate erwähnt, die
immer mehr Beachtung
findet.

Der Tuberkel ist
gegenüber der exsuda-
tiven Gewebsreaktion, die
meist rasch einsetzt und
oft flüchtig bleibt, die
weit verwickeltere Reiz-
antwort. Sie wird von
einem Substrat in Szene
gesetzt, das im Besitz
wirksamerer Abwehr-
kräfte gegenüber dem
Virus ist und Zeit hat,
diese zu entfalten. Ge-
wöhnlich eignet die pro-
duktive Reaktion aller-
gischem Gewebe im Zu-
stand verminderter spezi-
fischer Empfindlichkeit

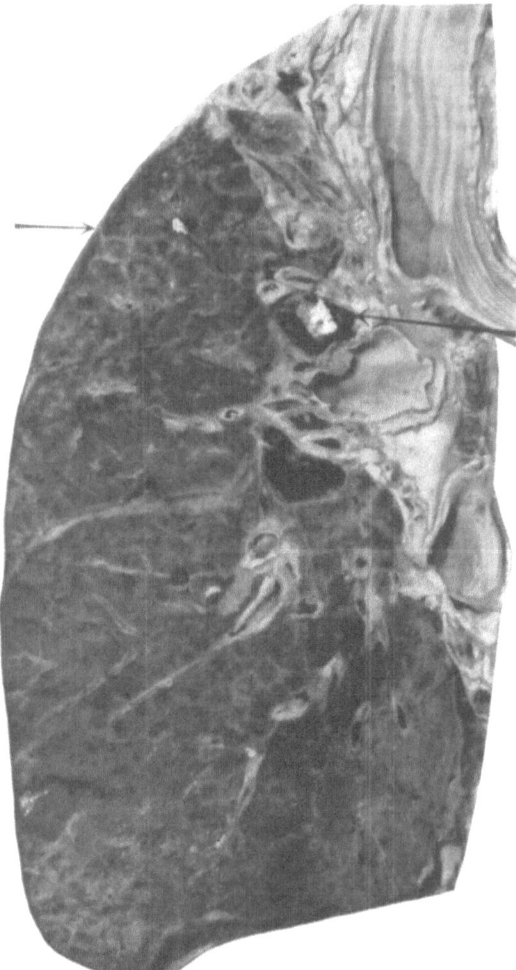

Abb. 11. Verkalkter Primärkomplex.
(Photographie nach Präparat des Waldhauses.)

und Affinität zum Virus. Bei Abbau des Virus unter Wirksamkeit spezifischer Antikörper entsteht der Tuberkel (LEWANDOWSKY). Nach unseren
Darlegungen sind natürlich auch geringe Mengen wenig virulenter Bacillen
in der Lage, beim jungfräulichen Individuum von vornherein proliferativ-
tive Gewebsreaktionen aufzurufen (BAUMGARTEN). Praktisch wird dies
jedoch kaum eine Rolle spielen.

Zusammenfassend unterscheiden wir mithin eine alterative, exsudative und produktive Grundreaktion. Wir unterscheiden aber eine produktive und exsudative Lungentuberkulose nicht nach diesen elementaren, mikroskopischen Gewebsreaktionen, sondern nach dem Eintritt oder Ausbleiben produktiver Züge von vornherein oder im weiteren Verlauf. So fallen auch zunächst exsudative Prozesse unter den Begriff der produktiven, wenn sie zu irgendeiner Zeit zu nennenswerter Zell- und Bindegewebsproliferation gelangen. Die produktive Tuberkulose kann so eine sofort oder später produktive Form darstellen. Die exsudative, konfluierende Tuberkulose zerfällt in eine rein exsudative, der Heilung durch Aufsaugung zugängliche und eine exsudativ-käsige Form (käsige Pneumonie).

Heilungsvorgänge. Resorption. Nach dem Gesagten können wir uns über die geweblichen *Heilungsvorgänge bei der Tuberkulose* kurz fassen. Die *ideale Heilung* durch *Aufsaugung* (resorbierende Heilungsvorgänge) eignet vorzüglich den kollateralen, rein exsudativen Formen (Infiltrierungen). Aber auch Gewebsproliferationen sind vor Eintritt der Verkäsung und Bindegewebsbildung rückbildungsfähig.

Ausstoßung. Nach eingetretener Verkäsung kann der Prozeß heilen durch Erweichung und Ausstoßung, Vorgänge, die aber, wie ausgeführt, oft zum Gegenteil, zur Verschlimmerung führen, oder aber durch bindegewebige Kapselbildung (indurierende Heilungsvorgänge). Nur ausnahmsweise kommt bindegewebige Durchwachsung von Käse vor.

Verkalkung. Abgekapselt kann der Herd veralten (obsoleszierende Heilungsvorgänge) und durch Verkalkung sowie Verknöcherung in

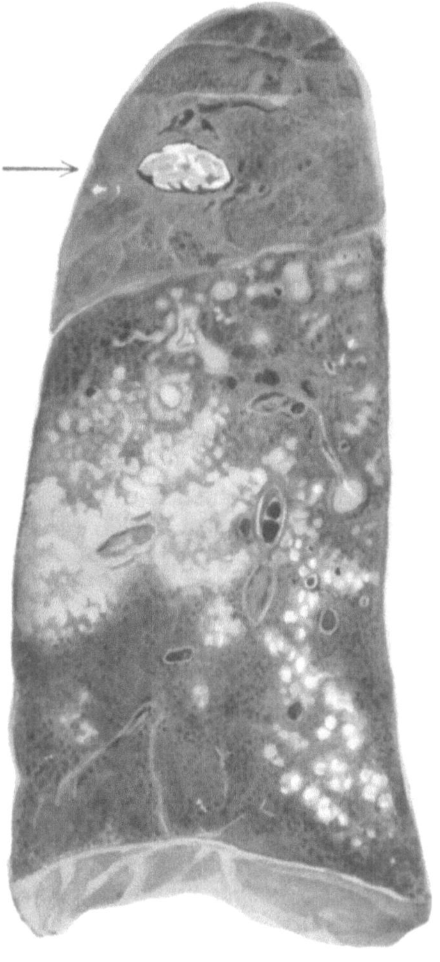

Abb. 12. Verkreideter Puhlscher Herd im Oberlappen. Konfluierende lobulär-käsige Pneumonie im Unterlappen. (Photographie nach Präparat des Waldhauses.)

völlige Latenz zurücktreten (Primärkomplex! Abb. 11, PuHLscher Reinfektionsherd Abb. 12). Später besteht jedoch immer wieder die Möglichkeit der Exacerbation von innen oder durch Auflösung des alten
Herdes von außen her.

2. Spezielle pathologische Anatomie der Lungentuberkulose.

Die spezielle klinische Diagnostik der verschiedenen Formen der
Lungentuberkulose muß auf die Erkennung der pathologisch-anatomischen Grundformen abzielen, wenn anders sie festen Boden unter
den Füßen behalten will. Es ist deshalb notwendig, der klinischen
Diagnostik eine kurze, auf das Wesentliche beschränkte Rekapitulierung
der pathologischen Anatomie vorauszuschicken. Sollte die hier gegebene
Darstellung die einzelnen Formen allzu schematisch zu trennen scheinen,
so wird sich doch solche Systematik im klinischen Teil als fruchtbringend
erweisen. Es sei, um Mißverständnissen vorzubeugen, von vornherein
betont, daß die reinen oder auch fast reinen produktiven oder exsudativen
Formen der Lungentuberkulose pathologisch-anatomisch nicht häufig
sind: Während aber das autoptische Bild die wesentlichen pathologisch-
anatomischen Veränderungen, die der Tuberkelbacillus in der Lunge
hervorruft, die produktive und die exsudative Entzündung, die bindegewebige Induration und die Verkäsung und Erweichung häufig nebeneinander zeigt, verlaufen diese Prozesse klinisch teils räumlich, teils
zeitlich getrennt und dadurch ist ihre artliche Differenzierung im klinischen Bilde meist einwandfrei möglich. Um zu solcher Unterscheidung
zu gelangen, ist es notwendig, die reinen Formen anatomisch und klinisch
kennen zu lernen.

Über die morphologische Auffassung der vom Tuberkelbacillus in
der Lunge gesetzten Krankheitsprodukte herrscht pathologisch-anatomisch keine volle Übereinstimmung; für die Klinik erweist sich die von
der ASCHOFFschen Schule vertretene VIRCHOW-ORTHsche Unterscheidung
der produktiven und der exsudativen Prozesse diagnostisch und prognostisch außerordentlich wertvoll. Klinische Gesichtspunkte machen
des weiteren eine gesonderte Betrachtung der überwiegend indurierenden
Form der cirrhotischen Phthise notwendig.

Es sei erwähnt, daß sowohl von pathologisch-anatomischer (HUEBSCH-
MANN) wie klinischer Seite (O. ZIEGLER, CURSCHMANN) Bedenken gegen
diesen Dualismus vorgebracht worden sind. Diese leiten sich vor allem
von der einheitlichen Linie ab, die HUEBSCHMANN für die tuberkulösen
Veränderungen als entzündliche entwirft, die sich grundsätzlich nicht
von sonstigen Entzündungen im Körper unterscheiden und wie diese
eine Stufenleiter von der einfachen Gewebsschädigung über die Exsudation zur Gewebswucherung (Produktion) durchlaufen. Danach setzt
die produktive Tuberkulose stets einen wenn auch noch so kleinen
exsudativ-käsigen Beginn voraus.

Für die klinische Diagnostik hat sich schließlich die Kenntnis der besonderen anatomischen Merkmale der Lungenherde bei verallgemeinernder Tuberkulose neuerdings als fruchtbringend erwiesen.

a) Die produktive Tuberkulose.

Die produktive Tuberkulose zeigt durchweg eine ziemlich gleichmäßige apikal-caudale, oft anscheinend in der Spitze beginnende Entwicklung sowohl in der zuerst befallenen wie auch in der später erkrankten Lunge; die Herde sind am größten und stehen am dichtesten im obersten Abschnitt und nehmen nach unten zu an Größe und Dichtigkeit ab, so daß die kleinsten und spärlichsten Herde sich in den jeweils untersten erkrankten Partien finden. Eine Behinderung des Fortschreitens der Tuberkulose durch die Lungenlappengrenzen ist meist nicht zu erkennen, vielmehr grast der Prozeß die Lungen von oben nach unten etagenweise ab. Die geschilderten tuberkulösen Granulome können im Gewebe disseminiert stehen, wie bei der hämatogenen Miliartuberkulose (Abb. 13); finden sie sich in solchen Fällen sehr dicht stehend, so scheint es besonders gern zur konfluierenden Verkäsung und Erweichung, also zur Kavernenbildung zu kommen. Häufiger stehen die Tuberkel in Knoten zusammen (produktive nodöse Tuberkulose), die recht verschiedene Größe haben können. Die großknotigen Formen, auch manche disseminierten kleinknotigen, gehören der ganz chronischen indurierenden Tuberkulose an. Die großen Knoten zeigen oft eine scheinbare zentrale Abheilung, eine Bindegewebsbildung, die durch die Kollapsinduration des von Tuberkeln eingeschlossenen atelektatischen Lungengewebes entsteht; diese Herde werden vielfach mißverständlich als Peribronchitis tuberculosa bezeichnet.

Die produktive Tuberkulose ist im allgemeinen ein chronischer Prozeß, doch bestehen im Zeitmaß des Fortschreitens außerordentlich große Unterschiede, die im wesentlichen von der Widerstandsfähigkeit des Gesamtorganismus abhängen dürften. Bei den rasch fortschreitenden Tuberkulosen überwiegt die Neigung des erkrankten Gewebes zu konfluierenden Verkäsung und Erweichung, während das langsame Tempo durch die an jedem neuen Tuberkel neu einsetzende bindegewebige Induration und das durch sie herbeigeführte Aufhalten der weiteren Ausbreitung diktiert wird. Verkäsung und Erweichung wie auch bindegewebige Induration folgen dem Fortschreiten der Tuberkulose auf dem Fuße, zeigen daher ebenfalls die Entwicklung von oben nach unten und sind regelmäßig in den oberen Partien am weitesten vorgeschritten. Bei diesen chronischen Tuberkulosen leistet der Organismus oft bis zur fast völligen Zerstörung des Lungengewebes Widerstand; nicht selten handelt es sich bei ausgesprochen produktiven Tuberkulosen um chronische hämatogene Verlaufsformen. Die finale hemmungslose intracaniculäre Ausbreitung über Luftwege und Darmkanal, und die terminale hämatogene Überschwemmung der Leber und Milz gehören regelmäßig zum pathologischen Bild dieser Tuberkuloseform.

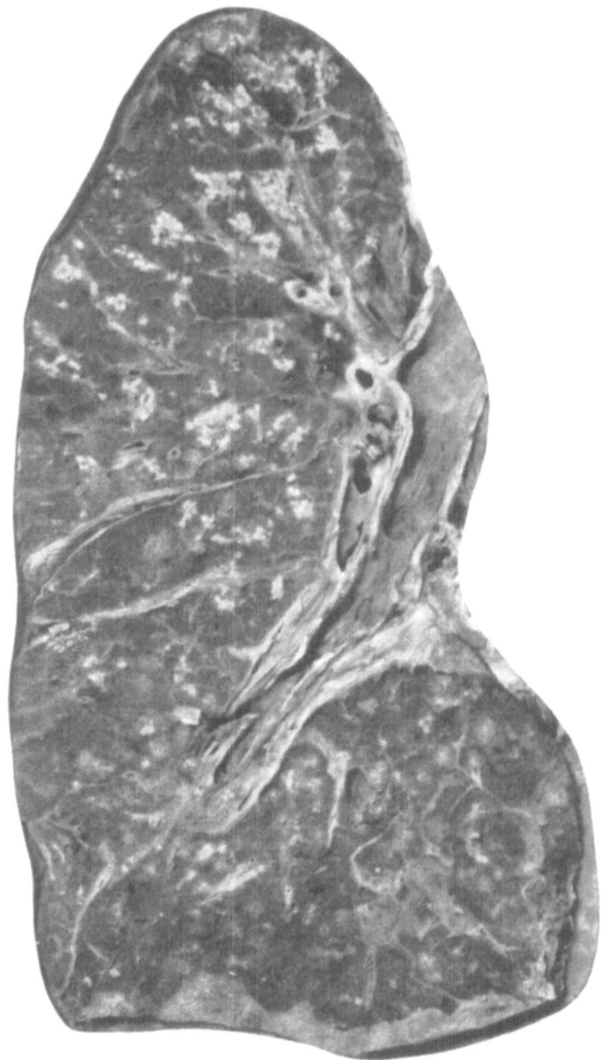

Abb. 13. Produktive Tuberkulose. Isolierte Tuberkel und Konglomerattuberkel.
(Photographie nach einem Präparat des Waldhauses.)

b) Die cirrhotische Phthise.

Das Vorwiegen indurierender, besonders indurierend-konfluierender Veränderungen kann das pathologisch-anatomische und vor allem auch das klinische und das röntgenologische Bild so wesentlich beeinflussen, daß es notwendig ist, die cirrhotische Phthise als ein gesondertes Krankheitsbild zu behandeln. Die oben erwähnte scheinbare zentrale Abheilung produktiv-nodöser Herde bildet den Ausgangspunkt der herdförmigen Cirrhose. Es setzt daneben aber schon frühzeitig die Wucherung des perivasculären und peribronchalen Bindegewebes ein, die weiterhin außerordentliche Grade erreichen und sich mit in die Lunge gehenden Strängen des sich schwartig verdickenden subpleuralen Bindegewebes zur konfluierenden Cirrhose vereinigen kann. Entsprechend der Entwicklung des Grundprozesses der Cirrhose, der produktiven Tuberkulose, beginnt die konfluierende Induration in der Regel in den oberen Lungenpartien (Abb. 14). Der große Cirrhoseherd umschließt in seinem Innern Käseherde und Kavernen verschiedener Größe, atelektatische Lungengewebspartien und tuberkulöses Granulationsgewebe; in alten cirrhotischen Schwielen ist nicht selten auch mikroskopisch nur spärlich spezifisch tuberkulöses Gewebe zu finden und auch die Kavernen können mit glattem Bindegewebe ausgekleidet und so gut wie ausgeheilt sein. Die eintretende Schrumpfung kann so hochgradig werden, daß der cirrhotische Oberlappen kaum mehr den Raum eines mittelgroßen Apfels einnimmt, eine erhebliche Verlagerung der Mittelfellorgane zustande kommt und zugleich durch die schwartige Pleurakappe, die mit großer Gewalt die Rippen aneinander heranzieht, eine partielle Thoraxschrumpfung entsteht.

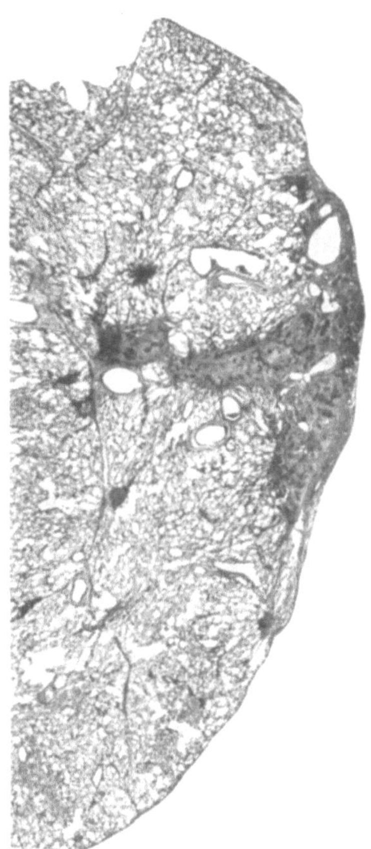

Abb. 14. Cirrhotische Spitzenschwiele. (Photographie nach einem Gefrierschnitt des Waldhauses.)

Bei einseitiger Cirrhose wird das obere Mediastinum mit den Organen, die es einschließt, der Luftröhre und dem Aortenbogen, stark nach der kranken Seite verzogen; auch der Hilus dieser Seite rückt beträchtlich nach außen und oben, wodurch an den Gefäßen und Bronchen, die zum Unterlappen führen, ein so mächtiger Zug ausgeübt wird, daß sie sich vollkommen gerade recken und auf der Schnittfläche geradlinig radiär verlaufen. Der Schrumpfung des Oberlappens antwortet der Unterlappen, der häufig von der Tuberkulose noch wenig befallen ist, mit der Bildung eines mehr oder minder hochgradigen vikariierenden Emphysems, desgleichen nicht selten der Oberlappen der anderen Seite, dessen medialer Rand infolge des Zuges die Mittellinie um mehrere Fingerbreiten überschreiten kann. Am stärksten wird die Schrumpfung, wenn durch den cirrhotischen Prozeß eine ganze Lunge in Schwielengewebe umgewandelt und zugleich nach

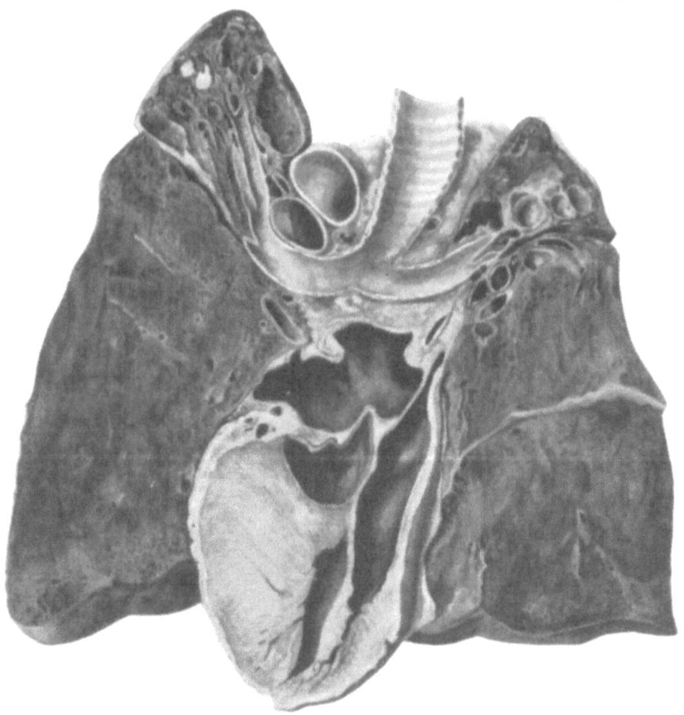

Abb. 15. Cirrhotische Phthise. Äußerste Schrumpfung der Oberlappen mit Bronchiektasien und Kalkherden. Emphysem der Unterlappen. Trachea säbelscheidenförmig verbreitert. Maximale Verziehung der Hauptbronchien. Braune Atrophie des Herzens, Herz in steiler Stellung. (Photographie nach einem Präparat des Waldhauses.)

exsudativer Pleuritis in einen schwartigen Panzer eingezwängt wird. In solchen Fällen kann das Herz um seine eigene Breite verzogen werden, z. B. vollkommen nach rechts rücken (Pseudodextrokardie), auch kann die Leber enorm hochgezogen werden. — Bei doppelseitiger Cirrhose der Oberlappen kommt es natürlich nicht zu der geschilderten Verziehung nach der Seite; um so krasser pflegt aber der Zug nach oben in Erscheinung zu treten (Abb. 15). Der Aortenbogen, der ja bekanntlich auf dem linken Hauptbronchus reitet, wird in extremer Weise nach oben gezogen. Da die Aorta descendens in ihrer Lage vor der Wirbelsäule durch ihre Seitenäste, vor allem durch die Arteriae iliacae unverrückbar fixiert ist, muß dem Zuge das Herz nachgeben, das nun an der Aorta ascendens gleichsam aufgehängt, eine dem Tropfenherz ähnliche Stellung einnimmt (Pseudotropfenherz). Im schwieligen Gewebe der Lunge kommt es durch die Schrumpfung vielfach zur Bildung echter Bronchiektasien, im Bereich der vikariierend emphysematösen Partien stets zur sekundären chronischen Bronchitis. Tuberkulose des Kehlkopfs ist eine sehr häufige, Tuberkulose des Darmes eine regelmäßige Begleiterscheinung der schweren cirrhotischen Phthise. Die vollständige Zerstörung der Lungen durch den tuberkulösen Prozeß hat dieser Phthisiker in der Regel nicht erlebt, vielmehr geht er meist infolge der schweren sekundären Veränderungen in den Lungen sowie der degenerativen Prozesse sekundär beeinflußter Organe, der braunen Atrophie und degenerativen Fettinfiltration des Herzens, der Atrophie und Stauungsinduration der Leber und Milz, der parenchymatösen Degeneration der Nieren, nicht selten der Amyloidosis dieser Organe, an irgendeiner banalen Infektion zugrunde (sekundärer Phthisetod).

c) Die exsudative Phthise.

Die produktive Tuberkulose beginnt meist mit spärlichen Herdchen oder kleinen Herdgruppen, der exsudative Prozeß befällt häufig mit disseminierten Herden akut einen größeren Bezirk. Im Gegensatz zur produktiven Form, die den apikal-caudalen Ablauf innehält, beginnt die exsudative Phthise zwar häufig in den Oberlappen, aber mehr in den zentralen Partien; auch wenn sie sich, was gar nicht selten ist, zuerst in den Unterlappen ansiedelt, bevorzugt sie oft die medialen Teile, wie denn bekanntlich auch Pneumonien anderer Ätiologie gern zentral beginnen. Häufig ist sie, namentlich im weiteren Verlauf, ziemlich gleichmäßig in der ganzen Lunge verbreitet und eine ausgesprochen apikal-caudale Entwicklung läßt sie meist vermissen. Der exsudative Herd zeigt niemals eine so scharfe Begrenzung wie das tuberkulöse Granulom, ist vielmehr stets von einer Zone geringeren Entzündungsgrades umgeben und neigt sehr zur Ausbreitung und zum Konfluieren der Herde. Aus der sublobulären Bronchopneumonie kann so außerordentlich schnell die konfluierende käsige Pneumonie und die lobäre käsige Pneumonie entstehen (Abb. 16).

Die sekundären Veränderungen bei der exsudativen Phthise unterscheiden sich von denen der produktiven Tuberkulose nur dem Grade und der Schnelligkeit des Ablaufs nach. Während jedoch bei der produktiven Tuberkulose die fibröse Induration oft ganz im Vordergrunde steht, immer aber wenigstens mikroskopisch nachweisbar zu sein pflegt, bleibt bei der exsudativen Phthise dieser Heilungsvorgang oft gänzlich aus und die Neigung zu raschester konfluierender Verkäsung beherrscht das Bild; nicht selten kommt es zur Sequestrierung größerer Gewebspartien, die allmählich erweichen. Der Verkäsungsprozeß greift schon frühzeitig auf die kleineren und im weiteren Verlauf auf die größeren

Bronchen über; die käsige Bronchitis ist also eine regelmäßige Begleiterscheinung der käsigen Pneumonie und trägt zu ihrer raschen Ausbreitung wesentlich bei. Zur fibrösen Induration ganzer Herde, wie sie
bei der produktiven Tuberkulose so häufig ist, kommt es überhaupt

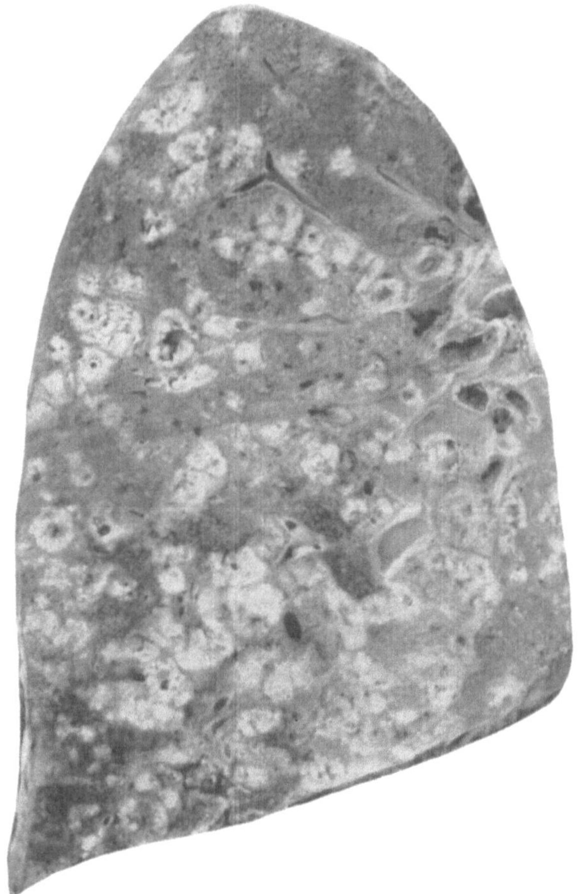

Abb. 16. Konfluierende lobuläre käsige Pneumonie des Unterlappens.
(Photographie nach einem Präparat des Waldhauses.)

nicht, wohl aber wird der Herd, wenn Heilungsvorgänge einsetzen, von
Bindegewebszügen durchwachsen und von einem bindegewebigen Wall
umgeben; das eingeschlossene mortifizierte Gewebe kann dabei als
derbe Käsemasse liegen bleiben und sich allmählich mit Kalksalzen
imprägnieren.

Auch bei der käsigen Pneumonie, namentlich bei der akuten lobären
Form, kommt es häufig nicht zur völligen Zerstörung des Organs; in

diesen Fällen zeigen die parenchymatösen Veränderungen sekundär beeinflußter Organe, namentlich die zuweilen außerordentlich starke Verfettung der Leber und der septische Charakter der Milz, daß schwere Giftwirkungen das Leben beendet haben dürften. Bei exsudativen Prozessen mit erheblicher Induration, bei denen der Organismus sich offenbar lange und zäh gewehrt hat, ist die Zerstörung des Organs mitunter so vollständig, daß es unbegreiflich erscheint, wie das Leben mit den minimalen Resten respirationsfähigen Lungengewebes noch hat erhalten werden können.

Während die rein exsudativen Formen der Lungentuberkulose, abgesehen von den bei Erwachsenen seltenen Erstinfektionen, einer dem Primärkomplex unmittelbar folgenden Periode eines käsig tuberkulösen Organzusammenbruchs mit oder ohne rasche Verallgemeinerung (Sekundärstadium) zuzurechnen sind, kommt es im Tertiärstadium im Verlauf der chronischen produktiven Tuberkulose außerordentlich häufig zur Aufpfropfung exsudativer Prozesse, wie sie z. B. nach schweren Lungenblutungen als käsige Aspirationspneumonie gefunden werden. Häufig ist auch pathologisch-anatomisch zu erkennen, daß die exsudativen Herde frisch entstanden sind, offenbar im Endstadium nach Erliegen der Abwehrkräfte des Organismus; das autoptische Bild dieser finalen käsigen Pneumonie, die innige Durchmischung mit der älteren produktiven Tuberkulose zeigen kann, ist oft überaus bunt.

d) Hämatogene Tuberkulose der Lungen.

Von der anatomischen Charakterisierung der akuten bis subchronischen hämatogenen Miliartuberkulosen der Lungen soll hier abgesehen werden. Aber die protrahierten verallgemeinernden Formen der Tuberkulose nehmen nicht nur im Rahmen der chronisch verlaufenden Phthisen einen nicht unerheblichen Raum ein — der Prozentsatz ist noch umstritten —, sondern die frühzeitige Erkennung dieser Formen bedeutet auch für den Kliniker eine beträchtliche Bereicherung seiner Diagnostik und vor allem seines prognostischen Urteils. Anatomisch sind nach darauf gerichteten Untersuchungen von SCHÜRMANN 45%, nach PAGEL fast 70% der Lungenherde bei hämatogenen Tuberkulosen durch charakteristische Merkmale ausgezeichnet. Als solche Veränderungen beschreiben beide Autoren zunächst die miliaren Aussaaten (Abb. 17). Sie gleichen anatomisch dem Bilde der akuten hämatogenen Miliartuberkulose, das als genügend bekannt vorausgesetzt werden kann. Als charakteristisch gelten des weiteren die *Emphysemtuberkulose* (Abb. 18), bei der zahlreiche kleine Luftbläschen innerhalb der miliaren Herde bestehen und besonders die *Lochkavernen,* die wie ausgestanzt inmitten intakten Lungengewebes oder der miliaren Streuung stehen (Abb. 19 und 20). Schließlich sieht PAGEL als kennzeichnend die perifokalen

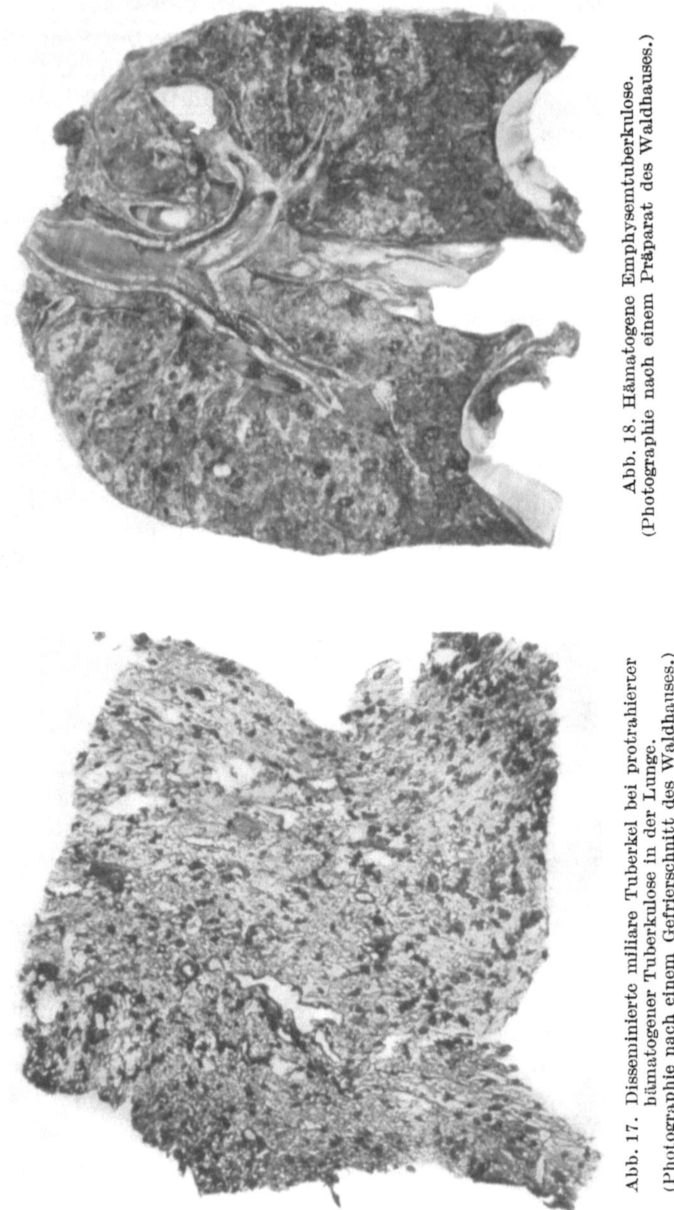

Abb. 18. Hämatogene Emphysemtuberkulose. (Photographie nach einem Präparat des Waldhauses.)

Abb. 17. Disseminierte miliare Tuberkel bei protrahierter hämatogener Tuberkulose in der Lunge. (Photographie nach einem Gefrierschnitt des Waldhauses.)

glatten Pneumonien und die Lappenrandcirrhosen an. Bei diesen hämatogenen Lungentuberkulosen treten nach Schürmann und Pagel die Aspirationsherde, die käsige Bronchitis, aber auch die Kehlkopf-

und Darmtuberkulose, also die gesamte intracanaliculäre Ausbreitung gegenüber den isolierten sog. bronchogenen Phthisen stark zurück. Im

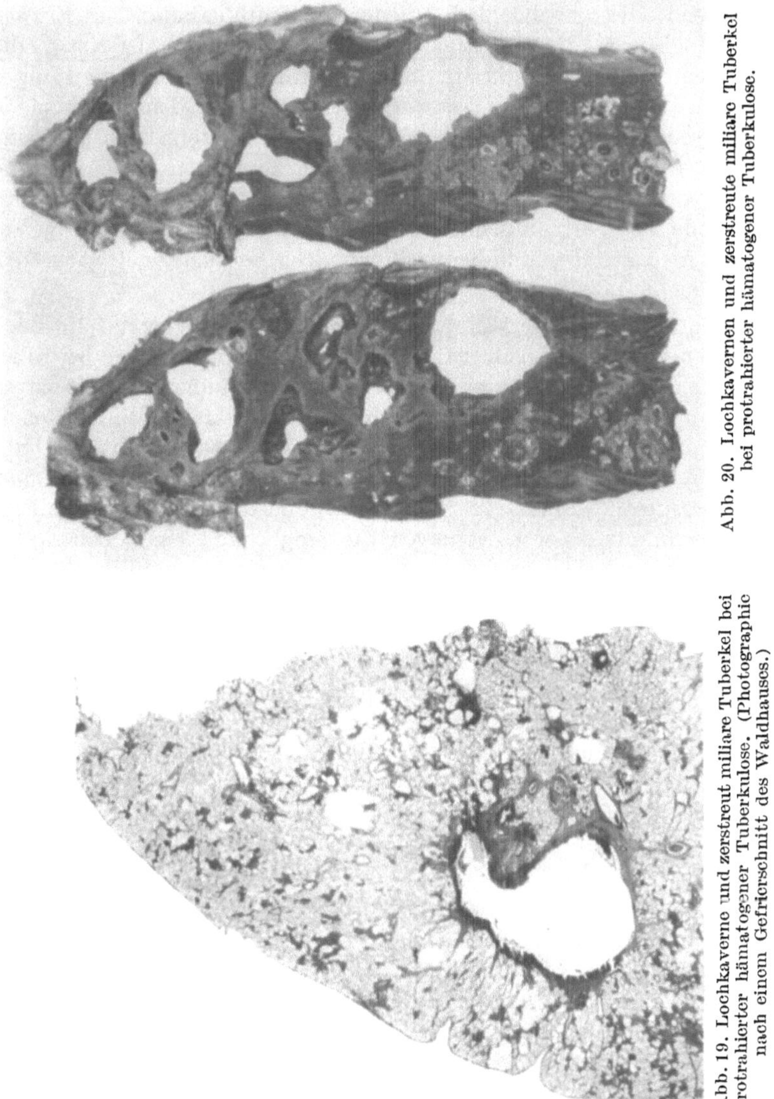

Abb. 20. Lochkavernen und zerstreute miliare Tuberkel bei protrahierter hämatogener Tuberkulose.

Abb. 19. Lochkaverne und zerstreut miliare Tuberkel bei protrahierter hämatogener Tuberkulose. (Photographie nach einem Gefrierschnitt des Waldhauses.)

Gebiet des großen Kreislaufs finden sich regelmäßig Absiedelungen, die im Gegensatz zu den finalen Ausbreitungen bei den isolierten Phthisen nicht abortiv, sondern progredient sind.

3*

III. Die endothorakale Tuberkulose im Kindesalter.

Die wichtigen Fortschritte des letzten Jahrzehnts auf dem Gebiet der Kindertuberkulose machen auch für den Tuberkulosearzt, der sich vorwiegend oder ausschließlich mit der Lungentuberkulose des Erwachsenen beschäftigt, die Kenntnis der Kindertuberkulose zur Notwendigkeit. Denn wenn auch VON BEHRINGs bekannter Satz, daß die Lungentuberkulose nur der letzte Vers des Liedes sei, das dem Kind an der Wiege gesungen wurde, nur bedingt richtig ist, so steht doch unzweifelhaft ein beträchtlicher Teil der Erwachsenenphthisen im innigen Zusammenhang mit dem tuberkulösen Geschehen im Kindesalter; ohne eingehende Beschäftigung mit der kindlichen Tuberkulose ist ein Verständnis für Entstehen und Entwicklung vieler Formen der Erwachsenenphthise nicht möglich.

Bedeutung der Tuberkulinprobe. Es liegen zwar vereinzelte Beobachtungen vor, die ein völliges Versagen der *Tuberkulinprobe* bei tuberkulosekranken Kindern beweisen. Solche Fälle sind unzweifelhaft extrem selten, auch in ihrer Bedeutung noch nicht aufgeklärt. Wir dürfen an der für praktisch-diagnostische Zwecke außerordentlich wichtigen These festhalten, *daß die Diagnose der Tuberkulose im Kindesalter sich immer auf die positive Tuberkulinhautprobe stützt,* und der negative Ausfall nur unter bestimmten Voraussetzungen die Möglichkeit einer Tuberkulose in Betracht zu ziehen gestattet. Soviel nach einzelnen Beobachtungen bisher ermittelt, kann man annehmen, daß die Tuberkulinprobe etwa 4 Wochen nach dem Infektionstermin positiv wird. Klinisch-diagnostisch spielt der negative Ausfall innerhalb dieser nicht ganz richtig als Inkubationszeit bezeichneten Periode keine Rolle, da wir zu dieser Zeit auch noch keine klinischen und röntgenologischen Krankheitserscheinungen erwarten dürfen; fürsorgerisch wird man natürlich ein Kind mit bekannter Exposition genauestens weiter beobachten. Wichtig ist aber die zweite Erfahrung, daß die positiv gewesene Tuberkulinprobe während akuter Infektionskrankheiten negativ werden und auch etwa 4 Wochen danach negativ bleiben oder doch stark abgeschwächt sein kann.

Technik der Tuberkulinprobe. Welcher Methodik man sich bedient ist von untergeordneter Bedeutung. Gegen die leichte Verletzung mit dem PIRQUET-Bohrer erheben manchenorts unvernünftige Eltern Einspruch. Der Pirquet hat einen je nach Zuverlässigkeit der Technik wechselnden Prozentsatz Versager, den die Wiederholung beträchtlich heruntersetzt. Auch die Einreibung von Ektebin nach MORO oder von Tuberkulinsalbe nach HAMBURGER hat einen allerdings kleinen Prozentsatz Versager. Für wichtige Entscheidungen ist es deshalb notwendig, dem negativen Pirquet, Moro oder Hamburger die exakte Intracutanprobe nach MENDEL-MANTOUX (s. Kapitel Spezifische Diagnostik) folgen zu lassen. Die einfache Technik dieser Proben darf als bekannt vorausgesetzt werden. Für das Säuglingsalter, etwa die ersten zwei Lebensjahre, bedeutet die positive Tuberkulinreaktion den noch nicht zur Ruhe gekommenen Infekt, beim älteren Kind aber nur die Tatsache der stattgehabten Infektion, über deren manifesten oder latenten Charakter sie nichts aussagt. Mit dem Grade der Tuberkulinempfindlichkeit ist nach unseren Erfahrungen diagnostisch und prognostisch nicht viel anzufangen.

Während sich noch vor etwa einem Jahrzehnt die Kenntnis der endothorakalen Tuberkulose des Kindes auf die Ermittlung des Infektions-

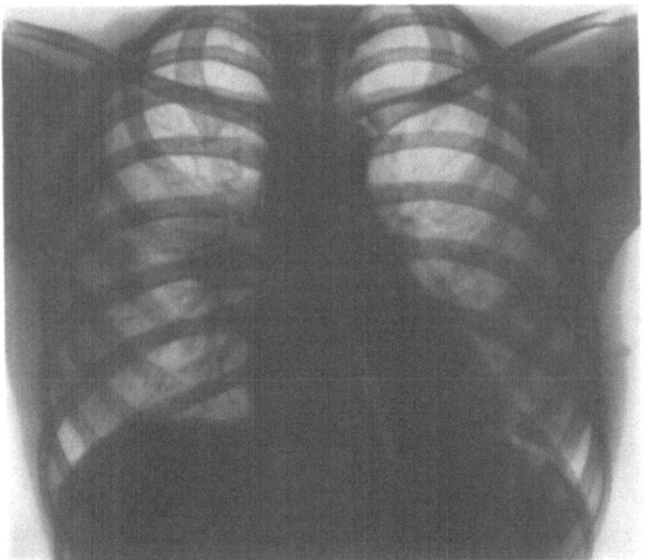

Abb. 21. ♀ 14 Jahre. Bipolare Primärinfiltrierung.
(Von Dr. SIMON, Aprath, freundlichst überlassen.)

weges in Form des verkalkten Primärkomplexes, ein ziemlich verschwommenes klinisches Bild der Bronchaldrüsentuberkulose und die schweren Formen der manifesten Lungentuberkulose beschränkte, hat uns die Entwicklung der röntgenologischen Technik höchst wichtige Aufschlüsse über den frischen Infekt und die flüchtigen Infiltrierungen des Sekundärstadiums, die hämatogenen Streuungen und die Entwicklung und Verquickung dieser Herdformen vermittelt.

Die Primärinfiltrierung. Wir verdanken vor allem REDEKERs systematischen Reihen- und Serienuntersuchungen an Kindern aus tuberkulösem Milieu die Analyse der frischen Infektion und ihrer nächsten Abläufe. REDEKER ist es auch, der für die zunächst röntgenologisch beobachtete flüchtige homogene Verschattung den Terminus der *Infiltrierung* geprägt hat. REDEKERs *Primärinfiltrierung* umschließt den primären Lungenherd und den zu ihm gehörigen Herd im regionären Lymphknoten mit einer oft grandiosen Zone perifokaler Entzündung. In der weiteren Entwicklung durchläuft sie ein Stadium der *Bipolarität,* indem unter Rückbildung der Entzündung die beiden Herde zunächst als Pole eines hantelförmigen Schattens kenntlich werden, bis sie nach Durchschnürung der Brücke isoliert dastehen (Abb. 21), allmählich sich

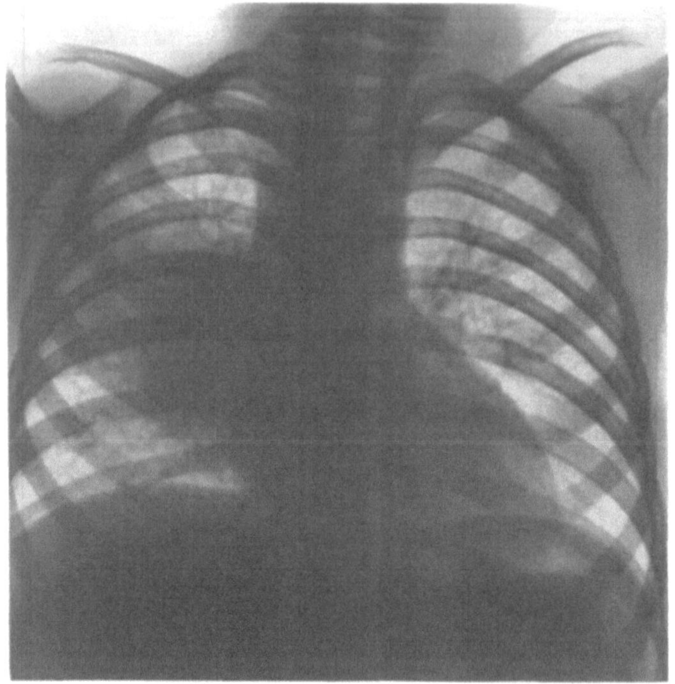

Abb. 22. Aufn.-Nr. 2823, ♂ 4 Jahre. Frische Infiltrierung rechts, wahrscheinlich Primärinfiltrierung. (Mutter hat offene Lungentuberkulose.)

scharf gegen die Umgebung absetzen, um schließlich nach Kalkimprägnierung als typischer alter Primärkomplex eine vorläufige oder endgültige Ruheperiode zu erreichen. Im Röntgenbild dieses Stadiums kann der Lymphweg vom Primäraffekt zur Drüsenkette in Form verkalkter Lymphknoten zu erkennen sein.

Ohne Zweifel ist dieser Entwicklungsgang der Erstinfektion vorzüglich beobachtet, und er kann wohl auch als typisch gelten. Indessen weist DUKEN mit Recht darauf hin, daß dieses Röntgenbild der Bipolarität doch zu selten ist, um als besondere Grundform aufgestellt zu werden. In der fürsorgerischen Familienexpertise ist der Infektionstermin nicht so selten genau genug zu ermitteln, um den Röntgenschatten der Infiltrierung auch ohne deutliche Markierung des Bipolaritätsbildes als primäre Infektion ansprechen zu können (Abb. 22). Aber die überwiegende Mehrzahl der Infiltrierungen gestattet auch solche Analyse nicht, und deshalb bleibt REDEKERs Unterscheidung der Primär- und Sekundärinfiltrierung in der Regel ein frommer Wunsch. Zu diesen genetisch schwer zu deutenden Infiltrierungen gehört auch ein Teil jener großartigen Lappen füllenden, ja zuweilen eine ganze Lunge einnehmenden Formen, die zuerst von ELIASBERG und NEULAND unter der Bezeichnung *Epituberkulose* beschrieben wurden. Die Autoren verstanden darunter unspezifische, d. h. nicht durch Tuberkelbacillen hervor-

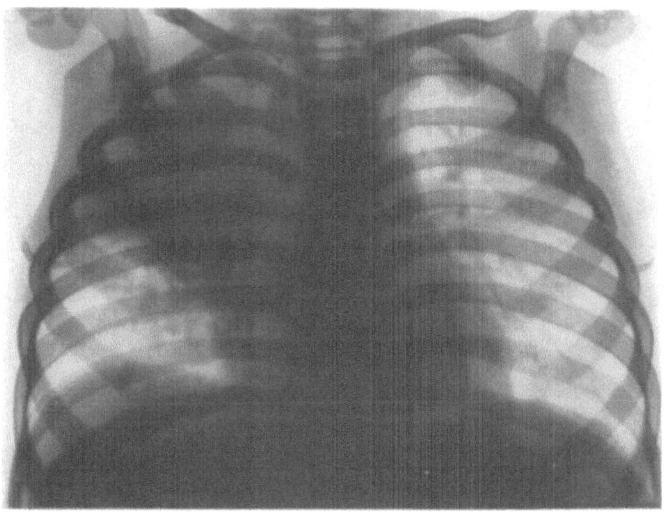

Abb. 23. ♂ 1¹/₄ Jahre. Primärinfiltrierung (Epituberkulose). Rückbildung nach 6 Monaten. (Von Prof. ERICH MÜLLER, Berlin-Lichtenberg, freundlichst überlassen.)

gerufene Infiltrierungen, die bei tuberkuloseinfizierten Kindern, wohl durch Toxine, auf spezifische und unspezifische Reize zustande kommen. Freilich haben später röntgenologische Serienbeobachtungen wie auch Autopsien bewiesen, daß die Genese dieses Zustandsbildes nicht einheitlich ist, indem es sich um echte primäre oder sekundäre Infiltrierungen oder auch um unspezifische chronische Entzündungen bei tuberkuloseinfizierten Kindern handeln kann (KLEINSCHMIDT). Bei unserer Abb. 23 einer solchen Epituberkulose, die in der Regel den Oberlappen, vorzugsweise rechts, befällt, spricht das Alter des Kindes für eine echte Primärinfiltrierung.

Die Sekundärinfiltrierung. Das pathogenetische Bild der *Sekundärinfiltrierung* ist von REDEKER nicht ganz scharf abgegrenzt. Wenn die Infiltrierung eigentlich die frische perifokale Entzündung um den älteren pulmonalen und glandulären Herd bedeuten sollte, so hatte doch REDEKER schon frühzeitig bei diesen Formen Tuberkelbacillen nachweisen können, ein Befund, der frische erweichende pulmonale Herde zur Voraussetzung hat. Solche Erweichungen können den zeitweise zur Ruhe gekommenen primären Herd oder von ihm ausgegangene bronchogene oder lymphogene Streuungsherde treffen, sie können sich aber auch in frischen hämatogenen Streuungsherden vollziehen, oder schließlich im echten exogenen Superinfektionsherd. Frische Infiltrierungen sind bisher nur vereinzelt zur anatomisch-histologischen Untersuchung gekommen; pathologisch-anatomisch ist deshalb ihr Charakter noch nicht geklärt.

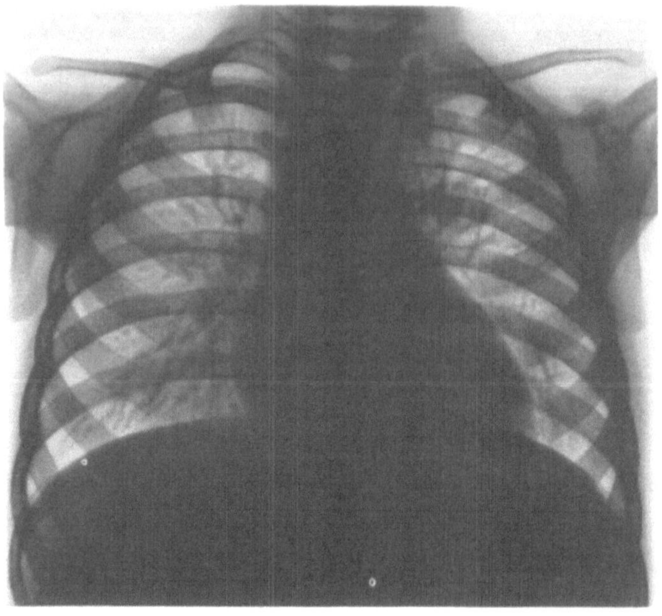

Abb. 24. Aufn.-Nr. 458, ♀ 1³/₄ Jahre. Verkalkter Primärkomplex rechts. Indurationsfeld im linken Oberfeld.

Das Röntgenbild einer echten Sekundärinfiltrierung zeigen unsere Abb. 24 und 25; hier hat sich auf dem Boden einer in Rückbildung begriffenen primären Tuberkulose eine frische perifokale Entzündung ausgebildet. Dieser Vorgang kann durch mannigfaltige spezifische Reize ausgelöst werden, z. B. durch probatorische Tuberkulinimpfung, durch gehäufte Superinfektionen (REDEKER) oder durch unspezifische Reize wie Quarzlampen-, Röntgen- oder Sonnenbestrahlungen, interkurrente Erkrankungen wie Masern, Keuchhusten, Mumps, Scharlach usw. Häufiger aber bleibt diese erneute Entzündungsbereitschaft in ihrer Motivierung dunkel.

Die typische Sekundärinfiltrierung soll durch ihren perihilären Sitz charakterisiert sein. Ihr Schattenbild der Sagittalaufnahme zeigt als

Norm ein Dreieck, das sich mit der Basis an den Mittelschatten anlehnt und mit der Spitze lateral weist (SLUKAsches Dreieck, Abb. 26); dieser perihiläre Sitz würde auf die Bronchaldrüsen als zentralen Fokus der Entzündung hindeuten. Aber abgesehen davon, daß es sich bei diesen Formen ebensowohl um echte Primärinfiltrierungen handeln kann, ist der perihiläre Sitz durch die Sagittalaufnahme allein keineswegs erwiesen. So fand DUKEN bei einem Sagittalbild (Abb. 27), in der Frontalaufnahme

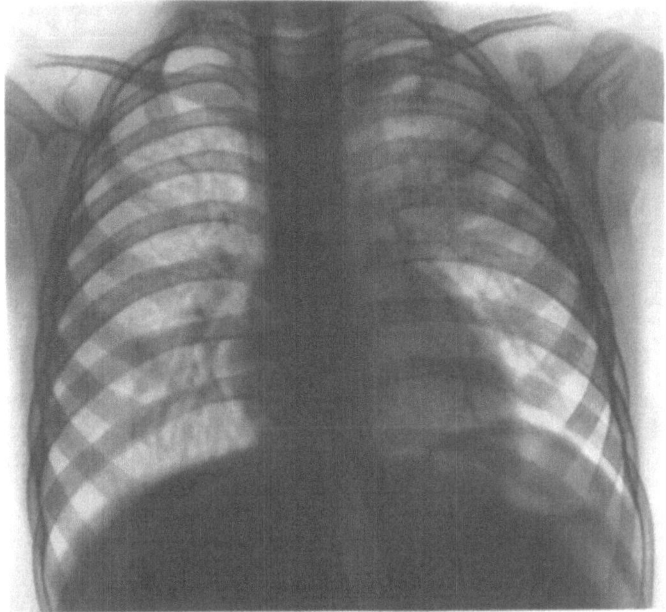

Abb. 25. Derselbe Fall, 3 Monate später. Frische Sekundärinfiltrierung.
(Entstehungsursache trotz klinischer Beobachtung nicht festzustellen.)
Rückbildung nach 3 Monaten.

(Abb. 28) die Infiltrierung ohne jede Beziehung zum Hilus in der Spitze des Unterlappens. Andererseits ist aber auch festgestellt (KLEINSCHMIDT, DUKEN), daß genau die gleichen Röntgenbilder beobachtet wurden bei Kindern, die nicht tuberkuloseinfiziert sind; ja es sind auch autoptisch als Substrat solcher Röntgenbefunde unspezifische Pneumonien bei Kindern beobachtet, die tuberkulinpositiv gewesen waren; die positive Tuberkulinreaktion gibt also nicht das Recht, alle solche pulmonalen Infiltrierungen als spezifisch anzusprechen. Selbst wenn, wie bei unserer Abb. 29, ein verkalkter Primärkomplex nebst Kalkschatten in einer paratrachealen Drüse die erhebliche endothorakale Tuberkulose unter Beweis stellt, bleiben doch berechtigte Zweifel, ob die frische Infiltrierung spezifisch ist. In unserem Falle hat sich die Infiltrierung erst nach

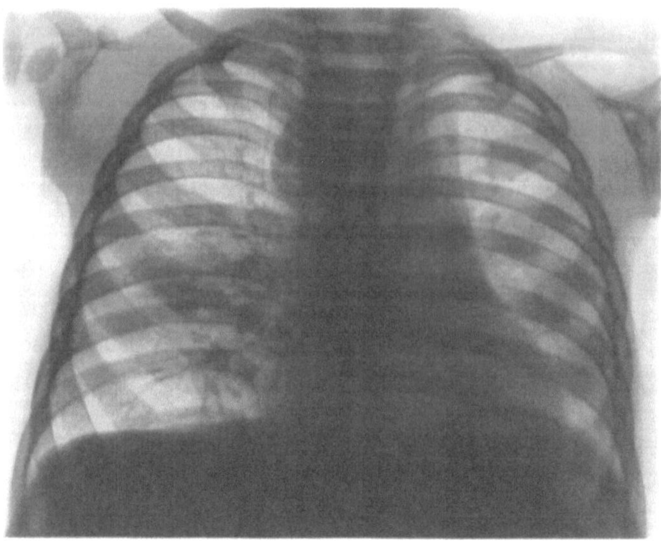

Abb. 26. Aufn.-Nr. 2286, ♂ 1¹/₂ Jahre. Infiltrierung im rechten Unterfeld mit erbsengroßem Drüsenschatten. Paratrachealdrüsenschwellung rechts und Schornsteinschatten links. Vollständiges Verschwinden nach ³/₄ Jahren.

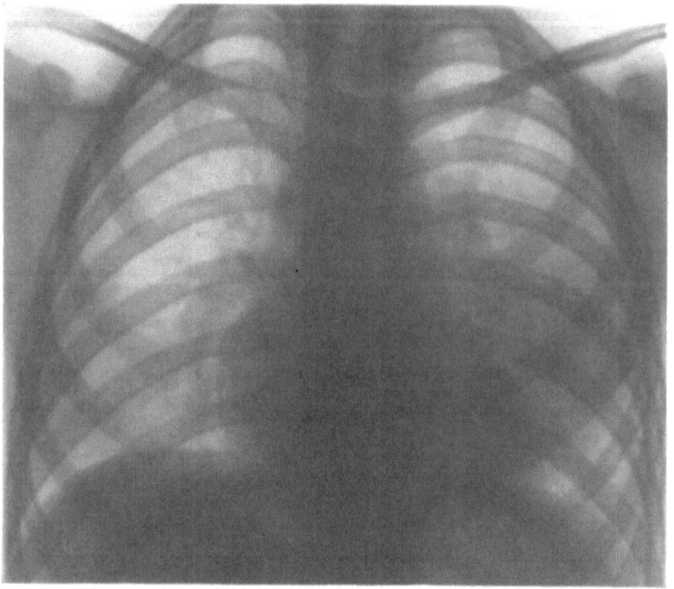

Abb. 27. ♀ 7 Jahre. Scheinbare Hilusinfiltrierung.
(Von Prof. DUKEN, Jena, freundlichst überlassen.)

4 Monaten restlos zurückgebildet, was, wenn auch nicht unbedingt, für ihren tuberkulösen Charakter spricht.

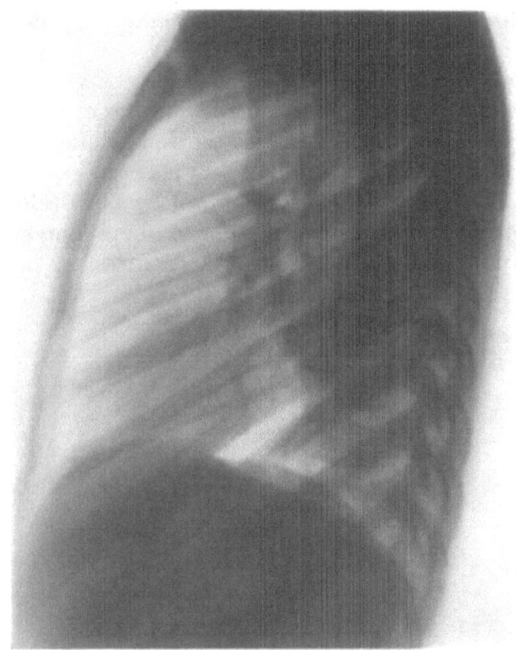

Abb. 28. Derselbe Fall. Unterlappeninfiltrat ohne Verbindung mit dem Hilus.
(Von Prof. DUKEN, Jena, freundlichst überlassen.)

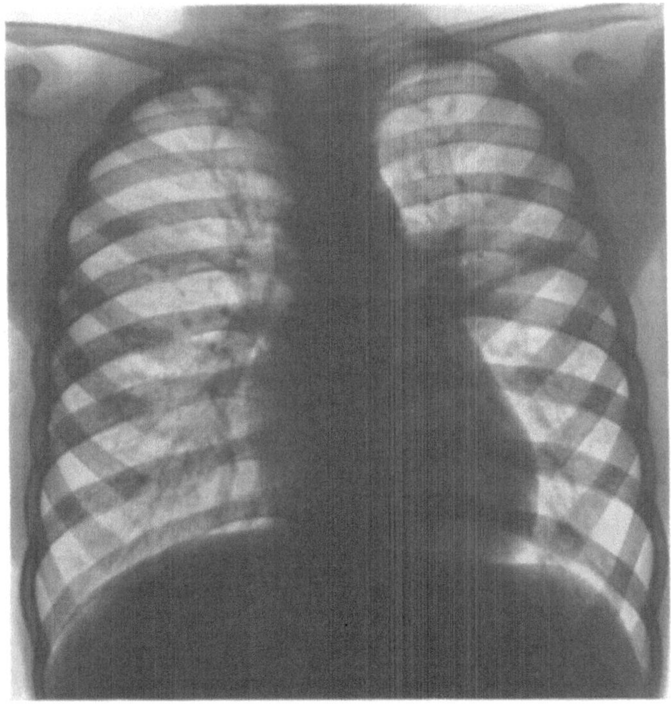

Abb. 29. Aufn.-Nr. 3177, ♀ 8 Jahre. Sekundärinfiltrierung im linken Oberfeld, verkalkter
Primärkomplex und verkalkter paratrachealer Drüsenkalkherd links.

Die perihiläre Infiltrierung ist zwar eine besonders charakteristische Form der Sekundärinfiltrierung, aber keineswegs die einzige. Die Abb. 30, 31 und 32 zeigen beispielsweise die Entstehung einer Sekundärinfiltrierung und deren Rückbildung im Lappenrand des rechten Oberlappens. Zuweilen geht die Resorption solcher Prozesse ganz außerordentlich langsam vonstatten. Es können dann durch Jahre Restzustände der Infiltrierung röntgenologisch nachweisbar bleiben, wie sie

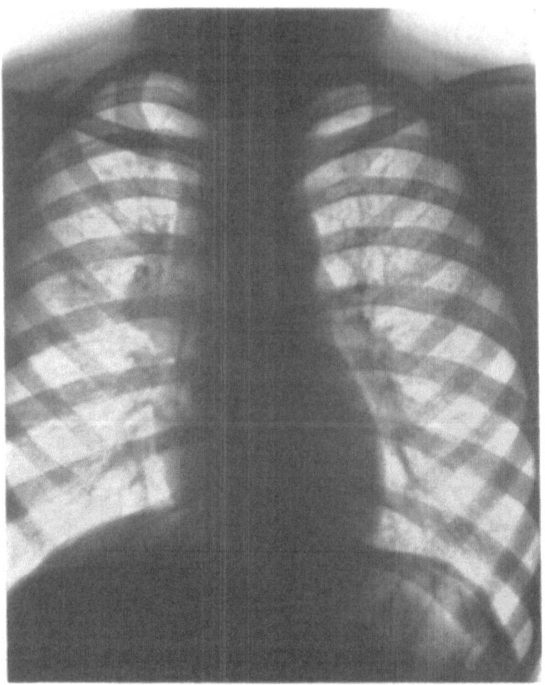

Abb. 30. Aufn.-Nr. 508, ♀ 11 Jahre. Tumorige Bronchaldrüsen rechts.
Herdschatten (Primäraffekt?) im rechten Mittelfeld.

typisch die Abb. 33 zeigt. Diese Restzustände lassen mitunter deutlich erkennen, daß der Infiltrierungsschatten nicht allein einer auf Toxinreiz beruhenden perifokalen Entzündung um den alten tuberkulösen Herd entsprach, sondern mit Neuherdbildung einherging, wie das die verkalkten Herdchen in der Abb. 34 illustrieren. Ob diese Neuherdbildung auf bronchogener oder lymphogener Streuung vom alten Herd aus oder auf einer beschränkten hämatogenen Einsaat beruht, ist freilich nicht zu erkennen. Die pathogenetische Problematik der Infiltrierungen, die uns aus solchen Bildern entgegentritt, wird noch beträchtlich größer, wenn man nach dem anatomischen Substrat dieser Gewebsverdichtung forscht, wenn man das klinische Bild präzis zu fassen versucht oder wenn man dem Schicksal dieser Erscheinungen nachgeht.

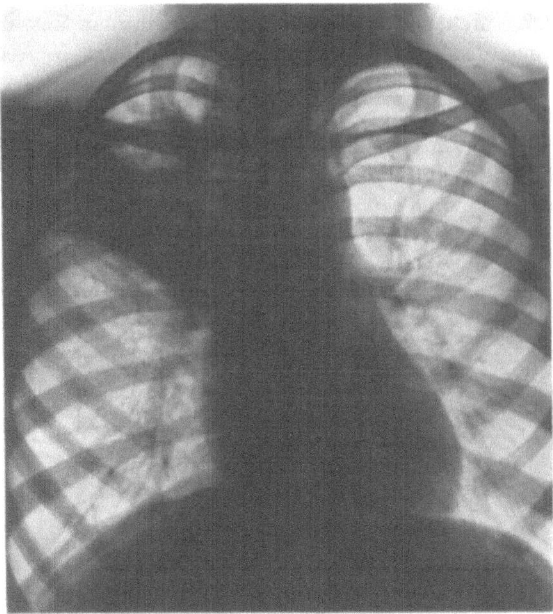

Abb. 31. Derselbe Fall. Ausgedehnte Lappenrandinfiltrierung rechts.

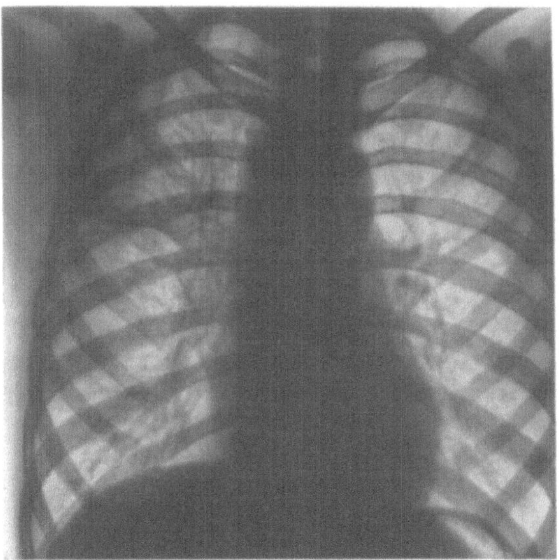

Abb. 32. Derselbe Fall, 4 Wochen später. Infiltrierung in Rückbildung.

Klinik der Infiltrierungen. Es kann nicht Wunder nehmen, daß vor der Anwendung systematischer Röntgenuntersuchungen in der

Umgebung von Infektionsquellen von dem wichtigen Zustandsbild der Infiltrierungen klinisch wenig bekannt war. Mag sein, daß das eine oder andere Kind die manifesten Erscheinungen eines tuberkulösen Infektes, wie REDEKER meint, in einer Änderung im Gebahren erkennbar werden läßt; die Kinder werden unlustig, reizbar, mürrisch, spielen wenig, essen schlecht. Der Mehrzahl dieser Kinder ist aber nichts von Krankheit oder Unbehagen anzumerken, oder solche Anzeichen sind doch ganz flüchtig und werden dann regelmäßig auf banale Infekte, noch lieber auf Erkältungen bezogen. Aber auch im objektiven Bild der Kinder ändert sich wenig. Die Entwicklung zeigt keine Unterbrechung oderHemmung, im Aussehen und Ernährungszustand ändert sich kaum etwas. Die Kinder husten nicht und werfen schon gar nicht aus; sie klagen auch nicht über Schmerzen. Kurz, das äußere Bild dieser Infiltrierungen ist symptomarm und sehr wenig charakteristisch. Ich kann die vielfache Erfahrung bestätigen, daß man unter den mageren und blassen, ja sogar unter ausgesprochen asthenischen Kindern, einer Gruppe also, die vielfach noch als tuberkulosegefährdet, wenn nicht gar glatt als tuberkulös angesehen wird, weniger solche Infiltrierungen findet, als unter Kindern, die wohlgenährt und kräftig aussehen.

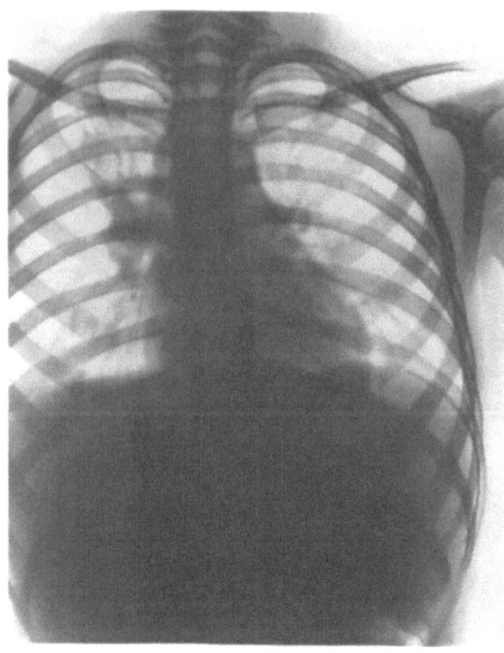

Abb. 33. Aufn.-Nr. 2330, ♀ 6 Jahre. Besenreiserförmiges Indurationsfeld im rechten Oberfeld, vom klobigen Hilusschatten ausgehend.

Die klinische Beobachtung von Kindern mit Infiltrierungen ergibt beim akuten Auftreten der perifokalen Entzündung nicht so ganz selten höheres Fieber von einigen Tagen oder auch längerer Dauer. Diese Phase gelangt aber nur ausnahmsweise zur rechten Deutung. Länger anhaltende subfebrile Temperaturen sieht man bei den Infiltrierungen häufig. Es ist freilich sehr fraglich, wie weit diese Temperaturen mit dem Lungenherd zusammenhängen; denn hochliegende Temperaturen (bis 37,7 rectal), aber auch Subfebrilität (bis 38,0 rectal) sehen wir nicht nur bei tuberkulösen Kindern mit anderweiten Herden, sondern ebensooft bei Kindern, die lediglich tuberkulinpositiv sind und kaum seltener bei Kindern, die gesund und tuberkulinnegativ sind. Solche Temperaturen muß man also mit großer Reserve bewerten und pathognostisch für die Tuberkulose oder den klinisch sonst stummen Infekt sind sie schon gar nicht. Im Primär- und Sekundärstadium der Lungentuberkulose des Schulalters ist die Temperaturbewegung selbst bei noch aktiven Formen im

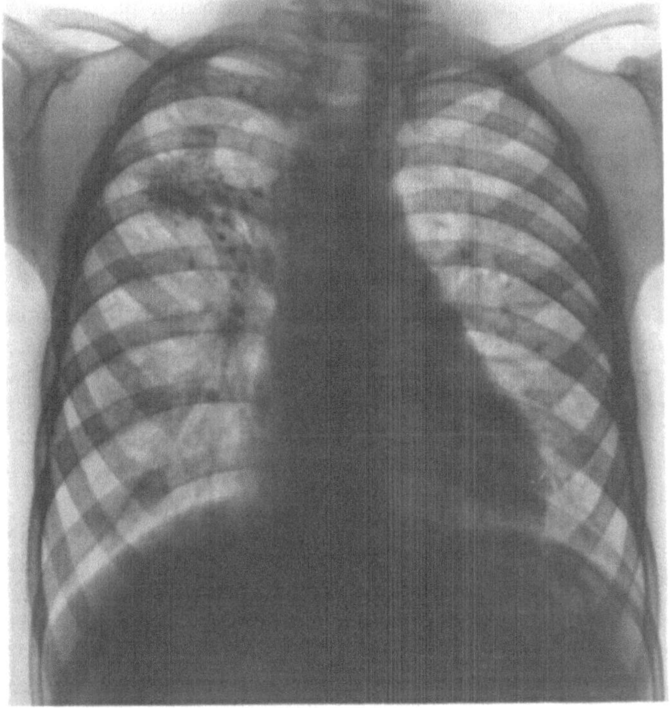

Abb. 34. Aufn.-Nr. 2259, ♀ 5 Jahre. Verkalkter Primärkomplex im linken Oberfeld mit verkalkten Streuungs- und Abflußbahntuberkeln. Abgeheilte primäre Lungentuberkulose.

Vergleich mit der Röntgenuntersuchung und den übrigen klinischen Methoden das unzulänglichste diagnostische Hilfsmittel, sagt Nüssel nicht mit Unrecht.

Physikalischer Befund. Der physikalische Befund über den Infiltrierungen entspricht ungefähr ihrer Lage und Ausdehnung. Findet man über lappenfüllenden Infiltraten oft Dämpfung oder doch deutliche Schallverkürzung, des öfteren ausgesprochenes Bronchalatmen, so kann der physikalische Befund über zentral sitzenden Infiltrierungen sehr geringfügig sein; ein großer Teil der letzteren ist physikalisch völlig stumm. Hört man deutlich feuchte Rasselgeräusche, so hat man es hie und da mit einem unspezifischen pneumonischen Herd, oder aber mit einem tuberkulösen Erweichungsherd zu tun, nicht aber mehr mit einer einfachen Infiltrierung.

Die Blutkörperchensenkung pflegt bei den Infiltrierungen wenig (15 mm Stundenwert) bis mäßig (30 mm) erhöht zu sein. Im weißen Blutbild bieten kleinere Kinder bekanntlich normal eine Lymphocytose bis etwa 50%; fehlt sie, so ist das Kind mit besonderer Sorgfalt zu beobachten. Mäßige Linksverschiebung ist häufig, ebenso mäßige Eosinophilie (Kampfphase nach GRASS!); die hohe Eosinophilenzahl ist natürlich Anlaß, nach Würmern zu fahnden.

Tuberkelbacillenbefunde bei Infiltrierungen. Eine der auffälligsten Feststellungen neuerer Zeit ist die Beobachtung, daß nicht nur gelegentlich bei Kindern mit Infiltrierungen, sondern im Mageninhalt dieser Kinder relativ häufig, hie und da auch bei Kindern mit Bronchaldrüsentuberkulosen und sogar mit klinisch stummen Infekten Tuberkelbacillen gefunden werden (OPITZ); es müssen also bei diesen Tuberkuloseformen pulmonale Herde vorkommen, die geeignet sind, gelegentlich Tuberkelbacillen in den Bronchalbaum abzustoßen. Solch positiver Befund ist auf alle Fälle Anlaß genug, das Kind als krank anzusehen und längere Zeit in klinischer Behandlung zu behalten.

Die **Diagnose** stützt sich wesentlich auf den Röntgenbefund, die Tuberkulinprobe, den Bacillenbefund, die biologischen Labilitätserscheinungen, weniger auf den physikalischen Befund und am wenigsten auf das Symptomenbild. Die Frage der Spezifität kann oft erst nach längerer Beobachtung geklärt werden.

Zur **Behandlung** sei hier kurz bemerkt, daß Fieberzustände, nicht aber die geschilderte Subfebrilität, Bettruhe bedingen. Freiluftruhebehandlung (unsere tuberkulösen Kinder schlafen auch den ganzen Winter in der offenen Liegehalle) und allmähliche Zurückführung in normale Lebensführung, eventuell über die Hilfsschule erfüllen alle therapeutischen Anzeigen. Jede Form spezifischer (Tuberkulin) oder unspezifischer (Sonne, Höhensonne) Reizbehandlung ist nach unseren Erfahrungen fehl am Platze.

Die Prognose dieser Infiltrierungen ist, wenigstens für die nächsten Jahre überwiegend recht gut. Ein Teil von ihnen bildet sich so vollständig zurück, daß im Röntgenbild keine Spuren mehr und keine Restzustände zu finden sind; das sind wohl die auf Toxinausschwemmung beruhenden Reizzustände. Bei anderen bleiben Veränderungen der Hilusschattenform zurück, teils in Form besenreiserartiger Aufspaltung der schattengebenden Lungenhilusbahnen (Abb. 33), teils in einer Art Schrumpfung im Hilusbereich, die so aussieht, als hätte man eine unsichtbare Schlinge um Hauptbronchus und Hilus gelegt und diese gedrosselt. Manche dieser Infiltrierungen — und das sind solche, die sicher auf intrapulmonaler Herdbildung beruhen, lassen aber nach ihrer Rückbildung

Indurationsfelder zurück, die sich im Röntgenbild als scharfe Schattenstreifen oder Netze markieren und nicht selten kalkharte kleine Herdschatten umschließen. Diese Restzustände sind noch nicht lange genug
bekannt, um heute die Antwort auf die Frage zu gestatten, inwieweit
diesen Kindern im Pubertäts- oder Adoleszentenalter ein neuer Schub
ihrer Tuberkulose droht; sicher ist aber, daß diese zeitweilig inaktiven

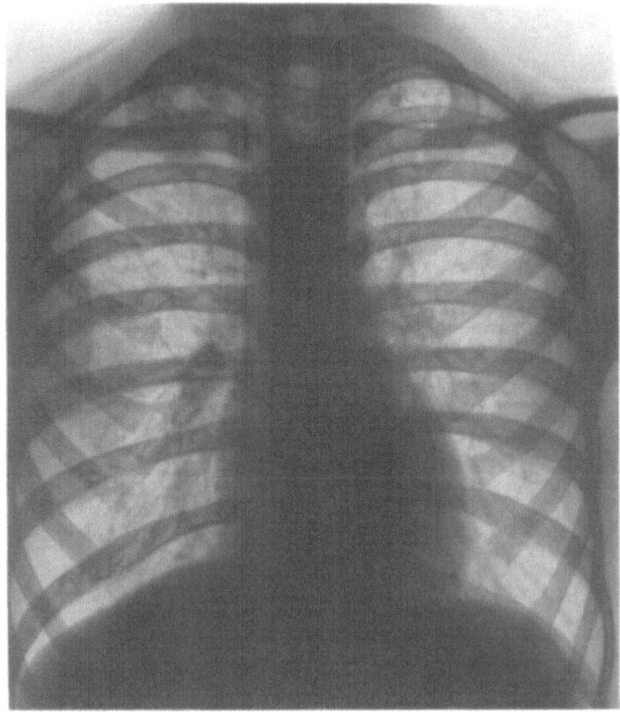

Abb. 35. Amb., ♂ 8 Jahre. Exacerbation des Kalkherdes. Verkalkte Spitzenherde beiderseits, rechts innerhalb eines Gebietes frischer Infiltrierung mit zentraler Einschmelzung.
(Von Prof. DUKEN, Jena, freundlichst überlassen.)

Herde noch im Kindesalter, öfter im Pubertäts- oder Adoleszentenalter,
aber auch später, in erneute Proliferation übergehen und zum Ausgangspunkt der isolierten Lungentuberkulose werden können (Abb. 35).

Die primäre Tuberkulose. Wir haben, die klinischen Bilder der
Primär- und Sekundärinfiltrierungen zusammenfassend, ein Zustandsbild übergangen, das wir hier nachholen müssen: die *primäre Tuberkulose.*
Wir wollen hier unter diesem Begriff nicht jene oben abgehandelten,
zu einem nicht näher zu bestimmenden Prozentsatz primären Infiltrierungen verstanden wissen, sondern die unmittelbar vom primären
Lungenherd ausgehende Lungentuberkulose. Der primäre Lungenherd

hat jenseits des Säuglingsalters eine ausgesprochene Heilungsneigung;
er hinterläßt überwiegend nur eine kleine fibröse Narbe, nicht selten

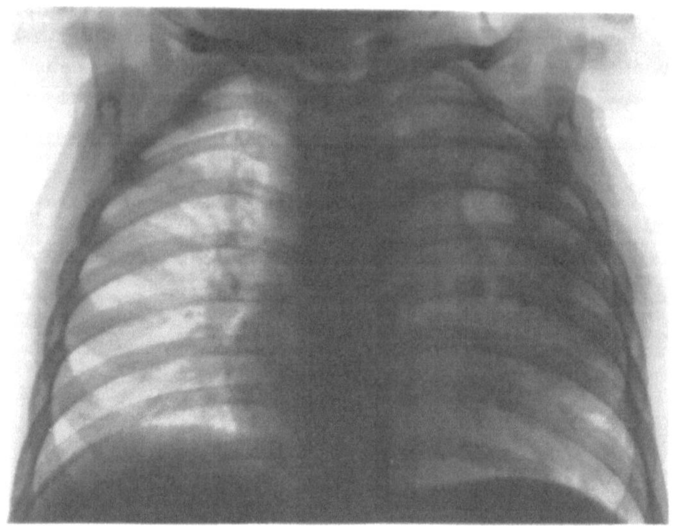

Abb. 36. ♀ 1¼ Jahre. Erweichende käsige Pneumonie des linken Oberlappens.
Intracanaliculäre und hämatogene Streuung. Zwei fistelnde Spinae ventosae.
Allgemeinbefinden gut.

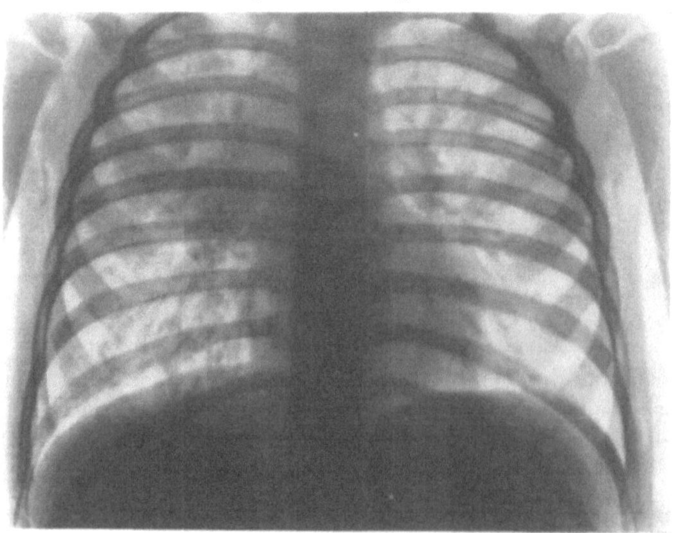

Abb. 37. Amb., ♀ 2 Jahre. Primäre Tuberkulose in der rechten Lunge mit bronchogener
Streuung; riesige tumorige bronchopulmonale und paratracheale Drüsen rechts.

heilt er aber auch nach Verkäsung des tuberkulös-pneumonischen Herdes
unter Verkalkung und folgender Verknöcherung ab. Auch im ersten

Lebensjahr zeigt sich schon solche Heilungsneigung bei etwa $^2/_3$ der Infekte. Aber in den ersten zwei Lebensjahren, recht selten, soviel bisher bekannt, im Spiel- und Schulalter, folgt öfter der Verkäsung durch Erweichung des Primärherdes die Entstehung der primären Kaverne (Abb. 36), von welcher durch bronchogene Streuung eine rapid verlaufende käsig lobulär-pneumonische Lungentuberkulose ausgehen

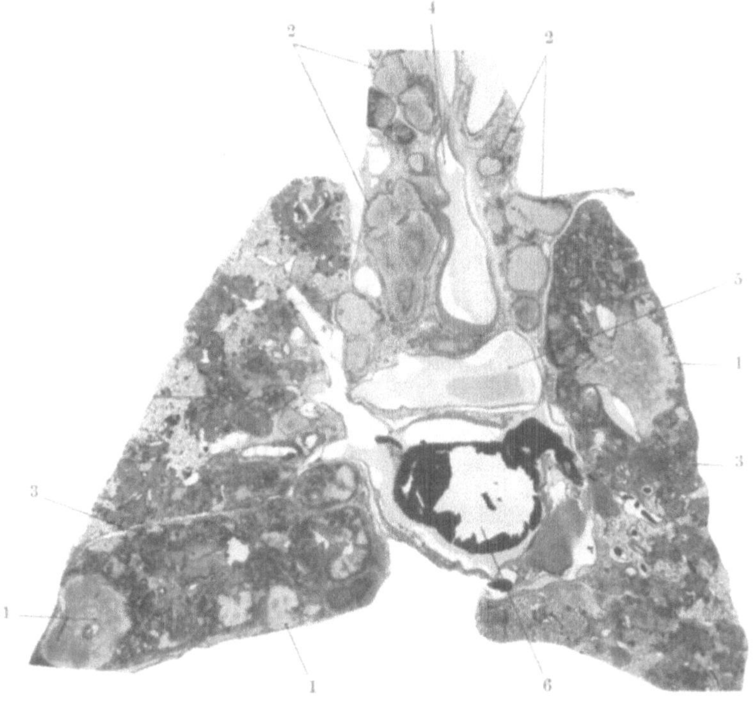

Abb. 38. Primäre Tuberkulose.
1 Verkäste Lungenherde. 2 Verkäste bronchopulmonale und paratracheale Lymphknoten.
3 Lobuläre pneumonische noch nicht verkäste Herde. 4 Trachea. 5 Rechter Vorhof.
6 Ventrikel. (Gefrierschnitt von Prof. ENGEL, Dortmund, freundlichst überlassen.)

kann (Abb. 37 und 38). Da der tuberkulöse Prozeß zugleich in der Drüsenkette rasch fortschreitet und bald den Venenwinkel erreicht, übrigens auch schon in der Lunge selbst oder im Lymphknoten in die Blutbahn einbrechen kann, gesellt sich zu der primären Lungentuberkulose recht oft noch eine allgemeine Miliartuberkulose. DUKEN meint, daß auch die Primärkaverne überraschende Heilungen zeigen könne; der Beweis, daß es sich um eine primäre Kaverne gehandelt hat, ist aber eigentlich nur autoptisch zu erbringen. — Diese foudroyante Tuberkulose der Säuglinge wird auch klinisch merkwürdig oft verkannt. Das liegt wohl zum Teil an der Schwierigkeit der physikalischen Untersuchung bei den oft fast moribund eingelieferten Kindern, zum Teil

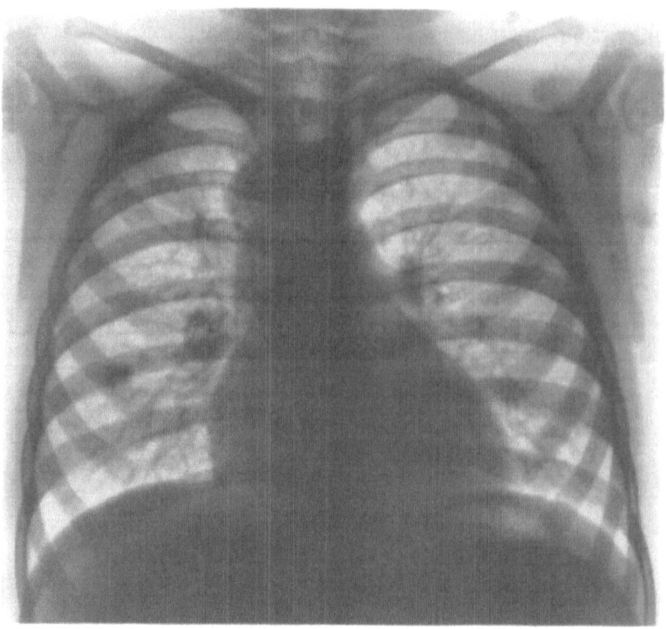

Abb. 39. Aufn.-Nr. 712, ♂ 3 Jahre. Riesige verkalkte paratracheale Drüse rechts; verkalkter Primärkomplex rechts.

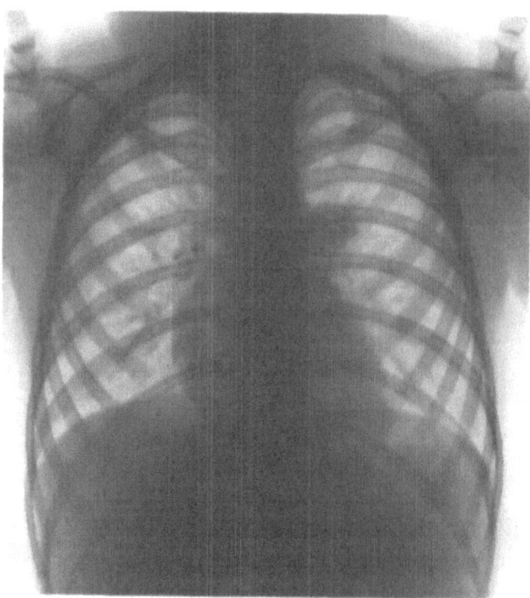

Abb. 40. Aufn.-Nr. 512, ♀ 3 Jahre. Bronchialdrüsenpaket links. Primärherd nicht zu sehen. Verlauf und Schattenform sprechen für frische Erkrankung.

auch an der ungenügenden Aufklärung der Exposition, zum Teil schließlich an dem oft uncharakteristischen Krankheitsbild, das im Gesamt-
verlauf, vor allem auch in den Fieberbewegungen zwischen perakut und
subchronisch variieren kann und kaum auf die Lunge als schwer-
erkranktes Organ hinweist. Die Prognose dieser progredienten Säuglings-
tuberkulose ist infaust, die Therapie machtlos.

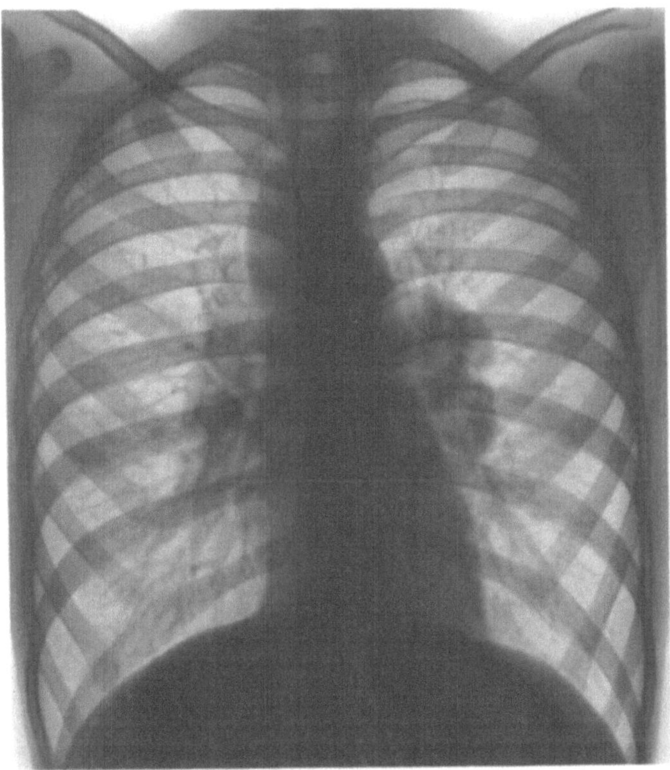

Abb. 41. Aufn.-Nr. 4263, ♀ 12 Jahre. Tumorige Bronchaldrüsen beiderseits. Zufallsbefund
bei Reihenuntersuchung.

Proliferierender Primärkomplex. Der Anatom beobachtet nicht selten,
daß der primäre Lungenherd abheilt, der tuberkulöse Prozeß aber in
den bronchopulmonalen und paratrachealen Lymphknoten (Abb. 40)
fortschreitet in Form frischerer Verkäsungen und junger Tuberkel.
NEUMANN nennt das Krankheitsbild dieses Vorgangs ganz interessant
den proliferierenden Primärkomplex. Aber wie sieht dieses Krankheitsbild aus? Der Kliniker hat gegenüber dem in früheren Jahren fest
eingefressenen und ach so verschwommenen Begriff der Bronchaldrüsentuberkulose einen schweren Stand; man muß Festigkeit von ihm

verlangen, denn auch die Diagnose Bronchaldrüsentuberkulose ist verantwortungsschwer. Ohne ausgesprochenen Röntgenbefund (Abb. 41) entbehrt sie der sicheren Grundlage. Der weiche große homogene Hilusschatten kommt für die Diagnose gar nicht in Frage; er kommt allermeist durch weiche Aufnahmetechnik zustande, kann aber auch auf Stauung im kleinen Kreislauf (Herzfehler!) beruhen. Auch der Hilusschatten mit eingestreuten kleinen Flecken besagt zwar vielleicht, daß

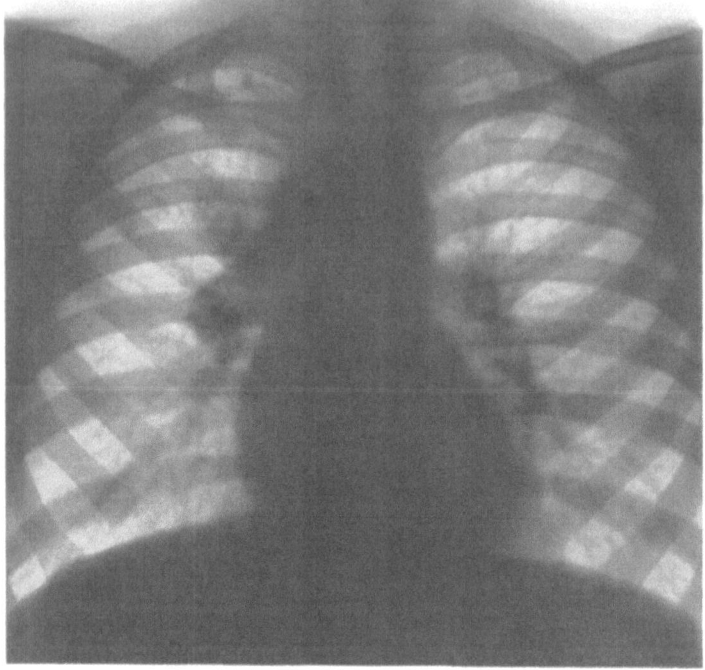

Abb. 42. Aufn.-Nr. 6866, ♂ 14 Jahre. Tumorige Bronchaldrüsentuberkulose rechts, SIMONsche Herde im rechten Spitzenfeld.

Schatten kleiner tuberkulöser Drüsen vorhanden sind; aber in welchem anatomischen Zustand sind sie denn und was bedeuten sie schon klinisch? Maßgebend ist die tumorige Form des Hilusschattens und die abgerundete Vorwölbung des Paratrachealdrüsenschattens in das Lungenfeld hinein (Abb. 42); dazu die Schattenbrücke im HOLZKNECHTschen Raum zwischen Wirbelsäulen- und Herzschatten (1. schräger Durchmesser).

Bronchaldrüsentuberkulose. Solche Herdschatten im Röntgenbild bedürfen nun der Aktivitätsüberprüfung im klinischen Bild. Die Kalkhärte der Bronchaldrüsenschatten im Röntgenbild gibt, das sei zuvörderst bemerkt, keine Gewähr dafür, daß der Prozeß inaktiv ist (Abb. 39), denn diese Drüse kann verkäst und kalkimprägniert sein;

und selbst wenn sie verkalkt, ja verknöchert ist, kann die nächste Drüse frische Herde enthalten. Kinder mit umfangreichen intrapulmonalen und intraglandulären Verkalkungen sind durch viele Jahre genau zu überwachen, weil gar zu gern aus solchen Resten der tuberkulöse Prozeß erneut vorbricht (Abb. 43). Die fortschreitende Bronchaldrüsentuberkulose ist ganz überwiegend eine Krankheit der kleinen Kinder und wird

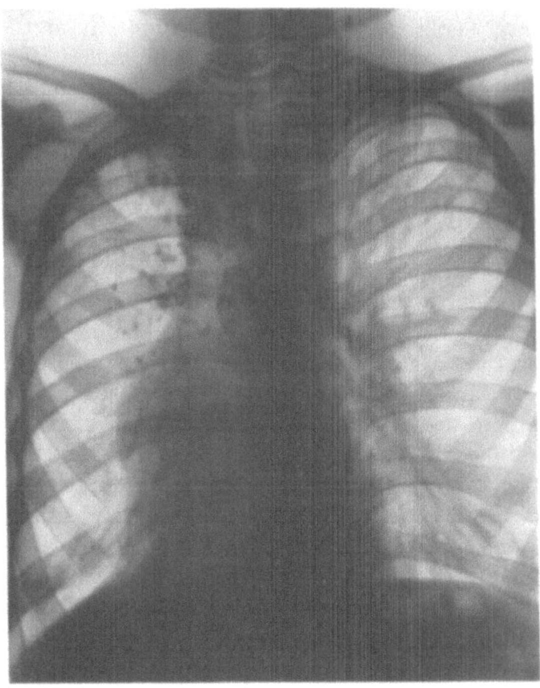

Abb. 43. Aufn.-Nr. 7604, ♂ 9 Jahre. Zahlreiche verkalkte Streuungsherde in der Lunge. Kalkherdschatten in der paratrachealen Drüsenkette links. Riesiger Kalkschatten der Bifurkationsdrüse. Kalkherde in den Subaxillar- und Axillardrüsen. Das Kind leidet an asthmaähnlichen Anfällen.

schon nach dem 3. Lebensjahr immer seltener. Als leidlich zuverlässiges Symptom gilt der hochklingende pertussisähnliche Husten mit pfeifendem Oberton und das exspiratorische Keuchen (Pertussis: inspiratorisches Ziehen!). Der physikalische Befund pflegt selbst über röntgenologisch großen Drüsentumoren negativ, bestenfalls fraglich zu sein; die Spezialsymptome (D'Espinesches Zeichen, Klopfempfindlichkeit der Dornfortsätze u. a. m.) sind ganz unzuverlässig. Wiederum ist vor der Überbewertung der Subfebrilität eindringlich zu warnen, auf die Bedeutung der Senkungsbeschleunigung und der Veränderungen im weißen Blutbild aber aufmerksam zu machen. Im Zweifelsfalle ist bei all diesen Labilitätserscheinungen aber auch nach anderen Infekten (Lues, Tonsillenherden, Pyelitis und anderen versteckten septischen Prozessen) zu fahnden. Die fortschreitende Bronchaldrüsentuberkulose kann man zwar gelegentlich klinisch exakt unterlegen, häufig aber nicht bestimmt ausschließen. ENGEL nennt unsichere Krankheitsbilder ohne Herdnachweise, ihre Fragwürdigkeit unterstreichend, okkulte Bronchaldrüsentuberkulosen; deren Diagnose bezeichnen KELLER und MORO sehr richtig als Virtuosenstück. Aber aus diesem verborgenen Prozeß kann — die Tragik ärztlicher Verantwortung und die Ohnmacht ärztlicher Kunst grell beleuchtend — verhängnisschwer die tuberkulöse Meningitis vorbrechen. Ärztliche Kunst darf trotzdem nicht raten und spekulieren; sie muß schon auf festem Fundament ruhen.

Hämatogene Streuungen. Wir haben bereits hervorgehoben, daß bei den Säuglingstuberkulosen der Einbruch in die Blutbahn häufig, wenn nicht gar die Regel ist, ebenso, daß sich hinter den Sekundärinfiltrierungen umschriebene hämatogene Streuungen verbergen können. Nach autoptischer Erfahrung ist die hämatogene Verbreitung bei allen progredienten Kindertuberkulosen ungemein häufig. Für die endgültig oder zeitweilig zur Ruhe kommenden Infekte kann der Kliniker das zwar keineswegs bestätigen, zum Teil freilich wohl, weil seine Methodik dem Nachweis beschränkter Streuung nur sehr unvollkommen gewachsen ist. Immerhin wird neuerdings von den meisten Kennern dieser Materie anerkannt, daß auch klinisch hämatogene Tuberkuloseverbreitungen im Kindesalter viel häufiger sind, als man seither angenommen hatte. DUKEN betont mit Recht die große diagnostische Bedeutung der Tuberkulide, da sie die hämatogene Tuberkuloseaussaat im Kindesalter sehr häufig begleiten und ein unbedingt sicheres Kennzeichen der hämatogenen Virusverbreitung darstellen; die Kenntnis der verschiedenen Formen dieser „Miliartuberkulose der Haut" gehört deshalb zum Rüstzeug jedes Tuberkulosearztes. Nach LEISER ist die akute hämorrhagische Miliartuberkulose der Haut die Reaktionsform, die auf noch nicht ausgebildete Widerstandsfähigkeit schließen läßt. Die papulonekrotischen Herde (Abb. 44) finden sich nach DUKEN bei jungen Säuglingen, und sind, wenn sie gehäuft auftreten, ein diagnostisches Merkmal der Miliartuberkulose und zwar der malignen exsudativen Form; die miliaren kleinpapulösen Exantheme (Abb. 45) dagegen sind, wenn sie den Körper übersäen, Ausdrucksform der pulmonal produktiven Miliartuberkulose. Spärliche Tuberkulide beweisen den hämatogenen Schub, an dem nach anatomischer Erfahrung regelmäßig die Lunge beteiligt ist, den Schub, der vereinzelt bleiben, sich aber, wie die nachschießenden Hautherde beweisen, auch wiederholen kann.

Auf das klinische und röntgenologische Bild der hämatogenen Miliartuberkulose (Abb. 46) soll hier nicht näher eingegangen werden. Wir verstehen unter diesem Begriff allerdings nur die progrediente Miliartuberkulose akuten bis subakuten Verlaufs, die in ihrer gesamten

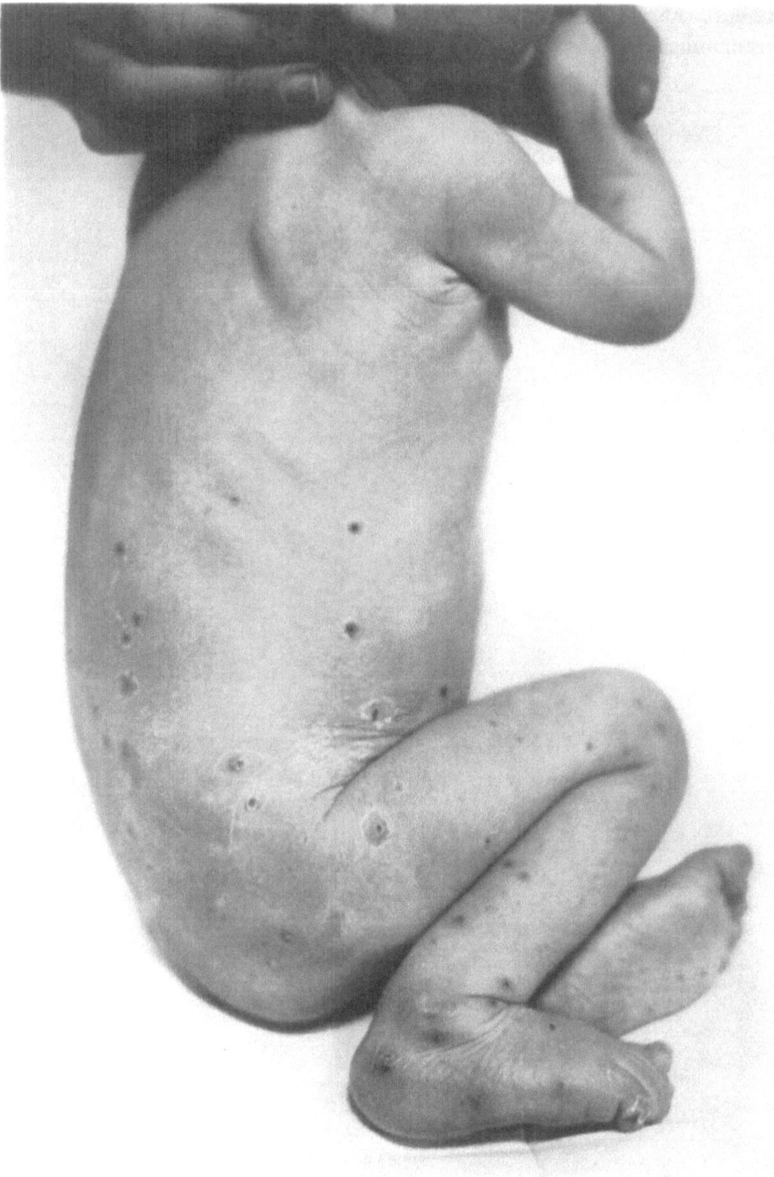

Abb. 44. Papulo-nekrotische Hauttuberkulide.
(Von Prof. DUKEN, Jena, freundlichst überlassen.)

Erscheinungsform der akuten Infektionskrankheit anderer Ätiologie nahe-
steht und deren Prognose überwiegend infaust ist; sie muß wohl auf
dem kontinuierlichen Fließen einer Blutinfektionsquelle (Venentuberkel?)

beruhen. Ihr stellen wir die „hämatogenen Schübe" gegenüber. Diese Abgrenzung erscheint bei der himmelweit differierenden nosologischen

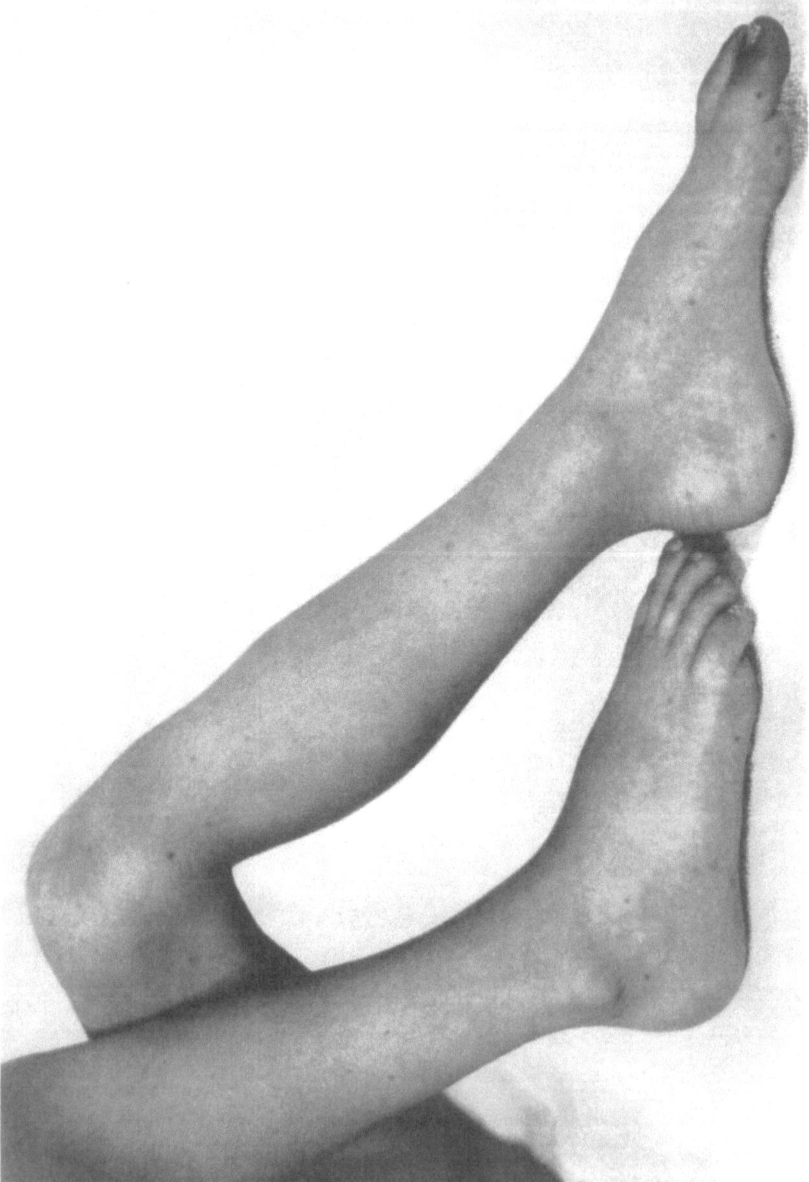

Abb. 45. Kleinpapulöse Hauttuberkulide. (Von Prof. DUKEN, Jena, freundlichst überlassen.)

Bedeutung der sich natürlich nahe berührenden Formen praktisch unentbehrlich.

Klinisches Bild der hämatogenen Streuungen. Hier interessieren uns die „hämatogenen Schübe", die abklingen, und zwar nicht nur als Ausdrucksform der Lungentuberkulose der Kinder, sondern auch wegen ihrer Beziehung zur Lungentuberkulose Erwachsener. Den Spuren dieser hämatogenen Streuungen nachzugehen, bereitet dem Kliniker die größten Schwierigkeiten. Hat ihn einerseits die pathologische Anatomie belehrt, daß solche Blutwegausbreitungen des Virus

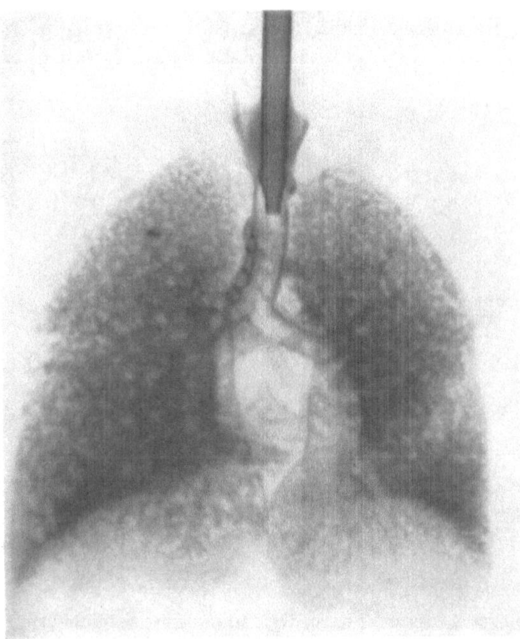

Abb. 46. Aufn.-Nr. 4759, ♂ 4 Jahre. Obd.-Nr. 467. Verkalkter Primärkomplex links. Kette verkalkter paratrachealer Drüsen links. Miliartuberkulose. (Röntgenaufnahme der aufgeblähten Lunge.)

in der Frühperiode ungemein häufig sind, so zeigt andererseits die Reihen- oder Umgebungsuntersuchung, daß selbst große pulmonale Streuungen in der Regel unbemerkt eintreten, jedenfalls so symptomarm sind, daß sie selbst in klinischer Beobachtung nicht vermutet werden können; nicht anders geht es uns ja mit den tuberkulösen Metastasierungen im Bereich des großen Kreislaufs, die meist erst gefunden werden, wenn sie Funktionsstörungen oder ziemlich grobe Erscheinungen machen. Einen wichtigen Hinweis auf die hämatogenen Streuungen geben jene Tuberkulide; wir dürfen zu ihnen die Phlyktänen[1] stellen und das Skrofuloderm, sofern es nicht von einer durchbrechenden tuberkulösen Drüse ausgeht, selbstverständlich auch die Spina ventosa, meist wohl

---

[1] Das wird neuerdings in Zweifel gezogen.

auch die Peritonitis tuberculosa und ándere grobe periphere Herd-
bildungen. Als nicht ganz geklärt ist der Zusammenhang des Erythema
nodosum mit der Tuberkulose und insbesondere der hämatogenen
Streuung anzusehen, denn es findet sich, obzwar sehr selten, auch bei
tuberkulin-negativen Kindern; für den Lichen scrofulosorum (Abb. 47)
und das Erythema induratum Bazin gilt zwar die tuberkulöse Ätiologie
als sicher, nicht aber die ausschließliche Entstehung durch das Virus
selbst; bei beiden hat man aber schon Bacillen in den Hautefflorescenzen
gefunden. Für die tuberkulösen Halsdrüsen muß wohl in erster Linie —
das haben namentlich die unglücklichen Lübecker Erfahrungen gelehrt —

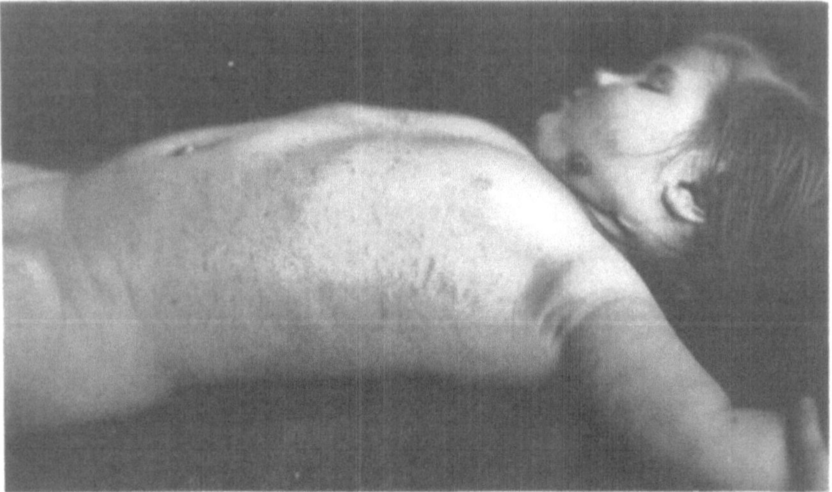

Abb. 47. Lichen scrofulosorum. (Von Prof. DUKEN, Jena, freundlichst überlassen.)

die direkte lymphogene Entstehung vom Rachenring aus gelten; auch
für andere isolierte Lymphdrüsentuberkulosen kommt die Infektion
von einer Hautläsion her in Frage, während multiple tuberkulöse Lym-
phome natürlich auf die Blutbahnen verweisen. Der früher so arg mißbrauchte Begriff der Skrofulose wird heute allgemein auf jene bekannten
Lidrand- und Nasenausgangekzeme mit Kolbennase und Wulstlippen,
öfter auch mit Schleimhautkatarrhen der oberen Luftwege beschränkt.
Die lymphatisch-exsudative Diathese stellt, wie MORO und KELLER das
gut ausdrücken, den Boden dar, auf dem eine früh erworbene tuberkulöse Infektion im Verein mit pauperistischen Schäden zum Bild der
Skrofulose führt. Eine hämatogene Virusverbreitung liegt ihr nicht
zugrunde.

Für alle hämatogenen Virusstreuungen, die sich im Gebiet des großen
Kreislaufs bemerkbar machen, muß nach autoptischen Erfahrungen
eine Streuung in der Lunge, d. h. also ein Haften der Keime in der Lunge

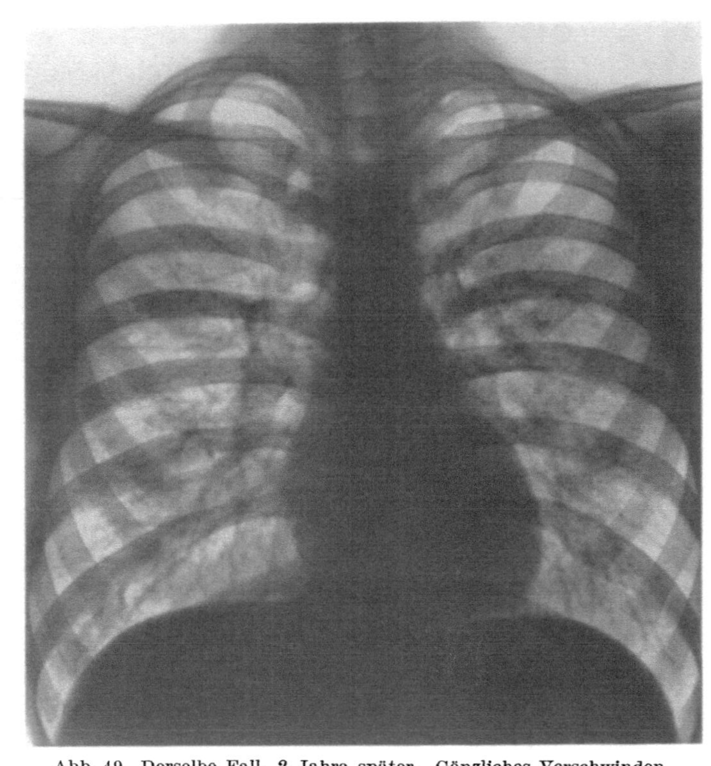

Abb. 48. Aufn.-Nr. 1, ♂ 14 Jahre. Dichte miliare Herdschatten in beiden Lungenfeldern.

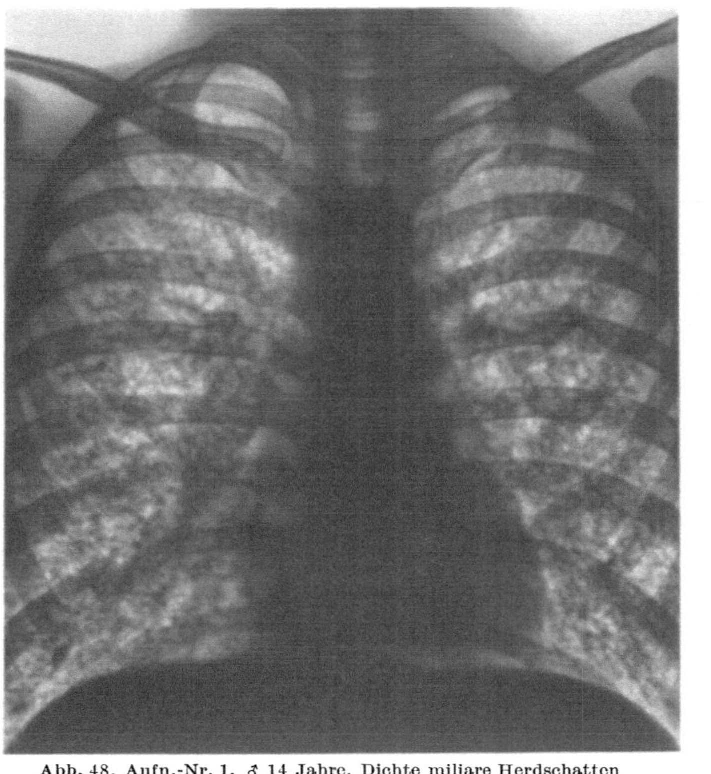

Abb. 49. Derselbe Fall, 2 Jahre später. Gänzliches Verschwinden der miliaren Streuung.

ohne weiteres unterstellt werden; im Röntgenbild wird aber nur ein Teil von ihm evident. Außer der großen Streuung, die beide Lungen so gleichmäßig durchsetzen kann, daß das Bild der echten Miliartuberkulose entsteht (Abb. 48 und 49), kommen Teilstreuungen im kleinen Kreislauf vor, die mal einen Lappen erfassen, mal infarktähnlich ein Dreieck mit lateraler Basis bilden, mal eine isolierte Gruppe oder eine Anzahl Gruppen bilden können. Unzweifelhaft gibt es auch isolierte

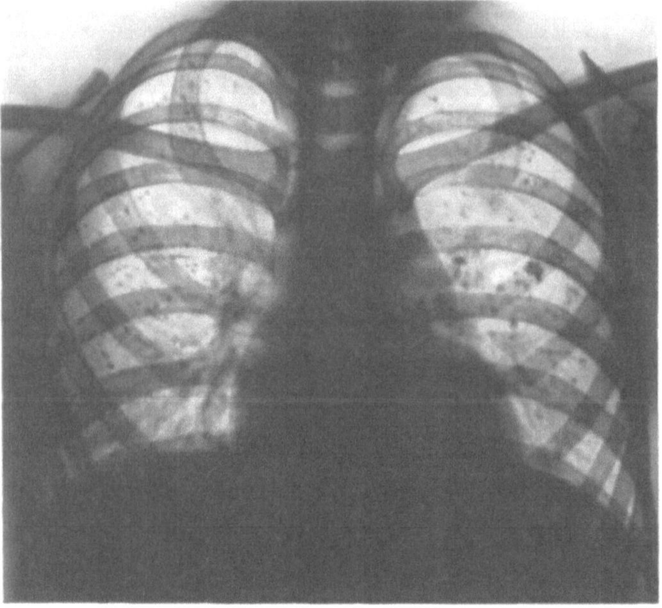

Abb. 50. Amb., ♀ 12 Jahre. Zahllose miliare und größere verkalkte tuberkulöse Herde zerstreut über beide Lungenfelder.

und spärliche zerstreute miliare Tuberkel; deren nachträgliche Verkalkung (Abb. 50) beweist es auch röntgenologisch. Die Erfahrung, daß diskrete miliare Streuungen in der Lunge vorkommen, darf aber keineswegs dazu verleiten, das Lungenröntgenbild möglichst weitgehend auszudeuten. Wären Röntgendiagnosen, die jeden Gefäßpunkt zum miliaren Tuberkel und jedes zweifelhafte Fleckchen im Hilusbereich zum aktiven tuberkulösen Herd ernennen, nur irrig, so möchte es noch hingehen. Aber sie sind gefährlich, da sie die Eltern in seelische Not stürzen, und sie sind kostspielig, da sie lange Anstaltskuren herbeiführen.

Noch problematischer ist das klinische Bild der hämatogenen Streuungen. In der Regel fällt dieses Kind so wenig auf wie das Kind mit der Infiltrierung. Man muß also diese Tuberkuloseformen ebenso suchen, wie die Infiltrierungen. Die klinische Beobachtung ergibt zwar Labilitäts-.

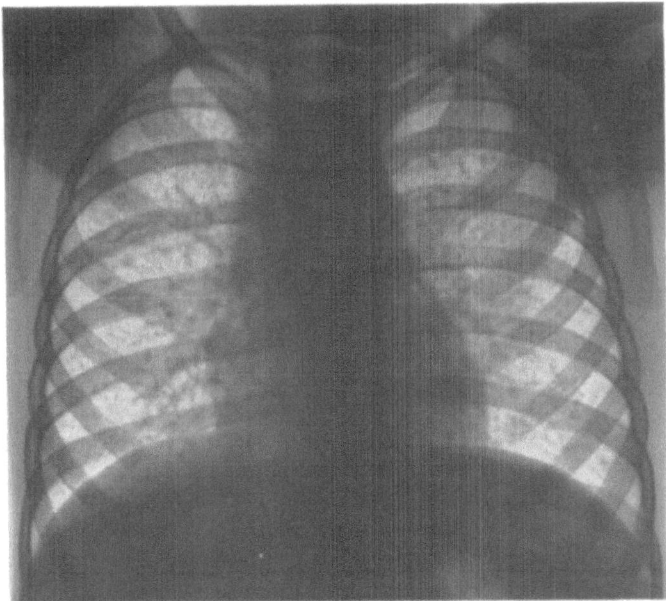

Abb. 51. Miliare verkalkte tuberkulöse Herde in beiden Lungen. Spondylitis der Brustwirbelsäule mit prävertebralem Absceß. (Von Prof. DUKEN, Jena, freundlichst überlassen.)

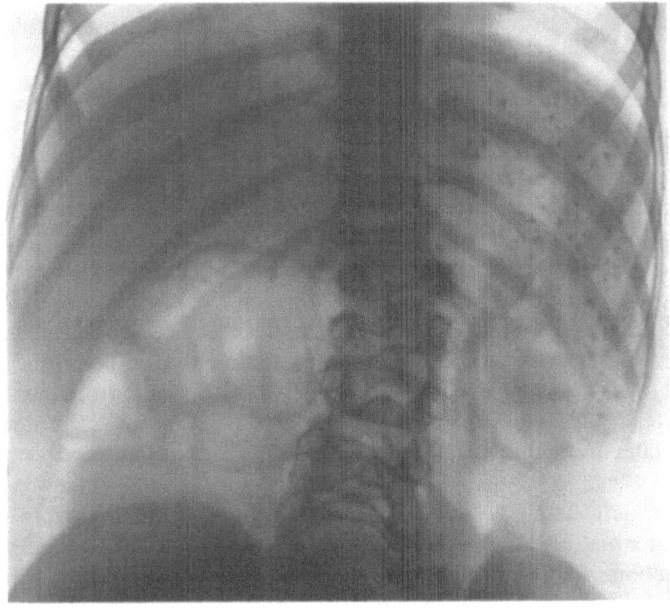

Abb. 52. Derselbe Fall. Miliare verkalkte tuberkulöse Herde der Milz, Leber, Nieren.
Spondylitis der Lendenwirbelsäule. (Von Prof. DUKEN, Jena, freundlichst überlassen.)

erscheinungen: subfebrile Temperaturen, an und für sich betrachtet von zweifelhafter Bedeutung; geringe bis mäßige Senkungsbeschleunigung, mäßige Eosinophilie, Linksverschiebung, Neutrophilie. Ein physikalischer Befund fehlt regelmäßig. Die Diagnose baut sich also ausschließlich auf den Hauterscheinungen, den peripheren Herdsetzungen und dem Röntgenbild auf, während die biologischen Reaktionen den Aktivitätsgrad des Prozesses beleuchten, also wesentlich von therapeutisch richtunggebender und prognostischer Bedeutung sind.

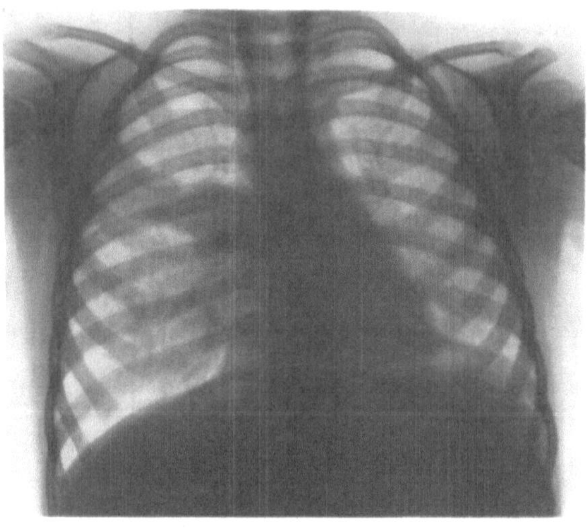

Abb. 53. Aufn.-Nr. 81, ♂ 3 Jahre. Großes Infiltrat im rechten Mittelfeld. Hohes Fieber, schnelle Ausbreitung des Prozesses. Exitus. Obd.-Nr. 697. Bronchaldrüsendurchbruch und käsige Aspirationspneumonie rechts.

Prognose. Die Prognose dieser Streuungen ist für die nächste Zukunft des Kindes überwiegend gut; nur von den großen Streuungen geht ein Teil in eine chronisch verlaufende Miliartuberkulose über (Abb. 51 und 52). Über die spätere Zukunft dieser Kinder ist bisher so wenig bekannt, wie über die spätere Bedeutung der Infiltrierungen. Daß aus den Streuungen größeren Umfangs Indurationsfelder zurückbleiben, aus denen im Pubertäts- und Adoleszentenalter neue Schübe vorbrechen, ist nicht selten beobachtet. Aber auch wenn die miliaren Herde im Röntgenbild für lange Zeit restlos verschwunden waren, kann doch an gleicher oder benachbarter Stelle eine späte Exacerbation übersehene Reste beweisen.

Kinder mit frischen Streuungen, deren Wiederholung man weniger am Röntgenbild als am Nachschießen der Tuberkulide beobachten kann, brauchen sorgsamste häusliche, besser noch Anstaltsbehandlung, bis der Prozeß nach morphologischer und biologischer Feststellung sicher zu wenigstens einstweiliger Ruhe gekommen ist. Es kommt nur eine

Schonungstherapie in Frage, die allmählich in Abhärtungs- und Übungsbehandlung übergeht.

Exsudative Lungentuberkulose. Es bleiben noch die *isolierten Phthisen*
des Kindesalters zu betrachten. Da ist zunächst die *exsudative Lungentuberkulose.* Ihre Genese ist klinisch kaum je aufzuklären, weil die
Kinder meist erst ausfindig gemacht werden, wenn sie weit vorgeschrittene Prozesse aufweisen, z. B. Zerstörung einer ganzen Lunge.
Diese Form der Lungentuberkulose kann sich direkt aus der primären

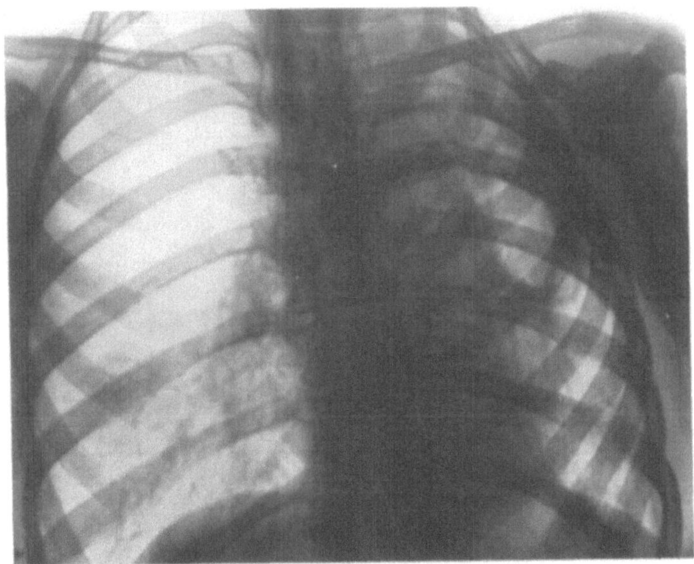

Abb. 54. Amb., ♀ 9 Jahre. Schrumpfende exsudativ-cirrhotische Phthise des linken Oberlappens mit großer Mittelfeldkaverne. Gutes Allgemeinbefinden. Chronischer Verlauf.

Tuberkulose, durch Perforation einer erweichten Lymphdrüse in einen
Bronchus (Abb. 53), oder aus der Exacerbation des älteren Primärherdes, vielleicht auch aus hämatogenen Streuungsherden entwickeln.
Anatomisch bietet sie mit ihrer überwiegend exsudativen, aber auch
produktiven Herdbildung, den älteren und neueren Erweichungsherden
(Abb. 54), vor allem aber ausgedehnter indurativer Verschwielung und
exzessiver Organverziehung, schließlich frischer finaler käsiger Bronchopneumonie das überaus bunte Bild der akut beginnenden, dann aber
chronisch ablaufenden Lungenphthisen; nur können größere Verkäsungen
in den Lungenlymphknoten den unmittelbaren Zusammenhang mit der
Erstinfektion betonen. Das klinische Bild weicht nur in einem Punkt
von dem etappenförmigen Ablauf ähnlicher Phthisen des Erwachsenen-
alters ab. Es kommt nämlich gerade im Kindesalter zu exquisit chronischen Verläufen mit Krankheitsbildern von ausgesprochen torpidem

Charakter, zu Pausen im Krankheitsgeschehen, die der Organismus zur Induration sehr ausgedehnter Krankheitsherde mit schwieliger Schrumpfung benutzt. Daraus resultieren Organverziehungen von grandiosen, ja phantastischen Ausmaßen (Abb. 55), wie man sie im Erwachsenenalter kaum jemals sieht. Dem schweren Virusangriff wird also eine starke und zunächst erfolgreiche Abwehr entgegengestellt. Immer aber bleibt das ein Pyrrhussieg, denn weiteren Angriffen zeigt sich der Organismus nicht mehr gewachsen. Die Prognose dieser Phthisen ist infaust; auch die operative Behandlung vermag an ihr nichts zu ändern.

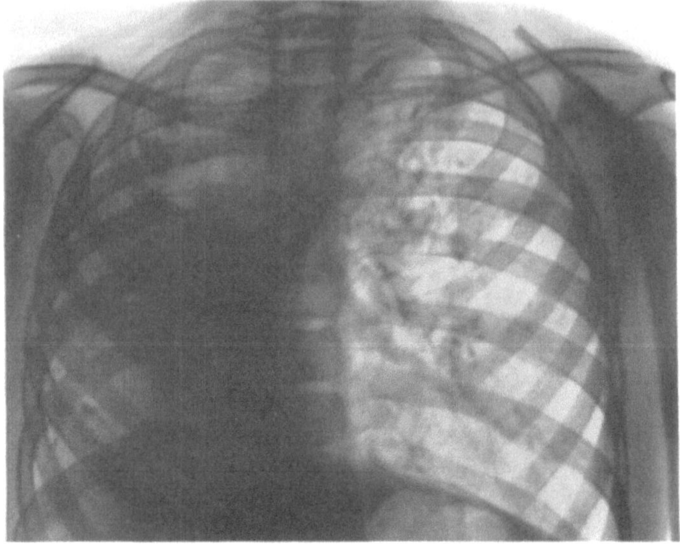

Abb. 55. Amb., ♂ 10 Jahre. Extrem schrumpfende exsudativ-cirrhotische Phthise der rechten Lunge und im linken Oberlappen. Luftröhre und Herz maximal nach rechts verzogen. Leidliches Allgemeinbefinden. Chronischer Verlauf.

Tertiäre Lungentuberkulose. Der Vollständigkeit halber sei schließlich angefügt, daß im Schulalter Formen der Lungentuberkulosen vorkommen, die für das Erwachsenenalter typisch sind: das Frühinfiltrat (Abb. 56) und die chronische apiko-caudale Phthise (Abb. 57). Diese Formen unterscheiden sich weder in ihrer Entstehungsart und ihren Abläufen, noch in ihren klinischen Bildern und ihrer Prognose von den Tuberkulosen späterer Lebensjahre; es gelten daher auch für sie die späteren einschlägigen Kapitel.

Die **therapeutischen Aufgaben** bei den isolierten Phthisen des Kindesalters sind wesentlich die gleichen wie im Erwachsenenalter. Dem Klima messen wir auch hier keine entscheidende Bedeutung bei, nur soll man Witterungsschäden, wie Nebel, Wind und zu viel Sonne je nach den Jahreszeiten aus dem Wege gehen. Die Seebäder eignen sich nicht für

sehr labile Prozesse und gar nicht bei Pleuritis und Peritonitis; Solbäder
kommen nur bei Skrofulose in Frage.

Zur Psychologie des tuberkulösen Kindes. Das klingt wohl ein wenig
oberflächlich. Und deshalb sei auch gleich hinzugefügt, daß in solch
äußerlicher Betrachtung die vielleicht wichtigere Hälfte unserer Pflicht
gegenüber dem kranken Kind nicht enthalten ist: die Rücksicht auf
das Kind in seiner besonderen Wesensart, auf das Kind als Persönlichkeit, als Teilpersönlichkeit, würde DUKEN vielleicht sagen. Denn dem

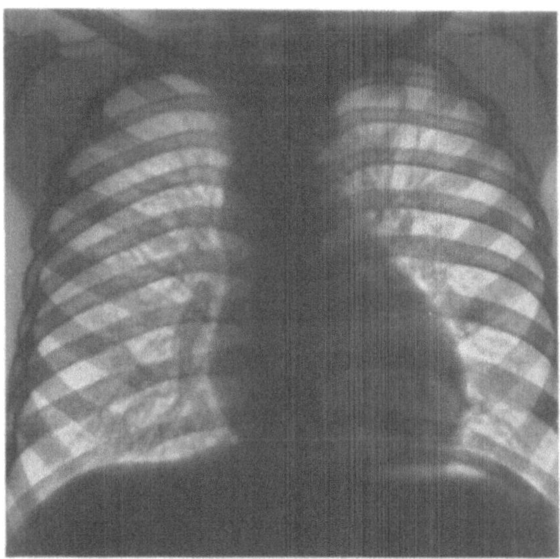

Abb. 56. Aufn.-Nr. 8000, ♀ 10 Jahre. Eingeschmolzenes Infiltrat im linken Oberfeld mit
Abflußbahn zum Hilus. (Typische Frühinfiltratphthise.)

psychologischen Problem tief nachgehend findet DUKEN die Entwicklung der kindlichen Persönlichkeit nur im seelischen Verstehen der Mutter
gewährleistet. Es bedeutet deshalb für die Kinder eine Behandlung,
die sie für lange Zeit von der Mutter trennt, allemal eine Abknickung
in ihrer geistigen Entwicklung, die kaum zu vermeiden und sehr schwer
zu korrigieren ist. Vor jeder Anstaltsbehandlung ist deshalb zu prüfen,
ob die eindrucksvollen äußeren Vorteile der Anstaltspflege nicht zu
schanden gemacht werden könnten durch nachhaltige Störung in der
seelischen Entwicklung des Kindes.

Daß man Kinder nicht zwischen die Erwachsenen bringen darf,
sollte schon selbstverständlich sein; bestenfalls wird dort an ihnen
erzieherisch herumexperimentiert, schlimmen Falles sehen sie zu früh,
was an erotischen, politischen, gesellschaftlichen und wirtschaftlichen
Fragen, an Sorgen und Begehrungsvorstellungen Erwachsene bewegt;
dazu beherrschen bösartige und unlautere Elemente nur allzuoft den Ton.

Die Schäden des Hospitalismus bei Kindern sind oft erörtert worden;
sie drohen natürlich den tuberkulösen Kindern ganz besonders, weil sie
so lange in den Anstalten bleiben müssen. DUKEN möchte ihnen begegnen,
indem er die Belegschaft in „Familien" mit je 10—12 Kindern auflöst;

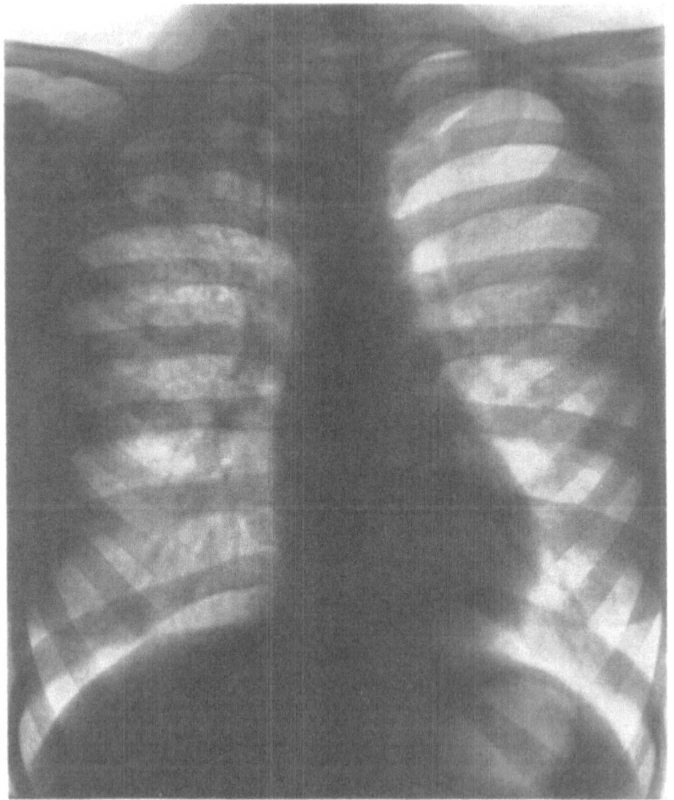

Abb. 57. Typische tertiäre produktiv-cirrhotische Phthise.

das ist sicherlich der beste Weg. Wie das technisch zu meistern ist,
kann hier nicht erörtert werden.

Die gute Kinderklinik gibt dem Adepten auch Verständnis für die
kindliche Psyche mit auf den Weg. Schon aus diesem Grunde halte
ich in der größeren Abteilung für tuberkulöse Kinder pädriatrische Vorbildung des Leiters für unentbehrlich; er muß auch die spezielle Noso-
logie des Kindesalters kennen, sonst macht er nicht nur erzieherische,
sondern auch diätetische und Dosierungsfehler. Schließlich ist die so
wichtige Fernhaltung von Infektionskrankheiten durch Auslese, Vor-
beobachtung oder Quarantäne eine pädriatrische Aufgabe. All das
zusammen ist so wichtig wie die gute Kenntnis der Tuberkulose. Daß

das Pflegepersonal für den Sonderzweck nach Persönlichkeit und Vorbildung sorgsamst auszuwählen, auch weiterzubilden ist, versteht sich von selbst.

Ich glaube, wenn auch im engen Rahmen, gezeigt zu haben, daß die Diagnostik der Tuberkulose der Kinder, ähnlich auch die Therapie, heute sehr fest auf den Füßen steht und die Zeitspanne unsicheren Tastens und Suchens mit unzulänglichen Methoden, die uns die Betteninflation der Kinderheilstätten eingebracht hat, überwunden ist. Möchte die weitere Entwicklung das Tempo der letzten 10 Jahre einhalten.

IV. Anamnese und Symptomatologie der Lungentuberkulose.

Akuter Beginn der Lungentuberkulose. Die Untersuchungen ASCHOFFs und seines Schülers PUHL über den Reinfektionsherd, die im einleitenden Kapitel über die Pathogenese und im Kapitel über die Pathologie der Tuberkulose gewürdigt wurden, haben die Frage der exogenen Reinfektion bei Erwachsenen zur Debatte gestellt. In dem infraclaviculären Infiltrat ASSMANNs, zuerst übrigens von GRASS als Infiltrat beschrieben, lernte der Kliniker einen Frühherd der Lungentuberkulose kennen, der, bei jugendlichen Exponierten gefunden, jener Hypothese ASCHOFFs entsprach. Die weiteren Untersuchungen REDEKERs, ULRICIs, VON ROMBERGs und vieler anderer stellten außer Zweifel, daß mindestens recht häufig klinisch die Lungentuberkulose in Form eines akuten Infiltrates unter akuten klinischen Erscheinungen beginnt: Fieber, Husten, Auswurf, Bruststechen; Erscheinungen also, die wohl die Aufmerksamkeit sogleich auf das Respirationsorgan lenken, die aber ganz dem Bilde einer katarrhalischen Grippe entsprechen und in der Regel als solche angesprochen werden. Diese klinischen Erscheinungen, ebenso wie der regelmäßig geringfügige und zweideutige physikalische Befund pflegen rasch abzuklingen, sind also wie die katarrhalische Grippe flüchtiger Natur. Wenn aber geringfügige Krankheitserscheinungen wie Husten, Auswurf, subfebrile Temperaturen, Appetitlosigkeit perstistieren, wenn der akuten Erkrankung ein Stadium ungenügender Erholung folgt und volle Gesundheit und Frische nicht rasch wiederkehren, so muß der Argwohn sich *auf einen akuten Tuberkulosebeginn* richten und mit Röntgenaufnahme und Sputumuntersuchung die Aufklärung suchen. In der guten Röntgenaufnahme pflegt das akute Infiltrat regelmäßig deutlich zu sein; auch der Röntgendurchleuchtung entgeht es wohl meist nicht; immerhin bedarf es zu seiner Auffindung auf dem Fluorescenzschirm schon besonderer Übung und die Röntgenaufnahme ist deshalb als zuverlässiger vorzuziehen.

Exposition. Die anatomische und klinische Erforschung des Frühinfiltrats hat zwar, wie im Kapitel über die Pathogenese dargelegt wurde, eine mannigfache Entstehungsmöglichkeit dieser Herdform aufgedeckt, in deren Fülle die exogene Neuansteckung als Causa morbi stark zurücktritt. Immerhin kann nicht zweifelhaft sein, daß ein gewisser, wenn auch stark umstrittener Prozentsatz dieser Herde durch Neuansteckung zustande kommt. Es ist deshalb angezeigt, nach der tuberkulösen Ätiologie verdächtiger Lungenerkrankungen ganz besonders bei solchen Personen zu fahnden, die familiär oder domiziliär, in ihrem Verkehr oder beruflich der *Ansteckung an Tuberkulose* ausgesetzt sind. Systematische Reihenuntersuchungen Gefährdeter, wie sie von Braeuning, Redeker, Ickert, Grass, Kattentidt, Kayser-Petersen, in der Reichswehr (Franz und Müller) und von vielen anderen vorgenommen und veröffentlicht sind, haben dargetan, daß solche Neuansteckungen vorinfizierter Erwachsener gar nicht so selten sind. Die Suche nach der Ansteckungsquelle wird sich nicht auf Eltern und Geschwister beschränken, sondern auch die chronische Phthise „alter Huster" (Großeltern!), verborgene Phthisen von Dienstboten, Schlafburschen, Verlobten oder Freunden in Betracht ziehen müssen.

Initiale Blutung. Tuberkelbacillen im Beginn. Da das akute Infiltrat — nach Redekers Vorschlag wird es heute meist als *Frühinfiltrat* bezeichnet — nicht selten rasch einschmilzt, findet man bei diesem akuten Tuberkulosebeginn oft überraschend frühzeitig Tuberkelbacillen und die Auswurfuntersuchung sollte deshalb auch bei akuten Lungenerkrankungen niemals unterlassen werden. Gelegentlich beginnt die Erkrankung mit Blutspuren im Auswurf. Das kommt zwar bei der Bronchopneumonie auch vor, sollte aber von vornherein den Verdacht auf eine Tuberkulose lenken. Das akute Infiltrat hat zwar eine nicht geringe Neigung zur Spontanheilung, aber andererseits beginnen auch gerade die gefährlichen akut verlaufenden Tuberkulosen in dieser Form und seine frühzeitige Erkennung ist um so mehr von eminenter Bedeutung, als die Frühdiagnose allein die besten Chancen der Behandlung in sich schließt.

Schleichender Beginn. Neben der Wichtigkeit der Erfassung dieser Frühformen ist die Diagnostik des schleichenden Beginns ein wenig in Mißkredit geraten. Nicht ganz zu Recht! Zwar ist es sehr zweifelhaft, ob nicht auch diese als chronisch imponierenden Formen ursprünglich akut begonnen haben. Mehrjährige Beobachtung akut beginnender Lungentuberkulosen lehrte uns den allmählichen Übergang in die altbekannten chronischen banalen Phthisen kennen. In der Anamnese dieser „schleichenden" Lungentuberkulosen begegnen uns auch immer wieder Prodromalerscheinungen, gemeinhin als Grippe oder als rezidivierende Katarrhe gedeutet, die einen früheren akuten Beginn zum mindesten nicht unwahrscheinlich machen. Immerhin finden wir unter den Kranken, die Symptome von Respirationserkrankungen darbieten, einen gewissen Prozentsatz, bei dem die Erkrankung protrahiert oder in Schüben oder ganz allmählich eingesetzt zu haben scheint.

Dieser schleichende Beginn und Verlauf bringt es mit sich, daß die anamnestischen Angaben der Kranken ebenso wie die Symptome, die sie zum Arzt führen, häufig sehr unbestimmt sind und keineswegs immer den Verdacht einer Tuberkulose erwecken. Von den anamnestischen Daten, die der bisher nicht behandelte Kranke gibt, sind nur einige wenige geeignet, auf den Verlauf der Krankheit helles Licht zu werfen oder für die Diagnose verwendet zu werden.

Erbliche Belastung. Wenn auch eine eigentliche Vererbung der Tuberkulose nicht vorkommt und die plazentare Übertragung von der tuberkulösen Mutter außerordentlich selten ist, so ist die sog. *erbliche Belastung,* also das Vorkommen von Tuberkulose bei Blutsverwandten in der Vorgeschichte unserer Kranken doch von erheblicher Bedeutung. Einmal läßt die frühzeitige und meist langdauernde Exposition, der erblich Belastete in der Regel unterworfen sind, mit großer Wahrscheinlichkeit eine Infektion vermuten, die zwar abortiv bleiben, aber ebensowohl so massig oder so oft wiederholt sein kann, daß sie nicht überwunden wird. Obwohl in der Frage der sog. hereditären Disposition die wissenschaftliche Erkenntnis noch recht umstritten ist, machen doch gewisse zuverlässige klinische Beobachtungen, wie z. B. der gleichartige Beginn und Verlauf der Tuberkulose bei Eltern und Kindern und vor allem bei eineiigen Zwillingen (DIEHL) ihr Bestehen recht wahrscheinlich. Angesichts der Feststellungen deutscher Lebensversicherungsgesellschaften an einem großen statistischen Material, daß die Tuberkulosesterblichkeit aller Versicherungsnehmer 11,6%, die der hereditär Belasteten aber 27,7% beträgt, wird die erbliche Belastung dem diagnostischen Suchen immer ein Wegweiser sein müssen, ohne allerdings mehr als ein Wahrscheinlichkeitsmoment für die Diagnose zu bedeuten.

Disposition. Neben der erblichen Veranlagung zur Tuberkulose spricht man von einer erworbenen *Disposition*; im wesentlichen versteht man darunter gewisse Krankheitszustände, die der Tuberkulose den Boden bereiten. So schafft nicht ganz selten der *Diabetes,* bei dem freilich wiederum die erbliche Veranlagung eine große Rolle spielt, eine, man muß sagen allgemeine Disposition zur Tuberkulose, die recht bösartig verlaufen kann. Eine örtliche Disposition, und zwar in den Lungen entsteht durch gewisse *Staubkrankheiten,* z. B. die Silicosis der Steinhauer, wie man annimmt, durch den kleinste Verletzungen setzenden scharfkantigen Staub. Während die Tuberkuloseübersterblichkeit dieser Berufsarten als Folge der Berufsschäden aufgefaßt wird, bestehen bei der in mäßigen Grenzen bleibenden, auch lokal wechselnden Übersterblichkeit der Müller, Bäcker, Tabakarbeiter und Porzellanarbeiter komplizierte Verhältnisse insofern, als gerade bei diesen Arbeitern vielfach sehr ungünstige soziale und Wohnungsverhältnisse mindestens konkurrierend, vielleicht allein als Ursache jener Übersterblichkeit in Frage kommen. Es sei als merkwürdig hervorgehoben, daß die Anthrakose der Bergarbeiter einen gewissen Schutz gegen die Lungentuberkulose, mindestens gegen einen raschen Verlauf zu schaffen scheint, vielleicht durch die Verlegung vieler Lymphwege und die anthrakotische Induration der Lymphdrüsen. Manche akuten Infektionskrankheiten müssen als Schrittmacher der Tuberkulose bezeichnet werden, so Masern und Keuchhusten bei Kindern, Grippe bei Erwachsenen; wie diese Wirkung der akuten Infektion zustande kommt, ist noch nicht geklärt, doch ist durch vielfache Beobachtungen festgestellt, daß während dieser Infektionskrankheiten die lokalen Tuberkulinproben negativ sind, also ein Stadium der Anergie besteht, das erst allmählich wieder in das Stadium der Allergie übergeht; während dieser Periode liegen anscheinend die Abwehrkräfte des Organismus darnieder, und zwar nicht nur die gegen die Infektionserreger abgestimmten, sondern auch die gegen andere Krankheitserreger; dies Erlahmen der Abwehr würde den klinisch nicht so selten zu beobachtenden Ausbruch einer Tuberkulose oder die Verschlimmerung einer Tuberkulose nach diesen Infektionskrankheiten verständlich machen.

Frühere extrapulmonale Tuberkulose. Die *Erscheinungen sekundärer Tuberkulose*, die bei uns zumeist im Kindesalter auftreten, also vor allem die Tuberkulose der Drüsen und der Knochen und Gelenke, ferner die toxischen Fernwirkungen tuberkulöser Herde, die skrofulösen Ekzeme, die Phlyktänen, spielen in der Vorgeschichte der tertiären Lungentuberkulose meist eine auffallend geringe Rolle. Mag sein, daß die Erscheinungen der letzteren Gruppe, zumal sie nicht selten unerheblich oder flüchtig sein mögen, dem Gedächtnis der Kranken oft entschwunden sind; aber wir finden bei den Lungenkranken auch recht selten die Residuen sekundärer tuberkulöser Herde: Fistelnarben, Gelenkversteifungen, fixierten Gibbus u. dgl. Es mag dahingestellt bleiben, ob das Überstehen solcher Tuberkulosen eine Resistenz gegen die isolierte Organtuberkulose schafft, wie sie die Lungenphthise darstellt; jedenfalls ist in der anamnestischen Angabe über sekundäre tuberkulöse Erkrankungen oder in ihren nachweisbaren Resten ein diagnostischer Anhaltspunkt nicht gerade häufig gegeben.

Lungenblutung in der Anamnese. Von den *Angaben der Kranken* über die Vorgeschichte können nur zwei Vorkommnisse den dringenden Verdacht einer tuberkulösen Lungenerkrankung begründen; das ist einmal die Lungenblutung und zum zweiten die Pleuritis exsudativa. Aber neben der Möglichkeit absichtlicher Täuschung, die ausnahmsweise bei der Durchfechtung von Rentenansprüchen u. dgl. vorkommt, verdient die Angabe über eine vorausgegangene *Lungenblutung* immer eine kritische Prüfung. Blutungen aus der Nase, Blutbeimengungen bei Anginen und Raucherkatarrhen, Zahnfleischblutungen, gelegentlich von Hysterischen herbeigeführt, können, von selteneren Vorkommnissen abgesehen, den Kranken unnötig erschrecken und den Arzt irreführen. Die von mir selbst beobachteten Fälle von zweifellosem Bluthusten betrafen, wenn ich nicht irre, ausnahmslos Kranke, bei denen nach dem klinischen Befund ohnehin die Diagnose auf Lungentuberkulose zu stellen war. Man wird, genaue Untersuchung und hinreichende Beobachtung vorausgesetzt, die Angaben solcher Kranken über Lungenblutungen skeptisch ansehen dürfen, bei denen auch röntgenologisch ein Befund nicht zu erheben ist; solche Kranken bedürfen immerhin längerer sorgfältiger Beobachtung. Größere Lungenblutungen sah ich nur bei Kranken mit schweren Lungenveränderungen, wie das ja nur natürlich ist; sie können bei Hämophilie auch bei geringfügigen Herden in der Lunge vorkommen, wie mich ein einzelner Fall lehrte. Einigermaßen zuverlässig ist die Angabe der Kranken, daß der Blutung ein warmes Rieselgefühl an bestimmter Stelle der Brust vorausging; das gilt namentlich für Patienten, die schon einige Krankheitserfahrung haben und sich gut und leidlich ruhig beobachten. Im übrigen ist die Blutung, erstmalig besonders, für den Kranken ein so alarmierendes Ereignis, daß er völlig den Kopf verliert und z. B. oft nicht anzugeben vermag, ob er das Blut wirklich durch Husten herausgebracht hat.

Initiale Pleuritis exsudativa. Die *Pleuritis exsudativa* ist als erste klinische Manifestation der Lungentuberkulose recht häufig. Jede solche Erkrankung, die selbständig auftritt, also nicht im Gefolge einer Pneumonie oder anderen Lungenerkrankung, ist dringendst tuberkulöser Ätiologie verdächtig (GSELL); die sog. idiopathische und die rheumatische exsudative Pleuritis, deren Vorkommen keineswegs außer Frage steht, sind zum mindesten, im Vergleich zum tuberkulösen Exsudat, äußerst seltene Krankheitsbilder. Es ist jedesmal ein tragisches Vorkommnis, wenn ärztlicherseits der tuberkulöse Charakter einer solchen Pleuritis strikte abgelehnt worden ist und der Kranke dann durch Jahre ahnungslos in ein schweres Geschick verfällt. Als absolut sicher kann der tuberkulöse Charakter einer früheren wässerigen Rippenfellentzündung angesehen werden, wenn eine spätere Untersuchung zweifellos tuberkulöse Lungenherde feststellt. Nach unseren neueren Untersuchungen ist diese initiale tuberkulöse Pleuritis exsudativa regelmäßig hämatogenen Ursprungs; geht sie doch gelegentlich der akuten hämatogenen Miliartuberkulose, recht häufig den hämatogen entstandenen Knochentuberkulosen, Urogenitaltuberkulosen usw. voraus; und wenn wir sie in der Anamnese von Lungentuberkulosen antreffen, so tragen diese in der Regel die Züge der hämatogenen Reihe, von denen noch zu sprechen sein wird. Die anamnestisch mehr oder weniger klar und bestimmt angegebene trockene Pleuritis kann diagnostisch kaum einen Fingerzeig geben. Abgesehen davon, daß manche Ärzte mit dieser Diagnose recht freigebig umgehen, finden sich bekanntlich autoptisch bei Erwachsenen Pleuraverwachsungen, die einen entzündlichen Prozeß zur Voraussetzung haben, recht häufig ohne sonstige Residuen einer tuberkulösen Lungenerkrankung. Das akute Empyem, das zur Operation führt, ist fast niemals

tuberkulöser Ätiologie; es kommt aber gelegentlich vor, daß blande tuberkulöse Empyeme fälschlich operiert werden.

Die in ihrem Zusammenhang mit der Tuberkulose klargestellte
Lungenblutung oder exsudative Pleuritis können für die Diagnose oder
für Begutachtungen sehr wichtige Anhaltspunkte über *die bisherige
Dauer des tuberkulösen Lungenleidens* geben, während im übrigen die
unbestimmten Angaben der Kranken, wenn sie nicht durch präzise
Daten über frühere ärztliche Untersuchungen oder gar durch Beibringung
von Röntgenaufnahmen gesichert werden, über den Beginn der Erkrankung
in der Regel keine hinreichend sicheren Feststellungen zulassen, auch
nicht die Angaben gebildeter Kranken. Die exakte klinische Untersuchung, insbesondere die Röntgenplatte, decken sehr häufig alte tuberkulöse Lungenveränderungen auf, während sich die Krankheitsdauer
nach Meinung der Patienten auf wenige Monate bemißt. So habe ich
bei einer intelligenten Kranken, die mit aller Bestimmtheit angab, bis
vor 4 Wochen vollkommen gesund gewesen zu sein, nach der Röntgenplatte eine cirrhotische Phthise eines Oberlappens festgestellt, deren
Alter ich auf 8—10 Jahre schätzen möchte.

Allgemeinsymptome. Was von den Kranken über Erscheinungen
ihres Leidens angegeben wird, die das *Allgemeinbefinden* betreffen:
Mattigkeit, Arbeitsunlust, Appetitlosigkeit, Gewichtsabnahme, Neigung
zu Schweißen und ausgesprochene Nachtschweiße, Frösteln und Hitze-
gefühl, Kopfschmerzen und Schwindelgefühl u. a. m., kann und muß
zwar den Verdacht auf eine Tuberkulose hervorrufen, besonders wenn
sich diese Symptome schleichend und in zunehmendem Grade entwickelt
haben. Aber Allgemeinerscheinungen der geschilderten Art finden sich
in derselben Weise bei anderen chronischen Infektionskrankheiten, bei
Herz-, Magen- und Darmleiden, bei Basedow, bei organischen und
funktionellen Nervenleiden und bei Psychopathen. Nicht viel anders
steht es mit den Angaben der Kranken über Symptome, die von dem
vermutlich kranken Organ ausgehen: Bruststiche oder heftige Brustschmerzen, Druckgefühl auf der Brust, Husten, Auswurf, Kurzatmigkeit,
Herzklopfen; all diese Beschwerden treten bei den Katarrhen der Luftwege akuter, subakuter und chronischer Art, bei Emphysem, bei Bronchiektasien, Koniosen und bei chronischen Pneumonien, die durchaus nicht
so selten sind, wie meist angenommen wird, schließlich auch bei Herzleiden aller Art, besonders wenn sich ein Stauungskatarrh auf den
Lungen entwickelt hat, ganz regelmäßig in Erscheinung. Auch die
Organsymptome werden den Verdacht auf eine tuberkulöse Erkrankung
der Lungen hervorrufen, ohne doch für die Diagnose entscheidend verwendet werden zu können.

Fieber. Eine Sonderstellung kommt einem Symptom zu, das ebenso
häufig überschätzt wie unterschätzt wird, dem *Fieber*. Fiebererscheinungen von wechselndem, oft ganz unregelmäßigem Verlauf und geringer

bis mittlerer Höhe sind dem Symptomenbild frischerer sekundärer Tuberkulosen eigen, dem wir überwiegend im Kindesalter begegnen; sie sind der Ausdruck der Labilität des pathogenetischen Vorgangs und entsprechen der Neigung der Herde, namentlich der Lungenherde, auf jeden Reiz erneut mit perifokaler Entzündung zu reagieren. Ganz übereinstimmend sind bei Erwachsenen die ähnlichen entzündlichen akuten Infiltrate im Beginn oder Verlauf der eigentlichen Lungenphthise mit Fieberbewegungen verschiedenen Typs und verschiedener Dauer verbunden. Da diese Herde schubweise auftreten, haben wir es mit Fieberattacken zu tun („Poussée évolutive" der Franzosen), die mit dem Abklingen der perifokalen Reaktion auch wieder weichen. Dauernde Fieberbewegungen sind die Begleiterscheinungen der akut fortschreitenden exsudativen Tuberkulosen einerseits und der weit vorgeschrittenen nunmehr im Endstadium rasch verlaufenden und ebenfalls mit exsudativer Herdbildung einhergehenden chronischen Phthisen; Lungentuberkuloseformen also, bei denen die Fieber auslösenden Schübe sich gleichsam

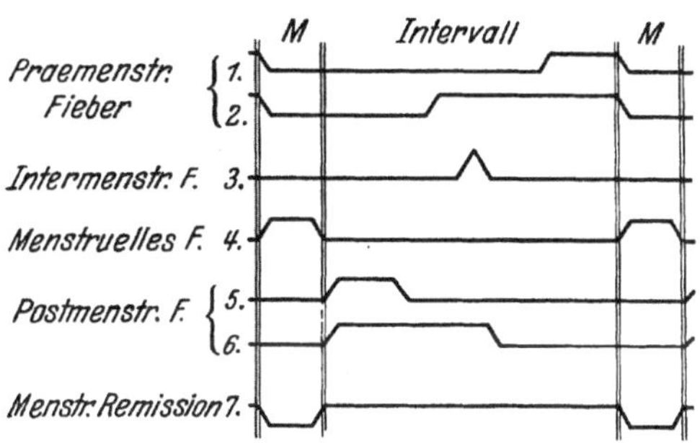

Abb. 58. Schema der Temperaturbewegungen im Zusammenhang mit dem Menstruationszyklus nach TURBAN.

unaufhörlich folgen. Im scheinbar schleichenden Beginn der chronischen Lungentuberkulose aber und in den langen Intervallen ihres chronischen Ablaufs ist der Kranke in der Regel fieberfrei, wenn er auch natürlich leichter aus dem Temperaturgleichgewicht gerät, als der Gesunde, z. B. auf Bewegungen mit einem höheren Ausschlag reagiert. Es ist aber geradezu ein Fehler, bei jeder Temperaturerhöhung in erster Linie nach der Tuberkulose zu fahnden. Einmal sind die Temperaturlagen der Menschen in gewissen Grenzen ungleich. Darüber hinaus aber gibt es unzählige Kinder und Erwachsene mit hochliegenden Temperaturkurven, die Psychopathen z. B. und jene vegetativ Stigmatisierten, die in ihrem gesamten seelisch-körperlichen Habitus durch eine Labilität des endokrinnervösen Gleichgewichts gekennzeichnet sind. Ganz besonders finden sich hohe Temperaturlagen und Temperaturschwankungen bei Frauen, meist im Zusammenhang mit dem Auf und Ab der Menstruationsvorgänge. TURBAN hat vor längerer Zeit die solchergestalt vorkommenden Temperaturschwankungen schematisch in der hier wiedergegebenen Form (Abb. 58) als für Tuberkulose charakteristisch bezeichnet. Gewiß zeigen sich bei tuberkulösen Frauen an den kritischen Punkten solche Temperaturschwankungen besonders häufig. Aber an sich deuten sie auf Tuberkulose keineswegs hin, da sie genau so bei Frauen vorkommen, die sicher keine aktiven tuberkulösen Prozesse haben. Nur wenn die Ausschläge so groß werden, daß sie einen pathologischen Untergrund vermuten lassen, liegt Anlaß vor, nach der tuberkulösen Ursache zu fahnden.

Chronisches Fieber jeder Art wird immer den Verdacht einer Tuberkulose nahe legen. Es findet sich aber auch häufig bei chronisch verlaufenden Infektionen wie Lues, Gonorrhöe, Malaria, chronischer Sepsis, Colicystitis, Bronchiektasien, bei Basedow und bei manchen anderen Krankheitszuständen. Das durch Tuberkulose bedingte Fieber hat häufig eine Eigentümlichkeit, die gelegentlich diagnostisch ausgenützt werden kann; die Temperatur ist nämlich sehr labil und kann daher ebensowohl durch kleine Gaben von Antipyreticis leicht heruntergesetzt, wie durch mäßige körperliche Anstrengung des Kranken erhöht werden. Andererseits können die Temperaturschwankungen der Psychisch-Labilen oft durch Narkotica, Opiate insbesondere, tiefergehalten werden (HOLLÓ).

Nachtschweiße bei Lungenkranken sind meist Begleiterscheinungen des Fiebers; sie fehlen bei initialen Fällen in der Regel und können daher diagnostisch kaum einen Hinweis geben. Neigung zum Schwitzen und feuchte Hände stellen sich als Anzeichen irritierter Körpertemperaturen im Beginn der Tuberkulose gelegentlich ein und sollten mindestens zur genauen Temperaturkontrolle veranlassen.

Frühere Kuren und Behandlungen. Bei angeblich schon längere Zeit bestehenden Lungentuberkulosen begegnet uns nicht selten die anamnestische Angabe über frühere Sanatoriums- oder *Heilstättenkuren.* Solche Angaben dürfen keineswegs dazu verleiten, die Diagnose Lungentuberkulose als sichergestellt anzunehmen, sich mit ihr nicht weiter aufzuhalten und gleich in die Therapie einzutreten. Den Heilanstalten strömt, wie uns eigene Erfahrungen lehren, die von vielen anderen Anstalten bestätigt sind, ein nicht unerheblicher Prozentsatz von Kranken zu, die nicht an Tuberkulose, sondern an einer anderen Lungenerkrankung leiden oder nur als tuberkuloseverdächtig angesehen werden können. Daß eine Aufnahme in eine Heilanstalt stattgefunden hat, besagt natürlich nichts darüber, ob in der Anstalt überhaupt eine Tuberkulose angenommen wurde, ob die ungemein schwierige Diagnose einer initialen Lungentuberkulose unzweifelhaft richtig war und ob nicht ein damaliger Lungenherd längst zum Petrefakt geworden ist. Der Diagnostiker muß sich schon selber helfen. Unter Umständen, z. B. bei Begutachtungen wird es aber nötig sein, bei der betreffenden Heilanstalt wegen der damaligen Diagnose und dem Befund anzufragen.

Bei Lungentuberkulosen, die nach längerem Bestehen in unsere Behandlung kommen, ist der bisherige Krankheitsverlauf von Bedeutung für die Diagnose des jetzigen Standes der Erkrankung und die qualitative Diagnose der Krankheitsherde. Wiederum sind hier die Lungenblutungen und die Pleuritis exsudativa von besonderer Wichtigkeit;

erstere, weil sie Aspirationsherde an einer dem ursprünglichen Krankheitsherd fernliegenden Stelle gesetzt haben können, letztere, weil sie zur Schwartenbildung und zu beträchtlicher Schrumpfung, zu erheblicher Verlagerung des Herzens und der übrigen im Mittelfell gelegenen Organe geführt haben, auch die Anlegung eines künstlichen Pneumothorax auf der betroffenen Seite unmöglich machen kann. Verschlimmerungen einer Lungentuberkulose, die im Anschluß an einen Partus oder an Grippe, nach Kriegsstrapazen, schweren Verwundungen mit langem Krankenlager, körperlicher oder seelischer Not aufgetreten sind, können auf besondere Verlaufsweisen der Tuberkulose hinweisen und sind deshalb zu beachten. Schließlich kann der Effekt eines früheren Heil- oder Behandlungsverfahrens (Anstaltskuren, Tuberkulinbehandlung, Pneumothorax) gewisse Anhaltspunkte für die prognostische Beurteilung des Falles und für die Chancen einer neuen Behandlung bieten. Es ist nicht angenehm, wenn der Vorschlag einer Tuberkulinbehandlung dahin beantwortet wird, daß der Patient im Vorjahr 50 Spritzen ohne merkbaren Erfolg bekommen hat, oder die Empfehlung eines Kurortes mit dem Bemerken, daß gerade dieser Aufenthalt dem Kranken gar nicht gut bekommen ist.

Frühere Erkrankungen der Atmungsorgane und des Herzens. Man sollte meinen, daß eine Lungentuberkulose mit ihrem charakteristischen Verlauf und Befund *differentialdiagnostisch* keine Schwierigkeiten bieten könne. Die Erfahrung lehrt das Gegenteil. Deshalb ist es dringend notwendig, den Kranken genau nach *früheren Erkrankungen der Atmungsorgane* zu befragen: nach rezidivierender Bronchitis, nach Lungenentzündungen, die ungemein häufig Reste zurücklassen, nach Pleuritiden und Empyem, die im Anschluß an Lungenentzündung auftraten und zu umfangreicher Schwartenbildung sowie zu schweren Veränderungen des Lungengewebes (Atelektase, Bronchiektasien) führen können, nach Lues, die gelegentlich chronisch entzündliche Veränderungen in der Lunge, viel öfter aber schwere Herz- und Gefäßerkrankungen setzt, nach bestimmten Berufstätigkeiten — der Beruf kann ja aus gesundheitlichen Gründen gewechselt sein — die erfahrungsgemäß zu Koniosen und ihren Folgezuständen führen: Steinhauer, Metallschleifer, Porzellanarbeiter, Müller, Bäcker, Bergarbeiter und Tabakarbeiter usw. — Herzkrankheiten in der Anamnese und deren Grundkrankheiten (Scharlach, Gelenkrheumatismus, Anginen usw.) sind zu beachten, denn sie führen nicht selten durch Stauung zu chronischen Lungenveränderungen. Daß Erkrankungen anderer Organe auf die Lungen übergreifen oder sie in Mitleidenschaft ziehen (Leberabsceß, Neubildungen) sind schon seltenere Vorkommnisse, die anamnestisch meist nicht aufgeklärt werden können, sondern sich erst aus der Untersuchung ergeben.

Fiebermessung. Soweit die von dem Kranken geklagten Symptome einer objektiven Nachprüfung zugänglich sind, wird man auf ihre

Feststellung Wert zu legen haben; das gilt in erster Linie für die *Temperaturkontrolle.*

Es wurde schon hervorgehoben, daß die diagnostische Bewertung subfebriler Temperaturen mancherlei Einschränkungen unterliegt; aber wenn eine Tuberkulose festgestellt wird, so zeigen febrile Temperaturen, falls nicht Komplikationen bestehen, den toxischen Charakter eines progredienten Prozesses an und sind daher für die Prognose von großer Bedeutung und für die Behandlung zunächst wenigstens ausschlaggebend. Die Temperaturkurve wird am besten für eine Woche bei täglich fünfmaliger, also dreistündlicher Messung festgelegt. Die bequemste und nach den Erfahrungen in den Lungenheilanstalten genügend exakte Messung ist die Mundmessung, bei der das Thermometer 10 Minuten bei geschlossenem Munde unter der Zunge liegt; kleinere Kinder müssen rectal gemessen werden. Die Mundtemperaturkurve überschreitet beim ganz Gesunden, ruhiges Verhalten vorausgesetzt, 37,0⁰ C nicht, doch kommen bei gesunden Frauen, besonders prämenstruell, und bei erregbaren Personen physiologisch Temperaturen bis 37,3—4⁰ C und darüber nicht selten vor.

Die **Pulszahl** wird bei klinischer Beobachtung am besten zweimal täglich in die Temperaturkurve eingetragen; bei ambulanter Beobachtung muß man sich mit einigen Kontrollen in der Sprechstunde begnügen. Der diagnostische Wert einer festgestellten Tachykardie ist zweifelhaft, da mannigfache Krankheitsbilder von erheblichen Pulsbeschleunigungen begleitet sind und viele erregbare Kranke, zu denen die Tuberkulösen recht oft gehören, schon auf die Beobachtung ihres Pulses mit einer erheblichen Beschleunigung reagieren; immerhin wird man der Tachykardie zusammen mit anderen als toxisch anzusehenden Symptomen (Fieber, Neigung zu Schweißen, Mattigkeit und Unlustgefühle, Appetitlosigkeit usw.) eine gewisse prognostische Bedeutung beizulegen haben. — Die *Messung der Sputummenge,* die von einigen Ballen bis zu mehreren hundert Kubikzentimeter am Tage schwanken kann, entscheidet unter Umständen nicht nur über die Notwendigkeit einer besonderen medikamentösen Therapie, sondern auch über die Möglichkeit einer operativen Behandlung.

V. Die physikalische Untersuchung.

1. Inspektion und Perkussion.

Inspektion. Die Untersuchung des Kranken beginnt mit der *Inspektion.* Dem Habitus des Patienten ist eine gewisse Bedeutung für seine Disposition zur Lungentuberkulose beizumessen. Die Lungentuberkulose befällt mit Vorzug Personen mit *asthenischem Habitus* (graziler Knochenbau, geringes Fettpolster, Tropfenherz, Enteroptose, costa decima fluctuans usw.) oder *primärem phthisischem Thoraxbau* (langer, schmaler, flacher Thorax mit weiten Intercostalräumen, steil verlaufenden Rippen, spitzem Rippenwinkel, nach vorn hängenden Schultern und abstehenden Schulterblättern); nach den Erfahrungen der Lebensversicherungsmedizin beträgt die Tuberkulosedurchschnittssterblichkeit 11,6%, die der Astheniker aber 34,9%. Die Tuberkulose verschont aber keineswegs Personen mit kräftigem Körperbau und schön gewölbtem Brustkorb; nur bei ausgesprochen faßförmigem Thorax findet man selten Tuberkulose, dagegen häufig Emphysem und chronische Bronchitis. Der sog. *sekundäre phthisische Habitus*, den chronische vorgeschrittene Phthisen regelmäßig herbeiführen (tief eingesunkene Ober- und Unterschlüsselbeingruben, Abflachung der oberen Thoraxpartie, Herabsinken des Schultergürtels usw.), wird nicht streng genug vom asthenischen und vom primären phthisischen Habitus getrennt; die sekundären Veränderungen kommen erst durch die tuberkulösen Schrumpfungs- und Zerstörungsvorgänge im Innern des Thorax und durch den von der Tuberkulose herbeigeführten Schwund der Muskulatur, die den Schultergürtel hält, und den Schwund des Fettpolsters, das die Skeletvertiefungen ausfüllte, zustande und haben mit dem Habitus des Kranken nichts zu tun.

Die Inspektion des Thorax wird von eingesunkenen Ober- und Unterschlüsselbeingruben, *Abhängen einer Thoraxseite* und ihrem *Zurückbleiben bei tiefer Atmung,* was häufig von hinten her über die Schultern des Kranken weg besser zu beobachten ist, Kenntnis nehmen, ohne doch diesen Erscheinungen allzu große Bedeutung beizulegen. Sie finden sich, durch Erkrankung der Lunge bedingt, nur bei schweren schrumpfenden oder zerstörenden Veränderungen im Thoraxinnern, die wir bei der Untersuchung der Lungen nicht übersehen und ohnehin mit genaueren Methoden analysieren müssen; als Frühsymptom der Lungentuberkulose können sie nicht vorkommen, da der knöcherne Thorax durch geringfügige Lungenveränderungen nicht zu einer Formänderung gebracht wird, und Weichteilveränderungen nicht eindeutig sind. Abhängen und Nachschleppen findet sich übrigens ganz ähnlich nach abgeklungener Pleuritis exsudativa, die nicht tuberkulös gewesen sein muß. Ein lokales Einsinken in einem Intercostalraum sieht man zuweilen bei großen Kavernen. Es sei daran erinnert, daß bei großen Exsudaten und bei großem Spannungspneumothorax die kranke Seite vorgewölbt ist, verstrichene Intercostalräume zeigt und bei der Atmung stillsteht, Symptome, die immerhin für die weitere Untersuchung einen Fingerzeig geben. Bei Pleuritis sicca oder bei beginnender Pleuritis exsudativa kann der Kranke bei der Atmung wegen der heftigen Schmerzen die kranke Seite bis zu einem gewissen Grade freiwillig ausschalten.

Den *Anomalien der oberen Thoraxapertur,* die wir am Lebenden allerdings nur röntgenologisch ermitteln können, kommt nach unseren umfangreichen anatomischen Untersuchungen eine Bedeutung für die

Entstehung und die Diagnose der Lungentuberkulose nicht zu; wir können sie daher hier übergehen.

Perkussion. Trotz der negativen Bewertung dieser angeblich auf Lungentuberkulose deutenden und der von ihr tatsächlich herbeigeführten Veränderungen im äußeren Bild des Kranken ist eine genaue Inspektion des Thorax notwendig, und zwar wegen der Bedeutung der Thoraxkonfiguration für die Perkussion. Abweichungen vom regelrecht symmetrischen Thoraxbau sind ungemein häufig; bei einer Reihenuntersuchung an 400 Gesunden und leicht Lungenkranken fand ich 40% Veränderungen am knöchernen Brustkorb, hauptsächlich habituelle Skoliose, die sich am deutlichsten am Schiefstand des Schultergürtels zu erkennen gibt. Die Skoliose sowohl wie auch die häufigen Asymmetrien an der oberen Thoraxapertur bedingen geringe Deformitäten am ganzen Thorax, namentlich an der Rippenstellung. Diese Veränderungen verdienen die Beachtung des Klinikers, weil sie Verschiedenheiten der Oberschlüsselbein- und Obergrätengruben herbeiführen, die bei der Inspektion nicht selten ohne weiteres zu erkennen sind und die stets vergleichende Perkussion der Lungenspitzen ausschlaggebend beeinflussen müssen. Häufig werden diese Differenzen des Brustkorbbaues beider Seiten noch kompliziert durch ungleiche Entwicklung der Schultermuskulatur; bei Handarbeitern, besonders bei Schwerarbeitern, pflegen die Unterschiede beider Seiten recht erheblich zu sein.

Spitzendämpfungen. Die Bedingungen für die *perkussorische Untersuchung der Lungenspitzen* sind also oft recht ungünstig, dazu keineswegs immer leicht zu überblicken. Die Perkussion hat in den Oberschlüsselbeingruben selbst bei abgemagerten Kranken eine Weichteilschicht von 5 cm Dicke und mehr zu durchdringen, bevor die Resonanz des lufthaltigen Gewebes sich geltend machen kann; in der Obergrätengrube sind es 7 cm Weichteilschicht und darüber. Die Verdichtung des Lungengewebes der Spitze muß schon dem Grade oder der Ausdehnung nach ziemlich erheblich sein, wenn die Schalländerung für das Ohr des Untersuchers den Schwellenwert der Wahrnehmung deutlich überschreiten soll; andererseits können Unterschiede der bedeckenden Schichten recht leicht Lungengewebsveränderungen vortäuschen oder durch Überkreuzung wegtäuschen. Dazu kommt, daß blinde Untersuchung, also Voruntersuchung durch einen andern bei Abwendung des Urteilenden, darüber belehrt, wie leicht man Täuschungen ausgesetzt ist. So findet man in der Tat nicht selten deutliche Schalldifferenzen über den Lungenspitzen, für die man nach dem auskultatorischen Befund und der Röntgenaufnahme Gewebsverdichtungen in der Lunge nicht verantwortlich machen kann; solche Schalldifferenzen finden sich auch gelegentlich ganz ausgesprochen bei Personen, die, klinisch gesund, aus äußerem Anlaß, z. B. auf Diensttauglichkeit untersucht werden. Unter diesen Umständen kann die Feststellung einer Schallverkürzung über einer

Lungenspitze eine selbständige Bedeutung bei der Diagnose der Lungentuberkulose nicht beanspruchen; sie kann vielmehr diagnostisch nur bewertet werden, wenn auskultatorisch und röntgenologisch das die Gewebsverdichtung bedingende Korrelat gefunden wird. Es ist eine physikalisch unrichtige Vorstellung, wenn man glaubt, Gewebsverdichtungen in der Lungenspitze durch 5 cm Weichteilschicht perkussorisch feststellen zu können, die auskultatorisch keine Atemgeräuschveränderungen und auf der Röntgenplatte keinen Schattenfleck geben. Es sei hervorgehoben, daß die Ermittelung doppelseitiger Schallverkürzung immer mißlich ist, weil es an einem Vergleichsobjekt fehlt; intensive Dämpfungen können schon auf beiden Seiten festgestellt werden. Die perkussorische Untersuchung der Lungenspitzen ist sonach starken Fehlerquellen ausgesetzt, deren Berücksichtigung die speziellen Spitzenperkussionsmethoden von Krönig und Goldscheider entwerten muß. Diese Methoden stellen Verfeinerungen einer Untersuchungsart dar, die wegen der Ungleichheit der bedeckenden Schichten als ziemlich grob bezeichnet werden muß und daher solche Verfeinerung nicht verträgt.

Hilusdämpfungen. Geradezu warnen möchte ich vor dem Versuch, sog. *Hilusdämpfungen* im Interscapularraum herauszuperkutieren. Bei Erwachsenen zeigen die Hilusdrüsen bei Tuberkulose in der Hauptsache regressive Veränderungen, sind also klein. Aber auch bei Kindern ist die Vergrößerung der Drüsen bei käsiger Bronchaldrüsentuberkulose selten so erheblich, daß ihr perkussorischer Nachweis in Frage kommen kann; liegen doch von diesen Drüsen die oft am stärksten veränderten Bifurkationsdrüsen zwischen Wirbelsäule und Herz, sind also von Organen verdeckt, die ihrerseits absolute Schalldämpfung geben, und die übrigen Drüsen liegen auch bei Kindern vorn wie hinten unter einer 6—8 cm starken Schicht von lufthaltigem Lungengewebe, die eine Beeinflussung des Kopfschalls durch mäßig vergrößerte Drüsen nicht zulassen dürfte. Wir haben bei einem Erwachsenen einen gänseeigroßen carcinomatösen Bronchaldrüsentumor perkussorisch nicht nachweisen können, obwohl wir seine Größe und Lage aus der Röntgenplatte genau kannten, und ebenso bei einem kleinen Kind ein gut walnußgroßes Drüsenpaket zwar auf der Röntgenplatte, nicht aber perkussorisch gefunden; die perkussorische Feststellung der Bronchaldrüsentuberkulose dürfte meist ein aussichtsloses Unternehmen sein. Nöggerath hat die interessante Beobachtung mitgeteilt, daß paravertebrale Schallverkürzungen beim Kind verschwinden, wenn es in der Glissonschen Schlinge am Kopf suspendiert wird; danach können solche Dämpfungen durch Haltungsskoliosen, und zwar durch Zusammendrängen der Rippen und der Weichteile auf der konkaven Seite bedingt sein.

Neben der Schalldämpfung und der Schallverkürzung verdient bei der Perkussion besondere Beachtung eine qualitative Änderung des

Schalles, die *Tympanie,* die gelegentlich das einzige Symptom großer Kavernen sein kann. Auch über dem Pneumothorax findet man tiefe Tympanie, die aber beim großen Pneumothorax dem normalen sonoren Lungenschall so gleichen kann, daß die Feststellung eines großen Pneumothorax allein durch die Perkussion ungemein schwierig, wenn nicht unmöglich wird.

Technik der Perkussion. Die Finger-Finger-Perkussion ist dem Arbeiten mit Instrumenten überlegen, weil sie zu den akustischen Erscheinungen in dem Resistenzgefühl des aufgelegten Plessimeterfingers Tastempfindungen hinzunimmt; mit Instrumenten sollte man daher im allgemeinen nur zu Demonstrationszwecken, also in Perkussionskursen und bei klinischen Vorstellungen perkutieren. Für die Bestimmung von Organgrenzen, die der Thoraxwand unmittelbar anliegen (untere Lungengrenzen, untere Lebergrenze, absolute Herzdämpfung) ist die leiseste Perkussion (Schwellenwertsperkussion GOLDSCHEIDERs) die souveräne Methode, ebenso für die Bestimmung von Exsudatgrenzen, namentlich auch beim Pneumothoraxexsudat, dessen Grenze die laute Perkussion infolge des Mitschwingens einer größeren Partie des knöchernen Thorax um etwa zwei Finger breit tiefer erscheinen läßt, als der Feststellung bei der Durchleuchtung entspricht. Für die Perkussion der Gewebsverdichtungen in der Lunge und der tiefliegenden Organgrenzen (relative obere Leberdämpfung, relative Herzdämpfung = wahre Herzgröße) bedarf es einer leisen bis halblauten Perkussion, während die laute Perkussion wiederum nur für Demonstrationszwecke in Frage kommt.

Die *Bestimmung der Organgrenzen,* namentlich der unteren Lungengrenzen, bei denen auch auf ihre Verschieblichkeit geachtet werden muß, ist bei jeder Untersuchung der Brustorgane unbedingt notwendig, um Exsudatreste, Pleuraschwarten u. dgl. nicht zu übersehen, Schrumpfungsvorgänge in der Lunge oder vikariierendes Emphysem zu erkennen. Ein frühdiagnostisches Zeichen der Lungentuberkulose ist aber weder das Höherstehen der unteren Lungengrenzen auf einer Seite noch ihre verringerte Verschieblichkeit, denn ersteres kann nur durch ausgedehnte Schrumpfungsprozesse der Lunge, letztere nur durch Ausfall eines beträchtlichen Teils von respirierendem Gewebe durch Infiltration oder Zerstörung zustande kommen oder auf Pleuraatresie beruhen, die selbständig zu würdigen ist; alle anderen Deutungen für diese Symptome sind unzulänglich. Es sei hier angefügt, daß die Messung der Atmungsbreite mit dem Bandmaß und die spirometrische Bestimmung der Vitalkapazität der Lunge, die übrigens individuell je nach dem Körperbau große Verschiedenheiten zeigt, nur beim Ausfall großer Gewebspartien eine zweifellose Verminderung zeigen.

Stimmfremitus. Schließlich ist die Prüfung des *Stimmfremitus* zur Unterscheidung von gewebeinfiltrierenden Prozessen einerseits und

Pleuraschwarten und vor allem Exsudaten andererseits wichtig. Das
Auflegen der ganzen Hand gestattet auch geringere Unterschiede wahrzunehmen, während das Aufsetzen der äußeren Handkante im Intercostalraum ein genaueres Lokalisieren ermöglicht; der Kranke muß
möglichst tief und laut sprechen.

Bronchophonie. In der *Bronchophonie*, der Auskultation der Stimme
über infiltrierten Lungenpartien, haben wir eine Methode, die als eine
Ergänzung und Kontrolle der Perkussion anzusehen ist; sie kann besonders wertvoll sein, wenn wegen erheblicher Thoraxdeformität der perkussorische Vergleich beider Seiten unmöglich ist. Man darf aber nicht
vergessen, daß derartige Deformitäten Atelektase größerer Lungengewebspartien bedingen können, die physikalisch dieselben Erscheinungen macht, wie eine Gewebsinfiltration. Bei schwerer Kyphoskoliose
kann die physikalische Untersuchung der Lungen eine unlösbare Aufgabe sein.

2. Auskultation.

Beruhen die diagnostischen Irrtümer bei der perkussorischen Untersuchung der Lungen wesentlich auf der Überschätzung der Leistungs-

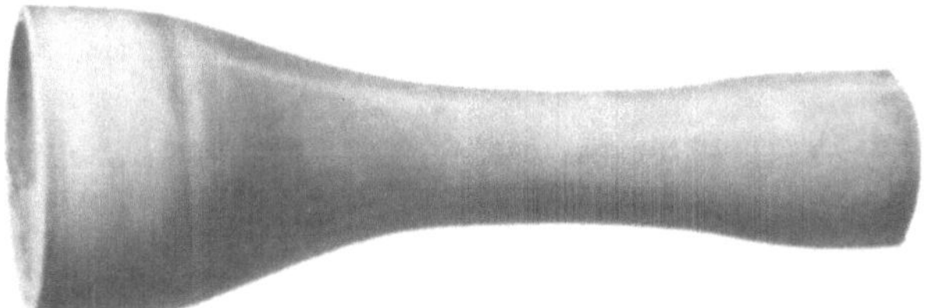

Abb. 59. Stethoskop nach MORITZ SCHMIDT.

fähigkeit der Methode und der Unterschätzung ihrer Fehlerquellen, so
begegnen wir bei der Auskultation häufig recht erheblichen technischen
Fehlern, die zu einem Übersehen wichtiger Befunde führen.

Hörrohr. Während wir bei der Perkussion auf Hammer und Plessi-
meter am besten verzichten, ist für die eingehende auskultatorische
Untersuchung der Lungen ein Hörrohr unentbehrlich, weil das bloße
Ohr an manchen Stellen nicht angelegt werden kann, Nebengeräusche
nicht zu vermeiden sind und außerdem mit dem bloßen Ohr die Geräusche
eines größeren Bezirks erfaßt werden, so daß ein hinreichend genaues
Abgrenzen der Veränderungen nicht möglich ist. Schlauchhörrohre und
Phonendoskope sind zwar bequem, besonders bei bettlägerigen Kranken,
aber die ersteren vermitteln die Geräusche unvollkommen, ja sie verschlucken geringfügige, aber wichtige Abweichungen und die letzteren
verändern die Schallqualitäten und stören durch Nebengeräusche. Man
kann sich mit jedem Hörrohr einarbeiten, aber die einfachsten sind die
besten. Das hier abgebildete Stethoskop nach MORITZ SCHMIDT (Abb. 59)

ist bei uns wie in vielen Lungenheilanstalten seit vielen Jahren erprobt; es ist aus einem Stück Hartholz, am besten Buchsbaum, ganz glatt gedreht, kurz, weit und vollkommen frei von Nebengeräuschen.

Technik der Auskultation. Es gibt für die Auskultation der Lungen nur eine richtige *Atemtechnik des Kranken,* die ihm unbedingt beigebracht werden muß; leider ist das bei wenig intelligenten, aber auch bei aufgeregten Patienten oft eine große Geduldsprobe für den Arzt. Der Kranke muß in mittlerem Tempo maximal ein- und ausatmen, auf Auffordern (Anklopfen mit der Hand) nach dem Exspirium nur mit der Residualluft, also ohne dazu vorher wieder Luft zu holen, einmal kurz und kräftig, dabei aber tonlos anhusten und nach dem Husten ohne besondere Aufforderung sofort wieder tief einatmen. Die Skizze (Abb. 60) bezeichnet in Kurvenform die einzelnen Phasen.

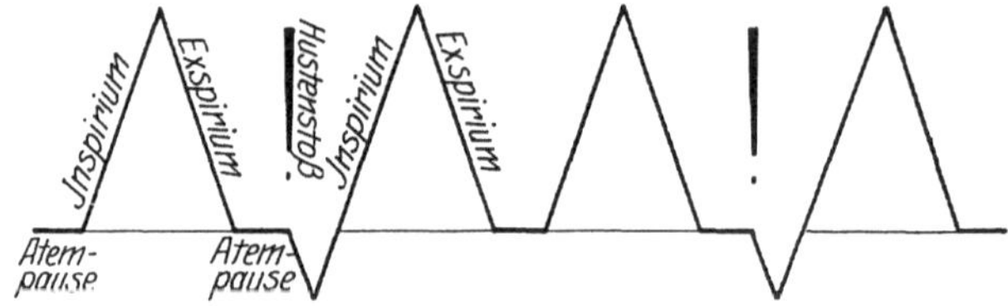

Abb. 60. Kurve der Atmungstechnik bei der Untersuchung der Lungen.

Der kurze Hustenstoß nach dem Exspirium fördert vorhandenes Sekret in die Atmungswege und der sofort folgende Inspirationsstrom muß nun dieses Sekret passieren und dadurch die überhaupt möglichen Sekretgeräusche, die eigentlichen Rasselgeräusche, vollständig zu Gehör bringen. Die Unterlassung der Auskultation des auf den kurzen Hustenstoß unmittelbar folgenden Inspiriums bedeutet häufig den Verzicht auf den wichtigsten Teil des auskultatorischen Befundes und ist der schwerste Fehler, der bei der physikalischen Untersuchung der Lungen gemacht werden kann. Nicht selten sind bei schwerkranken Phthisikern, die nur noch über einen kleinen Rest atmungsfähigen Lungengewebes verfügen, ohne Husten überhaupt kaum Rasselgeräusche zu hören, nach dem Husten aber dichtes klingendes Rasseln über der ganzen Lunge. Mangelhafte Technik der Auskultation führt daher oft zu einer schweren Täuschung über die Ausdehnung und die Bedeutung der vorliegenden Lungenveränderungen und gelegentlich zum völligen Übersehen schwerer Befunde. Lungenkranke, die viel herumgekommen sind, kennen diese Atemtechnik ganz genau und beurteilen den Arzt nach der von ihm angewandten Untersuchungstechnik. Der Hustenstoß nach dem Inspirium oder nach halbem Inspirium ist für den auskultatorischen Zweck unbrauchbar; er ist lang, fördert das Sekret nicht ausreichend in die Luftwege und produziert daher nur einen Bruchteil der möglichen Rasselgeräusche.

Es ist zweckmäßig, Atemgeräusch und Rasselgeräusche getrennt zu auskultieren, also an jeder Brustwandstelle zwei Atemzüge, wie die Skizze andeutet, zu behorchen; ist man über die Atemgeräuschveränderung im Zweifel, so sind, wie bei der Perkussion, symmetrische Brustkorbstellen zu vergleichen. Bei vielen Personen täuscht eine Resonanz im Nasenrachenraum einen bronchalen Beiklang vor, der namentlich über den oberen Lungenpartien zu hören ist. Diese Störung muß ausgeschaltet werden, indem man den Kranken durch den ziemlich weit geöffneten Mund atmen läßt; gegen das Anhusten durch den Kranken schützt sich der Arzt, indem er den Kopf des Kranken zur Seite dreht und ihn das Taschentuch seitlich vor den Mund halten läßt.

Veränderungen des Atemgeräusches. *Abweichungen des Atemgeräuschcharakters* vom normalen weichen, hauchenden Inspirium bei fast unhörbarem Exspirium sind ein Zeichen von Lungengewebsveränderungen, die bei der Lungentuberkulose physikalisch betrachtet teils Verdichtungen, teils Zerstörungen des Gewebes sind; da diese beiden Veränderungen nicht nur in Herden ganz verschiedener Größe, Dichte, Form und Lage, sondern auch häufig kombiniert auftreten, unterliegt das Atemgeräusch Abänderungen qualitativ und quantitativ mannigfachster Art. Das bronchale Geräusch der Luftbewegung in der Trachea und ihren großen Ästen wird bekanntlich bei gesunder Lunge durch das dem Ohr nähere Vesiculäratmen des Gewebes vollständig verdeckt, durch verdichtetes Gewebe aber dem Ohr vermittelt; je nach dem Umfang und der Lage der Verdichtungsherde tritt es mehr oder weniger deutlich in Erscheinung und das zustande kommende gemischte Atemgeräusch wird graduell als vesicobronchal, bronchovesiculär oder bronchal bezeichnet. Jeder Ausfall von atmendem Lungengewebe durch Infiltration oder Zerstörung muß notwendig eine Abschwächung des Atemgeräusches zur Folge haben, da weniger Luft ein- und ausstreichen kann; aber durch den lauteren Charakter des bronchalen Beiklangs wird diese Abschwächung gleichsam überkompensiert. Eine Verstärkung der Atmung kann nur dadurch zustande kommen, daß für ausgefallenes Gewebe gesundes Gewebe vikariierend eintritt; ist das kranke Gewebe stark geschrumpft, so wird das gesunde Gewebe emphysematös gedehnt und dadurch das darüber zu hörende Atemgeräusch wieder abgeschwächt. Bei Schleimhautschwellungen in kleineren Bronchen kann das Atemgeräusch ausgesprochen unrein oder rauh klingen. Wegen der mannigfachen Durchkreuzung der physikalischen Bedingungen können zwar die Atemgeräuschveränderungen keineswegs zu einem klaren Vorstellungsbild der einzelnen Krankheitsherde führen, aber es können einige Richtlinien für ihre Bewertung im Sinne einer analytischen Diagnose gegeben werden. Über gesunden Partien ist das Atemgeräusch beim Lungenkranken rein vesiculär oder verstärkt vesiculär (vikariierend), über Partien mit zerstreuten kleinen Herden vesicobronchal oder verstärkt vesicobronchal (vikariierend), bei Vorhandensein größerer Herde bronchovesiculär, dabei häufig schon deutlich oder auch stark abgeschwächt, über ganz infiltrierten Partien bronchal, oft sehr stark abgeschwächt, über Kavernen bronchal bis amphorisch, oft bis zur fast völligen Aufhebung abgeschwächt. Je umfangreicher also die Gewebsverdichtung ist, desto mehr tritt nicht nur der bronchale Beiklang hervor, sondern gleichzeitig ganz selbstverständlich die Abschwächung des Atemgeräusches. Die Erkennung eines stark abgeschwächten Bronchovesiculäratmens, das immer eine schwere Gewebsschädigung bedeutet, bedarf schon einer recht aufmerksamen Auskultation.

Die gesonderte Betrachtung des Inspiriums und Exspiriums ist zwar für den Anfänger, also in den Auskultationskursen, zum Verständnis der Erscheinungen unentbehrlich, aber für den praktischen Gebrauch nicht mehr unbedingt notwendig, da die Veränderungen fast stets beide Phasen gleichsinnig betreffen oder doch, wenn Unterschiede da sind, es unerheblich ist, welche Phase die stärkere Veränderung zeigt, und daher die Notierung für beide zusammen vorgenommen werden kann. Das vielfach so beliebte, richtiger mißbrauchte verlängerte Exspirium über den Spitzen, also die isolierte Abänderung einer Atemgeräuschphase, ist physikalisch nur zu verstehen, wenn bei schrumpfenden Spitzenherden das sekundäre Spitzenemphysem zustande kommt.

Sekretgeräusche. Bei der Lungentuberkulose treten entsprechend der Vielseitigkeit der Gewebsveränderungen alle Arten von *Sekretgeräuschen* auf, die überhaupt bekannt sind. Es kann ein großer Irrtum sein, aus dem Vorhandensein lediglich bronchitischer Geräusche (Giemen, Brummen, Schnurren usw.) ohne weiteres eine reine Bronchitis zu diagnostizieren und die Diagnose Lungentuberkulose fallen zu lassen. Die diffuse sekundäre Bronchitis ist wie das sekundäre Emphysem namentlich bei den Phthisen cirrhotischen Charakters eine ganz banale Erscheinung; es treten aber auch bei beginnender Lungentuberkulose häufig über den oberen Lungenpartien oder in der Gegend der Lungenwurzel bronchitische Geräusche auf, die bei dieser isolierten Lokalisation genau wie unreines oder rauhes Spitzenatmen und auch ähnlich wie dieses bedingt besonders dann geradezu als Frühsymptom der Lungentuberkulose gelten können, wenn deutliche Atemgeräuschveränderungen vorhanden sind. Tonlose Rasselgeräusche kommen über nicht oder wenig infiltrierten Gewebspartien zustande; während über den unteren Lungenpartien infolge von Sekretstauung in den Bronchen auch feuchte Rasselgeräusche, sogar großblasige Geräusche entstehen können, ohne daß Gewebsinfiltration und Gewebszerfall bestehen, sind über den oberen Partien, wo eine Sekretstauung im Bronchalbaum nicht zustande kommt, solche Geräusche immer ein Beweis für die Bildung pathologischer Hohlräume im Gewebe. Die großblasigen klingenden Rasselgeräusche über den Oberlappen sind ein Kavernensymptom, das fast ausschließlich der Lungentuberkulose eignet, während gleiche Geräusche über den Unterlappen bei sehr verschiedenen krankhaften Prozessen vorkommen können.

Fehlerquellen. Wie bei der Perkussion ist auch bei der Auskultation auf *Fehlerquellen* der Befunde über den Lungenspitzen hinzuweisen, die leicht zu folgenschweren Irrtümern führen können. Bei tiefen Oberschlüsselbeingruben liegt auch das beste Hörrohr nicht gleichmäßig an und es entstehen daher bei der Atembewegung leicht Nebengeräusche durch Verschiebung auf der Haut. Die sog. Entfaltungsgeräusche beim ersten tiefen Atemzug dürfen diagnostisch nicht verwertet werden. Gelegentlich hört man über den Spitzen knackende oder kurze reibende Geräusche, die pleuralen Ursprungs sind. Spitzenverwachsungen sind zwar wohl meist Begleiterscheinungen tuberkulöser Spitzenherde; aber einmal gibt es zweifellos auch Spitzenverwachsungen ohne Tuberkulose, sodann können Spitzentuberkulosen, die sich nur so geringfügig bemerkbar machen, ganz alte, längst abgeheilte, klinisch bedeutungslose Herde sein, wie sie autoptisch ungemein häufig als Nebenbefund festgestellt werden; nach LOESCHCKE weisen 90% der Leichen Erwachsener über 25 Jahre tuberkulöse Spitzennarben auf. Diagnostisch sind solche geringen Spitzenbefunde, die man wie geringe perkussorische Differenzen sehr häufig bei gelegentlichen Untersuchungen klinisch ganz unverdächtiger Gesunder findet, nur im Verein mit bestimmten anderen klinischen Erscheinungen zu verwerten. Schließlich ist es ehrlicher, sich zu gestehen, daß man minimale Spitzenbefunde nicht einwandfrei zu deuten vermag, als eine Überdiagnostik zu treiben, die immer mit Erfolg angefochten werden kann. Das Wohl des Kranken erfordert in solchen Fällen in der Regel nichts anderes, wie eine längere sorgfältige Beobachtung, der sich allerdings der eine oder andere entzieht. Eine Behandlung, welcher Art sie auch sei, bedarf unter allen Umständen einer gesicherten diagnostischen Unterlage.

Kavernensymptome. Mit den speziellen *Kavernensymptomen* der Lehrbücher der Perkussion und Auskultation ist nicht viel anzufangen. Der WINTRICHsche Schallwechsel (Höherwerden des Kopfschalls beim Mundöffnen des Kranken) ist nur recht selten einigermaßen deutlich zu beobachten und deshalb von geringer Bedeutung. Niemals habe ich den GERHARDTschen Schallwechsel (Änderung des Klopfschalls bei Lagewechsel des Kranken infolge anderer Einstellung des Kaverneninhalts) gefunden; an einem Röntgenplattenmaterial, das in Tausenden von Fällen Kavernen zeigt, haben wir recht häufig einen Sekretspiegel in einer Kaverne beobachtet; aber stets war in diesen Fällen die Flüssigkeitsmenge sehr gering im Vergleich zur Größe der Kaverne. Auch der Metallklang und das Geräusch des gesprungenen Topfes sind seltene und unzuverlässige Phänomene; ebenso unsicher ist die Feststellung des

FRIEDREICHschen Schallwechsels (Höherwerden des Klopfschalls beim Inspirium). Es wurde oben erwähnt, daß ausgesprochene Tympanie über einem Teil des Thorax auf Kavernen oder Pneumothorax hindeutet; um für sich allein die Diagnose Kaverne zu ermöglichen, muß die Tympanie schon eklatant sein; eine Verwechslung einer Kaverne mit einem Pneumothorax kommt kaum in Betracht. Die völlige Aufhebung des Atemgeräusches über den oberen Lungenpartien bei sonorem Klopfschall muß immer an Kavernen denken lassen, die an der Atmung nicht teilhaben, vielleicht weil der zuführende Bronchus durch Schrumpfungsvorgänge abgeknickt oder durch Schleimhautentzündung oder Wucherung verstopft ist; aber auch diese Beobachtung ist meist zu unsicher, um für sich allein die Diagnose Kaverne zu ermöglichen. Daß großblasige klingende Rasselgeräusche über den oberen Thoraxpartien nur in größeren Zerfallsherden zustande kommen können, wurde schon erwähnt; sie haben daher als sicheres Kavernensymptom zu gelten. Von sonstigen zuverlässigen Kavernenzeichen ist das amphorische Atmen zu nennen, das stark abgeschwächt schwer zu erkennen sein kann, sowie einige auskultatorische Erscheinungen, die wenig bekannt sind: das sehr charakteristische Kavernenquietschen (nicht mit Giemen zu verwechseln!), das wohl bei stenosiertem zuführenden Bronchus entsteht, und zwar in der Regel am Ende des Inspiriums; das Kavernenknarren, wohl durch Bewegung der derben Kavernen- oder Pleuraschwarte zustande kommend, und ein eigentümlich juchzendes Geräusch, das entsteht, wenn die beim starken Husten mit Gewalt aus der Kaverne herausgepreßte Luft wieder einstreicht. Wir rechnen zu den Kavernensymptomen außerdem die feuchten Rasselgeräusche über den oberen Lungenpartien sowie das bronchovesiculäre Atemgeräusch. Bei solcher Bewertung des physikalischen Befundes gelingt es, die Mehrzahl der mittleren bis größeren Kavernen, festzustellen; die Diagnose von Kavernen, die röntgenologisch oder autoptisch nicht zu finden sind, kommt dabei nicht vor. Dem aus vergangenen Tagen übernommenen Irrtum gegenüber, eine Kaverne müsse physikalisch nachweisbar sein, ist aber festzustellen, daß über ein Drittel der röntgenologisch und klinisch einwandfreien Kavernen sich physikalisch gar nicht verrät, ja daß ein nicht kleiner Prozentsatz völlig stumm ist.

3. Aufzeichnung und Deutung der Befunde.

Die Erhebung eines vollständigen und zuverlässigen physikalischen Befundes bei der Lungentuberkulose erfordert sorgfältige Übung und Selbstkontrolle; was in den Kursen der Perkussion und Auskultation während der Studienzeit selbst bei größtem Fleiß erlernt werden kann, genügt dafür keineswegs. In den Lungenheilanstalten dauert es mindestens eine ganze Reihe von Wochen, bis ein neuer Assistent Befunde erhebt, die mit denen geschulter Untersucher einigermaßen übereinstimmen.

Konstanz und Wechsel der Befunde. Entsprechend dem langsamen Verlauf der chronischen Formen der Lungentuberkulose ändert sich der physikalische Befund über den Lungen oft erst in längeren Zeiträumen. Bei der chronischen Lungentuberkulose bereits etwas größerer Ausdehnung pflegt sich im Röntgenbild die Zunahme der Herdschatten so langsam zu zeigen, daß man davon absehen kann, die Aufnahme innerhalb von zwei Jahren zu wiederholen, es sei denn, daß besondere klinische Erscheinungen auf eine wesentliche Änderung hindeuten. Bei ganz chronischen Phthisen kann man sogar viele Jahre hindurch den gleichen Befund feststellen. Ein Befund ursprünglich geringer Ausdehnung kann natürlich im Röntgenbild in kürzerer Zeit wesentlich vermehrt erscheinen, zumal die neuen Herdschatten in bisher freien Feldern liegen, sich also deutlich als neue Herde markieren; die rascher verlaufenden Formen zeigen eine schnellere Zunahme der Herdschatten und Änderung des physikalischen Befundes. Während die Änderung des Atemgeräusches der Zunahme der Herdschatten auf der Röntgenplatte entspricht, verhält es sich mit der von der Menge des Sekrets abhängigen Menge (Dichte!) und bis zu einem gewissen Grad der Ausdehnung der Nebengeräusche anders. Die in der Lunge vorhandene Sekretmenge wechselt in gewissen Grenzen nach der Tageszeit, indem sie nach der Nachtruhe, besonders wenn abends Narkotica gegeben werden, vermehrt, nach der „Lungentoilette", d. h. nach der Morgenexpektoration des Kranken deutlich vermindert sein kann, um im Laufe des Tages langsam wieder zuzunehmen; den vollständigsten Befund erhebt man daher am frühen Morgen. Ferner unterliegt die Sekretmenge Schwankungen nach der Witterung, indem bei sehr heißem trockenem Wetter das Sekret durch Abdunsten aus der Lunge eine nicht unerhebliche Verminderung erfahren kann, während an naßkalten Tagen eine solche Einengung natürlich nicht stattfindet.

Die *Konstanz der physikalischen Erscheinungen* durch Wochen und Monate ermöglicht eine sorgfältige Beobachtung des Kranken durch wiederholte Untersuchungen, die zur Klärung des Falles wichtig sind, und eine Selbstkontrolle des Arztes, die namentlich für den weniger Erfahrenen unentbehrlich ist. Es ist freilich notwendig, den Lungenbefund nach der Untersuchung genau festzulegen. Das kann durch ausführliche Beschreibung erfolgen, aber einfacher und übersichtlicher durch Einzeichnung in ein Brustkorbschema (Stempel!). Die Vereinigung deutscher Lungenheilanstaltsärzte hat vor Jahren eine heute allgemein in den Anstalten gebrauchte Zeichensprache eingeführt, die eine exakte Aufzeichnung der Befunde und ihre Übermittlung an andere Ärzte gestattet; diese Zeichensprache ist auch in vielen anderen Staaten akzeptiert. Für praktische Zwecke scheint mir eine Vereinfachung geboten.

Aufzeichnung der Befunde. Ich empfehle zu unterscheiden und zu bezeichnen:

1. bei der *Perkussion*
   Dämpfung: durchzogene Umrandung des Lungenfeldteiles,
   Schallverkürzung: gerissene Umrandung,
   Tympanie: ⊤ neben der tympanischen Stelle,
   geringe Verschieblichkeit der Lungengrenzen: ―┼┼┼―,
   Exsudat: Schraffierung /////;

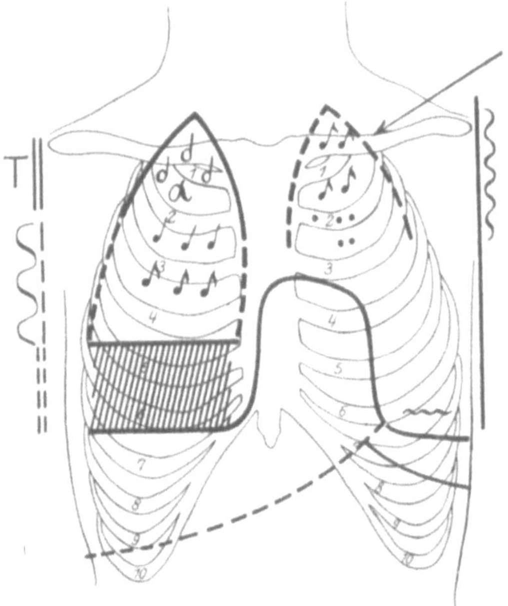

Abb. 61. Beispiel für Einzeichnung eines Lungenbefundes, Vorderseite.

2. bei der *Atemgeräuschveränderung*
   verstärkt: durchzogene Linie
   abgeschwächt: gerissene Linie   in entsprechender
   aufgehoben: doppelte gerissene Linie   Ausdehnung
   vesicobronchal: fein geschlängelte Linie   neben dem
   bronchovesiculär: stark geschlängelte Linie   Brustkorb
   bronchal: doppelte durchzogene Linie
   rauh: wird an den Rand geschrieben,
   amphorisch: α im Brustkorb an entsprechender Stelle;

3. *bronchitische Geräusche:* γ mehrfach im Brustkorb,
   Pleurageräusche: ᚋᚋᚋ an entsprechender Stelle;

4. *Rasselgeräusche:*

fein

feucht

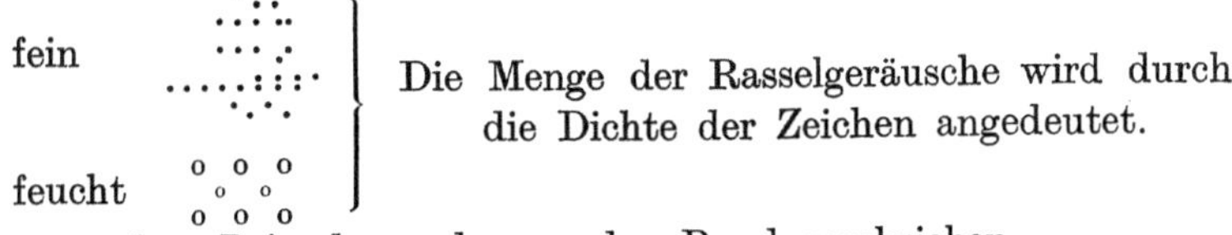

Die Menge der Rasselgeräusche wird durch die Dichte der Zeichen angedeutet.

5. *Besondere Befunde* werden an den Rand geschrieben.

Diese Zeichensprache ist einfach und leicht zu erlernen und gibt doch schon die Möglichkeit, den Befund so darzustellen, daß ein

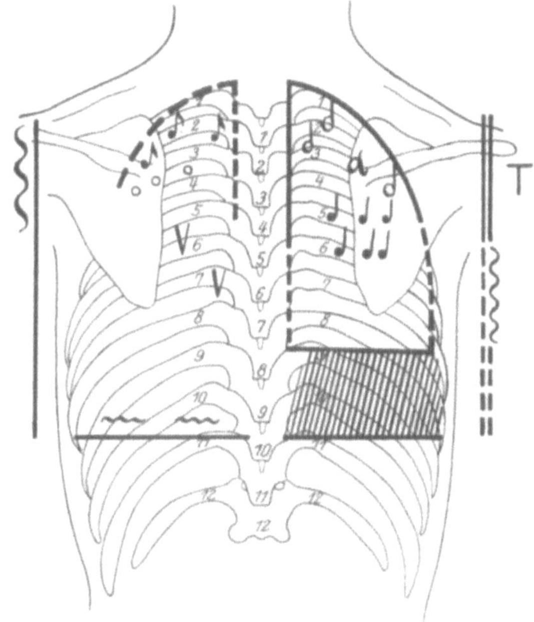

Abb. 62. Beispiel für Einzeichnung eines Lungenbefundes, Rückseite.

ziemlich getreues Bild der Gewebsveränderung entsteht, ja daß man aus der Zeichnung, wenn man sie zu lesen und zu deuten gewohnt ist, gewissermaßen eine plastische Vorstellung der pathologischen Veränderungen gewinnen kann. Die Abb. 61 und 62 geben ein Beispiel für die Einzeichnung eines Befundes.

VI. Spezifische Diagnostik.

Spezifität. Die spezifische Diagnostik der Tuberkulose hat seit Robert Kochs Entdeckung des Tuberkulins die wissenschaftliche Welt auf das lebhafteste beschäftigt. Die *Spezifität der Tuberkulinreaktion* als Ausdruck der veränderten Einstellung des infizierten Organismus gegenüber dem Krankheitserreger und seinen Toxinen (Allergie v. PIR-QUETS) steht außer Zweifel; ein mit Tuberkelbacillen nicht infizierter Mensch und ein tuberkulosefreies Tier reagieren in keiner Weise auf Tuberkulin, gleichgültig welche Dosis und welche Beibringungsart gewählt wird. Ebenso unzweifelhaft ist aber auch, daß die Tuberkulinprobe, richtig angestellt, in der Regel jeden stattgehabten Infekt nachweist, und daß die Tatsache einer erfolgten tuberkulösen Infektion mit tuberkulöser Erkrankung keineswegs identisch zu sein braucht.

Lokalreaktion. Über die Bedeutung der *Tuberkulinhautproben* für die Diagnose der Kindertuberkulose und die Technik dieser Proben wurde in dem Kapitel über die Kindertuberkulose das Notwendige gesagt. Hier interessiert die spezifische Diagnostik der Lungentuberkulose im Erwachsenenalter. Da in den Großstädten die tuberkulöse Durchseuchung nach einigen Angaben 100% erreicht, nach anderen doch nur unwesentlich darunter bleibt, und da in unseren epidemiologischen Verhältnissen selbst von der ländlichen Bevölkerung weit über die Hälfte frühzeitig mit Tuberkulose infiziert wird, interessiert im Erwachsenenalter der positive Ausfall der *Lokalreaktion,* die den stattgehabten Infekt, keineswegs aber die Erkrankung an Tuberkulose erweist, überhaupt nicht. Theoretisch ist wohl richtig, daß der negative Ausfall die Diagnose einer aktiven Lungentuberkulose ausschließen würde. Ich muß aber gestehen, daß ich in der Praxis noch nie Ursache hatte, von dieser Differentialdiagnostik Gebrauch zu machen, weder im Krankenhaus, noch in der Fürsorge oder der Ambulanz. Daran ist das ausschließliche Krankenmaterial der Großstadt schuld, bei dem man den positiven Ausfall der Tuberkulinprobe ohne weiteres unterstellen kann. Unter anderen Verhältnissen kann natürlich der negative Ausfall erwartet werden und dann ausschlaggebend sein, z. B. in den sehr dünn bevölkerten Regionen der nordischen Länder, gelegentlich auch wohl bei uns in weniger dicht bewohnten und entsprechend weniger hoch durchseuchten ländlichen Bezirken. Dann muß man sich der exakten Probe nach MENDEL-MANTOUX bedienen, also der intracutanen Injektion von 0,01 mg Alttuberkulin (0,1 ccm der frischen Lösung 1 : 10000), bei negativem Ausfall 0,1 mg (0,1 ccm 1 : 1000) und eventuell abschließend 1,0 mg (0,1 ccm 1 : 100); die Lösung 1 : 10 macht eine diagnostisch störende unspezifische Reaktion und ist entbehrlich. Die Ablesung des Ergebnisses erfolgt am besten nach 48 Stunden; eine deutlich sichtbare und fühlbare Papel und ein hyperämischer Hof zeigen positiven Ausfall an. Es sei bemerkt, daß im Endstadium der Tuberkulose die Tuberkulinproben negativ ausfallen können (negative Anergie); auch während gewisser Infektionskrankheiten (Masern, Keuchhusten, Grippe) kann die Tuberkulinprobe beim tuberkuloseinfizierten Individuum ein negatives Ergebnis haben.

Allgemeinreaktion. Die positive Intracutanreaktion kann mit einer Allgemeinreaktion verbunden sein, für die neben Kopfschmerzen, Übelkeit, Erbrechen, Herzklopfen, Unruhe als zuverlässiges Kennzeichen die Temperatursteigerung um mindestens $1/_2{}^0$ C gilt. Sicherer erzielt man die Allgemeinreaktion durch die *subcutane Injektion* von Alttuberkulin (0,01, 0,1, 1,0, 5,0 mg). Indessen auch die Allgemeinreaktion bedeutet mindestens jenseits des Kindesalters nur die irgendwann eingetretene Infektion, die bei dem Durchseuchungsgrad unserer Bevölkerung klinisch ohne Interesse ist. Da die Reaktion recht heftig ausfallen, nach einzelnen Beobachtungen auch mit einer Mobilisierung ruhender Herde verbunden sein kann, die Cutanproben aber harmloser und vollkommen zuverlässig sind, ist von der diagnostischen Anwendung der Allgemeinreaktion auf subcutane Tuberkulininjektion abzuraten.

Herdreaktion. Die dritte, diagnostisch vielfach als wichtigste angesehene *Reaktion* ist diejenige am *tuberkulösen Herd.* Tierexperimentell läßt sich leicht beweisen, daß sich Hyperämie und lebhafte Exsudation in der Umgebung des tuberkulösen Herdes als Tuberkulinwirkung einstellen; an der Tatsache der Tuberkulinherdreaktion ist also nicht zu zweifeln. Die Frage, ob nicht auch ganz alte, sog. latente oder inaktive tuberkulöse Herde einer Reaktion auf Tuberkulin fähig sind, ist experimentell noch nicht beantwortet, ebensowenig die Frage, ob nicht auch jede lokale oder allgemeine Tuberkulinreaktion ein Ausdruck einer Reaktion eines tuberkulösen Herdes ist, also die Herdreaktion zur Voraussetzung hat. Von der Beantwortung jener Frage hängt aber die klinische Bedeutung der sog. *Herdreaktion* ab, denn wenn jeder alte tuberkulöse Herd auf Tuberkulin reagiert, so würde dieser Vorgang klinisch genau so wenig von Interesse sein, wie der Nachweis der stattgehabten Infektion, und die klinische Feststellung der Herdreaktion würde von der zufälligen Lage des Herdes und allerhand Nebenumständen abhängen, nur nicht von der Aktivität des Herdes, auf die es aber gerade ankommt. Ist also einerseits die experimentelle Erforschung der Herdreaktion noch recht unvollständig, die Möglichkeit, durch eine große Tuberkulingabe auch einmal einen Herd zur Reaktion zu bringen, der in seiner Neigung zur Latenz nicht hätte gestört werden dürfen, nicht von der Hand zu weisen, klinisch auch nicht so selten beobachtet, so steht es andererseits um den einwandfreien *klinischen Nachweis der Herdreaktion* nicht viel besser. Bei der sichtbaren Tuberkulose, z. B. beim Lupus, kann die Herdreaktion ohne weiteres beobachtet werden, hier ist sie aber am wenigsten wichtig; bei spärlichen kleinen Lungenherden, deren Nachweis oft so wichtig wäre, muß man sich der indirekten Methoden der physikalischen Untersuchung bedienen und das stößt auf große Schwierigkeiten. Die Reaktion soll bei tuberkulösen Lungenherden durch Zunahme der perkussorischen Dämpfung nachweisbar sein. Da der Herd nur klein sein kann — bei großen Herden würde die Diagnose nicht zweifelhaft sein — ist eine solche Möglichkeit schon sehr unwahrscheinlich; ich habe aber Zunahme der Dämpfung auch niemals bei Reaktionen an großen Herden gefunden, wie sie bei der therapeutischen Tuberkulinanwendung vorkommen. Die Änderung im Umfang oder in der Dichte der Herde dürfte für die ziemlich grobe Methode der Perkussion doch wohl zu geringfügig sein. Die Vermehrung der Rasselgeräusche an Stellen, wo sie vorher schon spärlich zu finden waren, ist als Folge der Hyperämie und Exsudation um den Herd sehr wahrscheinlich, aber ein sehr unbestimmtes Phänomen, das beim Untersucher das Gefühl großer Unsicherheit hervorruft, mithin sehr subjektiv und deshalb diagnostisch von geringem Wert ist. Das Auftreten von Rasselgeräuschen an bisher davon freien Stellen ist zwar erheblich zuverlässiger, aber nach meinen nicht geringen Erfahrungen recht selten zu beobachten. Das Auftreten von kleinen Lungenblutungen und von Bacillen im Auswurf ist von manchen Autoren beobachtet; es ist zweifellos diagnostisch von Wichtigkeit, aber ebenso zweifellos nicht nur recht selten, sondern auch keineswegs unbedenklich; therapeutisch wenigstens geht unser Bestreben dahin, jede Lungenblutung zu vermeiden und das Schwinden der Bacillen zu erreichen. Da heftige und länger anhaltende Allgemeinreaktionen, Herdreaktionen an unerwünschter Stelle (Ohren, Blase), kleine Lungenblutungen u. dgl. nicht ausgeschlossen werden können und für den Kranken mindestens recht unerfreulich sind, da ferner das diagnostische Ergebnis dieser Versuche den Krankheitsherd zu finden im ganzen recht geringfügig, dazu kaum jemals vollkommen zuverlässig zu sein pflegt, so ist es schon am besten, diese Methode, die Diagnose zu sichern, recht selten anzustellen. Gelegentlich ist bei sekundär tuberkulösen Kindern, auch bei Kindern mit scheinbar ruhender Infektion, nach therapeutischer Anwendung von Tuberkulin die Herdreaktion in Form der sog. Sekundärinfiltrierung einwandfrei röntgenologisch beobachtet worden. An dem Vorkommen und dem Nachweis der Herdreaktion kann also nicht gezweifelt werden. Da wir indessen die akute Sekundärinfiltrierung als ein unerwünschtes Zeichen immunbiologischer Labilität zu betrachten pflegen und alle Maßregeln treffen, dieses Stadium so bald wie möglich zu überwinden, kann die diagnostische Tuberkulinanwendung in solchen Fällen nicht als unbedenklich angesehen werden.

Die Tuberkulinprobe als therapeutischer Indicator. Wenn manche Autoren im Ausfall der lokalen Tuberkulinproben, besonders in der abgestuften Cutandiagnose einen qualitativen und quantitativen Maßstab des pathologischen Geschehens, also einen diagnostischen und prognostischen Wertmesser zu haben glauben, so schießt das nach unseren Erfahrungen weit übers Ziel. Dafür einige Beispiele. Starke Reaktion auf kleine Dosen (hohe Allergie) soll frische Infektion anzeigen;

ich sah die heftigste Reaktion, die mir zu Gesicht kam (sehr schmerzhafte starke Schwellung und Rötung des ganzen Armes mit tagelangem hohen Fieber, keine Herdreaktion), auf Intracutanprobe mit Alttuberkulin 1 : 1000 nach negativem Pirquet bei einer klinisch gesunden Person, bei der röntgenologisch außer verkalktem primären Lungen- und verkalkten Bronchialdrüsenherd zweifellos verkreidete, also inaktive Spitzenherde nachweisbar waren; die Patientin war noch viele Jahre danach völlig gesund. Schnellreaktion, Abklingen der Lokalreaktion innerhalb von 24 Stunden, soll gleich der negativen Anergie prognostisch infauste Bedeutung haben; sie findet sich aber gelegentlich bei Kindern mit geringfügiger sekundärer Tuberkulose, die klinisch-prognostisch durchaus günstig zu beurteilen sind. Normalreaktion soll noch nicht inaktivierte tuberkulöse Herde anzeigen; da sie jenseits des Kindesalters bei 60—90% aller Gesunden nachzuweisen ist, muß sie als klinisch bedeutungslos angesehen werden. Protrahierte Reaktion soll abgeheilte Herde bedeuten, doch wird sie geradezu häufig bei progredienten offenen Lungentuberkulosen beobachtet.

Gar von einem Parallelgehen der abgestuften Cutanreaktion mit den beschriebenen Formen der Lungentuberkulose kann nach unseren Erfahrungen keine Rede sein; es herrscht hier vielmehr ein regelloses Durcheinander oder richtiger, wir haben die bestehenden Beziehungen noch nicht aufklären können. Es ist v. ROMBERG vollkommen beizustimmen: die Lokalreaktion und die Allgemeinreaktion stehen für unsere Beobachtungsmöglichkeit nicht in einer konstanten Beziehung zum Krankheitsherd, sind nicht von diesem allein, sondern auch von anderen Faktoren abhängig, die wir noch nicht übersehen und auseinanderhalten können.

Alles in allem gibt nur *die positive Lokalreaktion im frühesten Kindesalter* und *die negative Reaktion* (ausgenommen bei schweren Phthisen und nach gewissen akuten Infektionskrankheiten) diagnostisch wertvolle Aufschlüsse, die negative Reaktion bei Tuberkulose und gleichzeitiger oder eben abgelaufener akuter Infektionskrankheit prognostisch gewisse Anhaltspunkte, während die Herdreaktion meist neue diagnostische Rätsel aufgibt und die negative Reaktion bei schwerer Phthise Bekanntes unterstreicht.

VII. Röntgendiagnostik der Lungentuberkulose.

1. Aufgaben und Technik der Röntgenuntersuchung.

Bedeutung der Röntgendiagnostik. *Die Röntgenuntersuchung der Lunge ist heute die souveräne Methode der Tuberkulosediagnostik.* Die Formen der Infiltrierung, die akutes Geschehen anzeigen und die Erstherdbildung wie auch die wichtigsten späteren Neuherdbildungen begleiten, können der sorgfältigsten physikalischen Untersuchung vollkommen entgehen.

Die Ausschließung des tuberkulösen Charakters einer Lungenerkrankung ohne Röntgenuntersuchung erweist sich allzuoft als ein folgenschwerer Irrtum. Deshalb ist die Röntgenuntersuchung für die Frühdiagnostik nicht zu entbehren. Die therapeutische Indikation andererseits erfordert die Qualitätsdiagnostik. Der klinisch bedeutsamste tuberkulöse Herd in der Lunge, die Kaverne, wird zu einem großen Teil nur im Röntgenbild sicher erkannt, und die für das Gesamturteil oft entscheidende kleinfleckige Streuung kann physikalisch schon gar nicht gefunden werden. Auch die therapeutische Indikation ist daher auf die Röntgenuntersuchung angewiesen.

Durchleuchtung. Die Durchleuchtung und die Röntgenaufnahme haben verschiedene Aufgaben und sollen sich gegenseitig ergänzen, aber nicht ersetzen. Zur Voruntersuchung kann man sich wohl der *Durchleuchtung* bedienen, mit deren Hilfe die überwiegende Mehrzahl der Lungenherde herauszufinden ist, sicherer und schneller jedenfalls als mit der physikalischen Untersuchung. Ein Bruchteil nicht unwichtiger Lungenherde, z. B. die kleinherdigen hämatogenen oder bronchogenen Streuungen, aber auch weiche Schatten von kleinen Infiltraten, ja selbst von kleinen oder zartwandigen Kavernen können dem Auge des Untersuchers entgehen. Die Durchleuchtung als Reihenuntersuchungsmethode ist also mit einem gewissen Fehlergebnis behaftet, dessen Größe von der Eignung und Übung des Untersuchers weitgehend abhängt. Die Durchleuchtung bietet andererseits den Vorteil des Absuchens der Lunge mit enger Blende und bei verschiedener Stellung des Kranken, die Möglichkeit also, Herdschatten aus der Überdeckung der Rippen, des Herzens oder der Leber herauszuholen; es kann daher vorkommen, daß man Herdschatten bei der Durchleuchtung deutlicher sieht als im Aufnahmebild. Schließlich bleibt ihr allein die Prüfung der Organbewegung bei der Atmung vorbehalten, die für therapeutische Zwecke von großer Bedeutung sein kann.

Die **Röntgenaufnahme** liefert ein Bild der Lungenveränderungen, dessen Feinheit und Schärfe von dem Durchleuchtungsbild auch nicht entfernt erreicht wird. Für die exakte Diagnose ist die Röntgenaufnahme notwendig, denn nur sie garantiert Vollständigkeit der Herderfassung und Klarheit über die Lungenveränderungen; sie gestattet eine „Herddiagnostik", z. B. ein sicheres Urteil über Kavernenbildung und Streuung, aber auch über das Vorherrschen des exsudativen, produktiven oder cirrhotischen Charakters des Prozesses. Deshalb muß sich jeglicher Heilplan für die Lungentuberkulose auf eine gute Röntgenaufnahme stützen, ganz besonders die Entscheidung über operative Eingriffe aller Art. Auch die oft so wichtige Klärung verdächtiger Allgemeinsymptome, also die Auffindung oder Ausschließung einer diskreten Tuberkulose wird immer auf die Röntgenaufnahme zurückgreifen müssen. In der Röntgenaufnahme hat der Arzt außerdem ein wichtiges Befundbild in Händen, an dem er sich immer wieder sehr schnell und vollständig den Zustand der Lunge vergegenwärtigen kann. Längere Zeit zurückliegende Röntgenaufnahmen sind eine Ergänzung der Anamnese von dokumentarischem und durch nichts zu ersetzendem Wert; die Begutachtung pflegt in der Röntgenaufnahme ihr wichtigstes Beweisstück vorzulegen. Bedeutend ist der wissenschaftliche Ertrag der Röntgendiagnostik, denn erst die Serienaufnahmen bei der Lungentuberkulose haben uns die Schübe des pathologischen Geschehens und ihr phantastisch vielseitiges Auf und Ab kennen gelehrt. Eines der wichtigsten Glieder dieser anatomischen Kontrolle am Lebenden ist die Verfolgung der Heilvorgänge, die ohne das Röntgenbild nur sehr unvollkommen erkannt werden.

Die *Technik der Röntgenuntersuchung* kann hier nur insoweit besprochen werden, als Besonderheiten bei der Untersuchung der Lungen in Frage kommen.

Technik der Durchleuchtung. Für die *Durchleuchtung* des Brustkorbs genügt heute jedes nicht ganz unmoderne Gerät. Da mit gashaltigen Röhren so gut wie gar nicht mehr gearbeitet wird, entfällt die mühsame Regenerierung der Röhren. Die moderne Metallkonstruktion der Röhren macht kostspielige Raumisolierungen überflüssig. Für die Bedienung des Apparates ist eine Hilfsperson zu entbehren, wenn der Schalttisch in Reichweite des Arztes steht und die Schaltung mit Fußpedal betätigt wird. Man durchleuchtet in der Regel mit 3—5 Milliampère bei 45 bis 50 bis 70 Kilovolt Spannung (Scheitelwert). Ein Durchleuchtungsstativ anzuwenden ist zwar nicht unbedingt erforderlich, aber schon deshalb zu empfehlen, weil es die Einhaltung des zur Verhütung von Hautschädigungen vorgeschriebenen Fokushautmindestabstandes von 35 cm garantiert und die feste Anbringung des für jede diagnostische Anwendung der Röntgenstrahlen notwendigen Filters der Mindeststärke von 0,5 mm Aluminium ermöglicht. Es gibt heute eine ganze Anzahl von Stativen, die alle billigen Anforderungen erfüllen. Unentbehrlich ist die Blende, zweckmäßig in Form der Schlitzblende; die Einengung der Bestrahlungsfelder mit Hilfe der Blende schaltet den Großteil der Sekundärstrahlung aus und ergibt dadurch ungemein viel schärfere Strukturbilder. Wünschenswert ist die Parallelverschiebung von Röhre und Schirm, sowie die Bedienung der Schlitzblende von vorn, während die selbständige Bewegung von Röhre und Schirm und die Drehung der Röhre entbehrlicher sind. Die namentlich bei Kindern notwendige Durchleuchtung im schrägen Durchmesser wird sehr erleichtert, wenn man die Kinder auf einen Drehschemel setzt; die Arme der Kinder werden dabei über den Kopf erhoben. Das wichtigste bei der Durchleuchtung ist im übrigen die gute Verdunkelung des Raumes und die gute Adaptation, die man sich durch Tragen einer Rotbrille $^1/_4$ Stunde vor der Durchleuchtung sehr verkürzen kann.

Technik der Röntgenaufnahme. Für die *Röntgenaufnahme der Lungen* ist die Wahl der Apparatur von großer Bedeutung. In neuerer Zeit hat der Krankenkassenverband entsprechend dem Vorschlag der deutschen Röntgengesellschaft für Lungenaufnahmen die Anwendung einer Großapparatur vorgeschrieben, einer Apparatur also, die kurzfristige Fernaufnahmen gestattet. Diese Forderung wurde auf der Kissinger Tuberkulosetagung 1931 ganz mit Recht als übersetzt bezeichnet. Man kann heute mit modernen transportablen Kleinapparaturen recht brauchbare Lungenröntgenaufnahmen erzielen. Die Aufnahmen werden mit etwa 10 Milliampère bei 50 Kilovolt auf doppelt begossene Filme mit 2 Verstärkungsschirmen in 2,5—4 Sekunden bei 0,65 m Fokusfilmabstand erreicht und geben Bilder, die für eine orientierende Untersuchung, also z. B. bei Reihenuntersuchungen oder in der Fürsorge vollkommen genügen. Ebenso gute Aufnahmen kann man natürlich mit jeder modernen stabilen Apparatur erzielen. Eine wesentliche Verbilligung der Röntgenaufnahmen bei Reihenuntersuchungen und orientierenden Untersuchungen kann man erzielen, indem man die Aufnahmen auf besonders empfindliches Röntgenpapier macht; sie geben für diese Zwecke ganz ausreichende Bilder.

Aber nicht nur für die wissenschaftliche Erforschung des Ablaufs der Lungentuberkulose, bei der die Röntgenuntersuchung heute die Methode der Wahl ist, auch für alle wichtigen therapeutischen Entscheidungen ist die kurzfristige Fernaufnahme (1,5—2 m Fokusfilmabstand) unentbehrlich. Diese liefert ein Strukturbild der Lunge, das kaum noch verzeichnet ist, d. h. die Herdschatten in annähernd richtiger Größe und vor allem auch in richtiger Anordnung darbietet und dadurch der Nahaufnahme weit überlegen ist. Dazu schaltet die kurzfristige Aufnahme (0,05—0,15 Sekunden) nicht nur die unwillkürlichen Bewegungen des Kranken (Unruhe, Atmung) automatisch so gut wie ganz aus, sondern auch fast völlig die störende, namentlich das linke Unterfeld oft erheblich verschleiernde Herzbewegung; sie ergibt dadurch ein Bild von musterhafter Schärfe der Zeichnung.

Die modernen Großapparate sind durchweg Ventilröhrengleichrichter, die beide oder bei Drehstrom auch alle 3 Stromphasen gleichgerichtet der Röhre zuführen und durch den Fortfall rotierender Teile Störung der Stromkurve durch Funkenbildung ausschalten.

Die Leistungsfähigkeit der ganz großen Apparate genügt heute den höchsten Anforderungen, während das bei den Röhren nicht ganz der Fall ist. Die Aufnahme bei großem Fokusfilmabstand und kleiner Expositionszeit bedingt eine Belastung der Röhren und insbesondere eine Beanspruchung der Antikathode, die sich nahe an der Grenze der Gefährdung des Antikathodenspiegels bewegt. Durch besondere Konstruktionen der Antikathode (Strichfokus nach GOETZE, Doppelfokusröhre für Durchleuchtung und Aufnahme) sucht man die Gefährdung zu hemmen. Die neuesten Konstruktionen verwenden Drehantikathoden und drehende Röhren zur Verteilung des Brennflecks auf eine größere Fläche der Antikathode, sind aber in der Praxis noch nicht genügend erprobt. Auch bei den Röntgenaufnahmen erspart die Metallkonstruktion der Röhren die kostspielige Raumisolierung.

Die kurzfristige Fernaufnahme wird bei 1,50—2,00 m Fokusfilmabstand mit 150—500 Milliampère bei 45—65 Kilovolt unter Verwendung doppelt begossener hochempfindlicher Filme mit zwei kombinierten Folien in 0,05—0,15 Sekunden gemacht. Wir machen unsere Lungenaufnahmen mit 3-Phasen 6-Ventilröhrengleichrichter bei 1,50 m Abstand (Schonung der Röhren!) 150 Milliampère und 60—65 Kilovolt in 0,1 bis 0,12 Sekunden. Die Anwendung der sog. Weichstrahltechnik nach CHANTRAINE (bis 500 Milliampère) ergibt einen Reichtum der Gefäßzeichnung, der störend ist, gibt von jedem Herd einen weich konturierten Schatten, also gleichsam eine Zone scheinbarer perifokaler Entzündung, und verleiht damit dem Bilde jeder Phthise einen exsudativen Charakter; zudem sind bei diesen Aufnahmen die seitlichen Partien ganz ungenügend durchgezeichnet oder aber die Mittelpartien überbelichtet. Wir sehen keinen Nutzen in dieser Technik.

Die wichtigste Art der Lungenröntgenaufnahme ist die dorsoventrale Übersichtsaufnahme am sitzenden oder stehenden Kranken. Wichtig ist das Herausdrehen der Schulterblätter, das durch stärkste Pronation der Vorderarme (Handinnenfläche nach außen, kleine Finger nach vorn) und maximales Vorwärtsschieben der Schultern, die aber vollkommen gesenkt bleiben, erreicht wird. Wenn man sich Marken für die Stellung der Kassette und der Röhre macht, ist das Zentrieren der Röhre überflüssig; wird dann der Kranke richtig vor die Kassette gestellt, so ist die Aufnahme in Ordnung. Für manche Zwecke bietet die Frontalaufnahme neben der üblichen Sagittalübersichtsaufnahme wesentliche Vorteile, so z. B. für die Lokalisierung größerer Herde, wie Infiltrate oder Kavernen, Interlobärempyeme, abgesackte Empyeme, gezielte Plomben (vgl. Frontalaufnahme Abb. 180, S. 278).

Von besonderen Techniken der Aufnahme kommen bei der Lungentuberkulose die Zielaufnahmen und die stereoskopischen Aufnahmen in Frage.

Die gezielten oder auch **die geschossenen Aufnahmen,** von denen wir bei der Darmtuberkulose ausgedehnten Gebrauch machen, ergeben bei Lungenherden keine ganz befriedigenden Resultate. Zwar gelingt es, Einzelherde mit der Durchleuchtung aus der Überdeckung der Rippen herauszuholen und mit der geschossenen Aufnahme im Intercostalraum auf den Film zu bringen. Aber die Struktur dieses so photographierten Einzelherdes bietet der diagnostischen Beurteilung keine weiteren Vorteile, zumal die Nahaufnahme doch wieder etwas verzeichnet, die Lagebeziehung zur Lungenstruktur und zu den Rippen fehlt oder verändert ist und der Vergleich mit der Übersichtsaufnahme daher erschwert wird. Wir machen von der gezielten Aufnahme nur versuchsweise Gebrauch.

Die stereoskopische Aufnahme der Lungen gibt bei zerstreuten Herden sehr interessante und eindrucksvolle Bilder, aber der Wert dieses Raumbildes für die pathogenetische Auffassung des Lungenprozesses ist in der Regel gering. Es kann allerdings gelingen, isolierte Kavernen mit

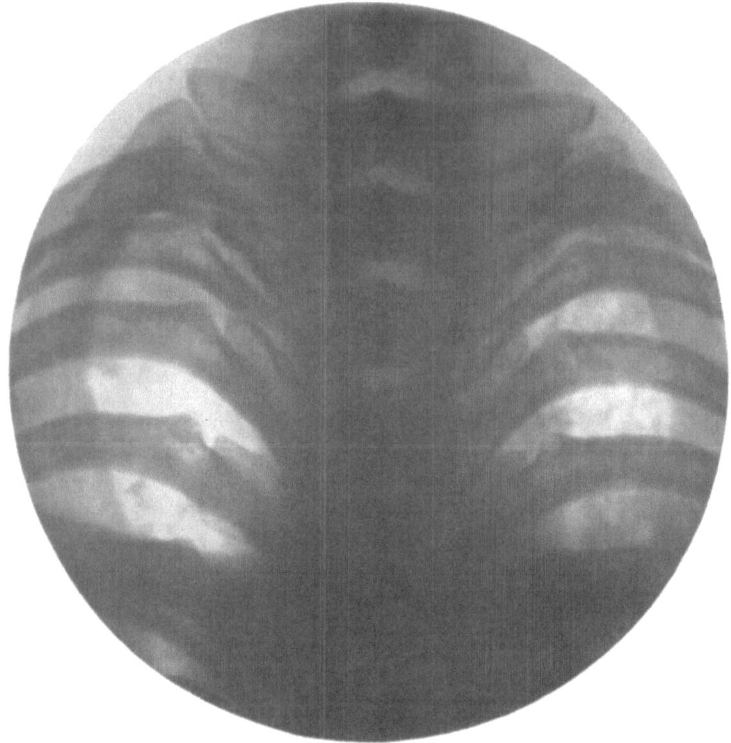

Abb. 63. Spitzenfeldaufnahme nach ALBERS-SCHÖNBERG.
Produktive Tuberkulose in beiden Spitzen.

der Stereoaufnahme exakt zu lokalisieren und das operative Vorgehen dementsprechend einzustellen; vereinzelt hat uns solches Vorgehen schon sehr wertvolle Hilfe geboten. Auch strangförmige Verwachsungen im Pneumothorax kann man gelegentlich mit der Stereoaufnahme präzis lokalisieren. Da aber auf der Röntgenaufnahme immer nur ein Bruchteil der vorhandenen Verwachsungen darzustellen ist, gibt die Thorakoskopie doch fast immer ein wesentlich anderes Bild, als selbst die Stereoaufnahme es erwarten läßt, und der Vorteil dieser immerhin komplizierten und kostspieligen Technik ist auch hier in der Regel gering.

Spitzenfeldaufnahmen. Mit der veränderten Auffassung über den Beginn der Lungentuberkulose hat nicht nur die physikalische Spezialuntersuchung der Lungenspitzen an Bedeutung verloren, sondern ebenso die entsprechende Spezialtechnik der Röntgenuntersuchung. Die Abb. 63 zeigt eine *Spitzenfeldaufnahme* nach der Technik von ALBERS-SCHÖNBERG, sie wird beim liegenden Kranken mit stark rückwärts geneigtem Kopf als Nahaufnahme vorgenommen.

Große Schwierigkeiten macht immer die *Übermittlung eines Röntgenbefundes*. Die Originalfilme werden ungern verliehen, da man sie oft nur mühsam, verspätet, beschädigt oder gar nicht wieder erhält. Kontaktabzüge und Diapositive 9/12 cm oder besser 13/18 cm (empfehlenswert die Benutzung eines Photopultes) lassen das Wesentliche erkennen, aber Mühe und Kosten sind nicht unerheblich. Macht man die Aufnahme auf Röntgenpapier, so kann man 2 Blätter auf einmal belichten; sie fallen allerdings etwas verschieden aus. Die Beschreibung eines Röntgenbefundes in Worten wird gar zu leicht mißverständlich, besser ist die Einzeichnung in ein nicht allzu kleines Brustkorbschema. Neuerdings hat SIEBERT im Vergleich mit Wolkenbildern auf eine interessante Möglichkeit hingewiesen, Lungenröntgenbilder als Stratus (homogene Beschattung), Cumulus (fleckige Beschattung) und Cirrus bzw. Cirroid (streifige Beschattung) und deren Kombinationen, z. B. Stratus- mit maschigem Cirroid im linken Oberfeld zu bezeichnen; es wäre zu wünschen, daß die Praxis sich mit diesen einfachen Technizismen befreundet.

2. Das normale Lungenbild.

Das Übersichtsbild der normalen Lunge kann einige Besonderheiten zeigen, die zu Verwechslungen mit pathologischen Befunden Anlaß geben können.

Halslinie. Oberhalb der Schlüsselbeine sieht man häufig eine Linie, die dem Schlüsselbein in einigen Millimetern Abstand parallel läuft und inmitten des Spitzenfeldes im Viertelkreisbogen zum Hals nach oben läuft (sog. *Halslinie*, s. Abb. 74, S. 115). Diese Schattenbildung kommt durch die Hautfalte zustande, die parallel dem Schlüsselbein läuft und dann zum lateralen Sternokleidomastoideusrand umbiegt. Medial von dieser Linie erscheint das Spitzenfeld oft leicht diffus beschattet. Diese Beschattung, die sich auch beim Durchleuchten bemerkbar macht, kann man nach FRIK leicht beseitigen, indem man mit der Hand den Kopfnicker nach der Mitte hin beiseite zieht. Eine zweite Linie sieht man auf der Platte gelegentlich, nicht häufig, vom Wirbelsäulenmittelschatten sanft nach oben konvex gebogen zur oberen Grenze des Spitzenfeldes ziehen, zuweilen folgt sie auch noch ein Stück abwärts der Spitzenfeldgrenze; oberhalb und medial von ihr erscheint das Lungenfeld leicht beschattet. Diese Linie und Beschattung kommt durch die *Arteria subclavia* zustande.

Gefäß- und Bronchalquerschnitt. Im Hilusgebiet sieht man nicht selten und zwar lateral etwas nach oben oder auch etwas nach unten vom eigentlichen Lungenwurzelschatten kreisrunde, ziemlich intensive,

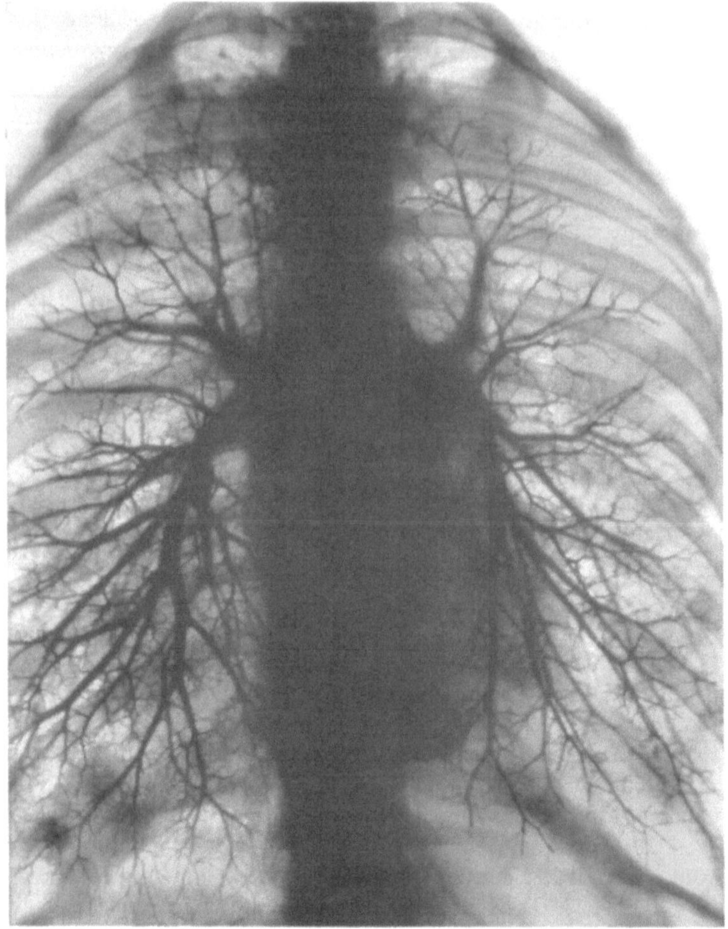

Abb. 64. Verzweigung der Arteria pulmonalis.
Röntgenaufnahme nach Kontrastbreifüllung vom Stamm der Pulmonalis aus.

meist scharf begrenzte, zuweilen aber infolge Anlagerung anderer Schatten nur zum Teil scharf begrenzte ganz homogene Flecken von einer eigenartigen Tönung, die man sonst im ganzen Bild nicht findet. Diese runden Schatten entsprechen Ästen der Arteria pulmonalis und zwar je nach ihrer Lage einem zum Oberlappen oder einem zum Unterlappen ziehenden Hauptast und kommen dadurch zustande, daß das Gefäß zufällig eine Strecke weit genau in der Richtung der Röntgenstrahlen verläuft. Gelegentlich sieht man neben dem Gefäßschatten einen scharf gezeichneten runden Schattenring mit homogenem hellem Zentrum, dieser Ring entspricht dem Querschnitt des Bronchus, der dem Gefäß parallel läuft. Sieht man *Gefäß- und Bronchusquerschnitt* zusammen, so ist dies Bild gar nicht zu verkennen.

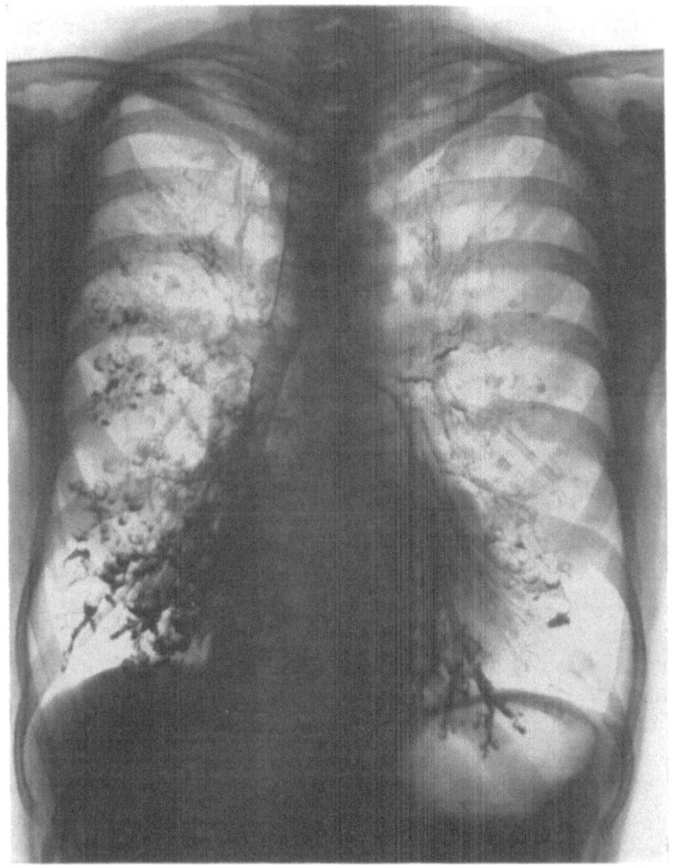

Abb. 65. Aufn.-Nr. 3625, ♀ 28 Jahre. Darstellung des Bronchalbaumes durch Kontrastfüllung (Bronchektasien).

Im Hilusschatten des normalen Lungenbildes ist an Einzelheiten sonst nichts herauszulesen. Erscheint der Schatten besonders groß und dicht, so ist damit diagnostisch noch nicht viel anzufangen. Namentlich hüte man sich in diesem Falle vor der voreiligen, viel zu oft gestellten Diagnose Bronchaldrüsentuberkulose. Gewiß mögen an dieser Schattenbildung die Bronchaldrüsen oft beteiligt sein, aber es kann bei dieser unbestimmten Vergrößerung des Hilusschattens ihre Beteiligung in keiner Weise aufgeklärt werden. Ganz besondere Vorsicht erfordert die Beurteilung des *vergrößerten Hilusschattens* bei einer annähernd gleichmäßigen Vergrößerung der Begleitschatten beider Seiten und gleichzeitiger Verstärkung der Lungenzeichnung. Das Röntgenogramm (Abb. 64), das von einem herausgenommenen Thorax nach Kontrastfüllung der Lungenarterien vom Stamm der Pulmonalis aus gewonnen ist, zeigt an dem Verlauf dieser Gefäße, wie stark sie und natürlich auch die ähnlich verlaufenden Venen an der Bildung des Hilusschattens beteiligt sind, zugleich auch, daß die normale Lungenzeichnung genau dem Verlauf der Gefäße, nicht dem der namentlich im Hilusgebiet anders angeordneten Bronchen (Abb. 65) entspricht. Das Bild zeigt auch einwandfrei, daß gerade die Pulmonalarterien eine lateral abgerundete Begrenzung des Hilusschattens bedingen können.

Gefäßzeichnung. Eine scheinbare *Verstärkung der Hilus- und Lungenzeichnung* kommt unter normalen Verhältnissen zustande, wenn die Aufnahme mit weicher Röhre gemacht und ein wenig unterbelichtet wird. Ferner findet sich diese Verstärkung bei allen Stauungen im kleinen Kreislauf, die bekanntlich verschiedene Ursachen haben können; verstärkte Lungenzeichnung ergibt auch der Stauungskatarrh durch die Ansammlung schattengebenden Sekrets in den Bronchen. Daß es bei vorgeschrittener Lungentuberkulose infolge des Ausfalls größerer Gefäßgebiete zu einer sehr erheblichen Stauung im Restgebiet des kleinen Kreislaufs und bei schweren Begleitkatarrhen der Luftwege zur Sekretstauung in den Bronchen der Unterlappen kommen kann, ist selbstverständlich. Auch führt der große Pneumothorax der einen Seite zur Gefäßüberfüllung der anderen Seite und demgemäß auf der Röntgenplatte zu einer Verstärkung der Lungenzeichnung.

Im peripheren Teil der Lungenfelder sind die sog. *Gefäßpunkte* normale Schattengebilde; sie entstehen in etwas unregelmäßiger länglicher Form an Teilungsstellen der Gefäße durch die zentral von der Teilungsstelle bestehende größere Gefäßbreite und sind in ihrer Bedeutung ohne weiteres erklärt, wenn die beiden Äste, was aber nicht immer der Fall ist, auf der Platte deutlich zu sehen sind. Runde Gefäßpunkte entstehen dadurch, daß ein abgehender Ast eine Strecke weit in der Strahlenrichtung verläuft. Einzelne runde kleine Schattenflecke im Lungenfeld dürfen als Tuberkel selbst dann nicht gedeutet werden, wenn andere zweifellos tuberkulöse Herdschatten vorhanden sind.

Rippenknorpelverkalkung. Die Schatten der Verknöcherung am ersten Rippenknorpel und die säbelscheidenförmigen *Verkalkungsbilder an den anderen Rippenknorpeln* können, wenn sie voll ausgebildet sind, nicht zu Irrtümern führen; ist die Verkalkung noch im Beginn, so schützt die Lagebeziehung zum unteren Rand des vorderen Rippenendes vor Verwechslung der kleinen intensiven Schattenflecke mit Verkalkungsherden in der Lunge. Im stereoskopischen Bild des Thorax sind solche

Schatten als unmittelbare Fortsetzung der Rippenkontur aufs schönste zu erkennen.

Stark pigmentierte Mamillen können im Lungenfeld unscharfe schwache runde Schatten geben; die symmetrische Lage dieser Schatten auf beiden Seiten schützt vor falscher Deutung.

Bei Kranken mit kräftiger Muskulatur kann der untere *Rand des Pectoralis major* als scharfe von der Seite her in das Mittelfeld nach der Mitte abwärts gerichtete, sich allmählich verlierende Linie zu sehen sein; oberhalb dieser Linie besteht eine diffuse sich allmählich verlierende Beschattung. Während stärker entwickelte Mammae bei der Aufnahme im Stehen die bekannte diffuse Beschattung der Unterfelder geben, die nach unten zu halbkreisförmig scharf begrenzt ist, geben sie bei der Aufnahme im Liegen eine ziemlich starke, lateralwärts zunehmende Beschattung der seitlichen Teile des Lungenfeldes; Begrenzungslinien zeigt diese Schattenbildung nicht. Schließlich ist noch zu erwähnen, daß nicht selten ein Teil der *Konturen des Manubriums* und *des Sternums* auf der Platte zu sehen sind, bei Verziehung des Herzens nach einer Seite auch gelegentlich der Sternalrand bis unten; dieser Rand zeigt starke Einbuchtungen, die den Intercostalräumen, und Vorsprünge, die den Ansätzen der Rippenknorpel entsprechen.

3. Röntgenklinik der Lungentuberkulose.

Der verkalkte Primärkomplex. Der primäre tuberkulöse Lungenherd im akuten Stadium wird in unserer tuberkulös durchseuchten Bevölkerung fast ausschließlich bei Kindern gefunden. Ebenso gehören die Lungenveränderungen des Sekundärstadiums unter unseren epidemiologischen Verhältnissen überwiegend dem Kindesalter an. Es wird deshalb auf die charakteristischen Röntgenbilder dieser Herdformen in dem Kapitel über die Lungentuberkulose der Kinder verwiesen.

In den Röntgenaufnahmen Erwachsener begegnen wir den Veränderungen des Primär- und Sekundärstadiums im allgemeinen nur in Form alter Residuen. Sehr charakteristisch und sicher zu deuten sind solche Überbleibsel, wenn sie verkalkt sind (Abb. 66). Im Hilusschatten sehen wir gelegentlich intensive erbsen- bis bohnengroße Schattenflecke von etwas unregelmäßiger runder oder länglicher Form, die häufig Einkerbungen zeigen, gelegentlich zackige Konturen haben. Untersuchungen bei Obduktionen haben die Vermutung bestätigt, daß diese sehr charakteristischen Schatten Hilusdrüsen ihre Entstehung verdanken, die in toto verkalkt sind oder doch kompakte Kalkherde enthalten. Ähnliche, aber kleinere intensive Schatten oder Schattenbilder, die aus einer Anzahl kleiner intensiver zusammenhängender Flecken bestehen, entsprechen Kalk- oder Kreideherdchen in Hilusdrüsen oder auch fibrösen Käseherden, die sich mikroskopisch bei Silberfärbung als sehr stark mit Kalksalzen imprägniert erweisen.

Findet man im peripheren Lymphzuflußgebiet solcher verkalkter Bronchaldrüsen auf der Röntgenplatte ähnliche, wenn auch meist kleinere, scharf begrenzte intensive runde Schattenflecke, die einem weitgehend verkalkten Lungenherd entsprechen, so ist damit ein sog.

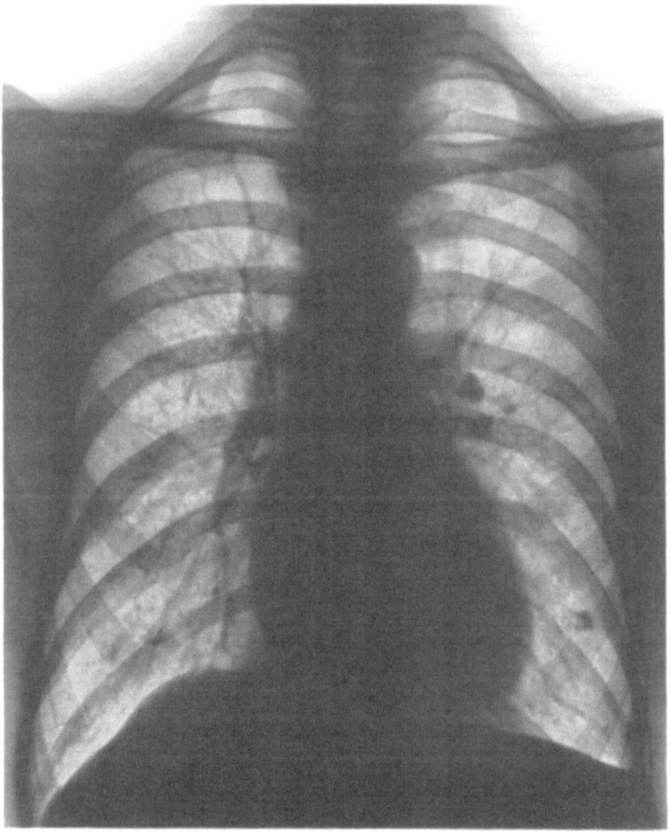

Abb. 66. Aufn.-Nr. 757, ♂ 29 Jahre. Verkalkter Primärkomplex im linken Unterfeld. (Verlötung des phrenicocostalen Winkels links.)

primärer Komplex, d. h. ein tuberkulöser primärer Lungenherd mit Infektion der zugehörigen Lymphdrüse festgestellt und zwar ein sehr alter, lokal abgeheilter Primärkomplex, der als steckengebliebene Infektion anzusehen ist, wenn sich im Organismus sonst keine tuberkulösen Herde nachweisen lassen. Die Diagnose dieses tuberkulösen Komplexes beruht auf drei pathologisch-anatomischen Erfahrungstatsachen: einmal kommen Verkalkungsherde anderen Ursprungs in der Lunge kaum vor, zweitens zeigt die Lage der Herde die obligate Beziehung des Lungenherdes zur regionären Lymphdrüse und drittens weist die Gleichsinnigkeit der Veränderung an beiden Stellen darauf hin, daß diese beiden Herde zeitlich zueinander gehören.

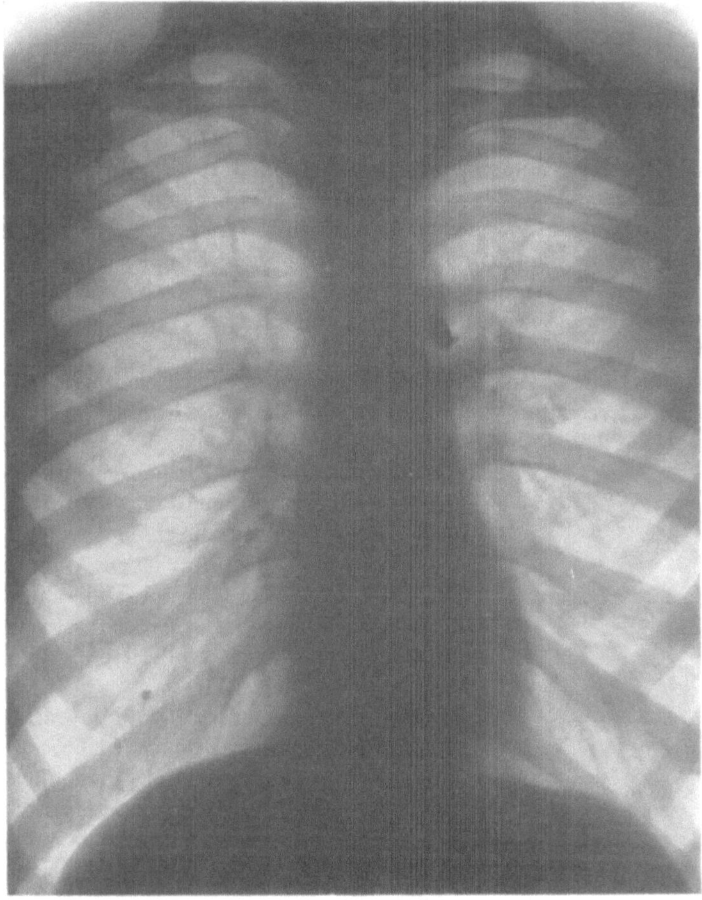

Abb. 67. Infektionsweg der Tuberkulose im Röntgenbild. Abgeheilter Prozeß. Intensiver kleiner runder Schattenfleck rechts medial vom vorderen Ende der 8. Rippe (primärer Lungenherd), intensive scharf begrenzte Schattenflecke im Hilusschatten rechts in Höhe des hinteren Endes der 9. Rippe (verkalkte regionäre Lymphknoten), sehr intensiver scharf begrenzter pflaumenkerngroßer Schattenfleck links hart neben dem Mittelschatten in Höhe des vorderen Endes der 3. Rippe (verkalkte Paratrachealdrüse).

Wenn im Lungenfeld ein der verkalkten Drüse regionärer Herdschatten nicht zu finden ist, so wird man gleichwohl den Rest einer primären Infektion annehmen können; der primäre Herd kann so klein sein, daß er röntgenologisch, zumal wenn er von einem anderen Schatten verdeckt ist, nicht gefunden wird, er kann aber auch resorbiert oder ausgestoßen sein. Die pathologische Anatomie sucht ja den Primärherd regionär vom Drüsenherd ausgehend und entdeckt ihn oft nur als kleinen fibrösen Herd (GHON). Gelegentlich kann man an den verkalkten Herdresten den Infektionsweg in die paratracheale Drüsenkette hinein eindrucksvoll beschritten sehen (Abb. 67).

Die oft grandiosen Verkäsungen und Verkalkungen in den wichtigen Bifurkationsdrüsen können aber der Röntgenuntersuchung auch in der Schräg- und Frontalaufnahme entgehen oder doch nur unvollständig erscheinen. Dazu kommt, daß der kalkharte Herdschatten (vgl. das Kapitel Lungentuberkulose der Kinder) zwar intensive Kalkeinlagerung beweist, aber keine Auskunft gibt, ob der Herd versteinert, verkreidet, fibrös-käsig, vielleicht sogar zum Teil erweicht ist. Man hat sich gewöhnt, die zum Primärkomplex gehörigen Kalkherde bei Erwachsenen als inaktiv und deshalb belanglos anzusehen. Aber spät auftretende pulmonale hämatogene Streuungen, Knochen- und Urogenitaltuberkulosen und isolierte Meningitiden beweisen einen späten Einbruch in die Blutbahn. Die in nebenstehendem tabellarischen Auszug aufgeführten Tuberkulosen anderer Organe kommen durchweg auf dem Blutwege zustande; der Großteil dieser Tuberkulosen läuft im Kindesalter ab. Aber die Tabelle zeigt, daß auch im Erwachsenenalter diese Tuberkuloseformen keineswegs ganz fehlen. In der Regel dürfte die hämatogene Metastasierung vom ursprünglichen pulmonalen Primärherd aus sehr langsam oder schubweise durch die paratracheale Drüsenkette gehen, also an einen chronisch proliferierenden Primärkomplex gebunden sein.

Demnach ist auch dem kalkimprägnierten Primärkomplex Erwachsener nicht ganz zu trauen. Wir haben keinerlei Möglichkeit, die Proliferation des Primärkomplexes zu erkennen; auch Herdverkalkungen in den paratrachealen Drüsen sind keine ausreichenden klinischen Hinweise. Immerhin hat die Fürsorge aus der Erfahrung die Lehre gezogen (GRASS), umfangreiche Verkalkungen im Bereich der pulmonalen Drüsen besonders bei Jugendlichen mit Mißtrauen anzusehen, diese durch endogene Metastasierung Gefährdeten in sorgfältiger Kontrolle zu behalten und in der Erholungsfürsorge besonders gut zu bedenken. Mit dieser Beobachtung der Fürsorge stimmt unsere klinische Feststellung von 6—10% verkalkten Primärkomplexen bei der isolierten Lungentuberkulose, aber 30% bei den hämatogen entstehenden Knochentuberkulosen überein.

SIMONsche Herde. Aber nicht nur solche Residuen des Primärkomplexes und seines Fortschreitens auf dem Lymphwege sind für die Entstehung der Lungentuberkulose von Bedeutung, sondern auch die Überbleibsel frühsekundärer hämatogener Streuung, die im Lungen-

Tabelle.

Altersklassen		
0— 2		7,54
2— 5		3,92
5—10		1,98
10—30	durch-	
30—60	schnitt-	1,02
über 60	lich	

Sterblichkeit an Tuberkulose anderer Organe in Preußen 1910, auf 10 000 Lebende berechnet.

röntgenbild in Form von peripher liegenden kalkdichten Herdschatten
nicht ganz selten zu finden sind. Als solche hat SIMON kleine Kalkherde und Kalkherdgruppen in den Lungenspitzen von Kindern beschrieben. Man findet sie bei Erwachsenen nicht ganz selten als einzige
Lungenherde, gelegentlich auch in der einen Spitze bei fortschreitender

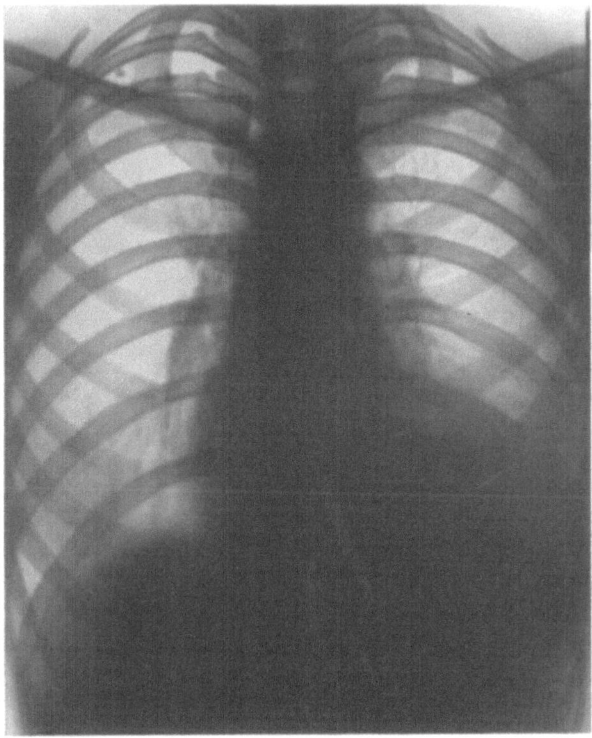

Abb. 68. Aufn.-Nr. 2430, ♀ 31 Jahre. SIMONsche Herde im rechten Spitzenfeld, Pleuritis
exsudativa links.

Tuberkulose der anderen Seite; die Entwicklung einer Lungentuberkulose direkt aus solchem Herd ist in Abb. 35, S. 49 wiedergegeben.
Die Abb. 68 zeigt einen solchen verkalkten SIMONschen Herd in der
rechten Lungenspitze und außerdem eine Pleuritis exsudativa links.
Neuere Untersuchungen über die hämatogenen Lungentuberkulosen
haben ergeben, daß die isolierte tuberkulöse Pleuritis exsudativa regelmäßig hämatogenen Ursprungs ist. Unser Bild dürfte also ein Beispiel
dafür sein, daß der lange zurückliegenden frühsekundären hämatogenen
Streuung ein neuer hämatogener Schub gefolgt ist. Hie und da findet
man Kalkherde in größerer Zahl verstreut über einen Lungenabschnitt
oder auch über einen großen Teil der Lungenfelder (s. Abb. 50, S. 62).

Die Abb. 69 zeigt einen deutlichen Hof um einen der zahlreichen Kalkherde, der wohl als eine perifokale Entzündung aufgefaßt werden darf,
während die Abb. 70 mit dem frischen erweichenden Infiltrat in der
Umgebung zahlreicher alter Kalkherde die Exacerbation der alten
Herde durchaus wahrscheinlich macht, wie sie in Form der binde-

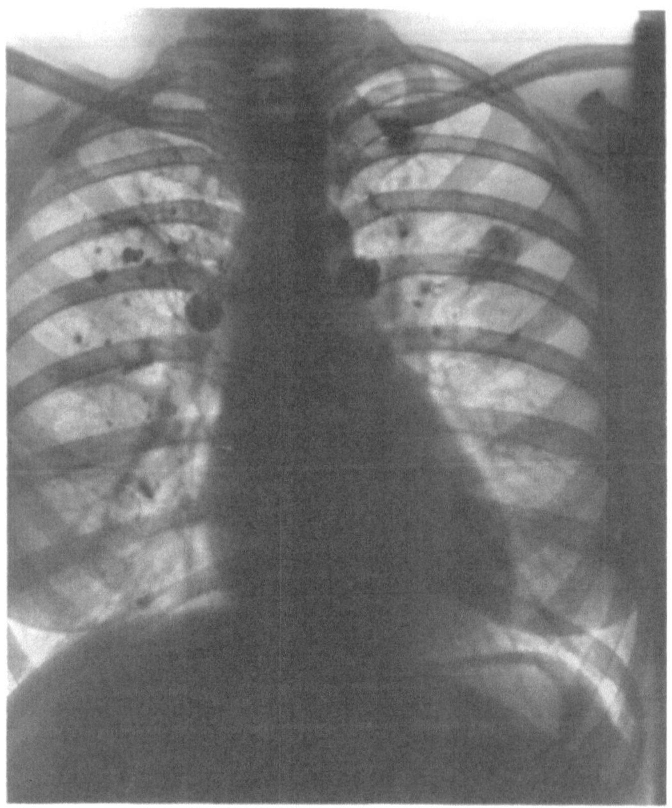

Abb. 69. Aufn.-Nr. 7643, ♀ 31 Jahre. Zahlreiche Kalkherde in beiden Lungenfeldern.
Verkalkung der Bronchaldrüsen. Links in Höhe des vorderen Endes der 3. Rippe kleiner
Kalkherd mit größerem weichem runden Hof.

gewebigen Durchwachsung alter Herde, unter anderen von PAGEL
anatomisch nachgewiesen ist.

PUHLscher Herd. Der PUHLsche Herd (Abb. 71) ist in seiner Genese
umstritten. Die ASCHOFFsche Schule faßt ihn als Endausgang des
exogenen Superinfektionsherdes auf, aber die hämatogene Entstehung
kann auch anatomisch nicht ausgeschlossen werden. Sicher ist, daß
auch von dem alten PUHLschen Herd eine neue pulmonale Ausbreitung
der Tuberkulose ausgehen kann, wie sie unsere Abb. 12, S. 25 zum
mindesten wahrscheinlich macht.

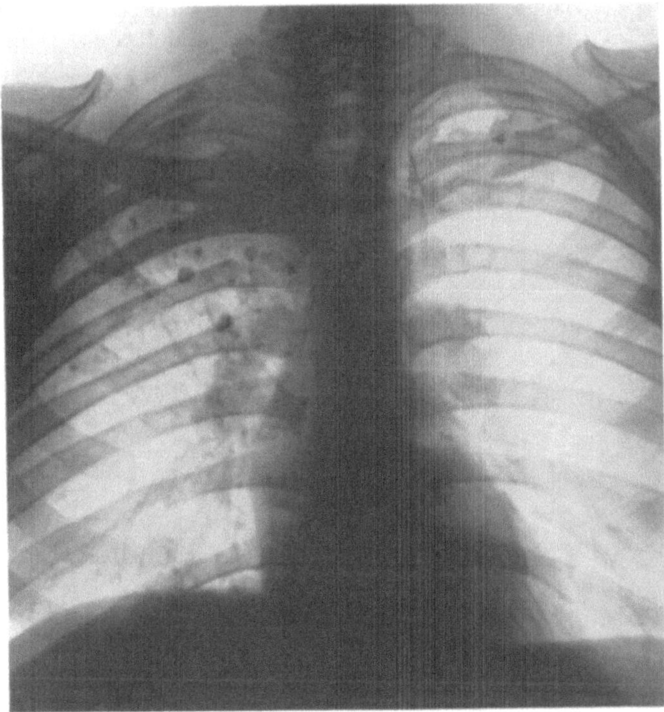

Abb. 70. Amb., ♂ 34 Jahre. Zahlreiche verkalkte Herde im rechten Oberfeld, zum Teil von dichten Schatten frischerer Tuberkulose umgeben. Runder Einschmelzungsherd hinter dem Schlüsselbein.

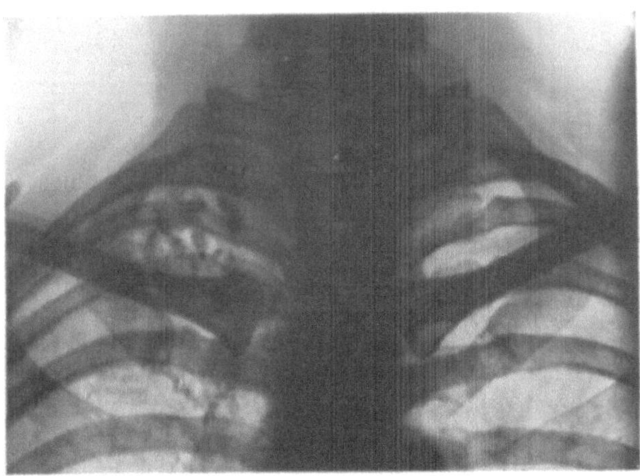

Abb. 71. Amb., ♀ 24 Jahre. PUHLsche Herde. Gruppe verkalkter Herde im rechten Spitzenfeld bei voller Gesundheit.

Die hämatogenen Lungentuberkulosen sind klinisch in der letzten Zeit von GRAU, DIEHL, NEUMANN, BRAEUNING und REDEKER, und von ULRICI zum Gegenstand eines eingehenden Studiums gemacht worden. Während der Anatom (vgl. Kapitel Pathologische Anatomie) dank der Möglichkeit, den ganzen Körper nach versteckten hämatogenen Herden

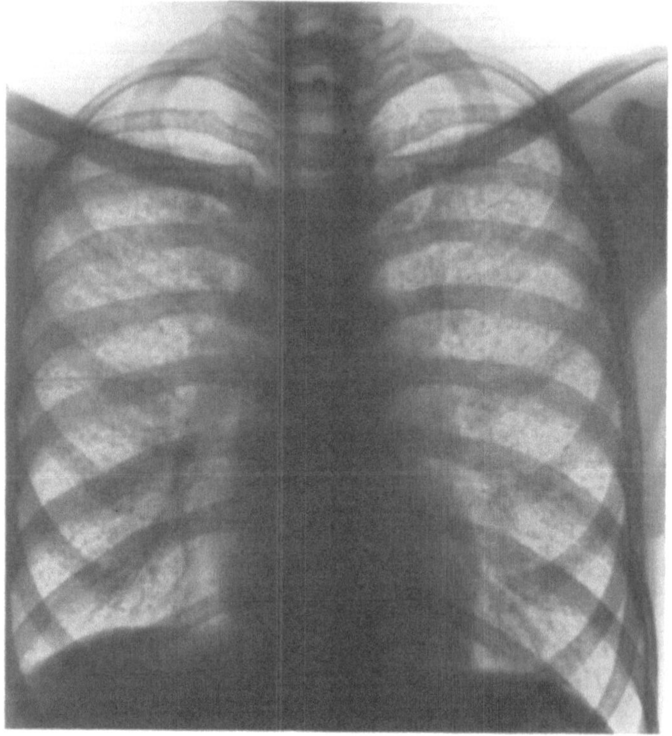

Abb. 72. Aufn.-Nr. 1495, ♂ 26 Jahre. Hämatogene Miliartuberkulose (Obd.-Nr. 772). Interlobärlinie rechts.

genauest abzusuchen, etwa 30—40% der Lungentuberkulosen als ursprünglich hämatogene Formen bestätigen kann, gelingt dies dem Kliniker auch nicht annähernd in gleichem Maße, weil er die Tuberkulosen oft erst in einem vorgeschrittenen Stadium sieht, das die Spuren früheren Geschehens überdeckt. Neben der großen wissenschaftlichen Bedeutung der pathogenetischen Klärung tritt für den Kliniker glücklicherweise im Einzelfall der praktische Erkenntniswert hämatogener Entstehung der ersten pulmonalen Herde in all den Fällen stark zurück, die im klinischen und vor allem im pulmonalen Bilde neue hämatogene Schübe nicht erkennen lassen; und das ist die überwiegende Mehrzahl der hier in Frage stehenden Lungentuberkuloseformen.

Hämatogene Miliartuberkulose. Die erste Röntgenaufnahme zu unserer Abb. 72 zeigte eine Pleuritis exsudativa bei völligem Fehlen von intrapulmonalen Herdschatten (wie, abgesehen von dem SIMONschen Herd, die Abb. 68, S. 109), während die Aufnahme Abb. 72 nur 3 Monate später das typische Bild der voll entwickelten hämatogenen Miliartuberkulose darbietet, der der Kranke 2 Wochen später erlegen ist. Das Bild illustriert also aufs schönste die enge Beziehung der Pleuritis exsudativa zur hämatogenen Tuberkuloseausbreitung, die wir in unserem großen Material hämatogener Tuberkulosen (vor allem Knochentuberkulosen) so oft bestätigt fanden. Auf das bekannte Röntgenbild der akuten hämatogenen Miliartuberkulose braucht hier nicht näher eingegangen zu werden.

Es gibt neben der akuten Miliartuberkulose auch subakute bis subchronische Formen. Röntgenologisch unterscheiden sie sich von den akuten Streuungen dadurch, daß eine lokale Entwicklung der Einzelherde an ihren größeren Schatten und einem gewissen Konfluieren der Einzelschatten deutlich zu erkennen ist.

Nicht selten kommt es auch zur Erweichung konglomerierender Herde, die als kleine runde Aufhellung, seltener als deutliche Kaverne im Röntgenbild nachweisbar sein kann. Wenn sich, ein seltener Vorgang, eine hämatogene Miliartuberkulose einer älteren Phthise aufpfropft (Stadienüberkreuzung), so wird das Röntgenbild allein die richtige Diagnose kaum gestatten, da es dem Bild der chronischen disseminierten produktiven Tuberkulose bronchogener oder lymphogener Ausbreitung vollkommen gleichen kann.

Hämatogene Lungentuberkulose. Neben diesen Abarten der hämatogenen Miliartuberkulose, die sich nur im Tempo von der typischen Form unterscheiden, gibt es nun aber noch sog. blande Streuungen, die eine wesentlich andere klinische Bedeutung haben. Die Abb. 73 stammt von einer jugendlichen Kranken, die $4^1/_2$ Monate beobachtet wurde, kein Fieber und außer einer mäßigen Linksverschiebung im Blutbild und mäßiger Senkungserhöhung bei gleichmäßig leidlich gutem Allgemeinzustand keine klinischen Erscheinungen und einen sehr geringfügigen physikalischen Befund bot. Der ganz spärliche Auswurf war dauernd bacillenfrei; das Röntgenbild änderte sich in der Beobachtungszeit gar nicht. Die Röntgenaufnahme Abb. 48, S. 61 zeigt eine ausgiebige pulmonale Streuung; auch hier kaum klinischen Erscheinungen. Unsere Abb. 49, S. 61 desselben Kranken, 2 Jahre später aufgenommen, zeigt, daß eine derartig reiche hämatogene Streuung fast restlos verschwinden kann, jedenfalls als solche nicht mehr zu erkennen ist. Was bleibt, ist eine vermehrte, zum Teil ziemlich dichte streifige Zeichnung, die vermutlich von der Wucherung des perivasculären und peribronchalen Bindegewebes als Folgeerscheinung der toxisch-entzündlichen Vorgänge im Lungengewebe, zum Teil auch wohl von den fibrösen Narben der Tuberkel selbst herrührt.

Nicht immer sind diese hämatogenen Streuungen röntgenologisch dem Bild der echten Miliartuberkulose so ähnlich. Befällt doch die Streuung oft nur Abschnitte des Lungengewebes, zuweilen infarktähnlich,

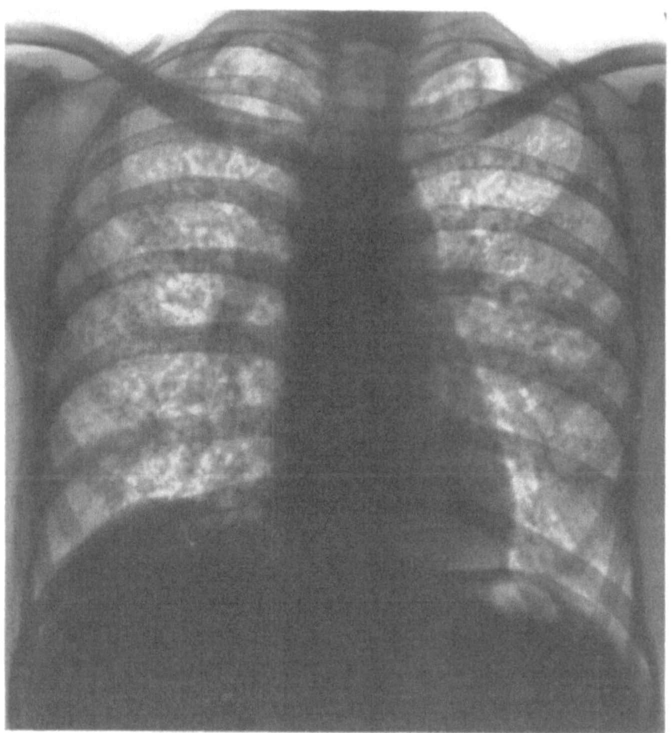

Abb. 73. Amb., ♀ 28 Jahre. Subchronische Miliartuberkulose. (Vor 5 Monaten schleichender Beginn, niedriges Fieber, geringe Krankheitserscheinungen, Tuberkelbacillen —. Prognose infaust.)

meist die Oberfelder, nicht selten auch die Mittelfelder bevorzugend. Die Abb. 74 zeigt das Lungenröntgenbild des Kranken, dessen vielfache tuberkulösen Herde im Bereich des großen Kreislaufs im Körperschema Abb. 3, S. 9 (Kapitel Pathogenese) dargestellt sind. Die unregelmäßige pulmonale Streuung wird zwar den Verdacht der hämatogenen Genese erwecken, der in diesem Fall durch die peripheren Herde bestätigt wird. Aber das ursprüngliche Bild wird doch schon verwischt durch die lokale Entwicklung des Prozesses im Konfluieren und Erweichen der Einzelherde. Je geringer und unregelmäßiger die ursprüngliche Streuung war und je mehr die lokale Herdentwicklung überwiegt, um so schwieriger wird die pathogenetische Diagnose. So zeigen die Lungen-

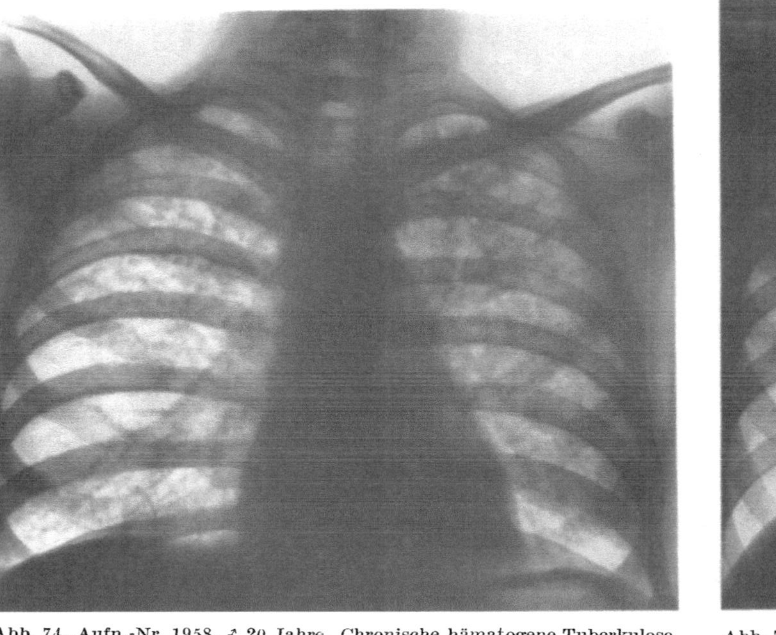

Abb. 74. Aufn.-Nr. 1958, ♂ 20 Jahre. Chronische hämatogene Tuberkulose mit alten Metastasierungen im Bereich des großen Kreislaufs. Unregelmäßige miliare Aussaat in den Lungen mit konglomerierenden und erweichenden Herden. 6 Monate später Tod an Meningitis.

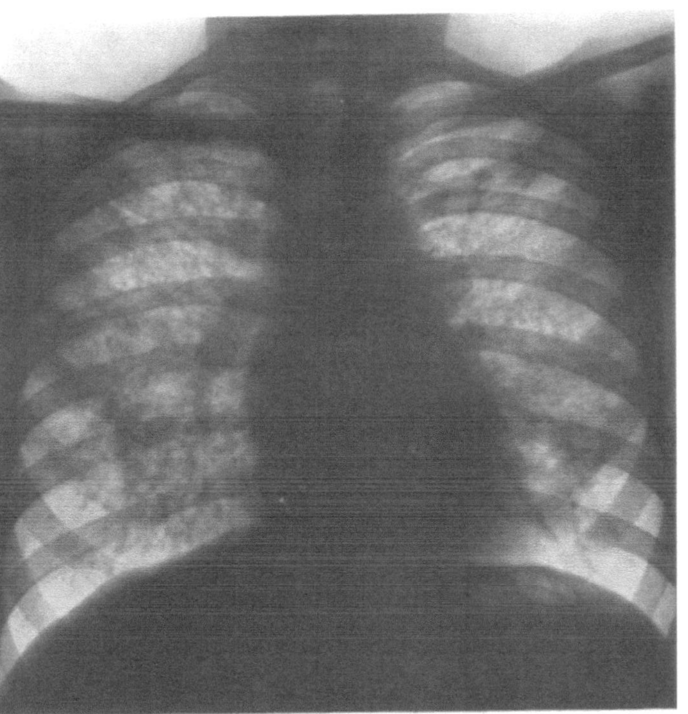

Abb. 75. Aufn.-Nr. 556, ♀ 18 Jahre. Wahrscheinlich hämatogene Tuberkulose. (Vor 2 Monaten schleichend erkrankt, kein Fieber, geringe Krankheitserscheinungen.) Peripher keine Herde, Lungen mit miliaren Herden übersät. Prognose sehr zweifelhaft. 2 Jahre später Einschmelzung im linken Oberlappen, banale Phthise, ziemlich guter Allgemeinzustand.

tuberkulosen unserer Kranken mit Knochentuberkulose, die doch sicherlich hämatogen entstanden sind, röntgenologisch nicht selten das Bild der banalen chronischen Phthise, an dem nichts mehr auf den besonderen Charakter dieses Prozesses hindeutet.

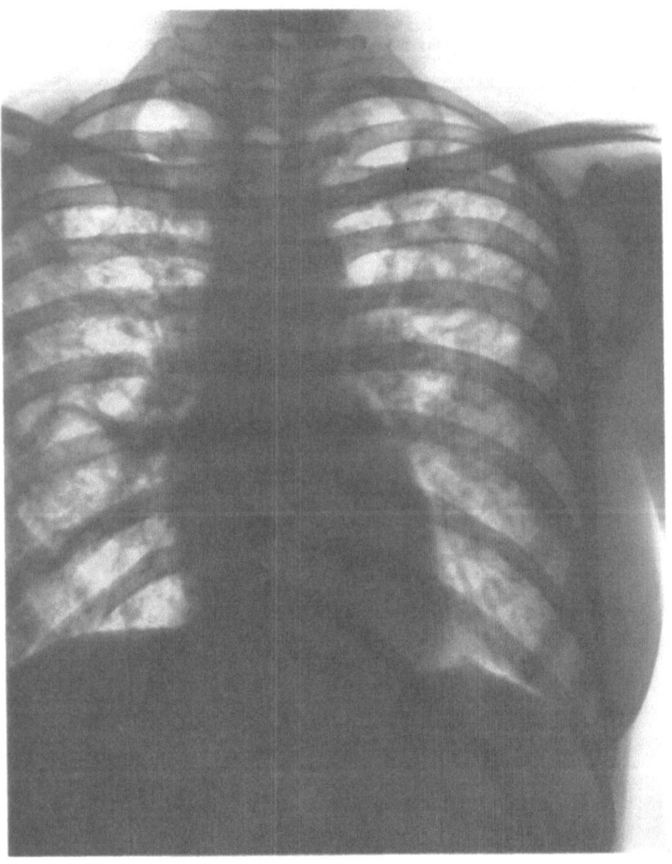

Abb. 76. Amb., ♀ 16 Jahre. Lochkavernen. (Vor 2 Jahren schleichend erkrankt.) Beide Lungen mit großen Herdschatten übersät. Beiderseits mehrere Ringschatten.

Bei den Lungentuberkulosen, die röntgenologisch durch die gleichmäßige, wenn auch nur partielle Aussaat etwa gleicher kleiner Herdschatten als hämatogen imponieren (Abb. 75), aber beim Fehlen peripherer Absiedelungen den klinischen Nachweis der hämatogenen Entstehung nicht gestatten, wird die pathogenetische Diagnose immer nur eine Annahme bleiben. Denn chronisch bronchogen oder lymphogen fortschreitende produktive Tuberkulosen können röntgenologisch das gleiche Bild bieten. Von klinischen Merkmalen für die Differenzierung dieser Formen würde der Nachweis der Tuberkelbacillen im Blut entscheidend sein, den LOEWENSTEIN in der überwiegenden Mehrzahl der chronischen Tuberkulosen geführt haben will. Aber seine Befunde sind bisher nicht bestätigt worden.

Lochkavernen. Es gibt noch ein charakteristisches Merkmal der hämatogenen Lungentuberkulosen, das auch röntgenologisch gelegentlich als pathogenetisch wertvoll gelten kann: die Lochkavernen. Es kann zwar keineswegs jede im Röntgenbild wie ausgestanzt erscheinende dünnwandige Kaverne als „Lochkaverne", d. h. als hämatogen entstandener Herd angesprochen werden. Die isolierte Frühkaverne z. B. ist in der Regel eine ganz dünnwandige Kaverne (vgl. die Abb. 91 und 92, S. 127); gerade für diese Herde gilt aber die im Kapitel Pathogenese dargestellte Vielheit der Entstehungsweisen und es ist deshalb nicht angängig, diese Kavernen als hämatogene Herde aufzufassen. Wenn dagegen im Lungenröntgenbild eine Anzahl „Lochkavernen" zu sehen sind, wie in der Abb. 76 und 77, so ist man nach der anatomischen Erfahrung (vgl. Abb. 19 und 20, S. 35) berechtigt, diese Tuberkulosen als hämatogene Formen zu deuten und prognostisch zu werten.

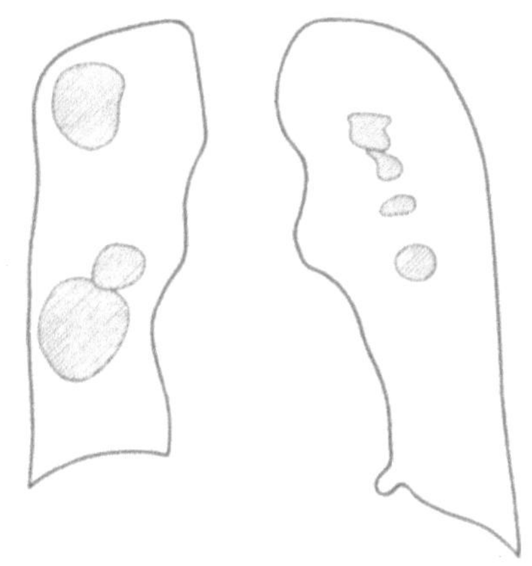

Abb. 77. Derselbe Fall. Kavernenschema.

Mit einem doppelten Hinweis sei die Besprechung dieser hämatogenen Tuberkulosen abgeschlossen: wie es notwendig ist, bei allen peripheren Tuberkulosen nach pulmonalen Streuungen zu fahnden, so muß die röntgenologisch als hämatogen imponierende Lungentuberkulose Anlaß geben, peripher nach tuberkulösen Absiedelungen mit aller Sorgfalt zu suchen. Wir haben wiederholt Knochentuberkulosen erst verspätet erkannt, weil wir erst neuerdings diesem letzteren Gesichtspunkt gebührend Rechnung zu tragen gelernt haben.

Das akute Infiltrat. Den hämatogenen Tuberkulosen steht in der heutigen klinischen Auffassung die Reihe der *„Frühinfiltratphthisen"* gegenüber, so genannt, weil sie klinisch mit dem typischen akuten Infiltrat beginnen. In dem Kapitel über die Pathogenese ist die mannigfache Entstehung des Frühinfiltrats gegeben und die Entwicklungsreihe der anschließenden Tuberkuloseformen schematisch dargestellt. Hier seien im Röntgenbild zunächst die 5 verschiedenen Entstehungsweisen illustriert. Der große exsudative Herd der Abb. 78 gleicht ganz dem Bilde der Primärinfiltrierung, die mit dem Schatten der perifokalen

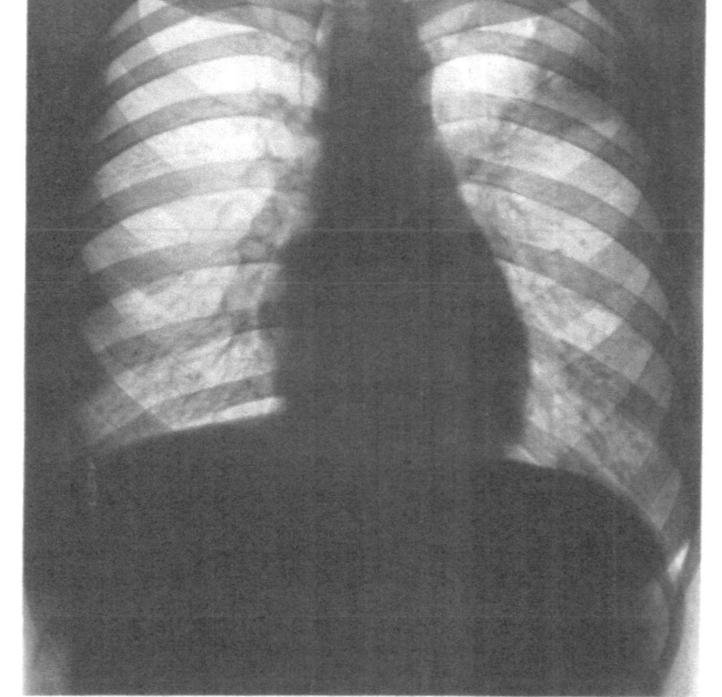

Abb. 78. Amb., ♀ 24 Jahre. Großes Infiltrat im linken Mittelfeld, den Hilusschatten einbeziehend. Diffuse Verschattung des linken Unterfeldes (Atelektase?). Verkalkter Primärkomplex rechts.

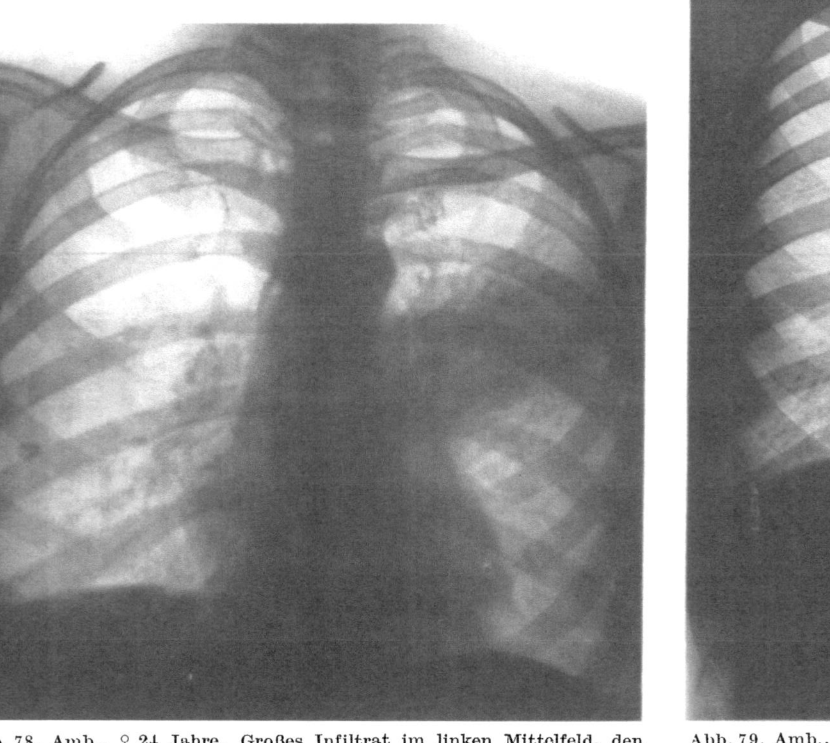
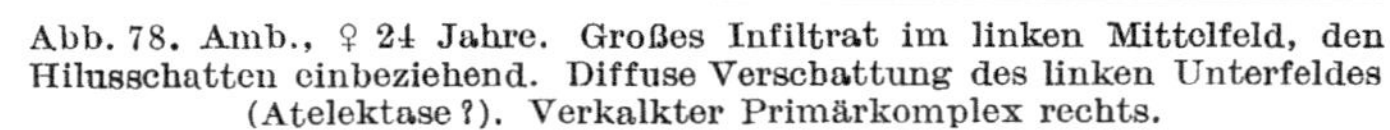

Abb. 79. Amb., ♀ 24 Jahre. Infarktähnliches Infiltrat im linken Oberfeld mit kleiner Erweichung und Abflußbahnen zum Hilus. Beruflich exponiert. (Vor 2 Wochen akut erkrankt, guter Allgemeinzustand, kein Fieber. Tuberkelbacillen +.)

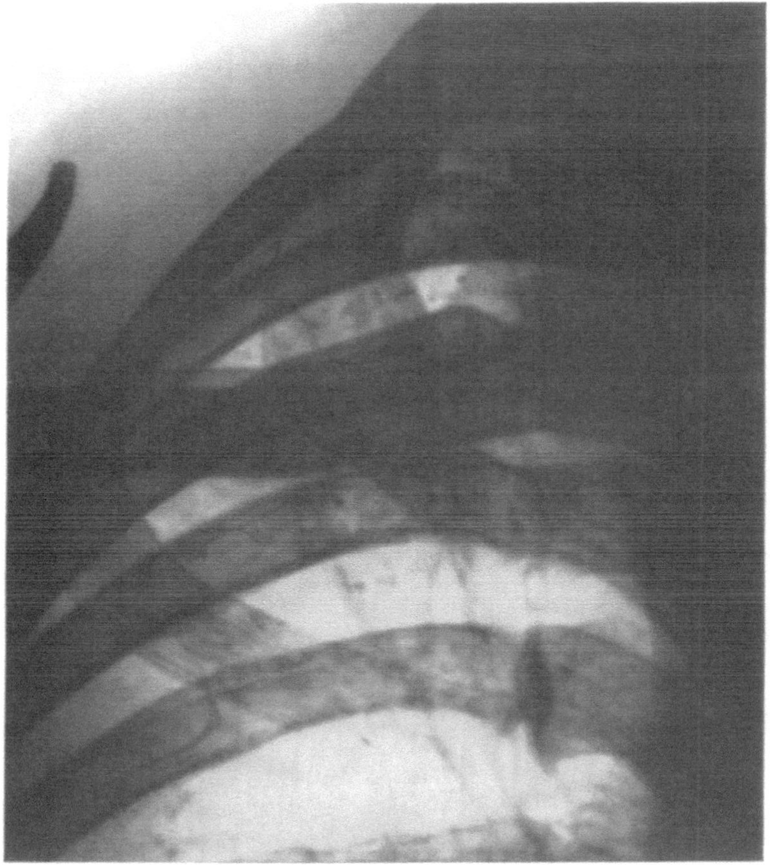

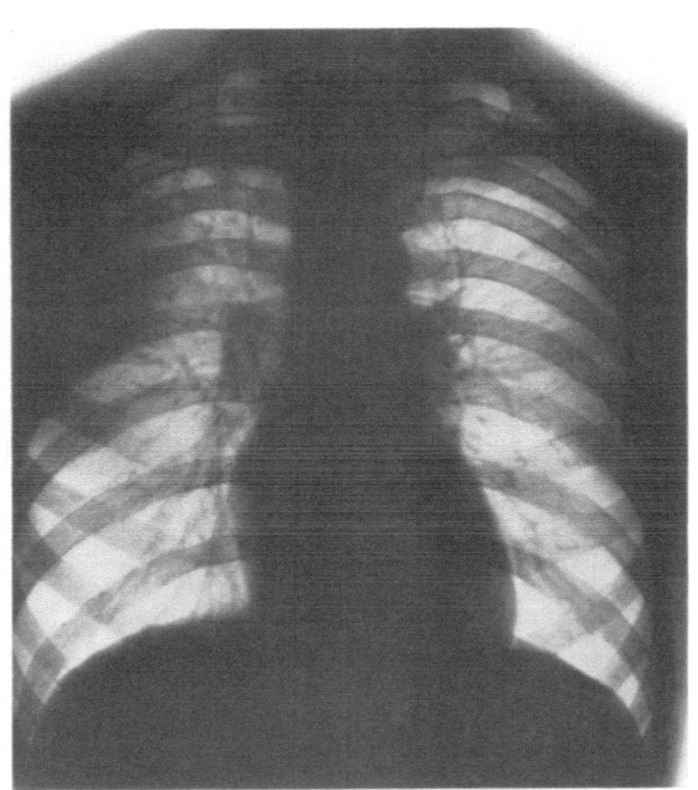

Abb. 80. Amb., ♂ 32 Jahre. Gruppe alter, harter Herde im rechten Spitzenfeld. (Auf dem Schatten der 1. Rippe.) Verkalkte Herde im Bereich des rechten Hilus.

Abb. 81. Derselbe Fall, 4 Monate später. Großes Infiltrat im rechten Oberfeld bis zum Lappenrand reichend. (Absiedelung nach LOESCHCKE.)

Entzündungszone gemeinsam um primären Lungenherd und regionären Drüsenherd das Lungenwurzelgebiet in den Herdschatten einschließt. Das Bild zeigt aber zugleich, wie vorsichtig man mit solchen rein röntgenologischen Exegesen sein muß: denn der Kalkschatten im rechten Unterfeld — wahrscheinlich handelt es sich um den alten Primärherd, beweist, daß wir es *nicht* mit einer Primärinfiltrierung, sondern mit

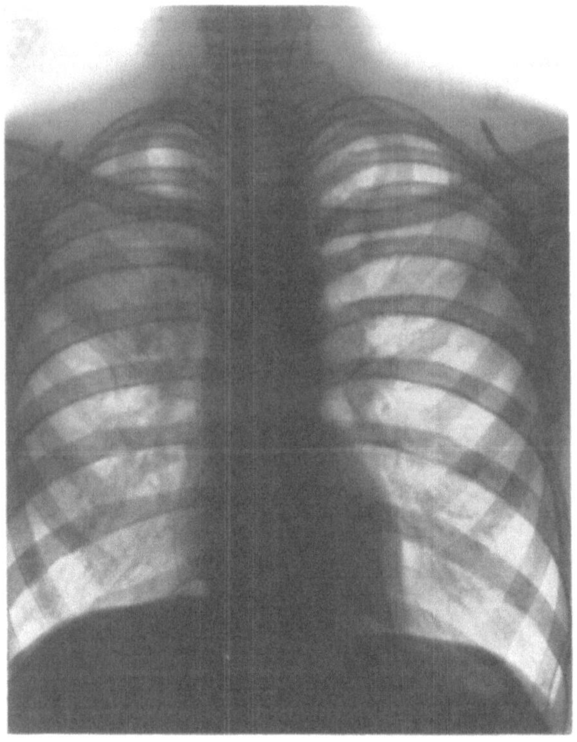

Abb. 82. Aufn.-Nr. 1867, ♂ 25 Jahre. Großes hämatogenes Infiltrat im rechten Oberfeld, Spitze frei. Kleines Infiltrat im linken Oberfeld. Seit 7 Jahren Lupus an der rechten Hand, an der Brust und im Gesicht. Seit einigen Wochen Lungenerscheinungen.

einem Reinfektionsherd zu tun haben. — Die Abb. 79 zeigt ein eingeschmolzenes Frühinfiltrat im linken Oberfeld mit Abflußbahnen zum Hilus; es stammt von einer jungen Krankenschwester, die zur Zeit der Entstehung dieses Herdes beruflich schwer exponiert war. Die Deutung des Herdes als exogener Superinfekt dürfte schlüssig sein, da wir solche Herde gerade bei jugendlichen Exponierten als typisch kennen gelernt haben. Die Abb. 80 zeigt zerstreute ältere Herde im rechten Oberfeld. 4 Monate später findet sich das große Mittelfeldinfiltrat der Abb. 81, dessen bronchogene Entstehung von den älteren Herden (grobe Streuung in den Ramus horizontalis des Oberlappenbronchus nach

Loeschcke) durchaus plausibel ist. Die Abb. 82 mit dem großen akuten Infiltrat im rechten Oberfeld und einem zweiten kleinen Infiltrat links stammt von einem Kranken mit zahlreichen Lupusherden an verschiedenen Körperstellen. Nicht nur diese peripheren Herde, sondern auch das doppelte Auftreten von Infiltraten machen die hämatogene Entstehung vom versteckten älteren Herd aus sehr wahrscheinlich. — Die Abb. 35, S. 49 schließlich zeigt im rechten Oberfeld eine Anzahl

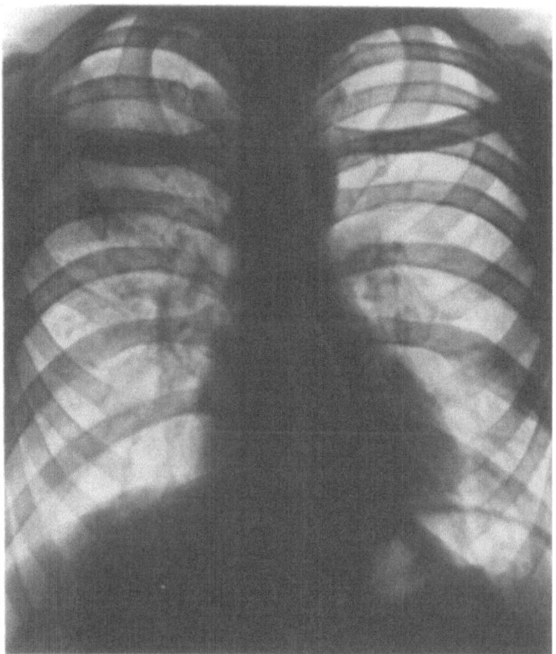

Abb. 83. Amb., ♂ 26 Jahre. Großes Infiltrat im rechten Oberfeld.
(Vor 3 Wochen an vermeintlicher Grippe erkrankt.)

alter kalkimprägnierter Herde und inmitten einen frischen Einschmelzungsherd, ein Bild, das wohl nur die Deutung der Exacerbation der alten Herde zuläßt.

Leider ist die hier vorgenommene Analyse des akuten Infiltrats im Einzelfall nur ausnahmsweise anwendbar; unsere Fälle sind aus einem sehr großen Material ausgesucht und in ihrer eindrucksvollen Typik nur vereinzelt vertreten. In der überwiegenden Mehrzahl der Frühinfiltrate bleibt die Genese ganz ungeklärt oder doch mehrdeutig.

Die Bedeutung des akuten Infiltrats für den Beginn der Lungentuberkulose wie insbesondere für die therapeutische Indikation macht ein näheres Eingehen auf die röntgenologische Erscheinungsform notwendig. Die Abb. 83 demonstriert ein nach dem klinischen Verlauf nur wenige Wochen altes Infiltrat, das sich durch die homogene, diffuse Schattengebung der grandiosen perifokalen Entzündung auszeichnet. Die Abb. 84 zeigt ein Infiltrat, von dem auf der Röntgenaufnahme 5 Wochen vorher noch nichts zu sehen war und das doch schon die

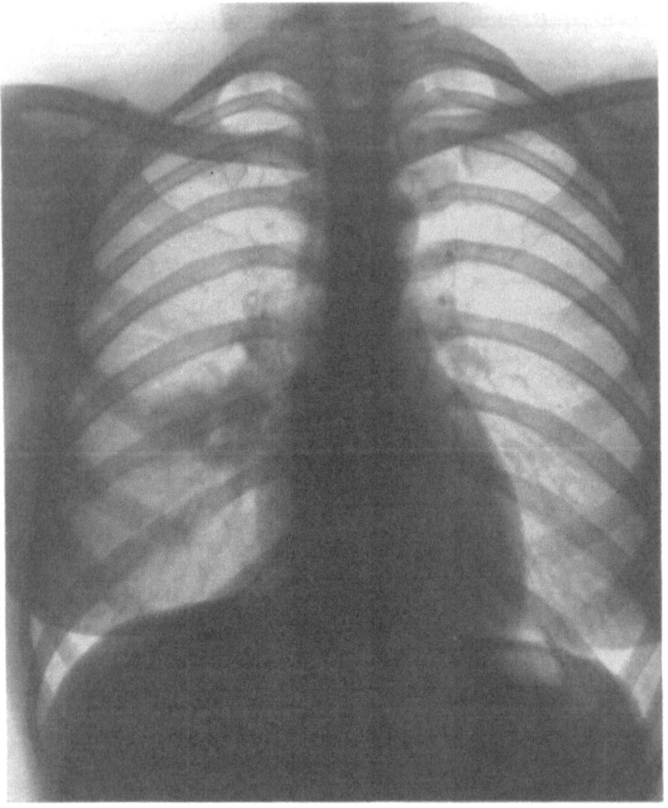

Abb. 84. Ang.-Nr. 315, ♀ 30 Jahre. Infiltrat im rechten Mittelfeld mit zentraler Aufhellung. Beruflich schwer exponiert. Erkrankung an Bronchitis. Tuberkelbacillen +. (Röntgenaufnahme 5 Wochen vorher zeigt normales Lungenbild.)

zentrale Erweichung (positiver Bacillenbefund!) erkennen läßt. Die Abb. 85 gleicht vollkommen der typischen perihilären Sekundärinfiltrierung. Nach dem klinischen Bild (berufliche Exposition und positiver Bacillenbefund) handelt es sich jedoch wahrscheinlich um einen frischen Superinfektionsherd. Nach klinischer Erfahrung kann die in den letzten Abbildungen gezeigte röntgenologische Form des frischen Superinfektionsherdes als typisch gelten. Aber diese Heftigkeit der lokalen Reaktion auf das Haften erneut in das Lungengewebe aufgenommener Tuberkelbacillen ist doch nicht obligat. So zeigt die Abb. 86 einen kleinen weichen Herd, der als frischer Superinfektionsherd angesehen werden muß, da er in unmittelbarem Anschluß an schwere berufliche Infektion auftrat und sich nach dem weiteren Verlauf (Abb. 87 und 88) als unzweifelhaft akuter Beginn erneuten tuberkulösen Geschehens erwies. Neuerdings weist außerdem BRAEUNING nach, daß nicht selten dem

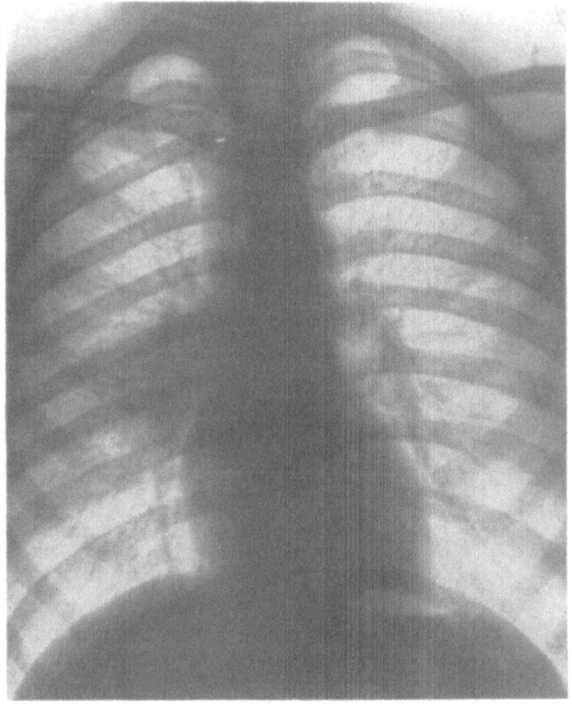

Abb. 85. Amb., ♀ 30 Jahre. Infiltrat in Form des SLUKAschen Dreiecks. Beruflich schwer exponiert. (Akut erkrankt. Tuberkelbacillen +.)

als akuter Superinfektionsherd imponierenden Infiltrat ein schleichender Verlauf vorausgehen kann, den er in Form kleiner weicher Herde schon längere Zeit vor dem Auftreten des großen Infiltrats bei einer größeren Anzahl von Fällen beobachten konnte. Wir können aus eigener Erfahrung an Begutachtungsfällen, für die frühere Röntgenaufnahmen (Diensteinstellungen!) zur Verfügung standen, diese Beobachtung bestätigen. Sie unterstreicht die besprochene mannigfaltige Entstehungsform des akuten Infiltrats; sie zwingt außerdem zur vorsichtigen Bewertung des einzelnen Röntgenbildes, insbesondere zur Zurückhaltung bei der klinischen Diagnose der exogenen Superinfektion.

In der Abb. 89 haben wir ein älteres, bereits scharf abgesetztes
Infiltrat und in dem Schlagschatten der Abb. 90 ein altes Infiltrat mit
kleinen Kalkeinlagerungen vor uns. Die Abb. 91 stellt die typische

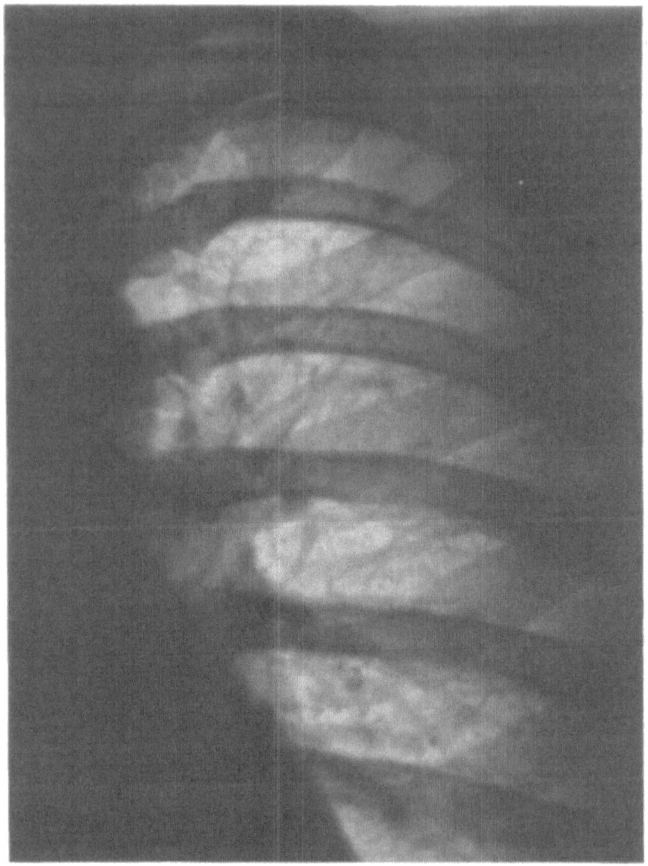

Abb. 86. Aufn.-Nr. 5116, ♀ 30 Jahre. Kleiner weicher Herdschatten links unter dem
Schlüsselbein. Beruflich schwer exponiert.

Rundkaverne nach vollendeter Erweichung und Rückbildung der perifokalen Entzündung dar; ähnlich die Abb. 92, die besonders schön die
recht häufige Henkelkorbform solcher Herde vorführt, die durch den
Sekretspiegel im Rundkavernenschatten entsteht. Die Abb. 93 illustriert
die große Schwierigkeit bei der Auffindung solcher isolierter Kavernen.
    Die weitere röntgenologische Analyse des tuberkulösen Lungen-
prozesses greift auf die sog. *Qualitätsdiagnostik* zurück. Anknüpfend
an die Dualitätslehre von VIRCHOW und ORTH, die exsudative und
produktive Herdbildung grundsätzlich auseinander hielt und in neuerer

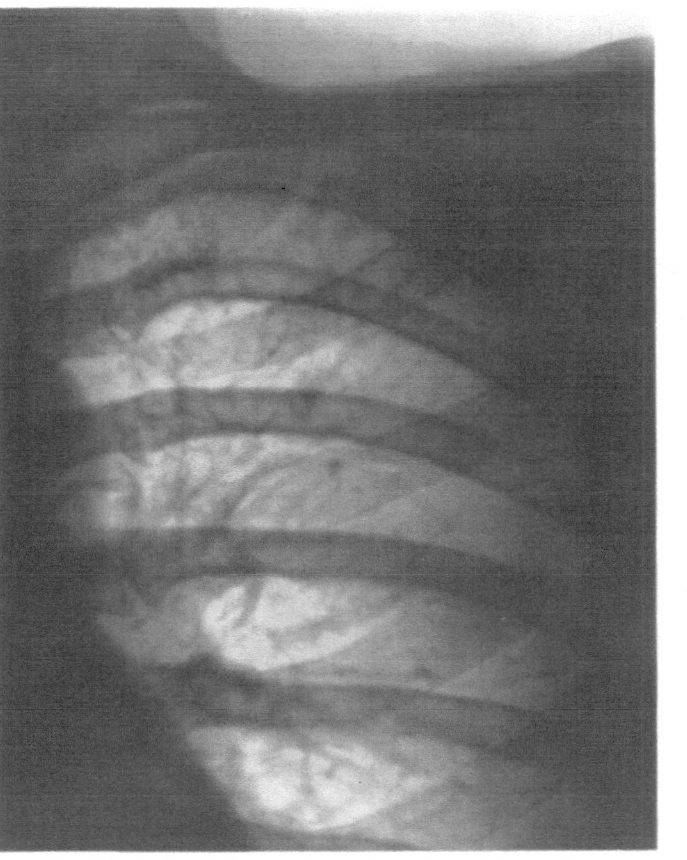

Abb. 87. Derselbe Fall, 6 Wochen später. Appositionswachstum des Herdes.

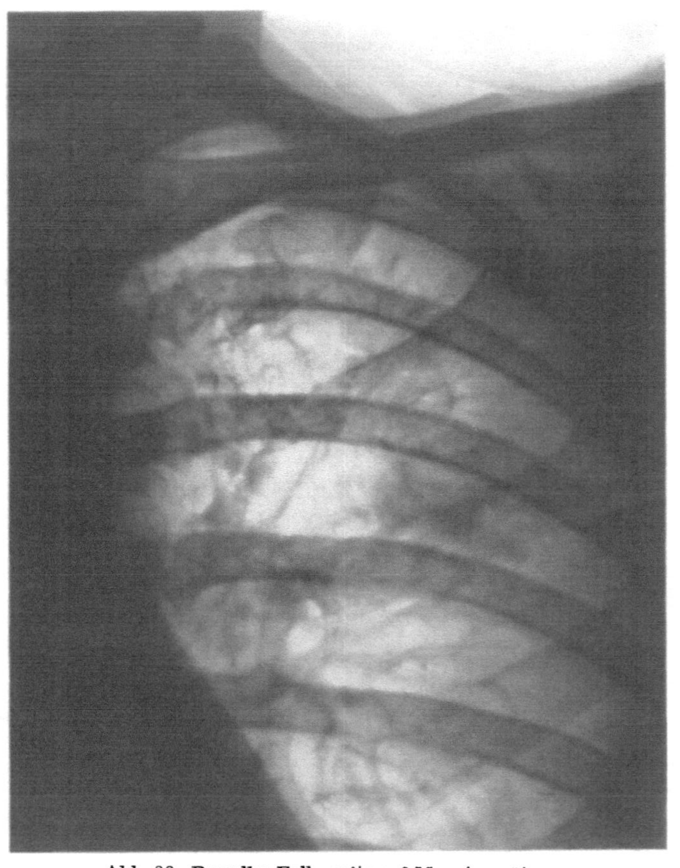

Abb. 88. Derselbe Fall, weitere 6 Monate später. Bronchogene Ausbreitung.

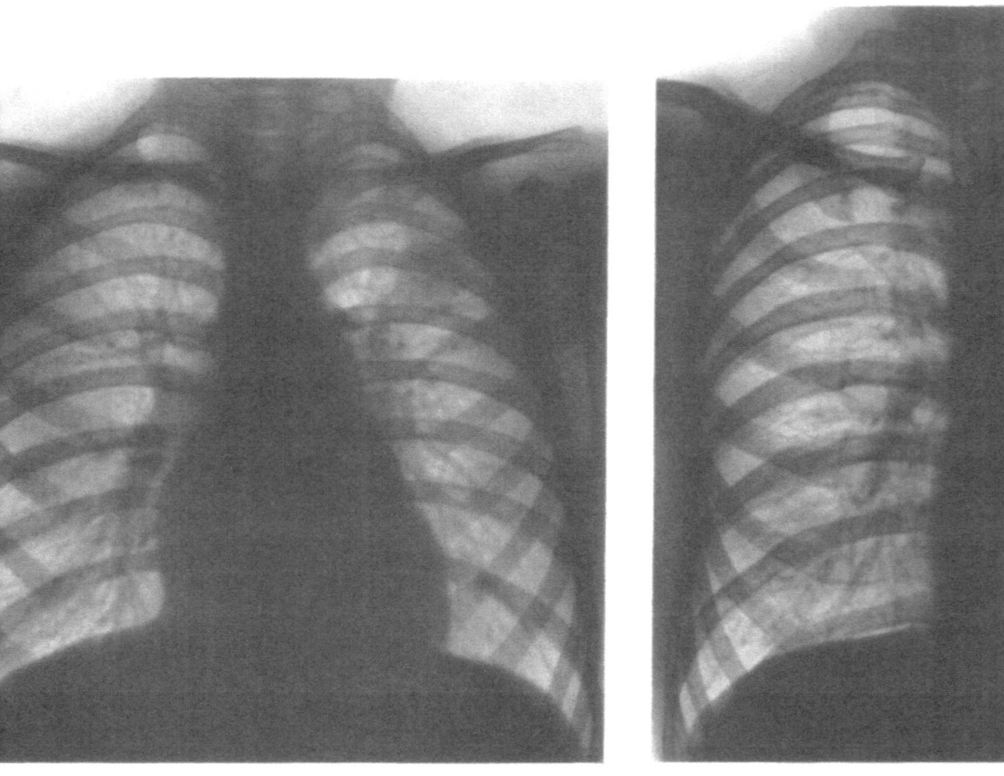

Abb. 89. Aufn.-Nr. 8860, ♂ 16 Jahre. Scharf begrenztes Infiltrat im linken Oberfeld. Verkalkter Primärkomplex im linken Oberfeld. (Schleichend erkrankt.)

Abb. 90. Aufn.-Nr. 2406, ♂ 26 Jahre. Altes Infiltrat. Subakut erkrankt. Scharf begrenzter Herdschatten links unterhalb des Schlüsselbeins mit kleinen Kalkeinlagerungen.

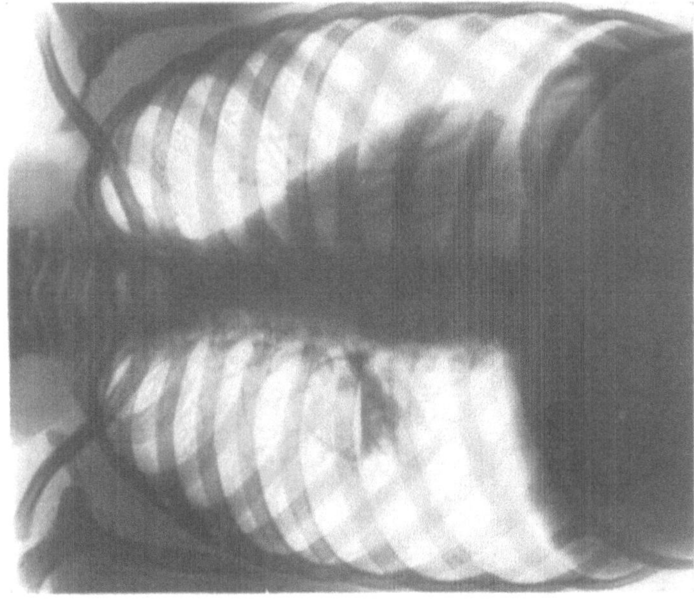

Abb. 92.
Amb., ♀ 28 Jahre. Frühkaverne. Isolierter Ringschatten im rechten Mittelfeld mit Sekretspiegel (Henkelkörbchen). Tuberkelbacillen +. Nach Durchleuchtungsbefund liegt der Herd nicht am Hilus, sondern in der hinteren Spitze des Unterlappens.

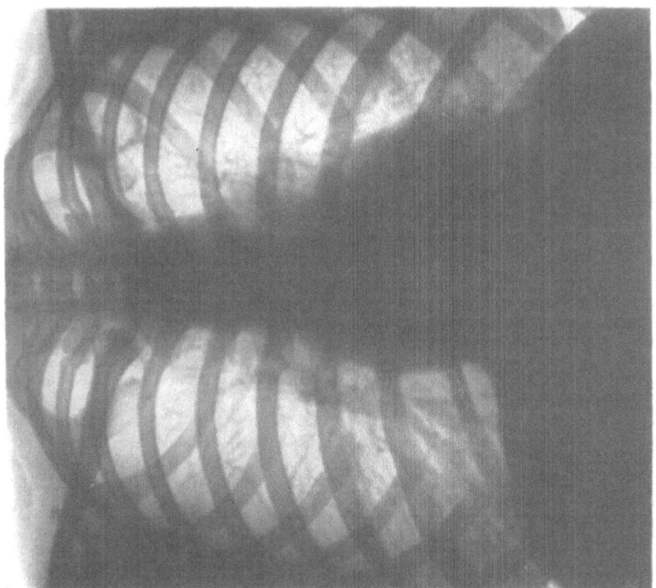

Abb. 91.
Aufn.-Nr. 7658, ♀ 23 Jahre. Frühkaverne. Isolierter Ringschatten links unterhalb des Schlüsselbeins.

Zeit von Nicol am Aschoffschen Institut in einer gründlichen Studie zu einem System der anatomischen Diagnostik ausgebaut wurde, haben Gräff und Küpferle, Ulrici, v. Romberg, Bacmeister u. a. mit

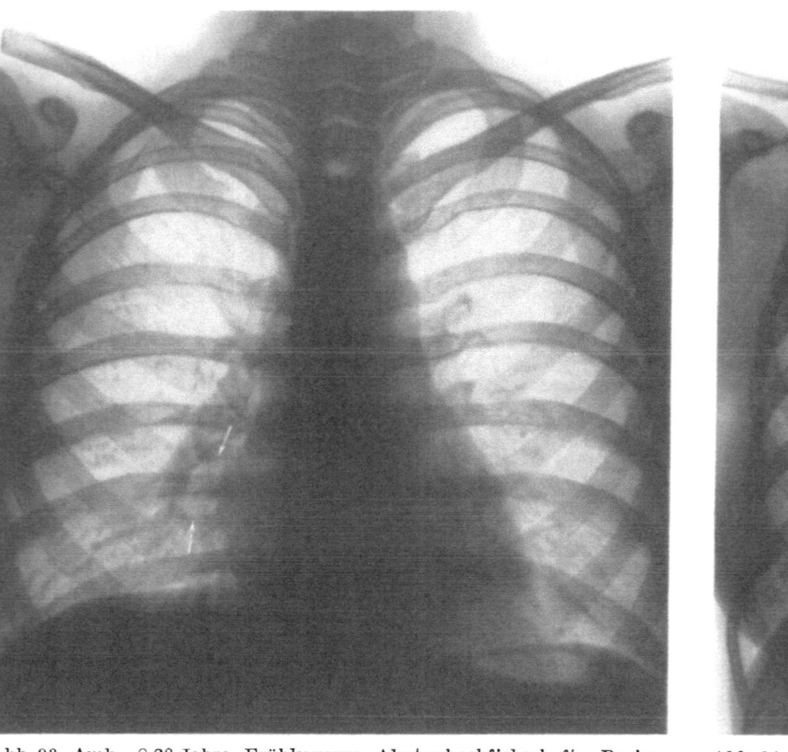

Abb. 93. Amb., ♀ 28 Jahre. Frühkaverne. Akuter hochfieberhafter Beginn. Tuberkelbacillen +. Vergrößerung des unteren Pols des rechten Hilusschattens mit mittelgroßer Aufhellung.

Abb. 94. Aufn.-Nr. 3216, ♀ 24 Jahre. Eingeschmolzenes Infiltrat im rechten Oberfeld mit Nachbarschaftsstreuung. (Akut erkrankt. Tuberkelbacillen +.)

Erfolg die gleiche Herdunterscheidung im Röntgenbild gesucht, dazu noch die Differenzierung der sekundären Veränderungen tuberkulöser Herde, nämlich der Induration (Cirrhose) und der Erweichung (Kavernenbildung). Das Ergebnis ist die klinisch-röntgenologische Unterscheidung

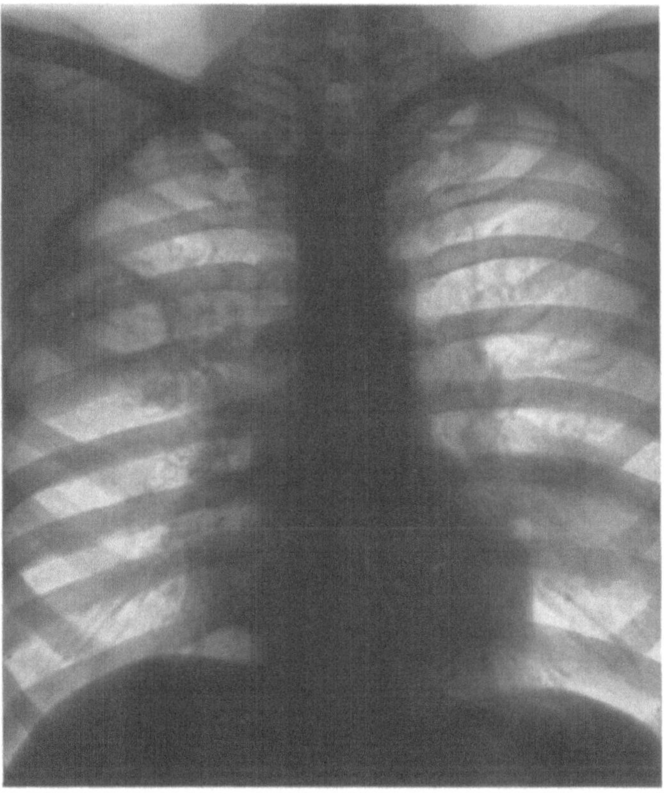

Abb. 95. Aufn.-Nr. 9604, ♂ 32 Jahre. Eingeschmolzenes Infiltrat im rechten Mittelfeld. großer Aspirationsherd im linken Unterfeld nach Blutung. (Vor 2 Monaten subakut erkrankt. Vor kurzem schwere Lungenblutung. Tuberkelbacillen +.)

von 3 Grundformen, der exsudativen, der produktiven und der cirrhotischen Phthise, je ohne oder mit Kavernen.

Die exsudative Phthise in reiner Form geht unmittelbar aus dem eben geschilderten Frühinfiltrat hervor. Streng genommen ist natürlich jedes Frühinfiltrat eine derzeitig exsudative Tuberkulose. Aber gerade in dieser klinisch initialen Herdbildung schlummern, wie unser Schema der Phthisiogenese (Abb. 7, S. 14) zeigen will, alle Keime künftiger Entwicklung. Es würde deshalb unzweckmäßig sein, das Frühinfiltrat in den klinischen Begriff der exsudativen Phthise einzubeziehen, einen

Begriff, der vielmehr vorbehalten sein sollte dem Entwicklungsgang, der in der exsudativen Herdbildung beharrt.

Die lokale Ausbreitung der Tuberkulose von der Frühkaverne aus kann in verschiedenen Formen erfolgen. So zeigt die Abb. 94 sog. Nachbarschaftsstreuung, bei der es sich um lymphogen entstandene produktive Appositionstuberkel oder um eine bronchogene Aussaat

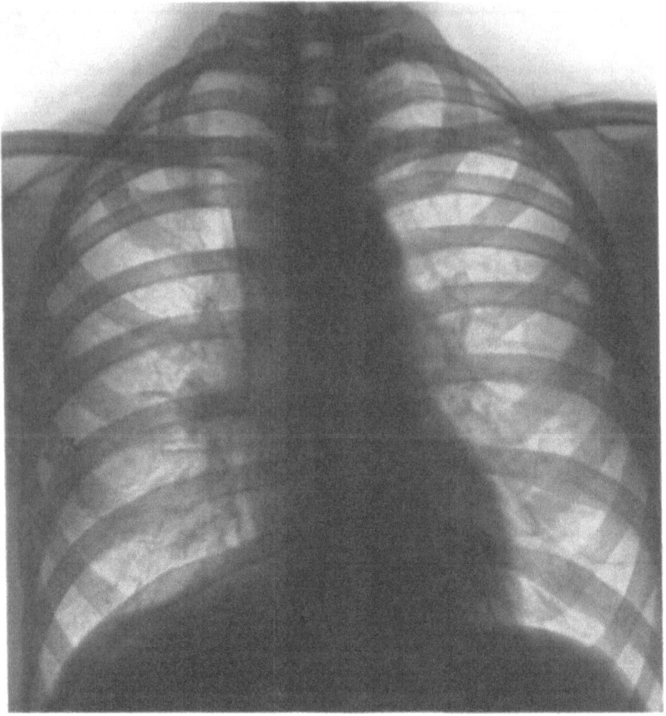

Abb. 96. Aufn.-Nr. 3483, ♂ 29 Jahre. Eingeschmolzenes akutes Infiltrat im rechten Oberfeld. Sekretspiegel. (Akut erkrankt. Tuberkelbacillen +.)

acinös-exsudativer Herde handeln kann. Die Abb. 95 zeigt links einen großen Aspirationsherd nach schwerer Lungenblutung aus der rechtsseitigen Kaverne. Diese Herde sind zwar immer exsudativer Art, aber nachdem sie einer anatomischen Katastrophe ihre Entstehung verdanken, wird die intakte Widerstandskraft des Organismus auch mit solcher Aussaat noch fertig und die restlose Resorption liegt immerhin im Bereich der Möglichkeit. Wieder eine andere Art des lokalen Fortschreitens demonstrieren die Abb. 96 und 97. Die vorerst noch isolierte Kaverne hat sich durch konzentrisch fortschreitenden Gewebseinschmelzung zur Riesenkaverne entwickelt; die gefährliche bronchogene exsudative Streuung durchsetzt beide Lungen und führt wenige Monate später zum Tode. Noch eine Abart der lokalen Ausbreitung des exsudativen Prozesses zeigt die Abb. 98. Hier ist von der Frühkaverne aus ein großes Lappenrandinfiltrat entstanden, dessen Verkäsung und Erweichung die Einschmelzung des ganzen Oberlappens erwarten läßt.

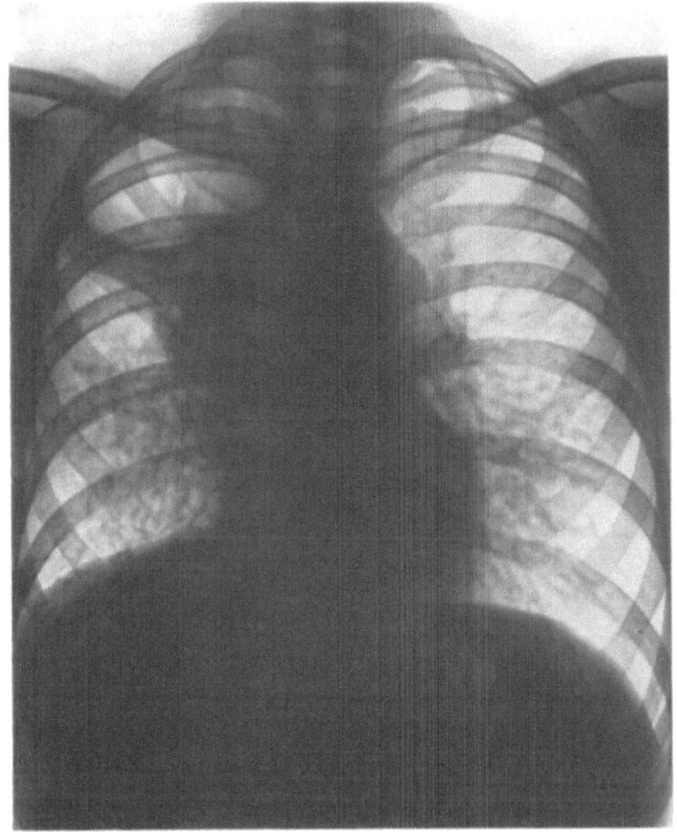

Abb. 97. Derselbe Fall, 10 Monate später. Riesenkaverne im rechten Oberfeld, Streuung in beiden Unterfeldern.

Damit käme es zu einer Riesenkaverne, die kaum noch Behandlungsmöglichkeiten bietet. Hier konnte diese verhängnisvolle Entwicklung durch Ruhigstellung der Lunge noch aufgehalten werden; es war also das Lappenrandinfiltrat noch nicht verkäst. Im Falle der Abb. 99 dagegen, der klinisch und röntgenologisch ein ganz ähnliches Bild bietet, ist der Vorgang der Verkäsung und Erweichung und des raschen Fortschreitens des Prozesses nicht mehr aufzuhalten gewesen; der Kranke ging akut an konfluierender und erweichender käsiger Pneumonie zugrunde. TENDELOO hatte der Qualitätsdiagnostik von vornherein

ganz mit Recht vorgehalten, daß sie die Unterscheidung der exsudativen,
akut entzündlichen rückbildungsfähigen und der exsudativen verkäsenden, also nicht mehr rückbildungsfähigen Herde außer acht lasse.
Seither hat die Klinik zwar für gewisse Formen, so für die Primär-

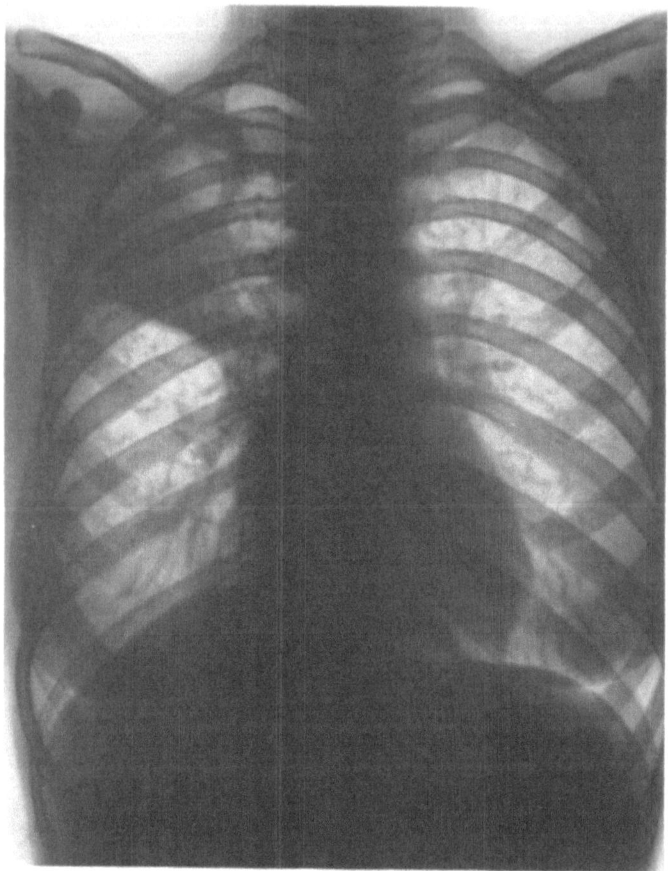

Abb. 98. Aufn.-Nr. 2791, ♀ 23 Jahre. Großes Lappenrandinfiltrat im rechten Oberfeld,
ausgehend von eingeschmolzenem akuten Infiltrat rechts unterhalb des Schlüsselbeins.
(Vor 2 Monaten akut erkrankt. Tuberkelbacillen +.)

und Sekundärinfiltrierung und für das isolierte akute Infiltrat die Rückbildungsfähigkeit aus der Erfahrung abgeleitet, aber die obigen Beispiele
zeigen die Grenzen solcher klinisch röntgenologischen Differenzierung.
Je größer und vor allem je dichter der massive Schatten des exsudativen
Herdkonvolutes ist, um so mehr läßt er die bereits eingetretene Verkäsung vermuten. Rein röntgenologisch lassen sich die histologischen Vorgänge Exsudation und Verkäsung auch heute nicht sicher unterscheiden.

Die Diagnose der exsudativen Lungentuberkulose, unter der wir hier im engeren Sinne nicht die perifokale Entzündung des Primär- oder Sekundärstadiums oder des Frühherdes der Erwachsenentuberkulose (Frühinfiltrat), also nicht den exsudativen Einzelherd, sondern vielmehr die lobuläre oder lobäre käsige Pneumonie verstehen, ist demnach weit-

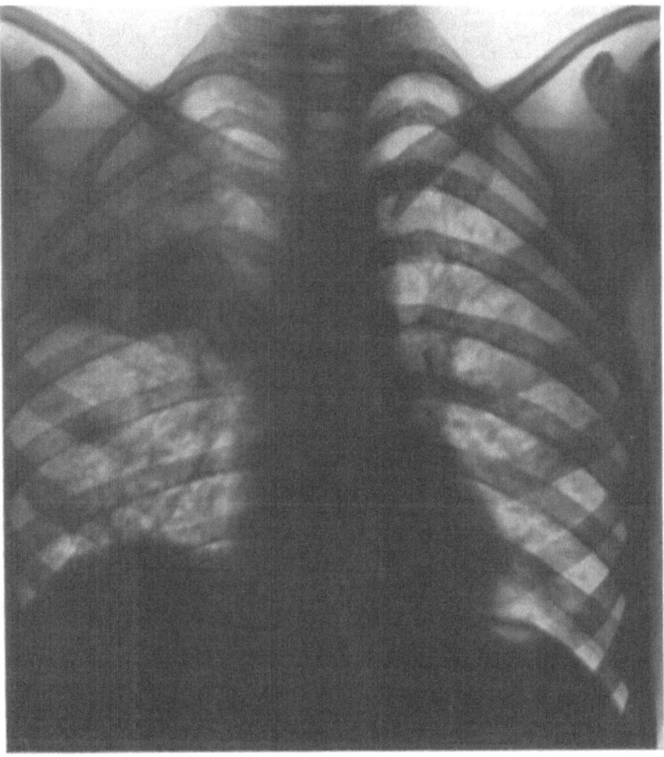

Abb. 99. Aufn.-Nr. 8843, ♂ 19 Jahre. Konfluierende und erweichende käsige Pneumonie des rechten Oberlappens. Streuung in beiden Unterfeldern. (Vor 2 Monaten akut erkrankt, hohe Kontinua. Tod nach 2 Monaten.)

gehend auf die Ausdeutung des Röntgenbildes nach klinischen Merkmalen angewiesen. Die exsudative Phthise ist die typische Form der akuten Adoleszentenphthise, auch begegnen wir ihr bei den Tuberkulosen im Verlauf des schweren Diabetes und eigenartigerweise bei der Altersphthise.

Die produktive Tuberkulose ist der Typus der chronischen Erwachsenenphthise. Da diese Tuberkulosen in der Regel schleichend zu beginnen scheinen, d. h. in ihrem wirklichen Beginn nicht erkannt sind, ist ihre Entstehungsweise nur ausnahmsweise sicher aufzuklären. Sie kann sich aus beschränkten hämatogenen Streuungen, ebensowohl aber aus dem

Frühinfiltrat jeglicher Genese entwickeln. Röntgenologisch bietet sie ein ungemein charakteristisches Schattenbild. Wie der Gefrierschnitt Abb. 8, S. 18 und der Organschnitt Abb. 13, S. 28 (Kapitel Pathologie) deutlich machen, stehen die scharf abgesetzten Tuberkel einzeln oder in Gruppen

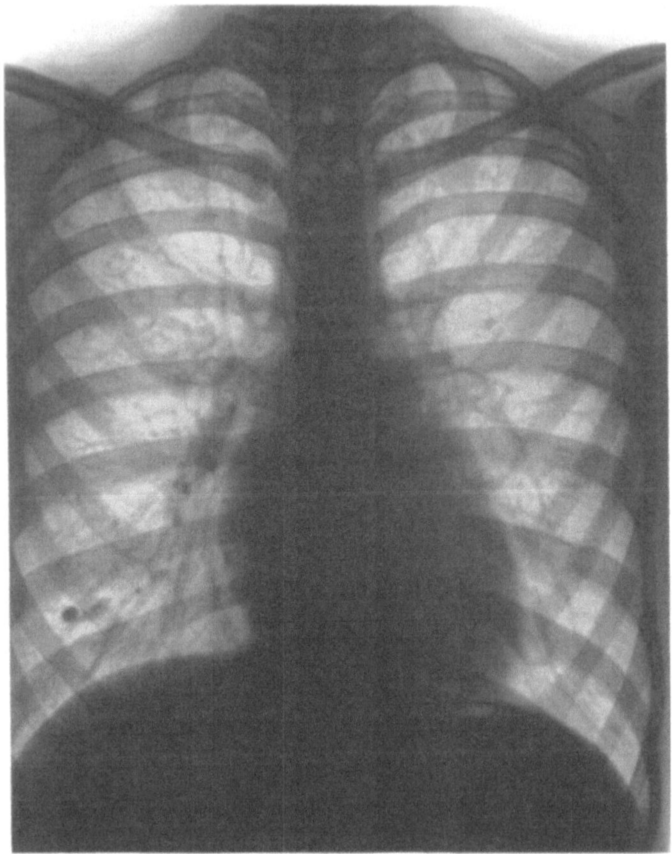

Abb. 100. Aufn.-Nr. 3658, ♂ 16 Jahre. Produktive Tuberkulose in beiden Spitzen (Hämatogen!). Verkalkter Primärkomplex rechts. Vor 7 Jahren Hüftgelenkstuberkulose. (Schleichender Beginn vor 9 Monaten.)

verschiedener Form und Größe in intaktem Lungengewebe. Im Röntgenbild kommt natürlich eine Summierung der Tuberkelschatten aller Tiefenschichten zustande, wobei plattenferne Herde ganz verschwinden oder nur zart und weniger scharf erscheinen, plattennahe Herde aber um so härter und schärfer herauskommen. Immer aber ergeben sich drei röntgenologische Merkmale dieser Form: die scharfe Zeichnung im ganzen Bild, der durchscheinende Gesamtcharakter des Films und die apikalcaudale Entwicklungsrichtung des Prozesses. Es entspricht also das

Röntgenbild in seinen wesentlichen Zügen exakt den Übersichtsschnitten des anatomischen Präparates.

Die auf die Spitzen beschränkte Lungentuberkulose (Abb. 100) ist fast ausnahmslos ein produktiver Prozeß. Aber vielfache Erfahrung hat gelehrt, daß diese Tuberkulose keineswegs aus kleinsten Spitzenherden hervorgegangen sein muß (LOESCHCKE), sondern auch ein

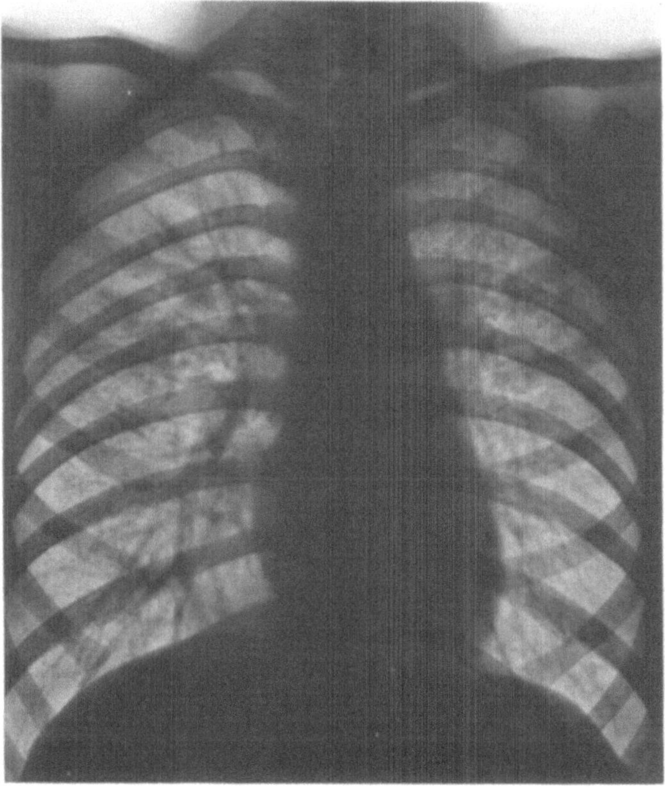

Abb. 101. Aufn.-Nr. 9840, ♂ 17 Jahre. Produktive Tuberkulose des linken Oberlappens und zerstreut im rechten Oberlappen.

Spätstadium nach anderweitigem Entwicklungsgang darstellen kann. Demgemäß ist die Feststellung einer produktiven Spitzentuberkulose durchaus nicht immer eine Frühdiagnose. — Die Abb. 101 ist ein typisches Beispiel einer rein produktiven Tuberkulose, während die Abb. 102 außer den produktiven Tuberkeln einen Einschmelzungsherd im rechten Mittelfeld zeigt, der sowohl aus einem exsudativ käsigen Prozeß wie aus der Erweichung konglomerierender Tuberkel hervorgegangen sein kann. Irgendwo ist die immer wieder bekämpfte Irrlehre entstanden, daß die Qualitätsdiagnostik exsudativ gleich bösartig und produktiv gleich gutartig hätte setzen wollen. Das ist natürlich keineswegs der Fall. Gerade die hier gebrachten Röntgenbilder produktiver Tuberkulosen stellen progrediente, prognostisch ungünstige Prozesse bei jugendlichen Personen dar. Daneben bleibt freilich bestehen, daß die foudroyante käsig-pneumonische Adoleszentenphthise, die bösartige Form der sog. galoppierenden Schwindsucht, ein exsudativer Prozeß ist; und

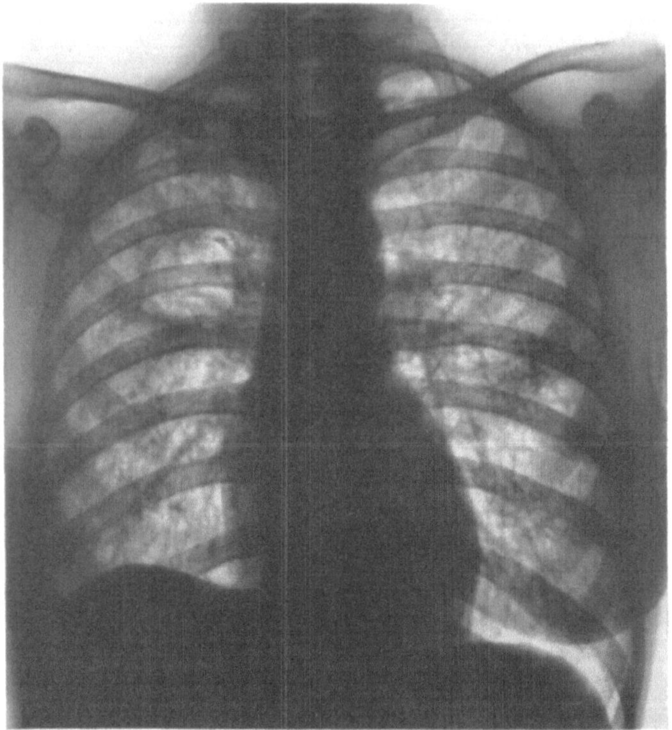

Abb. 102. Aufn.-Nr. 8915, ♀ 20 Jahre. Produktive Tuberkulose beider Oberlappen, rechts mit mittlerer Einschmelzung.

daß andererseits die sehr chronische, relativ gutartige Phthise der höheren Lebensalter in ihren Phasen langsamster Progredienz regelmäßig die Kennzeichen der produktiven Tuberkulose bietet; so unsere Abb. 103. Bei diesen chronischen Phthisen tritt die indurative Umwandlung der einzelnen Tuberkel stark in den Vordergrund; das Röntgenbild erhält dadurch eine besonders scharfe Prägung, geradezu einen harten Charakterzug.

Cirrhotische Phthise. Ähnliches drückt sich im Röntgenbild der exquisit chronischen *cirrhotischen Phthise* aus. Aber das röntgenologische Merkmal dieser Form, das ihr nebst den charakteristischen klinischen

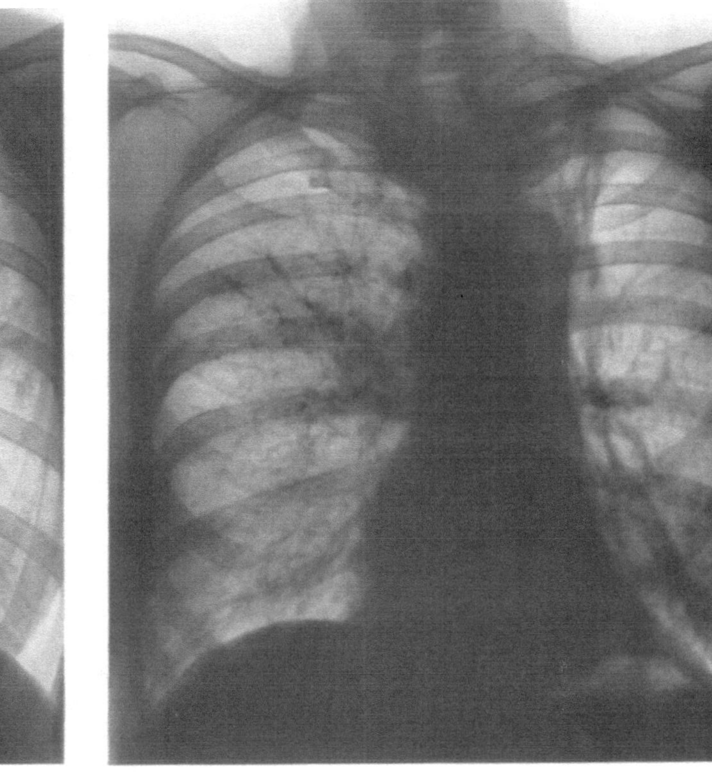

Abb. 103. Amb., ♀ 51 Jahre. Produktiv-cirrhotische Phthise beider Ober-lappen. Herz in steiler Stellung. Beide Hili sehr hoch gezogen. Geradlinig steiler Verlauf der Lungengefäße.

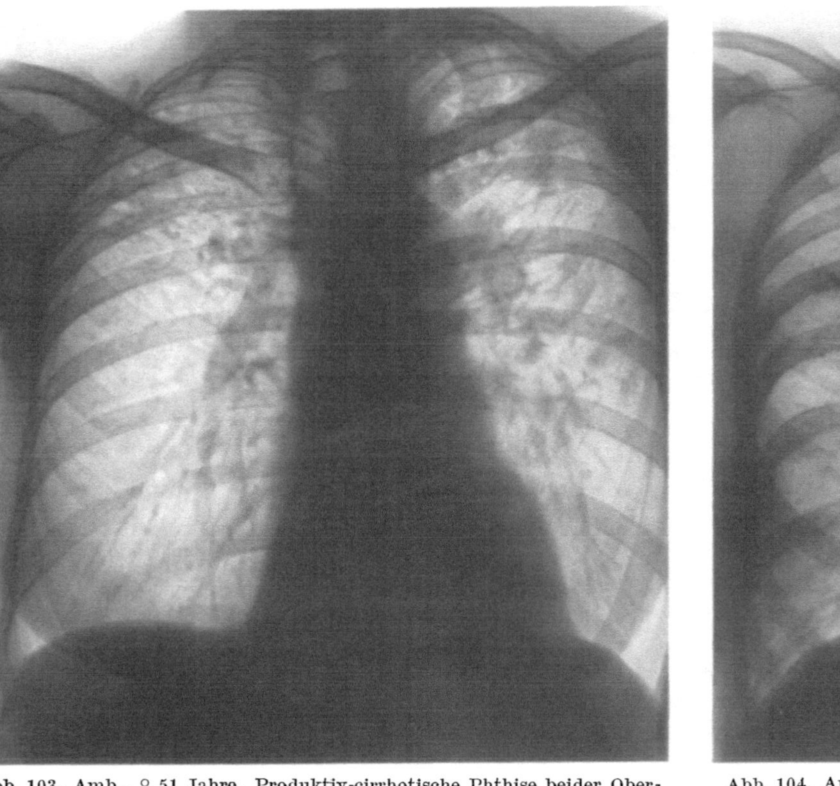

Abb. 104. Aufn.-Nr. 8216, ♀ 67 Jahre. Cirrhotische Phthise im linken Oberlappen. Herz in steiler Stellung. Geradlinige Gefäßbahnen links.

Erscheinungen die Sonderstellung gibt, ist die Schrumpfung größerer
Gewebspartien, der konfluierend indurative Prozeß, der sich im Röntgenbild in den Organverziehungen geltend macht. Die starken binde-

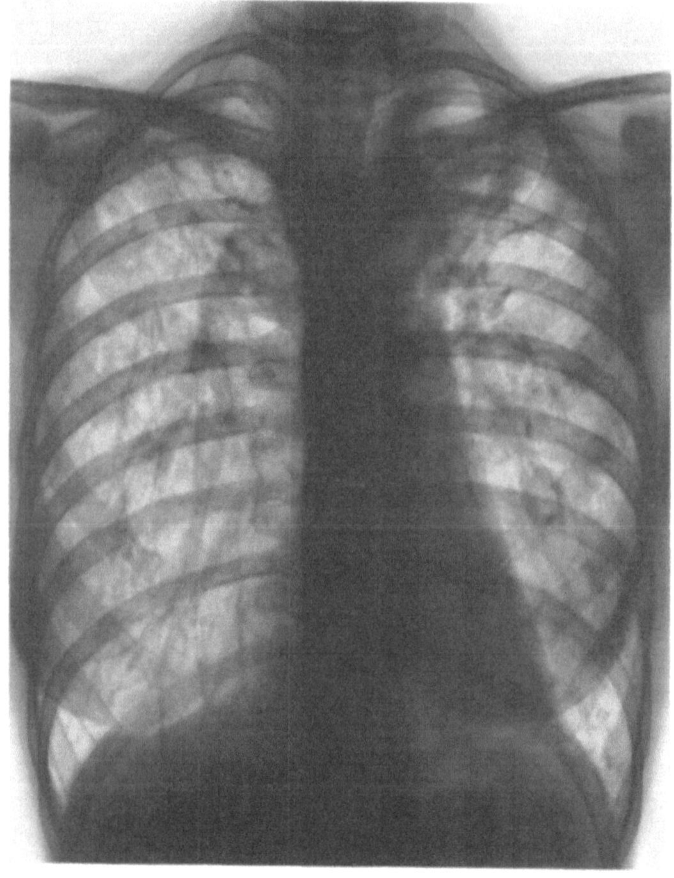

Abb. 105. Aufn.-Nr. 3278, ♀ 55 Jahre. Cirrhotische Phthise beider Oberlappen mit Kavernen
beiderseits. Hili extrem hochgezogen. Herz in extrem steiler Stellung. Gefäßbahnen
maximal gestreckt.

gewebigen Züge als Substrat dieser Schrumpfung treten im Röntgenbild als charakteristische Streifen auf (Abb. 104) und sind als solche
das erste Zeichen des beginnenden Prozesses; der gewaltige Zug am
Hilus, an der Streckung der Unterlappengefäße und der Streckung der
Herzfigur kenntlich, ist auch bei der scheinbar geringen Ausdehnung
des Schrumpfungsherdes, der aber in Wirklichkeit großen zugrunde
gegangenen Lungengewebspartien entspricht, fällt in unserem Bilde sehr
ins Auge. In den obersten Lungenpartien vollzieht sich die Schrumpfung

aber nicht nur apikalwärts, sondern zugleich in Richtung gegen die Wirbelsäule, also rechts im Sinne der Uhrzeigerbewegung, links umgekehrt. Das Röntgenbild Abb. 105 ist ein eminentes Beispiel einer doppelseitigen Oberlappencirrhose. Durch die groteske Schrumpfung des rechten Oberlappens ist der Bogen der Arteria pulmonalis bis nahe an das Schlüsselbein herangezogen und die Gefäßbahnen durchziehen wie

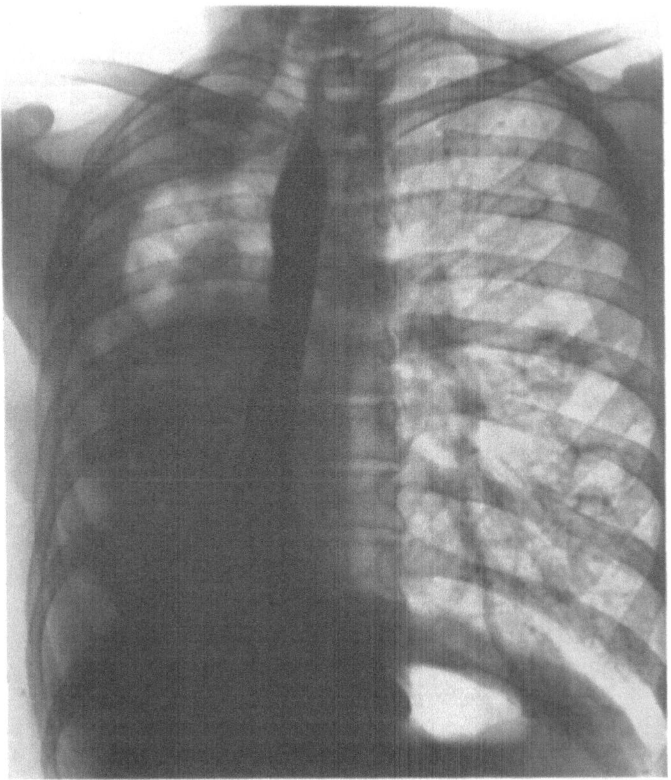

Abb. 106. Aufn.-Nr. 3078, ♂ 30 Jahre. Cirrhotische Phthise der rechten Lunge mit Pleuraverschwartung rechts. Herz maximal nach rechts verzogen. Luftröhre außerordentlich verbreitert. Speiseröhre (Kontrastfüllung) stark nach rechts und zugleich in die Breite gezogen. (Beginnende Divertikelbildung.)

windgepeitschte Regenschwaden der Länge nach das rechte Lungenfeld. Die linksseitige Schrumpfung aber hat mit dem Oberlappenbronchus den Aortenbogen bis nahe an das Jugulum gezerrt und das Herz in die charakteristische steile Stellung des Cirrhoseherzens gebracht, dessen Röntgensilhouette eine eigenartig geradlinige Begrenzung zeigt. Die gewaltige rechtsseitige Schrumpfung, die in Abb. 106 dargestellt ist, resultiert aus der cirrhotischen Schrumpfung der Lunge einerseits und der schwartigen Pleuraschrumpfung andererseits, auf deren mächtigen

Zug vor allem die kolossale Verlagerung des Herzens nach rechts beruht. Die extrem nach rechts verzogene Luftröhre und besonders der rechte Hauptbronchus sind durch den Seitenzug säbelscheidenförmig deformiert; denselben Seitenzug demonstriert die Kontrastfüllung der Speiseröhre, die vor der Einmündung in den Magen in Kurvenform nach links zurückbiegt. Die Abflachung des knöchernen Thorax durch die Pleuraschrumpfung ist deutlich, ebenso die enorme Ausbildung eines sekundären Emphysems der linken Lunge durch Überdehnung (vgl. hierzu das Präparatbild Abb. 15, S. 30 im Kapitel Pathologie mit der extremen Schrumpfung beider Oberlappen).

VIII. Bakteriologische, morphologische und chemische Untersuchungen.

1. Untersuchung der Sekrete und Exkrete.

Nachweis der Tuberkelbacillen. Die wichtigste *Untersuchung* ist die *des Sputums auf Tuberkelbacillen.* Man breitet das Sputum auf einem Porzellanteller, dessen eine Hälfte geschwärzt ist, mit Platinnadeln (Platinersatz) aus; auf dem schwarzen Untergrund sieht man am besten die durchscheinenden weißen und gelblichen Partikel, auf dem weißen Grunde die farbigen Beimengungen (Blut, Pigment, Ruß usw.). Zur Färbung auf Tuberkelbacillen entnimmt man ein stecknadel- bis hirsekorngroßes Eiterklümpchen oder Käsepfröpfchen (sog. Linse), das zwischen zwei Objektträgern durch mäßiges Andrücken und Abziehen gut und gleichmäßig ausgebreitet wird. Die Objektträger dürfen keine Reste von früheren Tuberkelbacillenfärbungen tragen, was zu verhängnisvollen Irrtümern führen könnte; man verwendet deshalb am besten nur neue Objektträger oder solche, die bisher zu anderen Zwecken, z. B. zu Blutuntersuchungen oder histologischen Untersuchungen gedient haben. Ist die Wiederverwendung bereits zur Tuberkelbacillenfärbung benutzter Objektträger nicht zu vermeiden, so müssen sie durch Kochen in 10%iger Sodalösung und gründliches Abbürsten in heißem Wasser gereinigt werden. Nachdem das Sputum auf dem Objektträger lufttrocken geworden und durch dreimaliges langsames Durchziehen durch die Flamme fixiert ist, wird es vollständig mit Carbolfuchsinlösung übergossen. Diese Lösung wird hergestellt durch Einbringen von 5 g erwärmter reiner Carbolsäure in 100 g warmen Wassers und Versetzen dieses Carbolwassers mit 1 g in 10 ccm absoluten Alkohols gelösten Fuchsins; das Carbolfuchsin ist beim Aufbringen auf den mit dem Sputum beschickten Objektträger zu filtrieren. Die Lösung wird auf dem Objektträger über der Flamme bis zum Blasenspringen erhitzt und abgegossen, das Präparat in fließendem Wasser abgewaschen, in Salzsäurealkohol (5 ccm konzentrierter Salzsäure in 100 ccm 70%igen Alkohols) differenziert, bis die rote Farbe bis auf Spuren ausgezogen ist, und wiederum in fließendem Wasser abgewaschen. Zur Gegenfärbung ist die Pikrinsäure (30 ccm wässeriger konzentrierter Pikrinsäurelösung + 70 ccm absoluten Alkohols) sehr geeignet, in der das Präparat bis zur deutlichen Gelbfärbung des Sputums verbleibt. Die leuchtend roten Tuberkelbacillen heben sich von dem zartgelben Grunde vorzüglich ab, werden auch von den corpusculären Elementen des Sputums nicht abgedeckt, während Anilinfarbstoffe (Methylenblau, Malachitgrün, Bismarckbraun) die Zellen des Sputums so intensiv färben, daß die auf oder unter ihnen liegenden Tuberkelbacillen sehr schwer oder gar nicht zu sehen sind. Legt man Wert darauf, gleichzeitig die Zellformen im Sputum betrachten zu können, so empfiehlt sich gleichwohl die Gegenfärbung mit einem der Anilinfarbstoffe; auch kann die individuell verschiedene Licht- und Farbenempfindlichkeit des Untersuchers die Anwendung der intensiveren Gegenfärbung wünschenswert machen. Das Durchsuchen eines Präparats kann bei spärlichem Bacillengehalt schon einige Zeit in Anspruch nehmen; sehr angenehm ist das Arbeiten mit dem Kreuztisch, das ein exaktes Absuchen des ganzen Feldes sichert. Die Charakterisierung des Bacillengehaltes nach der GAFFKYSCHEN Skala ist im Gebrauch übersichtlicher als die praktisch ausreichenden Zusätze: massenhaft, zahlreich, mäßig zahlreich, spärlich, vereinzelt.

Skala des Bacillengehalts nach GAFFKY.

    I. im ganzen Präparat 1—4 Bacillen,
   II. in mehreren Gesichtsfeldern 1 Bacillus,
 III. „ jedem Gesichtsfeld 1 Bacillus,
 IV. „   „   „   2—3 Bacillen,
  V. „   „   „   4—6 Bacillen,
 VI. „   „   „   7—12 Bacillen,
VII. „   „   „   ziemlich viele Bacillen,
VIII. „   „   „   zahlreiche Bacillen,
 IX. „   „   „   sehr zahlreiche Bacillen,
  X. „   „   „   enorme Mengen von Bacillen.

Antiforminverfahren. Sind im Ausstrichpräparat keine Tuberkelbacillen gefunden, so ist zur Sicherung des Befundes das UHLENHUTHsche *Antiforminverfahren* anzuwenden. Wenn man das Ausstrichpräparat sehr sorgsam durchsucht, so findet man die Tuberkelbacillen im Ausstrich zwar annähernd ebensooft wie im Antiforminpräparat; aber einmal hat das letztere doch immer noch eine kleine Überlegenheit, die auf der Verarbeitung der sehr viel größeren Sputummenge beruht, sodann gestattet das Verfahren eine Kontrolle der Ausstrichuntersuchungen; viel positive Antiforminergebnisse bei im Ausstrich negativen Sputen sind ein Zeichen wenig sorgfältiger Arbeit. — Das gesamte zur Untersuchung gelieferte Sputum wird zu gleichen Teilen mit 15%igem Antiformin versetzt, durch Umschwenken gemischt und zum Auflösen 12—24 Stunden bei Zimmerwärme stehen gelassen; im Brutschrank geht die Auflösung etwa in einer Stunde vor sich, bei mäßigem Erwärmen über der Flamme oder besser im Inaktivierungswasserbad oder im Paraffinschrank (56° C) in einer halben Stunde. Statt der ziemlich teuren Antiforminlösung kann man Chlorkalklösung (215 g Chlorkalk, 285 g Soda, 2 l Wasser) verwenden; nach unseren Untersuchungen sind die Ergebnisse die gleichen wie mit Antiformin. Nach Auflösung der Formbestandteile wird 10 Minuten scharf zentrifugiert (Tourenzahl mindestens 3000); für die Reinigung der Zentrifugengläser und der zur Sputumablieferung benutzten Schalen gilt das gleiche wie für die Objektträger. Um die empfindlichen Zentrifugen nicht durch ungleiche Belastung zu beschädigen, müssen die Zentrifugengläser auf einer besonderen kleinen Tarierwaage durch Zutropfen von Wasser sorgfältig im Gewicht gegeneinander ausgeglichen werden; die Zentrifuge darf nicht angehalten werden, sondern muß auslaufen. Das obenstehende Antiformin wird nunmehr dekantiert und durch destilliertes Wasser ersetzt (erneutes Austarieren der Gläser), der Bodensatz durch Umschwenken aufgeschüttelt, um die Antiforminreste auszuwaschen. Nach erneutem Zentrifugieren (10 Minuten) wird das Wasser dekantiert, das Sediment mit ausgeglühter Platinöse entnommen, auf einem Objektträger ausgebreitet und nach Fixieren wie oben gefärbt. Man kann sich das Auswaschen mit Wasser und das erneute Zentrifugieren sparen; da aber das mit dem Sediment vermischte Antiformin das Haften auf dem Objektträger erschwert, muß man dieses Haften durch dünnes Bestreichen des Objektträgers mit Eiweißglycerin (Eiweiß zu Schnee schlagen, filtrieren, das Filtrat zu gleichen Teilen mit Glycerin mischen) vor der Beschickung mit dem Sediment erzwingen; trotzdem schwimmt das Sediment beim Abspülen gelegentlich ab. Zur Gegenfärbung benutzt man beim Antiforminpräparat statt der zart färbenden Pikrinsäure besser die stark färbende gesättigte wässerige Methylenblau- oder Malachitgrünlösung, da die spärlichen Gewebstrümmer Tuberkelbacillen nicht verdecken, die starke Färbung aber die Einstellung der Ölimmersion wesentlich erleichtert.

Kehlkopfabstrich. Frauen, die wenig Sputum haben, bringen häufig den Auswurf nicht heraus, sondern verschlucken ihn; es kommt sogar vor, daß Frauen, bei denen man nach dem physikalischen Befund ziemlich viel Sputum vermuten sollte, kein zur Untersuchung geeignetes Material abliefern können. Man hilft sich in solchen Fällen, natürlich ebenso bei Männern und Kindern, durch einen *Kehlkopfabstrich,* indem man einen Kehlkopfwatteträger ohne Anästhesie dicht vor den Kehlkopfeingang führt und den Kranken dagegen husten läßt; das tut er übrigens meist schon von selber. Man kann auch mit dem Watteträger rasch Kehlkopf und Rachen auswischen. Mit diesem Wattepinsel macht man nun Abstriche auf Objektträger; man kann auch zweckmäßig die ganze Watte mit Antiformin verarbeiten, eventuell Tierversuch oder

Kultur anschließen. Diese Methode ist außerdem recht brauchbar bei Verdacht auf die Simulation der Rentenjäger und der Habitués der Fürsorge oder die Dissimulation der Kranken, die in ihren Berufen Kinder oder auch Publikum gefährden.

Tuberkelbacillen im Mageninhalt. Eine recht große Bedeutung hat die Untersuchung des *Magensaftes* auf Tuberkelbacillen, seit OPITZ nachwies, daß man bei tuberkulösen Kindern recht häufig Tuberkelbacillen im Mageninhalt findet, während die meisten von diesen Kindern bekanntlich Auswurf nicht herausbringen. Diese Beobachtung ist inzwischen schon vielfach bestätigt worden. Die Magenausheberung, die morgens nüchtern vorgenommen wird, macht bei Kindern in der Regel keine nennenswerten Schwierigkeiten. Die Methode kann natürlich auch bei Erwachsenen angewendet werden, die keinen Auswurf produzieren oder ihn verheimlichen, nach dem klinischen Befund aber Bacillen ausscheiden dürften, deren Nachweis für die Diagnose, die Prognose, die Therapie oder die Begutachtung von entscheidender Bedeutung sein könnte; die Magenausheberung stößt aber bei Erwachsenen meist auf mehr Schwierigkeit und Widerstand, als bei den Kindern. Der ausgeheberte Mageninhalt wird mit 15%igem Antiformin behandelt, das Zentrifugat im Ausstrich untersucht, eventuell im Tierversuch oder der Kultur.

Tuberkelbacillen im Urin. Zum *Nachweis der Tuberkelbacillen im Urin* bei Verdacht auf Nieren- oder Blasentuberkulose wird der Urin (immer Katheterurin!), wenn er makroskopisch bemerkbare Mengen von Sediment enthält, scharf zentrifugiert, wobei das Sediment die Tuberkelbacillen mit zu Boden reißt; hochgestellter Urin muß mit der gleichen Menge Wasser verdünnt werden, da das hohe spezifische Gewicht das Ausschleudern verhindert. Das Sediment wird wie der Sputumausstrich auf dem Objektträger gefärbt, doch müssen vorher die Urinreste durch Auswaschen beseitigt werden oder es ist das Haften des Sediments mit Eiweißglycerin herbeizuführen. Ist sehr reichlich Eiter im Urin, so läßt man das Sediment im Spitzglas absitzen, dekantiert und behandelt weiter mit 15%igem Antiformin wie beim Sputum. Enthält der Urin kaum Sediment und besteht gleichwohl der Verdacht auf Tuberkulose, so muß sein spezifisches Gewicht durch Zusatz des gleichen Teiles 70%igen Alkohols herabgesetzt werden, um das Ausschleudern der Tuberkelbacillen zu ermöglichen; man kann auch den Urin mit Chloroform versetzen und nach kräftigem Schütteln zentrifugieren, um durch die Chloroformtröpfchen die Bacillen zu Boden zu reißen.

Tuberkelbacillen im Stuhl. Der *Nachweis der Tuberkelbacillen im Stuhl* wird in der Weise geführt, daß eine erbsengroße Menge Stuhl in 50%igem Antiformin verrührt und 24 Stunden zur Auflösung stehen gelassen wird. Es wird im übrigen genau wie beim Sputum verfahren; auch die

Auflösung von Stuhl und Mageninhalt kann man durch Erwärmen beschleunigen.

Tuberkelbacillen in Punktaten. Zum *Nachweis der Tuberkelbacillen im Pleurapunktat* kann man sich ebenfalls des Antiforminverfahrens mit Vorteil bedienen; nicht selten wird man vergeblich suchen, da die Bacillen oft nur spärlich darin enthalten sind, so daß sie nur mit dem Tierversuch gefunden werden. Die Pneumothoraxexsudate enthalten gelegentlich außerordentliche Mengen von Tuberkelbacillen, so daß ihr Nachweis im einfachen Ausstrichpräparat des Exsudats sofort gelingt.

Das *Lumbalpunktat* bildet nach einigen Stunden Stehen ein sog. Spinnwebhäutchen, das herausgefischt, auf dem Objektträger angetrocknet und fixiert und wie ein Antiforminpräparat gefärbt wird. Bildet sich im Punktat kein Fibrinnetz, so kann man den Nachweis der Tuberkelbacillen versuchen, indem man im Zentrifugenglas auf das Punktat eine Watteflocke bringt und nun so lange zentrifugiert, bis die Flocke auf den Boden geschleudert ist; man macht dann von ihrer unteren Seite ein Abstrichpräparat. Tuberkelbacillen werden in etwa 50 % der Meningentuberkulosen gefunden und zwar stets äußerst spärlich; sie liegen eigentümlicherweise in der Regel paarweise, häufig parallel dicht nebeneinander. Über das Lumbalpunktat bei der Meningitis tuberculosa sei hier, ohne auf Einzelheiten einzugehen, bemerkt, daß es in der Regel wasserklar ist, aber unter hohem Druck steht; es kann auch mehr oder weniger trübe, ja ausnahmsweise rein eitrig sein. Mit der NONNEschen Reaktion (Trübung auf Mischen mit der gleichen Menge einer gesättigten Lösung von Ammoniumsulfat) gibt es regelmäßig einen erhöhten Globulingehalt an. Der Zellgehalt besteht meist aus Lymphocyten, doch kommen bei den rasch verlaufenden Formen auch Leukocyten vor, so daß der Zellgehalt differentialdiagnostisch nicht maßgebend ist. Tierversuch und Kultur kommen praktisch kaum in Frage, weil sie zu viel Zeit erfordern.

MUCHsche Granula. Eine besondere granuläre Form des tuberkulösen Virus glaubt MUCH durch eine modifizierte Gramfärbung nachweisen zu können. Um die Bedeutung dieser sog. MUCHschen *Granula* herrscht auch heute noch keine volle Übereinstimmung. Während manche Autoren, unter ihnen MUCH selbst, sie für Wuchsformen der Tuberkelbacillen erklären und ihnen eine große diagnostische Bedeutung beilegen, hält die Mehrzahl der Bakteriologen sie für Degenerationsformen und die Mehrzahl der Kliniker sieht diesen Befund im Sputum sehr zweifelnd an. Die im Sputumausstrich einzeln liegenden nach GRAM-MUCH gefärbten Granula entscheidend für die Diagnose Tuberkulose einzuschätzen, ist wegen der Möglichkeit der Verwechslung mit Kokken oder mit Farbstoffniederschlägen nicht angängig; findet man aber im Stäbchenverband liegende nach MUCH färbbare Granula, so sind fast ausnahmslos auch ZIEHL-färbbare Tuberkelbacillen, wenn auch sehr spärlich, zu finden. Die Färbung wird in folgender Weise ausgeführt: Das Sputumpräparat, wie üblich hergestellt, kommt für 24 Stunden in Carbolmethylviolettlösung (10 ccm alkoholische konzentrierte Methylviolettlösung in 90 ccm 2%iger Carbolsäure; die Lösung ist jedesmal frisch anzusetzen und beim Gebrauch zu filtrieren). Das so gefärbte Präparat wird in LUGOLscher Lösung (1 Teil Jod, 2 Teile Jodkalium, 30 Teile Wasser) 15 Minuten jodiert, dann 1 Minute in 5%iger Salpetersäure und 10 Sekunden in 3%iger Salzsäure gespült, in Acetonalkohol āā differenziert, bis kein Farbstoff mehr auszieht, mit Filtrierpapier abgetrocknet und mit stark verdünnter Carbolfuchsinlösung (1 Tropfen der üblichen Lösung auf 50 ccm Wasser) 1 Minute gegengefärbt. Die MUCHschen Granula erscheinen schwarzblau, alles andere rot.

Tierversuch. Der *Tierversuch auf Tuberkelbacillen* kann sich auf Sputum, Urin, Stuhl, Punktate und Blut erstrecken; in allen Fällen wird zweckmäßig das Antiforminverfahren wie geschildert angewendet, da das Antiformin alle anderen Keime zerstört; der Bodensatz wird mehrfach mit physiologischer Kochsalzlösung ausgewaschen und schließlich in $^1/_2$ ccm derselben aufgenommen und in die Bauchhöhle eines Meerschweinchens injiziert. Punktate können auch ohne Vorbehandlung injiziert werden, doch empfiehlt sich auch hier die Antiforminbehandlung, wenn eine größere Menge Punktat zur Verfügung steht, die auf diese Weise eingeengt werden kann. Die Tuberkulose des Meerschweinchens braucht 6—8 Wochen zur vollen Entwicklung. Die Anwendung der Intracutanprobe mit Tuberkulin beim Meerschweinchen gibt jedoch die Möglichkeit, die angegangene tuberkulöse Infektion bereits nach 10—14 Tagen zuverlässig zu erkennen. Die Bauchhaut des Tieres wird in Talergröße durch Betupfen mit Calciumhydrosulfit (gesättigt) enthaart; es wird mit 0,1 ccm 20%igem Alttuberkulin (= 20,0 mg Alttuberkulin!) eine Hautquaddel gesetzt, an deren Stelle sich beim tuberkulosekranken Tier innerhalb von 24 Stunden eine charakteristische Reaktion in Form eines bläulichen Zentrums (entzündliche Stauung, die in Nekrose übergehen kann) mit weißem anämischem und peripherem rotem hyperämischem Hof entwickelt (sog. Kokardreaktion).

Züchtung der Tuberkelbacillen. Nachdem LÖWENSTEIN und HOHN durch Verbesserung der Nährböden und der Technik die Züchtung von Tuberkelbacillen wesentlich erleichtert und zu einer Standardmethode entwickelt haben, hat sie in der Klinik den kostspieligeren und auch etwas langwierigeren Tierversuch stark zurückgedrängt. Nach unseren eigenen Erfahrungen sind die Resultate der Züchtung so zuverlässig, daß der Tierversuch nur noch ausnahmsweise gebraucht wird. Wesentlich für das gute Resultat ist die Verarbeitung frischen Materials, also die Vermeidung des Transportes, der in der Regel eine Verzögerung von 24 Stunden und mannigfache Gelegenheit zur Verunreinigung mit sich bringt. Klinische Laboratorien von Lungenheilanstalten und von Krankenhäusern mit Tuberkuloseabteilungen sollten deshalb heute auf Tuberkelbacillenzüchtung eingestellt sein. Ja wir haben auch in der Fürsorge Charlottenburg das Züchtungsverfahren im Gebrauch, beziehen allerdings die zu beimpfenden Röhrchen fertig vom Tuberkulosekrankenhaus, so daß nur Impfnadeln und Brutschrank benötigt werden.

HOHN gibt für die Züchtung folgende Anweisung: Benötigt werden ein Autoklav oder Dampftopf zur Nährboden- und ein Heißluftsterilisator zur Glassachensterilisierung, ein Erstarrungsapparat nach LAUTENSCHLÄGER, an dessen Stelle man auch einen Paraffinschrank benutzen kann, ein Eisschrank und ein Brutschrank.

1. Es werden folgende Glassachen sterilisiert:

> 40 Reagensgläser mit Zellstoffstopfen,
> 1 Pulverglas zu 200 ccm mit Glasperlen,
> 1 Meßzylinder zu 200 ccm,
> 1 Erlenmeyerkolben zu 300 ccm,
> 1 Pipette zu 1 ccm.

2. Je 50 ccm natursaure Glycerinbouillon, hergestellt aus 10 g Fleischextrakt, 10 g Pepton, 5 g Natrium chloratum auf 1 l Wasser, werden in Kölbchen zu 100 ccm 20 Minuten unter Druck oder eine Stunde im Dampftopf sterilisiert.

3. Man reibt 3 frische Eier an den Enden mit Alkohol ab, knickt sie je an beiden Enden mit sterilem Messer ein, bläst sie in das Pulverglas aus und schüttelt 3—4 Minuten nicht zu stark, damit nicht zu viel Schaum entsteht. Im Meßzylinder wird ein Drittel der Menge Bouillon zugesetzt und beides im Erlenmeyerkolben gut durchmischt. Von dieser Mischung werden in die senkrecht gehaltenen Reagensgläser unter Vermeidung der Randbeschmutzung je 5—6 ccm eingefüllt.

4. Die Röhrchen werden im kalten Erstarrungsapparat oder Paraffinschrank auf eingekerbte Holzleisten schräg gelagert. Der Apparat wird mit starkem Brenner auf 84° gebracht, wobei der Stopfen des Wassermantels entfernt werden muß, und mit Mikrobrenner $1/_4$ Stunde auf 84—87° gehalten. Nach Erkalten der Reagensgläser, in denen der Nährboden nun mit glatter Oberfläche erstarrt ist, werden die Zellstoffstopfen in geschmolzenes Ceresin getaucht, das bei leichtem Schäumen besser in den Zellstoff dringt, und wieder aufgesetzt. Schließlich werden die Reagensgläser mittels Pipette mit je 0,8 ccm Bouillon beschickt, mit dem Ceresinstopfen unter leichtem Erwärmen verschlossen, zur Prüfung der Sterilität senkrecht stehend auf 48 Stunden in den Brutschrank gestellt und im Eisschrank zum Gebrauch aufbewahrt.

5. 1—2 ccm tuberkulöses Material (Eiter, Urinsediment, Sputum usw.) werden in sterilen Schüttelröhrchen (22 cm lange, 2 cm weite

starkwandige Reagensgläser mit Glasstöpsel) mit 10 ccm Schwefelsäure kräftig geschüttelt bis zur Entstehung einer feinen Emulsion und zwar Urin mit 6% (Volum)iger, Eiter, Sputum, Magensaft pp. 8,2%iger Schwefelsäure und für 20 Minuten waagerecht hingelegt, in dieser Zeit aber noch mehrmals geschüttelt. Dann wird der Inhalt in sterilen Zentrifugengläsern mit der elektrischen Zentrifuge ausgeschleudert. Das Sediment wird mit je einer Normalplatinöse auf 3 Eiröhrchen gut verstrichen, je 3mal längs über die Fläche.

6. Größere Urinmengen, 100—200 ccm je nach Trübung, kann man zur Untersuchung verwenden, indem man sie unter häufigem Dekantieren und Nachfüllen abzentrifugiert und das Sediment mit 10%iger Schwefelsäure in das Schüttelröhrchen spült. Probeexcisionsmaterial wird mit der Schere, besser mit dem Gefriermikrotom zerkleinert, mit 2 ccm Schwefelsäure zu einem feinen Brei zerquetscht und weiter im Schüttelröhrchen nach Auffüllung auf 10 ccm Schwefelsäure behandelt.

Die Z-Eiernährböden nach HOHN enthalten außer den obigen Bestandteilen Zusätze von Hämatin und Malachitgrün, die das Bacillenwachstum begünstigen, was wir nach unseren Erfahrungen bestätigen können, und auch die zuverlässige Differenzierung der Typen gestatten sollen. Bezüglich der ziemlich umständlichen Herstellung sei auf die einschlägigen Veröffentlichungen verwiesen.

Die Tuberkelbacillenkolonien sind dem bloßen Auge frühestens nach 2 Wochen sichtbar: jenseits der 5. Woche kann man auf Wachstum nicht mehr rechnen. Im Durchschnitt kann das Resultat in der 4. Woche erwartet werden. Nach unseren Erfahrungen ist die Züchtung eine sehr wertvolle Bereicherung des Bacillennachweises im Sputum, Mageninhalt, Urin und Fistelsekret.

Tuberkelbacillen im Blut. In der letzten Zeit haben LÖWENSTEINs Resultate des kulturellen Tuberkelbacillennachweises im Blute bei Tuberkulose und anderen Erkrankungen großes Aufsehen erregt. Er fand bei Lungentuberkulose in etwa einem Drittel, bei chirurgischer Tuberkulose in ungefähr der Hälfte, bei Hauttuberkulose in über der Hälfte der Fälle Tuberkelbacillen im Blut, vielfach auch bei beginnenden Fällen, außerdem fast regelmäßig bei akutem Gelenkrheumatismus und in einem hohen Prozentsatz bei multipler Sklerose und bei Dementia praecox. Die Nachprüfungen reichten nicht entfernt an diese Ergebnisse heran. Eine Zusammenstellung der Resultate von 8 verschiedenen Nachuntersuchern ergab bei 774 Tuberkulosen nur 40mal (5,17%) Kulturenwachstum. Wir selbst fanden bei Erwachsenen bei 114 hämatogenen Tuberkulosen 2mal, dagegen bei 77 vorgeschrittenen isolierten Lungentuberkulosen 14mal, bei Kindern bei 39 Lungentuberkulosen und 15 hämatogenen Tuberkulosen keinmal Tuberkelbacillen im Blut. Daß bei vielen Formen der Tuberkulose zeitweise Tuberkelbacillen in wechselnder Zahl

im Blute kreisen, kann nicht zweifelhaft sein. Aber die Differenz der
Auffindungsresultate ist noch nicht aufgeklärt, und es kann deshalb
von der Darstellung der Technik hier abgesehen werden. Interessant
ist eine neue Mitteilung von DEIST, daß er bei Verarbeitung sehr großer
Urinmengen in 12 von 31 Fällen kulturell Tuberkelbacillen auffinden
konnte; wir selbst fanden nach diesem Verfahren bei 24 offen Tuberkulösen ohne Nierentuberkulose 7mal Tuberkelbacillen im Urin.

Chemische und morphologische Untersuchung des Sputums. Die
chemische Untersuchung des Auswurfs ergibt bei der Lungentuberkulose
keine wesentlichen diagnostischen Anhaltspunkte. Das Vorhandensein
von Eiweiß im Auswurf macht zwar entzündliche oder destruierende
Prozesse der Lunge wahrscheinlich, doch kann gerade bei den beginnenden
indurierenden Formen der Tuberkulose Eiweiß völlig fehlen. Bei stärkerem Gewebszerfall enthält das Sputum größere Mengen von Eiweiß
(bis 8%; Ausfällen des Mucins durch Schütteln mit der doppelten Menge
3%iger Essigsäure, Filtrieren, Eiweißbestimmung nach ESBACH), doch
ist eine konstante Beziehung der Eiweißmenge zu bestimmten Krank-
heitsgruppen nicht zu erkennen.

Die *morphologische Untersuchung des Sputums* läßt zwar ein viel
Schleim, große Plattenepithelien, spärliche Leukocyten und eine reiche
Bakterienflora zeigendes Bild ohne weiteres als Rachenauswurf deuten,
doch gibt die Beimengung reichlicher Leukocyten und Lymphocyten
sowie sog. Alveolarepithelien, größerer ovaler Zellen mit blasigem Kern,
deren Herkunft noch nicht sicher feststeht, keine Gewähr dafür, daß
das Sputum aus der Lunge stammt. Die Lagerung der Tuberkelbacillen
in den zelligen Elementen, insbesondere den Leukocyten, kann nicht
mit Sicherheit als Phagocytose aufgefaßt werden und läßt keinen Schluß
auf die Art des Prozesses und die Prognose zu. Während eosinophile
Zellen im Sputum bei Asthma bronchiale einen häufigen und patho-
gnostischen Befund darstellen, kommt die gleiche Häufigkeit und Bedeutung der Lymphocytose im Sputum bei der Tuberkulose nicht zu.
Wichtig ist der Nachweis und die Differenzierung der *elastischen Fasern*
im Auswurf. Sie fehlen zwar bei der beginnenden Lungentuberkulose
und bei der indurierenden Form in der Regel und ihr Vorkommen geht
so regelmäßig mit dem Vorhandensein von Tuberkelbacillen einher, daß
ihr Nachweis bei Fehlen von Tuberkelbacillen gegen Tuberkulose und
für einen anderen destruierenden Prozeß spricht. Aber einmal zeigen
die elastischen Fasern den Gewebszerfall unzweifelhaft an; sodann hat
BALLIN an unserer Anstalt den Nachweis erbracht, daß bei produktiven Prozessen in der Lunge die elastischen Fasern einzeln oder
in Büscheln, bei der käsig-pneumonischen Form aber in alveolärem
Verbande gefunden werden. Die Abbildung des verkästen Tuberkels
(Abb. 10, S. 23), in dem nur spärliche büschelförmig zusammen-
gedrängte kurze elastische Fasern zu sehen sind, und die Abbildung

des verkästen pneumonischen Herdes (Abb. 7, S. 17), der die erhaltene alveoläre Struktur der Fasern erkennen läßt, zeigen, daß der BALLINsche Befund mit dem morphologischen Bilde der beiden

Prozesse und speziell mit dem Verhalten der elastischen Fasern bei der Verkäsung vollkommen übereinstimmt. Wir haben in diesem Befund ein weiteres brauchbares Merkmal zur Differenzierung der tuberkulösen Lungenprozesse. Zur Darstellung der elastischen Fasern kann man etwas Sputum, und zwar am besten kleine Käsebröckel, auf dem Objektträger ausbreiten, mit einem Deckglas bedecken und nun vom Rande her 10%ige Kalilauge zufließen lassen; nach Zerstörung der Zellbestandteile treten die elastischen Fasern als stark lichtbrechende, doppelt konturierte Linien hervor. Besser und gründlicher verfährt man, indem man eine größere Menge Sputum mit der gleichen Menge 15%iger Kali- oder Natronlauge im Wasserbad unter Umrühren mäßig erwärmt bis zur Auflösung, nach Erkalten zentrifugiert (Handzentrifuge) und das Sediment bei mittlerer Vergrößerung untersucht (Abbildung 107).

Die chemische Untersuchung des Urins hat sich stets auf Zucker und Eiweiß

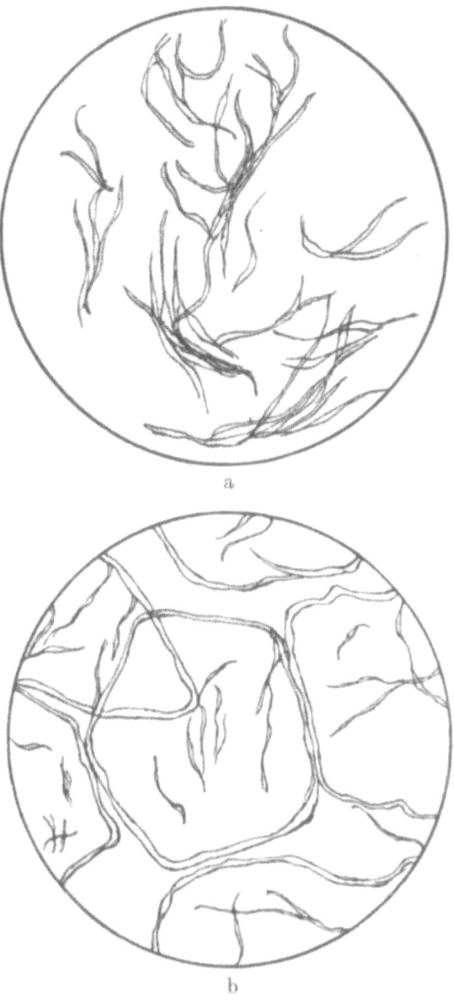

Abb. 107. Elastische Fasern im Sputum, a einzeln und büschelförmig (produktive Tuberkulose), b in alveolärer Anordnung (käsige Pneumonie).

zu erstrecken, da der Diabetes nicht so selten zur Tuberkulose und die kavernöse Phthise gelegentlich zur Amyloidosis führt. In vielen Fällen fortgeschrittener Tuberkulose, insbesondere bei hochfieberhaften pneumonischen Phthisen, häufig auch bei der akuten hämatogenen Miliartuberkulose, fällt die EHRLICHsche Diazoreaktion positiv aus und ist als Signum mali ominis anzusehen. 5 ccm einer Lösung von 0,1 g Sulfanilsäure in 5%iger Salzsäure werden mit 1 ccm einer $^1/_2$%igen Natriumnitritlösung für die Anstellung der Reaktion frisch versetzt und mit gleichen Teilen (6 ccm) Harn gemischt, mit Ammoniak stark alkalisch gemacht und kräftig geschüttelt; bei positivem Ausfall färbt sich die Flüssigkeit und besonders der Schaum scharlach- bis burgunderrot. Ist die Probe zweifelhaft, so zeigt die Bildung eines dunkelgrünen Niederschlags nach 24 Stunden positiven Ausfall an. Die Probe pflegt bei Tuberkulose im allgemeinen nicht so intensive Färbung zu geben wie beim Typhus. Die im Handel befindlichen Röhrchen mit Marken für die einzelnen Lösungen erleichtern die Anstellung wesentlich. Der Farbenumschlag scheint mit dem Gehalt des Harns an Urochromogen zusammenzuhängen. Eine spezielle Urochromogenprobe ist von WEISS angegeben. Man verdünnt den zu untersuchenden Urin im Reagensglas mit der doppelten Menge Wasser, um die gelbliche Farbe zum Verschwinden zu bringen, gießt die Hälfte in ein anderes Reagensglas und gibt zur einen Hälfte einige Tropfen einer frischen 1%igen Kaliumpermanganatlösung; die Probe ist positiv bei deutlicher kanariengelber Färbung. Der über einen längeren Zeitraum dauernd positive Ausfall gilt bei chirurgischer Tuberkulose als prognostisch infaust, was unsere Erfahrungen bestätigen; die Bedeutung der Probe für die Lungentuberkulose ist noch nicht genügend geklärt.

Auf die Formbestandteile im Urin bei Amyloidosis, komplizierender Nephrose, Blasen- und Nierentuberkulose einzugehen, würde über den Rahmen dieses Buches hinausgehen.

Den Nachweis von Tuberkulin im Urin des Kranken versuchte WILDBOLZ durch die intracutane Einspritzung von 0,1 ccm Eigenharn zu erbringen. Da das Ergebnis negativ war, engte er den Urin bei 60—70° C im Vakuum auf $^1/_{10}$ seines Volumens ein und will nun mit 0,1 ccm dieses eingeengten Urins bei Tuberkulösen stets positiven, bei Nichttuberkulösen stets negativen Ausfall der Intracutanprobe gesehen haben; diesen Nachweis des Tuberkulins im Urin sieht er als sicheres Kennzeichen einer aktiven Tuberkulose an und er empfiehlt daher seine Probe zur Ermittlung der aktiven Tuberkulose. Nach unseren Erfahrungen, die mit denen vieler Autoren übereinstimmen, bringt der hohe Salzgehalt des eingeengten Urins an sich eine Reaktion hervor, die der Tuberkulinreaktion so ähnlich ist, daß eine einwandfreie Beobachtung der spezifischen Reaktion unmöglich wird. Auf die nähere Darstellung der Technik kann daher verzichtet werden.

2. Blutuntersuchungen.

Die medizinische Wissenschaft hat sich in neuerer Zeit neben dem speziellen Studium der lokalen Veränderungen, die das tuberkulöse Virus setzt, und ihrer Beziehungen zum Krankheitsbild auch die Erforschung der Einzelheiten des Gesamtbildes der Allergie, der Allgemeinreaktion des Organismus auf das Eindringen und die Verbreitung der Krankheitserreger angelegen sein lassen, und zwar einmal der spezifischen Gewebsreaktion, von deren diagnostischer Auswertung im Kapitel spezifische Diagnostik die Rede war, sodann auch der unspezifischen und spezifischen Veränderungen, die sich serologisch und morphologisch im Blut der Tuberkulösen nachweisen lassen. Von den Versuchen, durch kolloidchemische Methoden für die Diagnose der Tuberkulose und die Differenzierung ihrer Formen Anhaltspunkte zu gewinnen, interessiert vor allem die Beobachtung der *Erythrocytensenkung* nach FAHRÄUS, die bei mannigfachen entzündlichen und mit Gewebszerfall einhergehenden Krankheiten eine erhebliche Beschleunigung erfahren kann.

Blutsenkungsprobe. Die Senkungsreaktion ist ein unspezifisches Phänomen, wie das Fieber oder die Pulsbeschleunigung. Ihr diagnostischer Wert erfährt zudem eine starke Einbuße durch die Tatsache, daß bei zweifellos progredienter offener Lungentuberkulose normale Werte gefunden werden können. Eine ausgesprochene Senkungsbeschleunigung spricht aber bei Ausschließung anderer Krankheiten, die Beschleunigung bedingen können (z. B. maligne Tumoren, alle entzündlichen Erkrankungen, Gonorrhöe, Lues) für aktive Tuberkulose. Wichtiger als die diagnostische Bedeutung der Probe ist ein gewisser Parallelismus der Beschleunigung mit der Schwere der Erkrankung und zwar nicht etwa nur der Ausdehnung des tuberkulösen Prozesses, sondern auch seiner Neigung zur Progredienz und vor allem mit dem Gewebszerfall; es kommt der Senkungsreaktion also ein gewisser prognostischer Wert zu, da nicht nur die bereits eingetretene Organschädigung, sondern auch der Genius morbi ihr Tempo zu beeinflussen scheinen. Die Erklärung für das Phänomen ist freilich noch umstritten. Während nach HÖBER die Aufhebung der von ihm nachgewiesenen negativen elektrischen Ladung der roten Blutkörperchen, die im Potentialgefälle zum positiven Pol wandern, durch Adsorption einer im Plasma des rasch sedimentierenden Blutes angenommenen elektropositiven Substanz die gegenseitige Abstoßung der Erythrocyten beseitigt und die Agglutination ermöglicht, ist nach FAHRÄUS die Zunahme der Globulinfraktion im Serumeiweiß auf Kosten der Albuminfraktion entscheidend für die Sedimentierung und zwar zum Teil infolge der Erhöhung der Viscosität. Der Senkungsvorgang unterliegt sicherlich den mannigfachsten Einflüssen; außer der Ladung der roten Blutkörperchen und der Viscosität spielt die Zahl der Erythrocyten, ihre Größe und ihr Hämoglobingehalt, der Gehalt des Blutes an Fibrinogen, an Polypeptiden, an Cholesterin und Lecithin und anderes mehr eine Rolle.

Technik nach LINZENMEIER und WESTERGREN. Technisch ist die Anstellung der Senkungsprobe recht einfach. Vielfach wird nach der Methode von LINZENMEIER verfahren, bei der die Senkungszeit der roten

Blutkörperchen auf ein gewisses Niveau der Blutsäule als Wertmesser dient. Mit einer Spritze von 1 ccm Inhalt werden zunächst 0,2 ccm einer sterilen 5%igen Lösung von Natrium citricum und sodann 0,8 ccm Blut aus der nicht oder wenig gestauten Vene des Kranken entnommen, in ein 5 mm weites Reagensröhrchen entleert und nach gründlicher Umschwenkung zur Beobachtung passend aufgestellt. Es wird die Zeit notiert, in der die Säule der sich senkenden roten Blutkörperchen mit ihrem oberen Spiegel die unterste der drei vorhandenen Marken (12, 18, 24 mm unter der Marke 1 ccm) erreicht hat; sie beträgt bei gesunden Männern durchschnittlich 540 (240—960) Minuten, bei gesunden Frauen 300 (180—540) Minuten. Als Durchschnittswerte findet man bei fieberfreien Tuberkulosen 180 Minuten bei den Männern und 140 Minuten bei den Frauen, bei den fieberhaften Tuberkulosen 60 und 40 Minuten; bei schweren hochfieberhaften Phthisen kann die Senkungszeit bis auf 15—20 Minuten absinken. — Die Methode WESTERGRENs ist anschaulicher und in der Anwendung

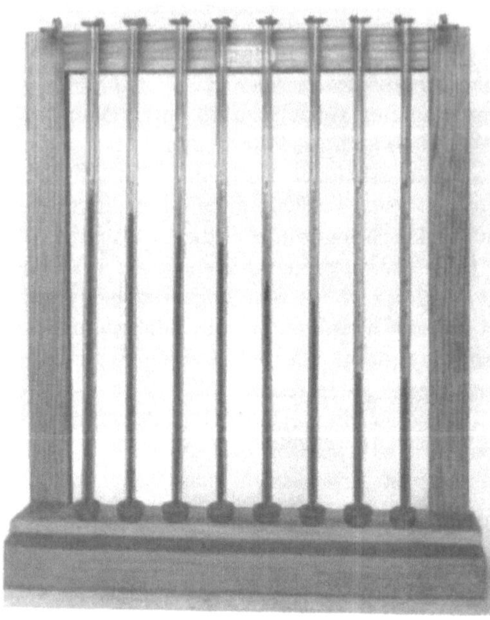

Abb. 108. Blutkörperchensenkung nach WESTERGREN-KATZ. Von links: 1 Gesund, 6 mm. 2 Produktive Tuberkulose, 13 mm. 3 Produktive Tuberkulose, offen, 18 mm. 4 Dgl., 25 mm. 5 Produktive Tuberkulose mit Kavernen, 35 mm. 6 Dgl., schwer, 56 mm. 7 Dgl., mit leichtem Fieber, 87 mm. 8 Fieberhafte exsudative Phthise, 109 mm.

bequemer; während LINZENMEIER die Zeit bis zur Absenkung auf ein bestimmtes Niveau mißt, nimmt WESTERGREN die Senkungsdistanz in Millimetern in einer bestimmten Zeit als Maßstab, verlangt also nicht stundenlange Beobachtung, sondern einmalige Ablesung nach einer Stunde. Die Pipetten (0,4 ccm 3,8%ige Natriumcitatlösung + 1,6 ccm Blut), die mit der Blut-Citrat-Mischung durch Aufsaugen bis zur 0-Marke gefüllt werden und zur Beobachtung in ein passendes Gestell kommen (Abb. 108), sind 30 ccm lang, 2,5 mm weit und in Millimeter graduiert. Bei gesunden Männern beträgt die Senkung nach einer Stunde 2—6 mm, bei gesunden Frauen 3—8 mm; bei schweren fieberhaften Tuberkulosen kann die Senkung bis 130 mm in einer Stunde betragen (8 Beispiele in Abb. 108). Wesentlich sicherer wird das prognostische Urteil nach der Senkungsprobe bei wiederholter Feststellung der Senkungswerte in Abständen von einigen Wochen.

Flockungsreaktion im Serum. Die Vermehrung der Serumglobuline auf Kosten der Albumine sucht DARANYI durch eine zeitlich abgestufte Flockungsreaktion zu erkennen und diagnostisch und prognostisch zu bewerten; nach unseren Untersuchungen ist die Reaktion bei schweren Tuberkulosen stets positiv, doch ist ihr klinischer Wert noch nicht hinreichend erprobt und es kann daher auf die Darstellung der Technik dieser Probe verzichtet werden. Das gleiche gilt für die Bestimmung der Blutlipasen, der lipolytischen Fermente, die nach KOLLERT und FRISCH bei der aktiven Tuberkulose vermehrt sein sollen; die Bestimmung erfolgt durch Ermittlung der Zeit des Abbaus einer mit dem Serum versetzten konzentrierten Tributyrinlösung auf halbe Konzentration, die Konzentrationsprüfung der Lösungen durch Viscositätsmessung mit dem Stalagmometer, also durch Zählung der Tropfen beim Abtropfen aus einer sehr exakt gearbeiteten Pipette. Die Methode ist recht umständlich; eine Vermehrung der Blutlipasen scheint nach unseren Nachprüfungen bei schweren Tuberkulosen zu bestehen.

Komplementbindung. Schon sehr lange und bisher vergeblich hat man die *Komplementbindungsreaktion* für die Diagnose der aktiven Tuberkulose auszubauen versucht. In den letzten Jahren ist die Reaktion mit einem von BESREDKA aus jungen auf Eigelbbouillon gezüchteten Tuberkelbacillen hergestellten Antigen vielfach nachgeprüft und bei klinisch ausgesprochenen Lungentuberkulosen in fast 100% positiv gefunden worden, während sie bei beginnender Lungentuberkulose und bei chirurgischer Tuberkulose häufig im Stich zu lassen scheint; danach würde ihr klinischer Wert nicht allzu hoch einzuschätzen sein. Weitere Nachprüfungen bleiben abzuwarten. Das gleiche gilt für das WASSERMANNsche Antigen, das aus Tuberkelbacillenkulturen hergestellt ist, die mit Tetralin vorbehandelt wurden.

All den besprochenen serologischen Reaktionen, der Senkungsprobe, der Präcipitations- und der Agglutinationsprobe, der Bestimmung der Fermente und der Komplementbindungsreaktion, seien sie nun spezifisch oder unspezifisch, ist eines gemeinsam: sie suchen die *Grenze zwischen aktiver und inaktiver Tuberkulose* und sie suchen damit etwas, was es nicht gibt. Bei der fast allgemeinen tuberkulösen Durchseuchung der zivilisierten Völker fallen die empfindlichsten spezifischen Proben, die an das lebende Gewebe gebundenen Tuberkulinproben, bei einem sehr hohen Prozentsatz der klinisch dauernd Gesunden positiv aus und der Versuch ihrer Modifikation und Abstufung führt nicht zur Diagnose der aktiven Tuberkulose; selbst die Reaktion am tuberkulösen Gewebsherd ist als Beweis der Aktivität des Prozesses anzuzweifeln, da sie ebensowohl Aktivierung bedeuten kann. Bestehen außer dem alten inaktiven Herd auch nur einzelne Appositions- oder Drüsentuberkel, so ist die aktive progrediente Tuberkulose zeitweilig da. Aber der Einfluß solcher spärlichen Herdchen auf den Gesamtorganismus kann sicherlich lange Zeit so unerheblich sein, daß eine serologische Umstimmung im Reagensglas, also ohne die Möglichkeit der Mit- oder Gegenwirkung des tuberkulösen Virus oder des tuberkulösen Gewebes, die bei der vitalen Tuberkulinprobe gegeben ist, nicht erkennbar wird. Daß den Übergängen von den einzelnen Tuberkeln bis zu den Tuberkulosen mit ausgesprochenen Toxinwirkungen im Serum alle Übergänge von den negativen über die zweifelhaften bis zu stark positiven spezifischen oder unspezifischen Veränderungen entsprechen, kann nicht wundernehmen. Gerade da, wo solche Proben von größtem Wert wären, bei der beginnenden Tuberkulose oder bei ihrer wiederbeginnenden Progredienz, werden sie uns immer wieder im Stich lassen. Statt nach der Probe, die uns den sog. aktiven Prozeß anzeigt, sollten wir nach einer Reaktion suchen, die uns den Grad der Einwirkung des tuberkulösen Virus auf den Organismus erkennen läßt; nicht die qualitative —, die quantitative Analyse trägt dem Charakter dieser chronischen Infektionskrankheit Rechnung, die so unendlich mannigfache Verlaufsweisen zeigt.

Das weiße Blutbild. Die Veränderungen, denen das *weiße Blutbild* im Verlauf der chronischen Tuberkulose unterliegt, folgen nicht so sehr der anatomischen Ausdehnung des Prozesses, als sie einen Maßstab zu geben scheinen für die Beziehungen, die zwischen dem tuberkulösen Virus einerseits und dem Organismus andererseits bestehen. Hier liegt also bereits eine Möglichkeit vor, dem obigen Gedankengang folgend, der Bedeutung der Krankheit für den Gesamtorganismus nachzuspüren, und in diesem Sinne ist das weiße Blutbild bei der Tuberkulose in den letzten Jahren namentlich von SCHILLING und v. ROMBERG und seinen Schülern studiert und gewürdigt worden. v. ROMBERG kommt zu dem Ergebnis, daß im Verlauf der Tuberkulose charakteristische Veränderungen des weißen Blutbildes eintreten, die im Zusammenhang stehen mit der morphologischen Form der Tuberkulose und mit den Abwehrvorgängen, die dem Zerfall der tuberkulösen Herde und der Ausbreitung des Prozesses entgegentreten, Veränderungen, die eine große Gesetzmäßigkeit zeigen, und die deshalb zwar nicht diagnostisch, weil sie unspezifisch sind und im Beginn der Krankheit häufig fehlen, aber prognostisch ausgewertet werden können.

Als normal gelten 5000—8000 Leukocyten im Kubikmillimeter, davon 60—74% Neutrophile mit bis zu 6% stabkernigen Formen, 20—30% Lymphocyten, bis zu 4% Eosinophile; als Leukocytose sind Werte über 10 000 im Kubikmillimeter anzusehen (Abb. 109). Während bei günstigem Verlauf der Tuberkulose Normalwerte gefunden werden, nicht selten Lymphocytose und Eosinophilie mäßigen Grades bestehen, entwickelt sich mit zunehmender Schwere der Erkrankung eine prognostisch nicht günstig zu wertende Leukocytose, die aber im Endstadium wieder verschwindet. Als ungünstig ist die Neutrophilie (über 75 %) anzusehen und besonders die Lymphopenie, die sich allerdings erst in vorgeschrittenem Stadium der Erkrankung einstellt. Die ARNETHsche Linksverschiebung, die Zunahme der stabkernigen und jugendlichen Formen und das Auftreten der Myelocyten, ist bei der Tuberkulose eine Erscheinung von ganz besonders großer und prognostisch ungünstiger Bedeutung. SCHILLING unterscheidet bei der Tuberkulose nach dem Blutbild eine Kampfphase und eine Heilphase. Die erstere wird angezeigt durch absolute und besonders relative Leukocytose und Linksverschiebung. Je stärker die Linksverschiebung, desto ungünstiger der Stand der Kampfphase, und als ganz kritisch ist er anzusehen, wenn auch noch eine Lymphopenie stärkeren Grades festzustellen ist. Die Heilphase wird angedeutet durch Eosinophilie und Rechtsverschiebung, d. h. eine Vermehrung der Lymphocyten. GRASS hat neuerdings darauf hingewiesen,

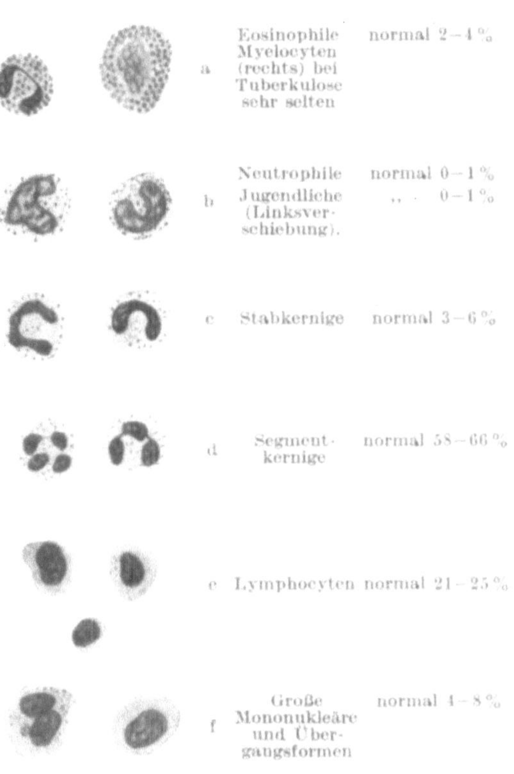

Abb. 109. Differentialzählung der Leukocyten.
(Nach SCHILLING.)

daß die Eosinophilie nicht ein Symptom der Heilphase, sondern noch der Kampfphase sei. Eine Monocytose haben wir besonders oft bei Komplikationen, vor allem Eiterungen gesehen (Empyem, abszedierende Knochentuberkulose usw.). Wiederum ist wie bei der Blutkörperchensenkung die laufende Beobachtung der Blutbildveränderung wichtiger und aufschlußreicher als die einmalige Aufnahme des Status. Um die Änderungen in den einzelnen Gruppen übersichtlich vor Augen zu haben, trägt man die Blutbilder zweckmäßig in eine Tabelle ein, etwa in der Art des Stempels nach SCHILLING (S. 156).

Die Zergliederung des weißen Blutbildes ist zeitraubend, aber nicht schwierig. Es werden 200 weiße Blutkörperchen durchgesehen, und es

wird jedes Blutkörperchen in der Kategorie, der es angehört, ange-
kreidet. Zur *Herstellung des Blutpräparates* wird ein mit Alkohol und
Äther gründlich entfetteter Objektträger mit einem kleinen Bluttropfen
beschickt, der mit der Kante eines Deckglases dünn ausgestrichen
wird. Der lufttrockene Ausstrich wird in Äther-Alkohol āā 1 Minute
fixiert und nach abermaliger Trocknung an der Luft in frisch verdünnter

Stempel für Blutbildeintragungen nach SCHILLING.

Hämogramm.   Name:............................

Klinische Diagnose Datum Krankheitstag	Zahl der Leukocyten	Basophile	Eosinophile	Neutrophile				Lymphocyten	Monocyten	Bemerkungen: Dicker Tropfen
				Myelocyten	Jugendliche	Stabkernige	Segment-kernige			
Normal	6—8000	1	3	—	—	4	63	23	6	P (+) BP —

Giemsalösung $^1/_2$ Stunde gefärbt (15 Tropfen Giemsalösung auf 10 ccm
Wasser). Die Erythrocyten erscheinen gelbrot bis graugrünlich, die
neutrophilen Granula violett, die eosinophilen rot, das Lymphocyten-
protoplasma hellblau, die Zellkerne rotviolett (s. Abb. 109). Die PAPPEN-
HEIMsche Färbung liefert ganz ähnliche Bilder, während die bei der
MAY-GRÜNWALD-Färbung hellen Kerne die Differenzierung des weißen
Blutbildes nach unserer Erfahrung erschweren.

IX. Klinik der Lungentuberkulose.

1. Beginn der Lungentuberkulose.

Seit wir das akute Infiltrat als typische Form der beginnenden
Lungentuberkulose kennen gelernt haben, hat sich dem Beobachter
schärfer als früher die Unterscheidung zwischen akutem und schlei-
chendem Einsetzen der ersten klinischen Erscheinungen aufgedrängt.

Der akute Beginn. Die *akut einsetzende Lungentuberkulose* tritt nun
nicht etwa mit unverkennbaren, scharf charakterisierten Symptomen
auf. Deutliche Prodromalerscheinungen pflegen zwar zu fehlen; aber
die ersten Anzeichen der Erkrankung kommen nicht stürmisch, sondern
subakut und gleichen vollkommen den Erscheinungen einer katarrhalischen Grippe. Fieber geringer bis mittlerer Höhe, bis 38,5⁰ etwa, das

in einigen Tagen lytisch abfällt (Abb. 110); ein wenig Stechen, das mit wenig Husten und etwas Auswurf auf die Lunge als das Befallsorgan hinweist, Abgeschlagenheit und Unlustgefühle, die sich zu ernster Verstimmung steigern können, vervollständigen das klinische Bild.

Die Blutuntersuchung ergibt zu diesem Zeitpunkt zwar eine gewisse Senkungsbeschleunigung auf etwa 20—30 mm Stundenwert nach WESTERGREN und eine leichte Linksverschiebung auf 8—12 Stabkernige, doch passen diese Erscheinungen sehr wohl auch zum Bild der vermuteten katarrhalischen Grippe oder lokalisierten Bronchopneumonie und sind deshalb nicht eindeutig, ja nicht einmal wegweisend. Was den physikalischen Befund anlangt, so kann er so geringfügig sein, daß er auch dem geübten und argwöhnischen Untersucher vollkommen entgeht.

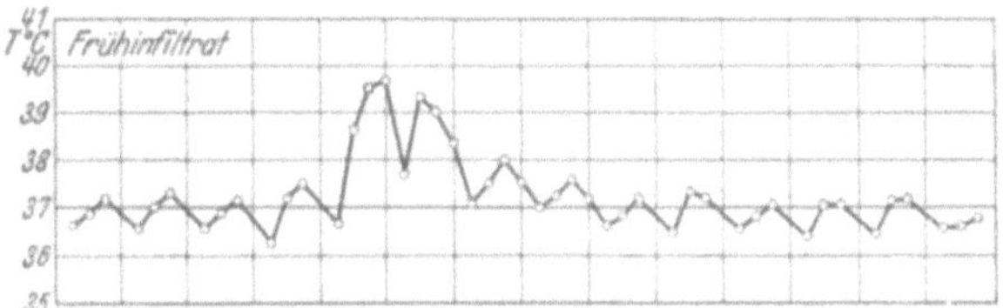

Abb. 110. Fieber beim akuten Infiltrat.

Ich habe gelegentlich eine halbe Stunde nach dem Frühinfiltrat vergeblich gesucht, das nach dem klinischen Bild und dem positiven Sputumbefund angenommen werden mußte und im Röntgenbefund dann auch bestätigt wurde. Sind physikalische Veränderungen überhaupt aufzufinden, so bestehen sie in leichter Schallverkürzung, geringfügigen Atemgeräuschveränderungen in Form etwas rauhen und leicht vesicobronchalen Atmens und spärlichen leisen Rhonchi unbestimmten Charakters, die aber auch gänzlich fehlen können. Selbst wenn es schon zur Ausbildung der röntgenologisch einwandfreien Frühkaverne gekommen ist, kann der physikalische Befund ganz geringfügig sein und eigentliche Kavernensymptome fehlen in diesem Stadium regelmäßig. Ganz besondere Schwierigkeiten bieten der physikalischen Untersuchung das tief in der Lunge gelegene akute Infiltrat und die aus ihm entstandene Frühkaverne und selbst nach Kenntnis der Röntgenaufnahme kann die Suche nach physikalischen Zeichen dieses Herdes ganz vergeblich sein. *Es ist deshalb ein schwerwiegender Irrtum, wenn man glaubt, die tuberkulöse Erkrankung der Lunge auf Grund der physikalischen Untersuchung ausschließen zu können.*

Auch der nächstweitere Verlauf pflegt den wahren Charakter der Erkrankung nicht zu offenbaren. Zwar folgt den scheinbar leichten akuten Symptomen ein Stadium recht langsamer Erholung, in dem Gefühl der Gesundung, der Stimmungshebung und Rückkehr der Arbeitslust auf sich warten lassen. Erkrankte Ärzte und Schwestern, namentlich wenn sie beruflich exponiert waren, werden wohl gelegentlich über diese Verschleppung stutzig und bitten um genaue Untersuchung; auch der behandelnde Arzt, wenn nicht bereits, wie heute leider häufig, auf weitere ärztliche Versorgung verzichtet ist, wird zuweilen schon in diesem Stadium argwöhnisch und veranlaßt die Röntgenaufnahme oder Sputumuntersuchung. Die Röntgenaufnahme gibt zu diesem Zeitpunkt regelmäßig schon volle Aufklärung im Nachweis des charakteristischen Infiltrates, das häufig infraclaviculär, nicht selten im Mittelfeld, seltener im Unterfeld und sehr selten (von uns bisher nie!) im Spitzenfeld gefunden wird. Überraschend schnell kann nach klinischer Erfahrung der akuten Entzündung die Verkäsung und Erweichung folgen, die sich im positiven Sputumbefund mitunter schon 8 Tage nach dem klinischen Beginn dokumentiert; *man darf deshalb bei akuten Erkrankungen irgend verdächtiger Art niemals die Sputumuntersuchung verabsäumen.*

Diese Form der akuten Erkrankung an Lungentuberkulose bevorzugt nicht etwa phthisisch veranlagte, hereditär belastete oder sonstwie prädisponierte Personen. Man findet unter den so Erkrankten alle *Konstitutionstypen* vertreten, allerdings mit einem Zurücktreten der typischen Pykniker. Kräftige Personen hingegen von respiratorischen oder digestiven Habitus fallen solcher Erkrankungsform nicht weniger anheim als die Gruppe der Leptosomen.

Es gibt dagegen eine gewisse *Altersdisposition* für diese Form des akuten oder subakuten Beginns; wir begegnen ihr überwiegend bei jugendlichen und jüngeren Personen, d. h. als Einleitung der eigentlichen *Adoleszentenphthise*, wenn wir diesen Begriff nicht gar zu eng fassen. Neben dem im Kapitel Pathologie erläuterten Pubertätsphthisebegriff der Anatomen (= isolierte Lungenphthise mit gleichzeitiger verkäsender Bronchaldrüsentuberkulose) gibt es in der Literatur einen von manchen Autoren gebrauchten klinischen Begriff der Pubertätsphthise, der sich mit dem der Anatomen keineswegs deckt, sondern einfach die Phthise des Pubertätsalters bezeichnet. Wir setzen dafür die Bezeichnung Adoleszentenphthise, einmal weil es gar keine besondere klinische Form der Tuberkulose des Pubertätsalters gibt, dieser Begriff also nur irreführen kann, sodann aber auch, weil die Phthise der Jugendlichen nicht allzuoft im eigentlichen Pubertätsalter, sondern meist mehr oder weniger erheblich später einsetzt. In den späteren Altersklassen, also jenseits der 25 finden wir diesen akuten Phthisebeginn wesentlich seltener; auch im Schulalter begegnen wir den typischen akuten Infiltraten nicht häufig.

Schließlich kann man mit einem gewissen Recht von einer *beruflichen Disposition* zu dieser Form der Tuberkuloseerkrankung sprechen, indem die wahrscheinlich beruflichen Infektionen regelmäßig zunächst in Form von Infiltraten nachweisbar werden. Auch Diabeteskranke bieten in der Regel diese Form der beginnenden Erkrankung dar.

Der schleichende Beginn. Diesem akuten Ausbruch der Lungentuberkulose ist *der schleichende Beginn* gegenüberzustellen. In diesem Ausdruck liegt freilich schon, daß der Zeitpunkt des Beginns nicht zu ermitteln ist und somit entfällt auch für den Kliniker die Möglichkeit, über die Art des Beginns Klarheit zu gewinnen. Die pathologische Anatomie findet nach LOESCHCKE, ASCHOFF u. a. als erste postprimäre Herde regelmäßig kleine apikale Herde. Es muß mit der Möglichkeit gerechnet werden, daß sich in der Art wie LOESCHCKE es darstellt, aus diesem klinisch obsoleten Spitzenherd durch langsames Appositionswachstum die klinisch, insbesondere röntgenologisch nachweisbare Spitzentuberkulose entwickelt. Aber einerseits sind in der Literatur Verlaufsweisen der Lungentuberkulose beschrieben, die mit einem akuten infraclaviculären Infiltrat beginnen, mit kleinen Streuherden die Lungenspitze nachträglich in den Krankheitsprozeß einbeziehen und nach Rückbildung des Infiltrats als reine Spitzentuberkulosen imponieren. Auch wir haben solche Beobachtung nicht selten gemacht. Andererseits begegnen dem Kliniker bei Feststellung der Spitzentuberkulose häufig anamnestische Angaben über Vorläufer des Tuberkulosebeginns in Form von trockener Rippenfellentzündung, fieberhaften Katarrhen, Grippe in epidemiefreien Zeiten; und da die Lungentuberkulose erfahrungsgemäß in unregelmäßigen Schüben verläuft, liegt es sehr nahe, diese unbestimmten Vorerkrankungen als Tuberkuloseschübe, vielleicht in Form von nicht aufgeklärten Infiltraten zu deuten. Gelegentlich finden sich auch in solchen Fällen streifige Herdschatten, die als narbige Reste gedeutet werden können und die abgeklungene akute Phase wahrscheinlich machen. Die isolierte exsudative Pleuritis in der Anamnese deutet, wie ausgeführt, auf eine hämatogene Tuberkulose, deren klinischer Entdeckung als pulmonaler Prozeß meist eine Streuung größeren Umfangs zugrunde liegt.

Die scheinbar schleichend beginnende Tuberkulose wird oft als Spitzentuberkulose entdeckt, zuweilen bei gelegentlichen Untersuchungen auf Dienstfähigkeit oder bei Versicherungen, öfter bei der Suche nach dem Grunde unbestimmter klinischer Erscheinungen. Denn in der Regel entspricht dem apikalen tuberkulösen Prozeß kein geschlossenes klinisches Bild. Unbestimmte Allgemeinsymptome, wie Mattigkeit, Appetitlosigkeit, vorschnelle Ermüdung, Unlustgefühle verschiedener Art führen den Kranken zum Arzt; zuweilen wird über Neigung zu lokalem Schwitzen oder gelegentliche Nachtschweiße geklagt. Auf die Lunge als Befallsorgan weisen häufig gar keine Erscheinungen; hie und da wird Hüsteln ohne Auswurf oder Stechen angegeben. Eine kleine Hämoptyse ist gelegentlich die Ursache des Besuchs beim Arzt.

Die Untersuchung ergibt des öfteren eine schwächliche Konstitution, mangelhaften Ernährungszustand, hochliegende oder labile Temperaturen, Pulsbeschleunigung, oft bis zu erheblichen Graden.

Der Lungenbefund kann gänzlich negativ sein, ist aber immer geringfügig. Insbesondere fehlen Rasselgeräusche so gut wie regelmäßig;
höchstens hört man leise knackende Geräusche. Die Blutkörperchensenkung zeigt meist normale oder ein wenig erhöhte Werte, das Blutbild normale Verhältnisse oder leichte Lymphocytose.

Das gesamte Krankheitsbild bleibt in vielen Fällen problematisch.
Denn der geschilderte Symptomenkomplex einer leichten somatischen
Labilität, der oft eine psychische Komponente gleicher Färbung gesellt
ist, kennzeichnet ja nach VON BERGMANN die Gruppe der vegetativ
Stigmatisierten, die der Ungunst einer in vieler Hinsicht sozial zer-
mürbenden und hygienisch schädlichen Zivilisation nach Erbgut und
Entwicklung seelisch und körperlich nicht genug Widerstandskraft entgegenzusetzen haben. Es ist deshalb für die Diagnose von größter
Wichtigkeit, tuberkulöse Herde, auf die man die leichten Krankheitserscheinungen beziehen könnte, mit voller Sicherheit nachzuweisen.
Solche volle Gewähr bietet aber nur die Röntgenaufnahme; der Durchleuchtungsbefund ist zu unsicher, die Aufhellungsdifferenz beim Hustenstoß nach unserer Erfahrung wertlos. Die Diagnose Lungenspitzen-
tuberkulose ohne Röntgenaufnahme steht auf so unsicheren Füßen,
daß wichtigere Entschließungen, insbesondere ein Heilverfahren, mit
ihr kaum begründet werden können. Anders liegen die Verhältnisse
natürlich, wenn ein Prozeß vorliegt, der zwar auf die Spitze beschränkt,
aber doch schon etwas vorgeschritten ist, vielleicht gar eine kleine
Zerfallshöhle umschließt.

Aber selbst wenn die Röntgenaufnahme deutliche Schattenflecke in
den Spitzenfeldern zeigt, die nur auf tuberkulöse Herde bezogen werden
können, so ist doch noch sehr fraglich, ob dieser Befund Krankheit
im klinischen Sinne oder doch Krankheitsbedrohung im Sinne der
Invaliditätsversicherung bedeutet. Es ist mit anderen Worten zu prüfen,
ob der Prozeß als aktiv anzusehen ist; Beobachtungen von BRAEUNING,
REDEKER, LYDTIN, KAYSER-PETERSEN, GRASS u. a. haben ergeben, daß
nur 7% einwandfrei festgestellter Spitzentuberkulosen in jahrelanger
Beobachtung eine Progredienz zeigen, mithin 93% klinisch nicht inter-
essierende abortive Herde sind. Dem entspricht der anatomische Befund
von 90% tuberkulösen Spitzenschwielen bei den Leichen Erwachsener
(LOESCHCKE, ASCHOFF). Als sicheres Merkmal der Aktivität eines tuberkulösen Herdes ist die Erhöhung der Senkungsziffer und die Verschiebung
im weißen Blutbild anzusehen; freilich ist es notwendig, die Konkurrenz
anderer Infekte, insbesondere Lues, Gonorrhöe, Mandelpfröpfe u. dgl.
auszuschließen. Fehlen aber solche biologischen Merkmale der Progredienz, so ist es oft auch bei klinischer Beobachtung unmöglich, die
Aktivität eines tuberkulösen Spitzenprozesses festzustellen oder auszuschließen. Manche Autoren glauben mit Hilfe der Tuberkulindiagnostik
auf biologische Aktivität oder Inaktivität schließen zu können. Eigene

darauf gerichtete Untersuchungen haben aber ergeben, daß Personen mit verkalkten pulmonalen Herden, die nach vieljähriger Beobachtung sicher inaktiv waren, eine außerordentlich hohe Tuberkulinempfindlichkeit aufweisen, andererseits Kranke mit geringen aber sicher fortschreitenden Prozessen relativ tuberkulinunempfindlich sein können; wir halten deshalb diese Tuberkulinproben bei Erwachsenen für diagnostisch unbrauchbar. Nicht besser steht es mit der sog. Herdreaktion. Ihr physikalischer Nachweis ist ein überaus unsicheres Unterfangen. Während man bei tuberkulösen Kindern nach Tuberkulinüberdosierung große Infiltrierungen aufschießen sehen kann, haben wir bei therapeutischen Allgemeinreaktionen Erwachsener niemals eine röntgenologisch deutliche perifokale Entzündung gesehen. Wir verzichten deshalb auf die Herdreaktion als diagnostisches Hilfsmittel bei Erwachsenen gänzlich.

Ist die diagnostische Entscheidung aktive oder inaktive Herde zeitlich unmöglich, so muß sie vertagt werden. Die exakte Untersuchung einschließlich Röntgenaufnahme und Blutuntersuchungen muß also im Abstand einiger Wochen bis Monate, für die man Verhaltungsmaßregeln über die Lebensführung gibt, wiederholt werden, gegebenenfalls verzögernd zu mehreren Malen. Läßt der Allgemeinzustand erheblich zu wünschen übrig oder glaubt man Labilitätserscheinungen als dringende Verdachtsmomente werten zu sollen, so wird man solcher langen Beobachtung zweckmäßig eine prophylaktische Behandlung in einem Kurort oder besser in einer einfachen Heilanstalt vorschalten.

2. Die exsudative Lungentuberkulose.

Röntgenklinische Beobachtungen haben die Rückbildungsfähigkeit exsudativer Herde auch der klinischen Erfahrung zugänglich gemacht. Der Begriff der exsudativen Lungentuberkulose, der für die klinische und vor allem prognostische Erfassung gewisser Krankheitsbilder wichtig, ja unentbehrlich ist, kann sich nicht auf die exsudative Form des Einzelherdes stützen, sondern vielmehr nur auf das Beharren im Charakter der exsudativen Phase. Die exsudative Lungentuberkulose entspricht also dem Bilde der lobulären und lobären käsigen Pneumonie der Anatomen, wobei freilich der Kliniker das Auf und Ab der Erscheinungen, Rückbildung frischer Herde, Erweichung und Schübe von Neuherdbildungen durch bronchogene Streuung in ihrer Dynamik höchst eindrucksvoll zu verfolgen in der Lage ist.

Die rein exsudative Lungentuberkulose beginnt in Form des rasch erweichenden und frühzeitig streuenden Infiltrats. Eine Ansteckungsquelle aufzudecken gelingt häufig nicht. Ja da sich unter den Jugendlichen, die vorwiegend solcher Form der Tuberkulose anheimfallen, nicht wenige hereditär schwer Belastete, doch elterlich nicht frisch Angesteckte finden, liegt die Auffassung nahe, daß eine konstitutionelle Prädisposition zur schweren Erkrankung an Tuberkulose vorliegt und daß vielleicht auch der ältere proliferierende Primärkomplex die hämatogene Quelle für diese Neuherdbildung darstellt.

Der Beginn. Das klinische Frühbild weicht von dem geschilderten Syndrom des initialen akuten Infiltrats (Frühinfiltrats) nicht ab. Die rasch entstehende Frühkaverne liegt in solchen Fällen nach unserer Erfahrung gar nicht selten im Mittelfeld, gelegentlich medial, so daß sie vom Strahlengang in den Hilusbereich projiziert wird. Es ist aber ein Trugschluß, sie deshalb mit den Hilusorganen (Bronchen, Gefäßen, Drüsen) in unmittelbarer örtlicher Beziehung zu glauben, vielmehr deckt sowohl die physikalische Untersuchung wie die hier wertvolle stereoskopische Aufnahme regelmäßig die hilusferne Lage solcher Kavernen auf; meist liegen sie hinten in der Spitze des Unterlappens. Eine sog. „Hiluskaverne", d. h. eine Kaverne, die zu den Hilusorganen in Beziehung steht, gibt es nach anatomischer und klinischer Erfahrung nicht. — Die Frühkaverne dieser Tuberkuloseformen liegt auch nicht ganz selten im Unterfeld, sei es vorn im Mittellappen, oder hinten im Unterlappen.

Die bronchogene Streuung. Kennzeichnend für die exsudative Lungentuberkulose ist die frühzeitige Erweichung und Streuung. Das anfängliche Fieber kann vorübergehend wieder weichen, um mit dem nächsten Schub wiederzukehren, kann aber auch in Wellen verlaufen, die mit ihrem Auf und Ab die schubförmige Ausbreitung kennzeichnen; es kann von vornherein persistieren oder sich nach mehr oder weniger langer Zeit in Wellenform oder auch als typisch hektisches Fieber einstellen. Die hohe Continua ist charakteristisch für die konfluierende und erweichende lobuläre und insbesondere für die lobäre Pneumonie. Speziell die letztere kann mit ihren schwersten toxischen Begleiterscheinungen ganz und gar dem Bild des Status typhosus gleichen.

Das Stadium der Frühkaverne wie der kleinherdigen bronchogenen Streuung ist aber keineswegs immer von Fieberbewegungen begleitet. Der Kranke kann vielmehr durch lange Perioden völlig fieberfrei sein, und die Diagnose der exsudativen Lungentuberkulose ist deshalb durchaus nicht vom Vorhandensein des Fiebers abhängig. Dem entsprechen auch die Reaktionen des pathogenetischen Vorgangs, die ihn im Serum und im weißen Blutbild begleiten. Während im akuten Stadium und insbesondere im fieberhaften Schub der Senkungswert erheblich erhöht zu sein pflegt, ohne doch immer sehr hohe oder extreme Werte zu erreichen, sowie Linksverschiebung und relative Neutrophilie den toxischen Zustand kennzeichnen, können sich im Remissionsstadium annähernd normale Werte finden. Aus dem Fehlen von Fieber und von jenen groben Zeichen toxischer Auswirkung des tuberkulösen Herdgeschehens, aus der Besserung des Allgemeinbefindens und Allgemeinzustandes (Gewichtszunahme!), dem Abklingen der subjektiven klinischen Symptome und dem Verschwinden des Auswurfs, dem eine Abnahme der Sekretgeräusche parallel geht, wird in der Praxis gar zu gern auf Heilungsvorgänge geschlossen, bis eine neue Röntgenaufnahme, oft zu spät, den verhängnisvollen Irrtum aufdeckt. *Die langsame bronchogene Ausbreitung geht gar nicht so selten neben solchen Anzeichen einer Besserung des klinischen Bildes weiter,* die mit der Heilanstaltsbehandlung erreicht wird. Die Methoden der physikalischen Untersuchung sind der Verfolgung der lokalen Entwicklung um so weniger gewachsen, als gerade die oft zu beobachtende Abnahme der Sekretgeräusche irreführen kann. Wiederum sind wir auf die Röntgenuntersuchung und zwar, um die kleinherdige Streuung nicht zu übersehen, hauptsächlich auf die Röntgenaufnahme angewiesen.

Die röntgenologische Verfolgung der bronchogenen Ausbreitung des Prozesses bietet verschiedene Bilder. So zeigt die Abb. 98, S. 132 die konfluierende Exsudation unmittelbar von der Frühkaverne aus, die Abb. 94, S. 128 die Nachbarschaftsstreuung und die Abb. 97, S. 131 die Fernstreuung aus der Kaverne, die auf der Gegenseite gern das Mittelfeld bevorzugt. In den Abb. 111—114 sehen wir den exsudativen Prozeß von kleinen Herden in der Spitze ausgehen; ob es sich hier um ältere proliferierende Herde oder um ganz frische kleine Herde handelt, ist weder klinisch noch nach dem Röntgenbild zu entscheiden. 14 Tage später setzt akut mit hohem Fieber, scheinbar vom Hilus ausgehend, eine große Infiltrierung ein, die wiederum 14 Tage später — das Fieber ist inzwischen abgeklungen — den ganzen Oberlappen einnimmt. Dieses Infiltrat verkäst nun glücklicherweise nicht in toto, bildet sich vielmehr großenteils zurück. 5 Monate später finden wir ein scheinbar frisches handtellergroßes Frühinfiltrat mit Rundkaverne, aber doch schon mit Nachbarschaftsstreuung. — Das Infiltrat der Abb. 115 war vom behandelnden Arzt übersehen worden; wie schwer sich dieser Fehler rächt, zeigt die Abb. 116, etwa ein halbes Jahr später aufgenommen; dieser Entwicklung hätte sich unzweifelhaft durch rechtzeitige Kollapsbehandlung vorbeugen lassen. Noch verhängnisvoller hat sich die Versäumnis der richtigen Therapie (Kollapsbehandlung) in dem Falle unserer Abb. 96 und 97 (S. 130) in Form der unaufhaltsamen Gewebseinschmelzung ausgewirkt; die Aufnahmen liegen etwa 10 Monate auseinander. Besonders eindrucksvoll sind große Aspirationsaussaaten, die sich nach Lungenblutungen (Abb. 95, S. 129) oder nach Inhalationsnarkosen (Abb. 117) im Röntgenbild erkennen lassen; sie sind in der Regel von typischen Fieberbewegungen, dem sog. Resorptionsfieber (Abb. 118) begleitet und können sich ganz zurückbilden (Abb. 125 und 126, S. 180), aber auch verkäsen und erweichen.

Die exsudative Lungentuberkulose milderer Progredienz kann nicht nur im Frühstadium, sondern auch nach ausgiebiger bronchogener Streuung mit oder ohne therapeutischen Eingriff in das subchronische Stadium der produktiven Phase hinüberwechseln. Röntgenologisch ist

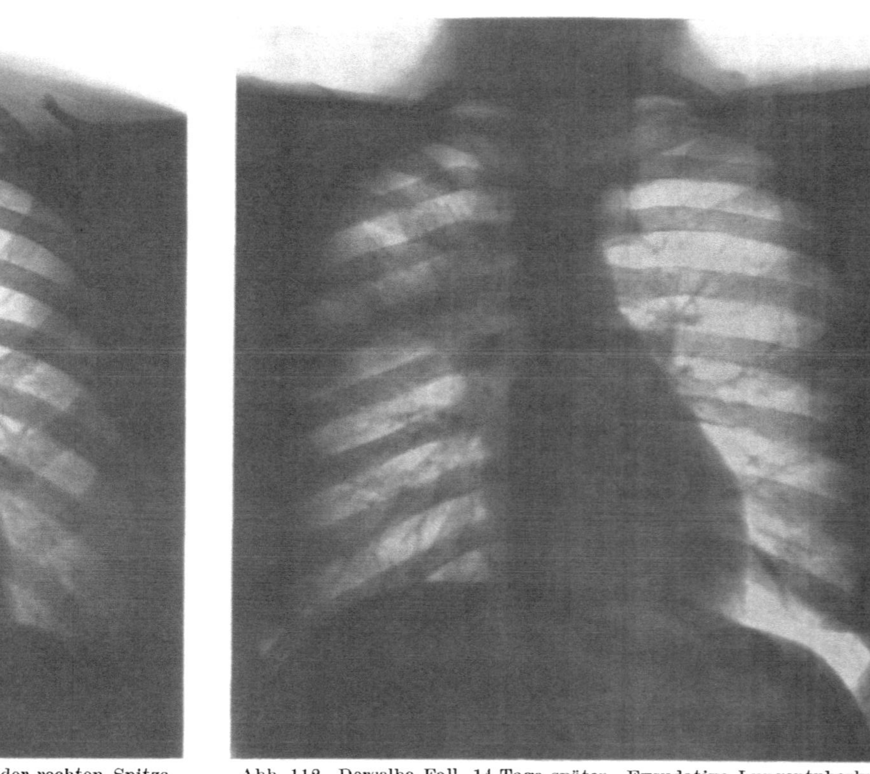

Abb. 111. Aufn.-Nr. 1646, ♀ 19 Jahre. Tuberkulose der rechten Spitze. Alter nicht zu bestimmen.

Abb. 112. Derselbe Fall, 14 Tage später. Exsudative Lungentuberkulose im Beginn.

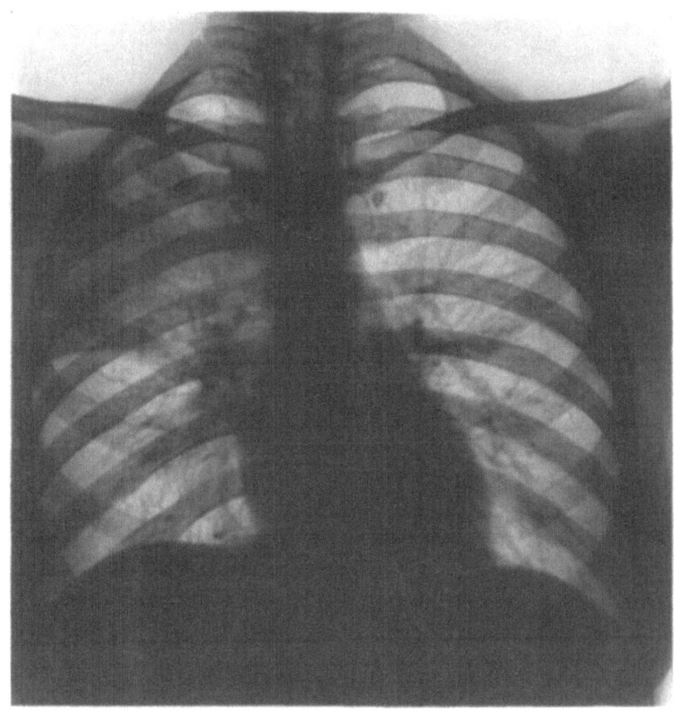

Abb. 113. Derselbe Fall, weitere 14 Tage später. Akutes Infiltrat des rechten Oberlappens mit beginnender Erweichung.

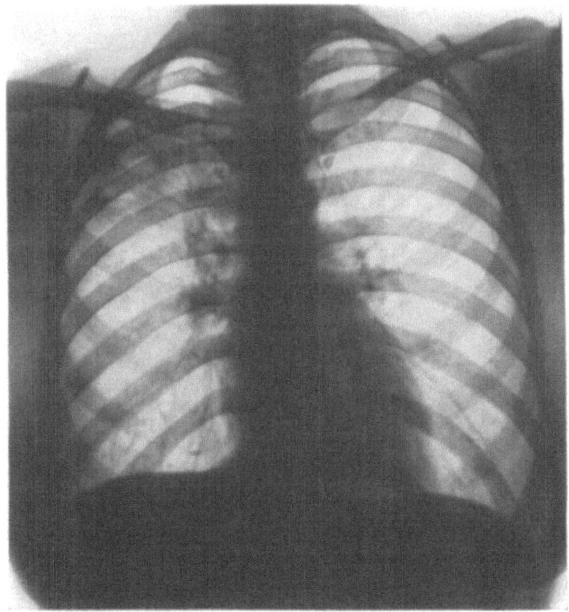

Abb. 114. Derselbe Fall, 5¹/₂ Monate später. Frühkaverne mit Nachbarschaftsstreuung.

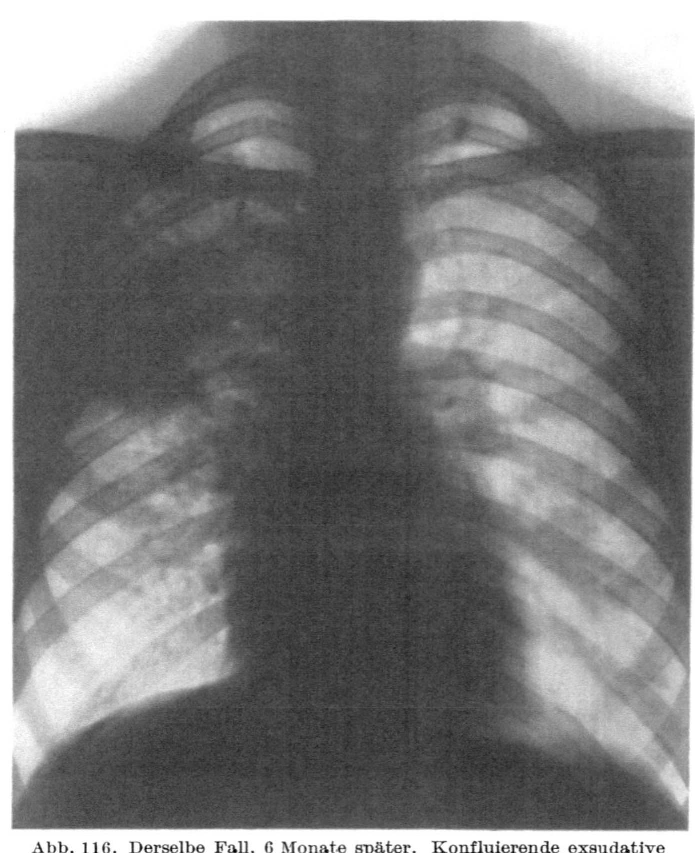

Abb. 115. Aufn.-Nr. 4458, ♂ 19 Jahre. Akutes Infiltrat im rechten Oberfeld mit beginnender Erweichung.

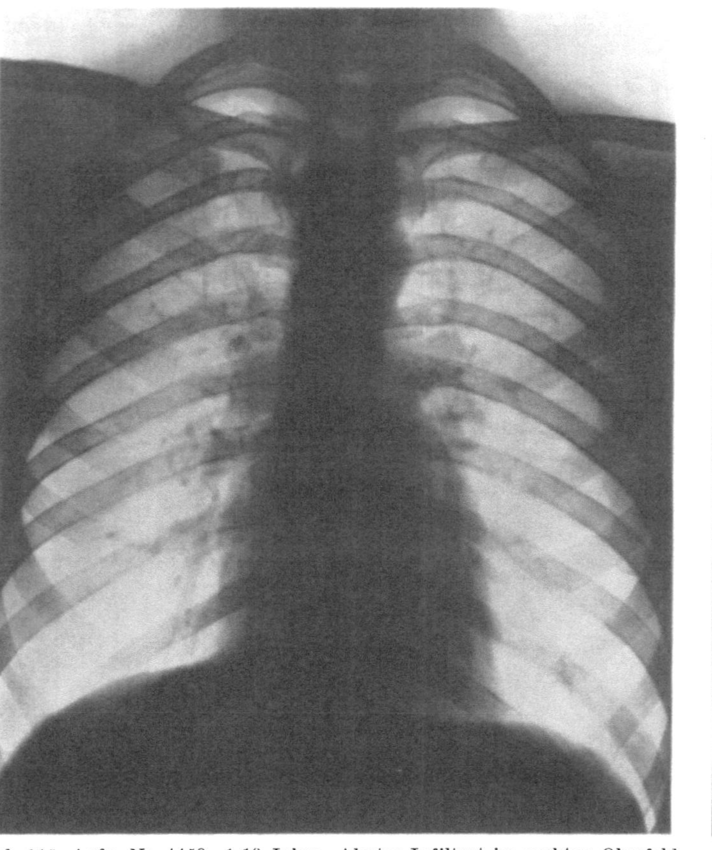

Abb. 116. Derselbe Fall, 6 Monate später. Konfluierende exsudative Tuberkulose des rechten Oberlappens.

dieser Vorgang kenntlich nicht nur durch das Ausbleiben neuer bronchogener Schübe, sondern vor allem durch die Demarkierung der vorhandenen Herde, die kleiner und härter werden und dem ganzen Bild nach und nach die für die produktive Tuberkulose charakteristische

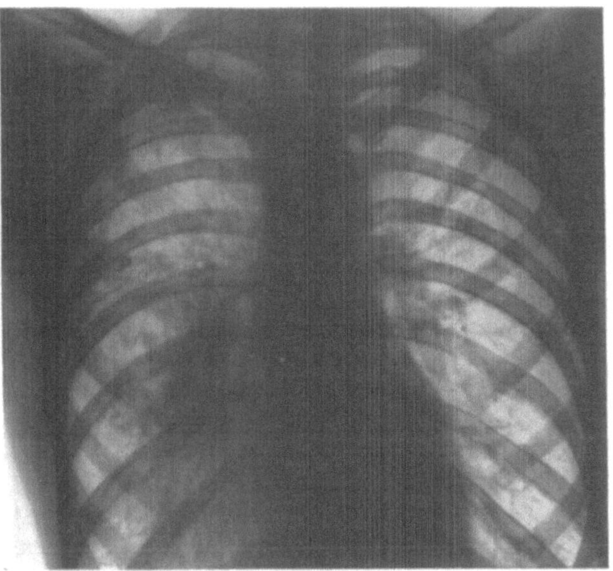

Abb. 117. Aufn.-Nr. 1219, ♂ 24 Jahre. Große Aspirationsaussaat nach Inhalationsnarkose bei produktiv-cirrhotischer Phthise mit kleiner Kaverne.

scharfe Herdzeichnung zuteil werden lassen. Klinisch bildet sich aus dem labilen ein nunmehr gewissermaßen stabiles Stadium heraus, das man auch als tertiäre Stabilisierung bezeichnet hat.

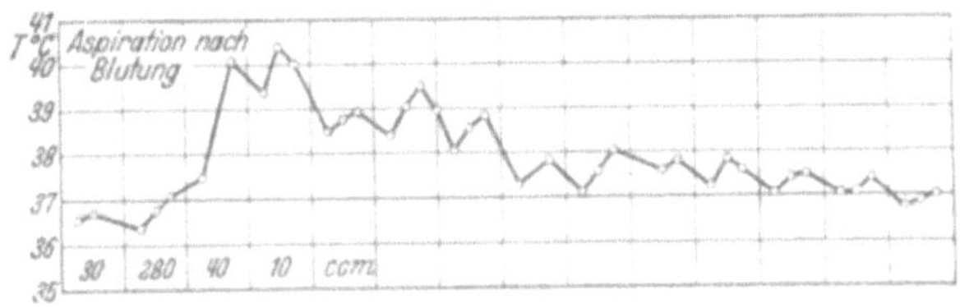

Abb. 118. Resorptionsfieber nach Aspirationsaussaat infolge Lungenblutung.

Prognose. Der Diagnose der fortschreitenden exsudativen Lungentuberkulose ist immer eine ernste Prognose verbunden. Ein nicht kleiner Teil dieser Kranken geht auch bei frühzeitiger Erkennung der Tuberkulose und trotz Ausnutzung aller therapeutischen Möglichkeiten an dem unaufhaltsam fortschreitenden Prozeß zugrunde. Wir haben den Eindruck, daß dies Geschick vor allem den früh erkrankenden hereditär Belasteten droht, während der exogenen Überfallinfektion auch der jugendliche Organismus mehr Widerstandskraft entgegenzusetzen scheint, ohne doch diese Auffassung zahlenmäßig unterlegen zu können. Die Prognose gerade dieser Tuberkuloseform kann aber auch bei frühzeitiger Erkennung durch den therapeutischen Eingriff weitgehend umgestaltet werden.

3. Die produktive Tuberkulose.

Die chronische produktive Tuberkulose kann sich, wie ausgeführt, aus hämatogenen Streuformen und aus dem subakut auftretenden Infiltrat mit oder ohne Einschmelzung allmählich entwickeln; öfter bleibt die Art des Beginnes in Dunkel gehüllt. Verhältnismäßig recht selten sieht man die allmähliche Entwicklung aus einer typischen Spitzentuberkulose.

Geschlossene Form. Während das Bild der exsudativen Lungentuberkulose als eine heftige Kampfhandlung zwischen dem Organismus und seinen Feinden reich ist an klinischen Erscheinungen und Ereignissen, hat diese chronische Phthise oft lange Phasen relativer Ruhe und Symptomenarmut. Das gilt besonders für die sog. *geschlossene Form*. Auffallend ist, daß Kranke dieser Art nicht selten ausgesprochen phthisisch aussehen und zwar sowohl hinsichtlich ihres Körperbaues wie auch ihres Ernährungszustandes. Das muß immer wieder den Verdacht wecken, daß diese Kranken mit den chronischen Prozessen doch schon einen längeren Ablauf des Leidens hinter sich haben, vielleicht auch mit akuten febrilen oder subfebrilen Schüben, als die Anamnese aufdeckt, und daß nur die Klärung des Grundcharakters in eine ruhige Phase fällt, die fast einem Stillstand zu gleichen scheint. Die Allgemeinerscheinungen beschränken sich zu diesem Zeitpunkt in der Regel auf geringe bis mäßige Grade von Mattigkeit und Unlust, denen sich Neigung zu lokalen Schweißen, seltener zu eigentlichen Nachtschweißen gesellen können. Fieber pflegt zu fehlen, aber bei körperlichen Anstrengungen oder Störungen (Menstruation) können auch kleine Fieberzacken erscheinen. Es ist zwar sehr mißlich, die an den Menstruationszyklus gebundenen Schwankungen (Abb. 58, S. 75), wie TURBAN das tut, ohne weiteres auf eine Tuberkulose zu beziehen, denn unzweifelhaft zeigen auch nicht tuberkulöse Frauen labiler Konstitution recht häufig das gleiche Auf und Ab der Temperaturlage. Immerhin wird man bei tuberkulösen Frauen Temperaturzacken, die mit der Menstruation zusammenhängen, beachten müssen. — Auch die Symptome, die auf die Lunge als das erkrankte Organ hinweisen, sind bei der geschlossenen Lungentuberkulose meist wenig ausgesprochen: etwas Husten, wenig schleimiger oder schleimig-eitriger Auswurf, der auch bei Anreicherung (Antiforminverfahren) bacillenfrei ist. Die neue Methode des Kehlkopfabstriches weist gelegentlich bei diesen Fällen doch vereinzelte Tuberkelbacillen nach (vgl. Kapitel Laboratoriumsmethoden). Der physikalische Befund entspricht im allgemeinen den röntgenologisch festzustellenden Veränderungen; freilich kann gerade bei den disseminierten produktiven Tuberkulosen, z. B. bei ausgedehnten hämatogenen Streuungen, der physikalische Befund sehr geringfügig sein und nur das Röntgenbild den Umfang der Veränderungen aufdecken; in solchen Fällen versagt auch die Röntgendurchleuchtung. Was schließlich die Spiegelung solcher Prozesse in den Blutreaktionen anlangt, so zeigt sich auch hier die geringe Aktivität in normalen oder nur wenig veränderten Werten.

Prognose. Sonach könnte es scheinen, als ob die produktive Tuberkulose, mindestens so lange Zerfallsherde fehlen, ein gutartiges zum Stillstand und zur Ausheilung neigendes Stadium darstelle. Aber einmal gibt es, besonders bei Jugendlichen, produktive Tuberkulosen, auch durch längere Zeit geschlossene Prozesse, die sich im klinischen Bilde, z. B. in hartnäckigen Fieberbewegungen, aber auch im erheblich erhöhten Senkungswert und beträchtlicher Linksverschiebung als sehr aktive Tuberkulosen verraten. Über kurz oder lang zeigt sich denn auch im physikalischen und besonders im röntgenologischen Befund die Ausbreitung der Herde über bisher freie Bezirke und die Verdichtung und das Wachstum der Herde im alten Revier sowie Konfluieren und Einschmelzung.

Aber auch die scheinbar ruhenden produktiven Tuberkulosen sind prognostisch nicht immer als günstig zu werten. Das zeigt sich schon nicht selten in einem unbefriedigenden Ansprechen auf die Behandlung; ist doch der frische aktive Herd, z. B. das einschmelzende akute Infiltrat, der Therapie weit besser zugänglich als diese torpiden Prozesse.

Die Sekundärkaverne. Das Krankheitsbild gewinnt aber ein ganz anderes Gesicht, wenn es im Konglomerieren und Verkäsen der produktiven Herde zur Erweichung kommt. Nunmehr beherrscht, wie beim Erweichen des akuten Infiltrats, auch hier die Kaverne das Krankheitsbild. Als 1922 auf dem Tuberkulosekongreß in Bad Elster der Pathologe GRÄFF die nicht chirurgisch behandelte Kaverne als das Todesurteil des Phthisikers bezeichnete, das nach kürzerer oder längerer Zeit vollstreckt werde, überschütteten ihn die Kliniker mit einem Sturm der Entrüstung. Heute würde solcher Ausspruch keinen Widerspruch mehr hervorrufen.

Mit dem Erweichungsvorgang sind immer toxische Symptome verbunden. Wenn auch Fieber diesen Spätvorgang nicht immer begleitet, so ist doch die Senkungsziffer regelmäßig beträchtlich erhöht und das weiße Blutbild zeigt meist erhebliche Linksverschiebung. Und wenn auch die Spätkaverne, die im alten Feld produktiver Herde entsteht, zwar infolge des ausgesprochen tertiären Charakters dieser Tuberkulose nicht die Neigung oder richtiger nicht die Möglichkeit hat, akut zu streuen, so geht doch von diesem offenen Herd, teils durch kontinuierliche Verkäsung des Granulationsgewebes der Kavernenwand, teils durch bronchogenes Fortschreiten, der lokale Prozeß in mehr oder minder raschem Tempo weiter. Dazu kommt die Gefahr des intra-canaliculären Übergreifens der Tuberkulose auf Kehlkopf und Darm und schließlich die Gefahr der Lungenblutung, die gelegentlich das Leben des Kranken bedroht, fast immer aber der Ausbreitung der Phthise durch Aspirationsaussaat Vorschub leistet. Auch hat die nunmehr offene Lungentuberkulose eine hohe soziale Bedeutung gewonnen.

Mit der Kavernenbildung ist aus der relativ gutartigen geschlossenen produktiven Tuberkulose mit einem Schlage ein ernstes Krankheitsbild geworden. Die therapeutische Aufgabe hat nunmehr nur das eine Ziel der Kavernenheilung, der die moderne Kollapsbehandlung glücklicherweise mit aussichtsreichen Methoden gewachsen ist.

4. Die cirrhotische Phthise.

Beginn. Aus den akuten Stadien des Frühinfiltrats oder sogar der ausgebildeten exsudativen Lungentuberkulose, weit häufiger aber aus ihrer produktiven Phase hervorgegangen oder vielleicht richtiger auf dem Wege über die produktive Phase entstanden, unterscheidet sich die *cirrhotische Phthise* im Beginn ihres klinischen Bildes von der produktiven Tuberkulose nur durch den ganz ausgesprochen torpiden Charakter. Handelt es sich um ein geschlossenes Stadium dieser Form, so wird man oft und mit triftigen Gründen im Zweifel sein, ob man es überhaupt mit einem aktiven Prozeß, also im eigentlichen Sinne mit Krankheit zu tun hat. Die klinisch geheilte Lungentuberkulose, die auch dauernd, durch Jahrzehnte, bis zum schließlichen Tode aus anderer Krankheitsursache geheilt bleibt, ist im anatomischen Sinne eine lokalisierte cirrhotische Phthise. Ein Großteil der geschilderten Spitzentuberkulosen, die nach jahrelanger Beobachtung nicht fortschreiten, sind solche cirrhotischen auf die Spitze beschränkten Prozesse. Aber auch die Cirrhose größerer Ausdehnung kann klinisch völlig und dauernd inaktiv bleiben. So zeigt die Abb. 15, S. 30 eine klinisch und anatomisch geheilte Tuberkulose, die zur völligen Zerstörung und bindegewebig-narbigen Umwandlung beider Oberlappen geführt hatte.

Kavernöse Form. Ganz anders ist auch bei der Cirrhose wiederum das klinische Bild, wenn im schwieligen Gewebe Zerfallsherde persistieren. Zwar können röntgenologisch sichere Kavernen klinisch zeitweise als ausgeheilt imponieren, indem gar keine Sekretion besteht, auch Rasselgeräusche gänzlich fehlen oder bei einem durch Jahre konstanten physikalischen Befund nur ganz spärliches schleimig-eitriges Sputum ohne Bacillen entleert wird. Wenn dabei keinerlei Krankheitssymptome bestehen und die Blutuntersuchungen normale Werte ergeben, kann wohl trotz der Kaverne von einem inaktiven Prozeß gesprochen werden. Andererseits hat die anatomische Untersuchung glattwandiger, bindegewebig ausgekleideter Kavernen doch regelmäßig Reste von tuberkulösem Granulationsgewebe mit Riesenzellen und spärlichen Bacillen im Gewebe ergeben, und die klinische Erfahrung bei häufigen genauen Untersuchungen auch immer wieder spärliche Tuberkelbacillen feststellen können; von einer völligen und endgültigen Heilung kann also in diesen Fällen nicht die Rede sein.

Die klinisch-prognostische Beurteilung wird ganz anders aussehen, wenn wir es mit einer *cirrhotisch-kavernösen Phthise* zu tun haben. Wiederum beherrscht jetzt die Kaverne ganz und gar das Bild. Zwar kann der Zustand stationär sein, also in seinen klinischen Erscheinungen und seinem röntgenologischen Herdbild durch längere Zeiträume keine nennenswerten Veränderungen darbieten. Aber in der dauernden Ausscheidung der Bacillen besteht für den Kavernenträger auch dauernd die Gefahr der bronchogenen Ausbreitung, insbesondere des Übergreifens auf Kehlkopf und Darm, das man bei der cirrhotischen Phthise leider besonders häufig sieht, wie man auch gerade bei der Cirrhose, wohl infolge der Schrumpfungszerrung an einem brüchigen Gewebe, besonders häufig kleinere und größere Lungenblutungen als alarmierende und nicht ungefährliche Erlebnisse des Kranken beobachtet (BALLIN). Der anatomische Vorgang des lokalen Fortschreitens der Tuberkulose, mag er auch in der röntgenologischen Beobachtung nur in recht langen Zwischenräumen meßbar werden, dokumentiert sich klinisch als aktiver Prozeß zwar selten durch Fieberbewegungen, regelmäßig aber durch ausgesprochene Senkungserhöhung und Blutbildverschiebung. Letztere zeigt meist ein geringes bis mäßiges Ausmaß, wohingegen die Blutsenkungswerte gerade bei der cirrhotisch-kavernösen Phthise ganz beträchtlich, ja bis zu extremen Graden erhöht zu sein pflegen; es scheint diese Blutkörperchensenkungsbeschleunigung, auf der sog. Linksverschiebung der Serumeiweißkörper beruhend, ganz speziell vom Zerfall kranken Gewebes abhängig zu sein.

Merkwürdig divergent ist bei dieser Tuberkuloseform die Reaktion der verschiedenen Konstitutionsformen. Man kann geradezu einen Typus der Cirrhose mit zunehmender Adipositas einen zweiten allerdings weit häufigeren mit fortschreitender Abmagerung gegenüberstellen. Dieser Unterschied findet weder im anatomisch-röntgenologischen noch im klinischen Gesamtbild eine ausreichende Erklärung.

Der wesentliche Charakterzug der cirrhotischen Phthise im anatomischen und röntgenologischen Bild, der Schrumpfungsvorgang, der zum schweren sekundären Emphysem führen kann, zeigt sich auch im klinischen Status sehr ausgesprochen, und zwar in einer Kurzatmigkeit, die zur Ausdehnung des physikalischen Befundes in einem auffallenden Gegensatz steht. Sind die Gewebszerstörungen durch den tuberkulösen Prozeß sehr umfangreich, so kann die Schrumpfung mit ihren Folgen auch klinisch ganz und gar im Vordergrunde stehen, ja schließlich der Krankheitszustand nur noch als Emphysem mit chronischer Bronchitis imponieren.

5. Die hämatogenen Tuberkulosen.

Das klinische Bild der akuten und subakuten hämatogenen Miliartuberkulose zu schildern ist nicht Aufgabe dieses Buches. Es kann
auch hier nicht auf das Gesamtbild jener protrahierten Tuberkulosen
eingegangen werden, die sich durch Metastasen im Bereich des großen
Kreislaufs als hämatogene Formen erweisen. Was hier interessiert,
sind etwaige charakteristische Lungenbefunde bei diesen letzteren sowie
bei solchen Lungentuberkulosen, die beim Fehlen peripherer Metastasen röntgenologisch als hämatogene Formen imponieren, sowie die
Frage, ob sich im klinischen Bild dieser Tuberkulosen abgesehen von

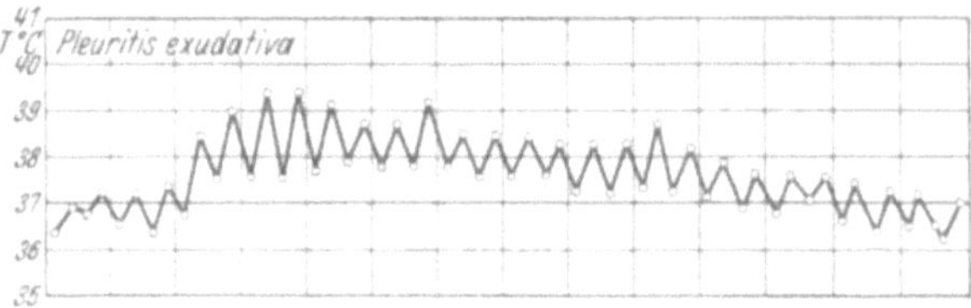

Abb. 119. Typischer Fieberverlauf bei Pleuritis exsudativa.

den peripheren Metastasen Züge besonderer Art finden, die diagnostisch und prognostisch, vielleicht auch therapeutisch wegleitend
wären.

Initiale Pleuritis exsudativa. Es ist wiederholt darauf hingewiesen
worden, daß sich die initiale Pleuritis exsudativa nach klinischer Erfahrung mindestens überwiegend als erste Manifestation einer hämatogenen Tuberkulose erweist. Wie schnell dieser ersten, anscheinend
wesentlich pleuralen oder subpleuralen Aussaat die echte hämatogene
Miliartuberkulose folgen kann, zeigt der S. 113 erwähnte Fall mit der
Abb. 72. In der Regel zeigt die Pleuritis exsudativa initialis den typischen
Ablauf, den die Fieberkurve Abb. 119 wiedergibt, und der sich nicht
von einer Pleuritis anderer Ätiologie unterscheidet. Nach dem Abklingen
der akuten Krankheitserscheinungen (vgl. S. 331) pflegt sich der Kranke gut
zu erholen und scheint sich klinisch wieder voller Gesundheit zu erfreuen.
In der Regel zeigt auch die Röntgenaufnahme nach Resorption des
Ergusses nichts von intrapulmonaler Herdaussaat. Allzuoft wird nach
solchen Feststellungen der tuberkulöse Charakter der Pleuritis als ausgeschlossen erachtet. Und doch erweisen sich nach den Untersuchungen
GSELLS an einem großen Material, die ganz dem Eindruck unserer
klinischen Beobachtungen entsprechen, 90% der isolierten exsudativen
Pleuritiden, also derjenigen Ergüsse, bei denen nicht eine gleichzeitige
pulmonale oder septische Erkrankung die andere Ätiologie erweist, durch
den Tierversuch oder den nachträglichen Verlauf als tuberkulösen
Charakters. Der Tierversuch oder das Züchtungsverfahren versagen

etwa bei der Hälfte der Ergüsse, die sich durch den weiteren Verlauf doch als tuberkulös entpuppen.

W. NEUMANN stellt phthisiogenetisch andere Erkrankungsformen der Pleuritis auf eine Stufe mit der Pleuritis exsudativa, und zwar unterscheidet er die akute und abgelaufene Polyserositis, die trockene Polyserositis und die Pleurite à répétition. Diese Pleuraerkrankungen sind eine häufige Begleiterscheinung der Lungenphthise jeder Form, ob insbesondere der hämatogenen Tuberkulosen, wage ich nicht zu entscheiden. Als Vorläufer dieser Tuberkulosen werden sie zwar anamnestisch nicht selten angegeben, bleiben aber dann immer in ein gewisses Dunkel gehüllt, während die exakte klinische Beobachtung solcher Vorstadien mir selten vorgekommen ist.

Latenzstadium und schleichende Entwicklung. Der Pleuritis exsudativa initialis folgt meist ein mehr oder minder langes Stadium der Latenz, richtiger wohl der scheinbaren Latenz. Es vergehen nach unseren Erfahrungen meist mehrere, oft 5 und mehr Jahre, bis im Zunehmen geringfügiger Krankheitserscheinungen, oft nach längerer Fehldeutung, die manifeste Lungentuberkulose offenbar wird. Das brauchte nicht so zu sein, wenn jeder Kranke nach einer isolierten Pleuritis exsudativa jahrelang, insbesondere auch röntgenologisch, wie das eigentlich selbstverständlich sein sollte, sorgfältig beobachtet würde.

Der hämatogene Nachschub. Der schleichende Verlauf könnte am hämatogenen Charakter dieser Tuberkuloseform zweifeln machen. Aber wir sehen dasselbe Bild als Begleiterscheinung extrapulmonaler Tuberkulosen, deren hämatogener Charakter nicht zweifelhaft sein kann; auch diese Lungentuberkulosen werden recht häufig nicht durch das Symptomenbild offenbar, sondern erst durch die klinische Durchuntersuchung, wiederum, besonders in ihrer Form, hauptsächlich durch das Röntgenbild. Und wir sehen des weiteren bei vielen dieser Lungentuberkulosen, natürlich keineswegs bei allen, in der weiteren Entwicklung einen exquisit chronischen Verlauf, der die langsame Ausbreitung nach der Pleuritis durchaus glaubhaft macht. Ob diese Tuberkulosen nach einmaliger hämatogener Aussaat intrapulmonal, sei es lymphogen, sei es bronchogen sich allmählich fortentwickeln oder neue hämatogene Aussaaten folgen, ist in der Regel kaum festzustellen. Ist solches hämatogenes Fortschreiten von gleichzeitigen Absiedelungen im Bereich des großen Kreislaufs begleitet, so ist die erneute hämatogene Aussaat in den Lungen anzunehmen. Aus der Röntgenbilderserie kann man sie gelegentlich mit einiger Wahrscheinlichkeit ablesen. Im Kapitel Kindertuberkulose wurde auf die Hauttuberkulide als Kennzeichen der hämatogenen Ausbreitung und insbesondere des wiederholten hämatogenen Schubes hingewiesen. Gelegentlich, freilich selten genug, kommen auch bei Erwachsenen solche Hautaussaaten zur Beobachtung und sind dann ebenfalls als Anzeichen des frischen hämatogenen Schubes zu deuten und zu werten. Daß der hämatogene Nachschub nicht so ganz selten sein mag, erweist der Umstand, daß manche solcher Kranken schließlich der tuberkulösen Meningitis erliegen, wird außerdem des öfteren durch den autoptischen Befund offenbar. Über LÖWENSTEINS Bacillenbefunde im strömenden Blut wurde im Kapitel Laboratoriumsmethoden berichtet.

Der physikalische Befund bei den hämatogenen Lungentuberkulosen kann kaum irgendwelche Klärung bringen, wohl aber das Röntgenbild, wie im Kapitel Röntgendiagnostik dargetan ist. Was das *klinische Bild* dieser Formen anlangt, so weist W. NEUMANN darauf hin, daß ein Milztumor eine häufige Begleiterscheinung sei. Bei der akuten hämatogenen Miliartuberkulose ist er ein charakteristischer Befund, auch bei den subakuten bis subchronischen Formen findet er sich häufig, während wir ihn bei den chronischen Formen nur ausnahmsweise gefunden haben. Die Verdickung der Wände der peripheren Arterien sieht W. NEUMANN ebenfalls als pathognostisch an, wovon wir uns nicht überzeugen konnten. NEUMANN bezieht auch mannigfache Störungen im endokrinen und vegetativen Apparat auf hämatogene Streuungen, wofür er interessante Beispiele gibt; solche Störungen finden sich aber bei allen Phthiseformen so häufig, daß wir nicht wagen möchten, die Diagnose der hämatogenen Form an sie zu knüpfen.

Prognose. Die *Prognose der hämatogenen Tuberkulosen* variiert nach der klinischen Form in außerordentlicher Breite. Von den akuten Miliartuberkulosen und den subakuten bis subchronischen Formen, die durchweg eine ungünstige Prognose haben, über die wiederholten hämatogenen Schübe mit sehr zweifelhafter Vorhersage, die einmaligen Schübe, deren Verlauf wesentlich von der lokalen Entwicklung im Organ abhängt, bis zu den einmaligen diskreten Streuungen mit guter Prognose gibt es alle Übergänge. Immer wird über das Schicksal solcher Kranken erst längere klinische Beobachtung Klarheit bringen können und auf Überraschungen in Form eines hämatogenen Nachschubes muß man gefaßt sein, solange das klinische Bild noch Zeichen der Progredienz, wenn auch nur andeutungsweise, erkennen läßt. Für die Therapie ergeben sich aus der Erkennung der hämatogenen Genese einstweilen nur Sonderaufgaben, soweit sie sich aus peripherer Herdbildung herleiten.

6. Besondere Tuberkuloseformen.

Die Greisentuberkulose ist vielfach als eine besondere Abart der Lungentuberkulose aufgefaßt und dargestellt worden. Wenn eine postprimäre Lungentuberkulose zu irgendeiner Zeit des Lebens endgültig zum Stillstand gekommen ist, ohne schwere Sekundärschäden am Organ zu setzen, so wird man natürlich die Residuen des Prozesses nach dem Tode in hohem Alter nachweisen können. Es ist auch ganz erklärlich, daß man im Greisenalter besonders häufig solche inaktiven Cirrhosen und Verkalkungen findet; wäre das Individuum an irgendeiner Krankheit einige Jahrzehnte früher gestorben, so hätte man statt der abgeheilten eine noch tätige Phthise zu buchen gehabt. Ebensowenig wie diese Restbefunde dem Greisenalter eigentümlich sind, kann man dies

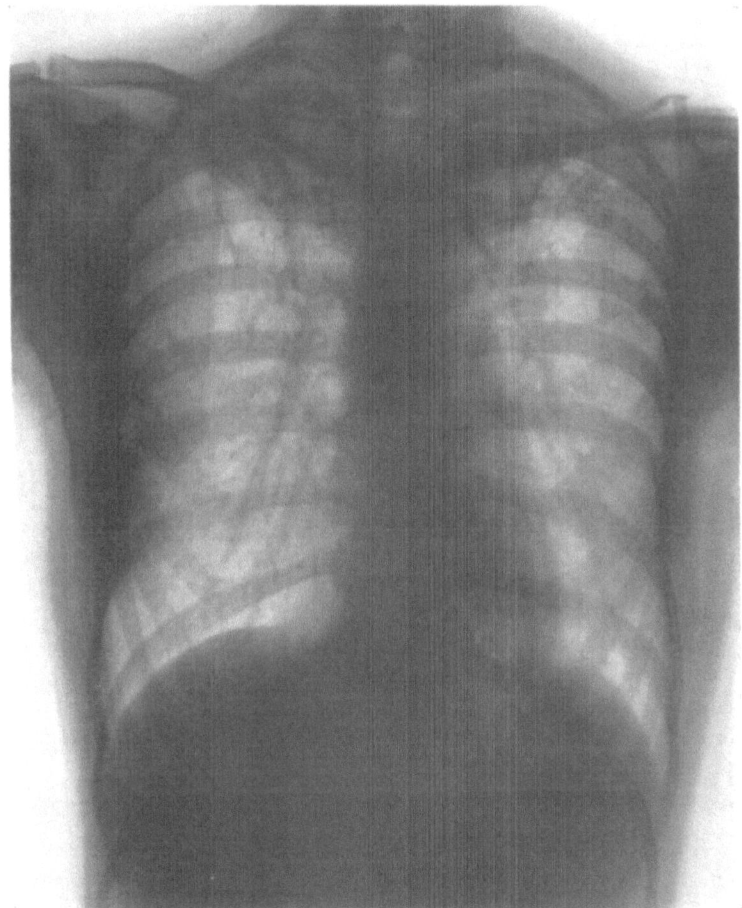

Abb. 120. Auf.-Nr. 1416, ♂ 52 Jahre. Cirrhotische Phthise beider Oberlappen. Intensive, aber inhomogene Beschattung beider Spitzenfelder, steile Stellung des Herzens, geradlinige Herzsilhouette und geradlinige steile Gefäßzeichnung beiderseits. Kreuzfigur.

für die noch nicht abgeheilten cirrhotischen Phthisen gelten lassen. Diese Phthisen brauchen zu ihrer Entwicklung ein Jahrzehnt, nicht selten mehrere Jahrzehnte. Die postprimäre Tuberkulose setzt ja überwiegend nach der Pubertät ein, wenn sie auch oft an Kindheitsgeschehen anknüpft. Kein Wunder also, daß man sie im jugendlichen Alter nicht findet. Nach dem 3. Jahrzehnt sind sie aber gar nicht selten. Hat die

Tuberkulose aber erst spät eingesetzt oder nimmt sie einen besonders chronischen Verlauf, so darf man sie noch nicht als Sonderform betrachten, wenn sie mit dem Individuum in ein hohes Alter hineinreicht;

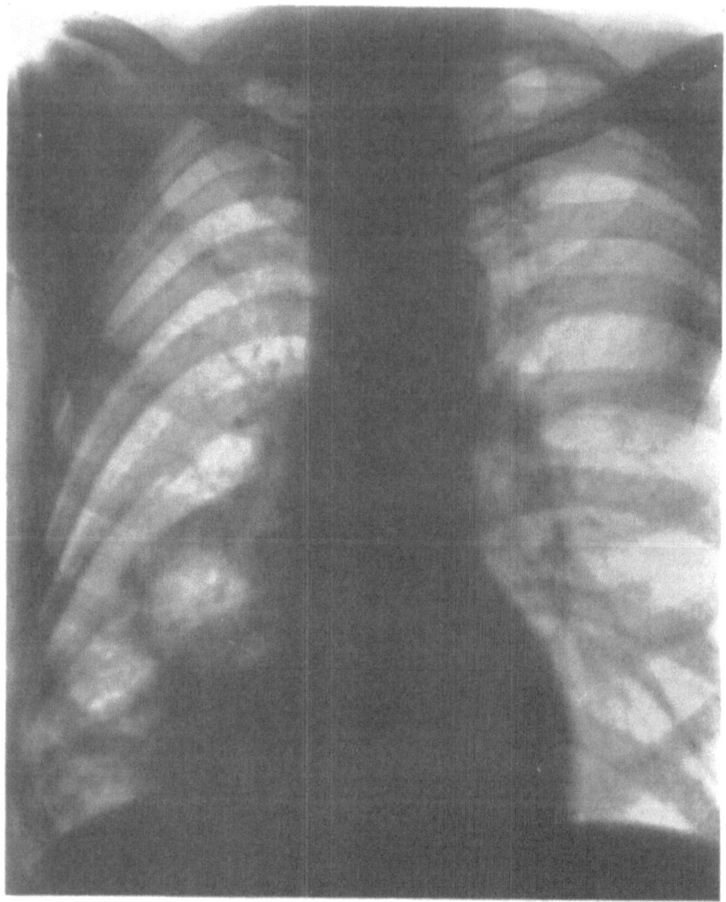

Abb. 121. Aufn.-Nr. 4005, ♂ 75 Jahre. Greisentuberkulose. Cirrhotische Phthise der rechten Spitze: diffuse Trübung, kalkimprägnierte Herde, Einengung des Thorax. Großer exsudativer Herd mit zentraler Kaverne im rechten Unterfeld.

das Alter ist eine Eigentümlichkeit des Individuums, die von der Tuberkulose passiv mitgemacht wird. Gibt es doch so torpide Lungentuberkulosen, daß sie fast mehr eine Begleiterscheinung des Lebens darstellen als eine Krankheit. Sogar Kavernen können durch Jahrzehnte bestehen und dann können die alten Huster um so gefährlichere Leute sein, als sie der Gesundheitspolizei nicht leicht in die Hände fallen. Ich kannte einen alten Phthisiker, der fast 4 Jahrzehnte offen war. Kurz man sollte diesen Cirrhosen, für welche die Abb. 175 ein besonders schönes Beispiel gibt, nicht Greisentuberkulosen nennen.

Es gibt aber Greisentuberkulosen. Sie stellen späte Exacerbationen uralter Phthisen dar, große bronchogene Aspirationen zwar banaler Art, aber besonderer Verlaufsweisen. Es sieht fast so aus, als ob sich

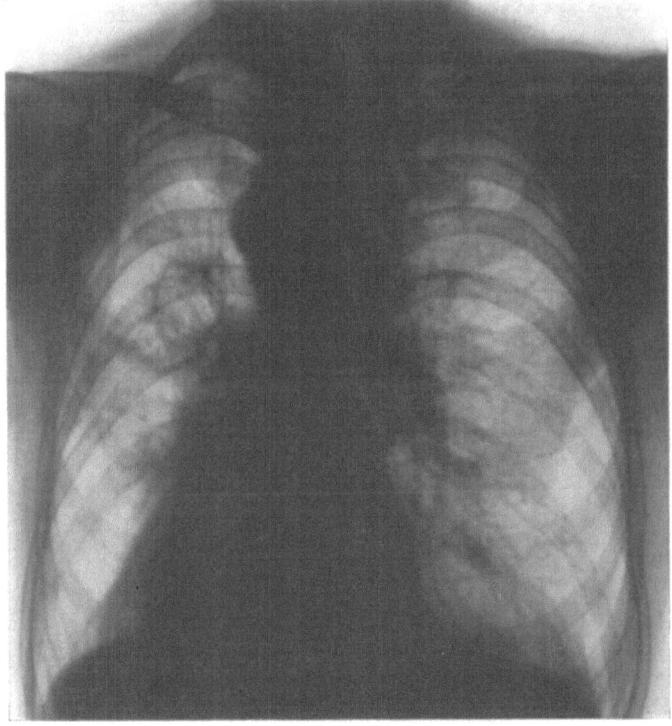

Abb. 122. Amb., ♀ 81 Jahre. Greisentuberkulose. Tuberkelbacillen +. Seitenverkehrt.

hier die Aktivität des pathologischen Vorgangs der Vitalität des Individuums anpaßte, die es doch im ersten Ansturm überrennen könnte. Ob das Individuum so eine Art Frieden mit den Bacillen gemacht hat, ob die Bacillen auch alt und müde geworden sind, wer will das erkennen. Jedenfalls verlaufen diese exsudativen, fibrös-käsig werdenden, aber auch nicht selten einschmelzenden Prozesse oft fast symptomlos, vom „Husten der alten Leute" vielleicht abgesehen und sind nicht selten Nebenbefunde oder autoptische Überraschungen. Die Abb. 121 und 122 zeigen Beispiele solcher echten Greisentuberkulosen.

Die Diabetestuberkulose ist auch eine Sonderform. Aber wir können uns kurz fassen, denn eigentlich verdankt sie nur der Verschiebung einer bekannten Form in eine höhere Altersklasse ihre „Spezialität".

Diese exsudativen, oder sagen wir infiltrierenden, sich bronchogen rasch
über weite Felder ausbreitenden und auch oft rasch erweichenden

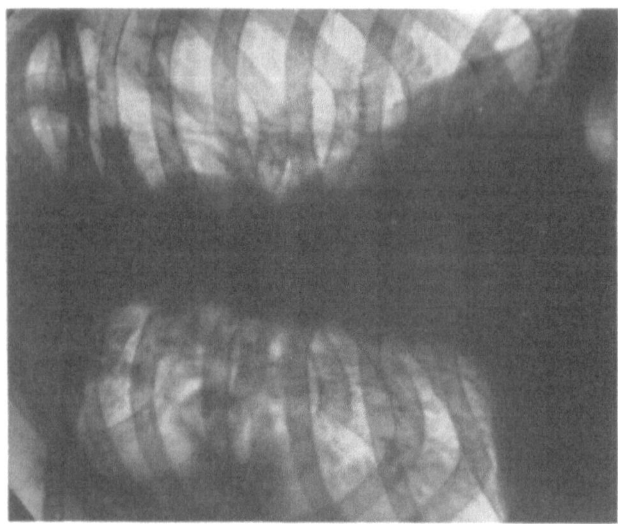

Abb. 121. Amb., ♂ 50 Jahre. Diabetestuberkulose. Exsudative einschmelzende Nachschübe unter Einfluß des Diabetes.

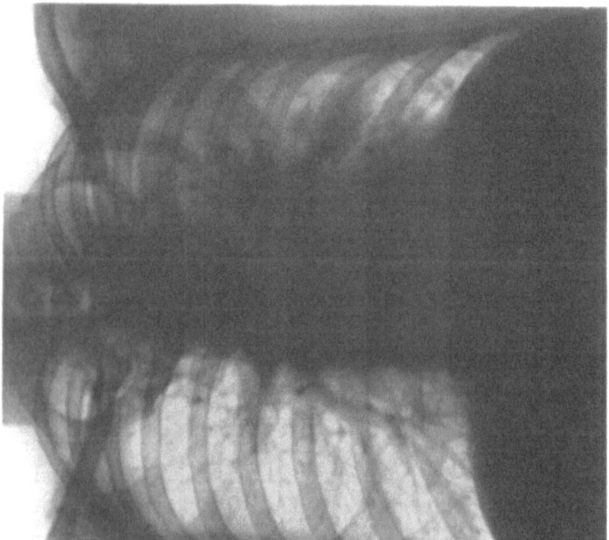

Abb. 123. Aufn.-Nr. 1228, ♂ 52 Jahre. Diabetestuberkulose. Mittelschwerer Diabetes seit 15 Jahren. Zeitweise febril. Exsudative Tuberkulose seit 1 Jahr.

Formen, die wir beim Diabetes sehen, entsprechen in ihrer Form und
Tendenz den Adoleszentenphthisen; da der Diabetes oft eine Erkrankung
des höheren Lebensalters ist, sehen wir sie hier öfter auch bei Kranken
des 5. Jahrzehnts. Gelegentlich haben wir den Diabetes aus dem Röntgen-

bild richtig vermutet. Eins unterscheidet diese Formen wesentlich von den gleichen der Jugendlichen: gelingt es, den Diabetes zu beherrschen, so gelingt es auch, die Tuberkulose abzufangen. Diese Tuberkulosetherapie ist also weitgehend eine Diabetestherapie. Desgleichen hängt die Prognose hauptsächlich von der des Diabetes ab (ROSENBERG).

7. Heilvorgänge bei der Lungentuberkulose.

Klinische Besserung. Die klinischen Erscheinungen der Besserung einer Lungentuberkulose sind Allgemeingut ärztlicher Erfahrung. Die Reaktion des Organismus bei Einsetzen der zweckdienlichen ärztlichen Maßnahmen, besonders eindrucksvoll in der Heilanstalt, kann einem völligen Umschwung gleichen. Fieberhafte Temperaturen verschwinden, alle Symptome gehen zurück, das Körpergewicht nimmt ständig zu, der Auswurf und mit ihm die Bacillen verliert sich, die Senkungsbeschleunigung nimmt ab bis zu normalen Werten und die böse Linksverschiebung im weißen Blutbild weicht einer erfreulichen Rechtsverschiebung. Der Kranke fühlt sich wie neugeboren und sieht vorzüglich aus, wenn die Großstadtblässe durch frische Farben ersetzt ist; seine Stimmung ist glänzend. Auch der Lungenbefund kann bei Abnahme des Sekrets und damit natürlich der Rasselgeräusche eine sehr wesentlich erscheinende Besserung zeigen.

Heilungsvorgänge im Röntgenbild. Sind das schon Heilungsvorgänge? Dem optimistischen Beobachter möchte es wohl so erscheinen. Das maßgebliche Urteil muß sich wiederum an den Röntgenbefund halten. Da zeigt sich zwar nicht selten in der Rückbildung der Herde, in ihrer Schrumpfung und scharfen Begrenzung, ja gelegentlich im zuverlässigen Verschwinden von Kavernen der unbezweifelbare Heilerfolg, der auch ein Dauererfolg werden kann. So zeigt die Abb. 125 eine Oberlappentuberkulose, von der nach 6 Monaten nur geringe cirrhotische Herde bei völliger klinischer Gesundheit übrig waren. Die Abb. 127 und 128 zeigen die Rückbildung der schweren Tuberkulose eines Jugendlichen, die sich durch 7 Jahre bewährt hatte, die Abb. 129 und 130 eine klinisch, physikalisch und röntgenologisch einwandfreie große Kaverne, von der nach 8 Monaten bei völliger klinischer Gesundheit im Röntgenbild nur noch ein feiner Schattenstreifen zu finden war, die Abb. 131 und 132 die Heilung doppelseitiger Kavernen nebst doppelseitiger Aspirationsaussaat innerhalb eines Jahres. Man sieht solche Besserungen ohne jede Behandlung zustande kommen; öfter sind sie das sehr befriedigende Ergebnis einer kürzeren oder längeren Sanatoriumsbehandlung. Aber einmal ist dem Bestande der Heilung erst nach jahrelanger Beobachtung zu trauen, zweitens gibt es leider keine Methode, die Neigung zum Fortschreiten oder zur Heilung im voraus zu erkennen, und drittens endlich verleitet das verführerische Bild solchen „Erfolges" zur Überschätzung

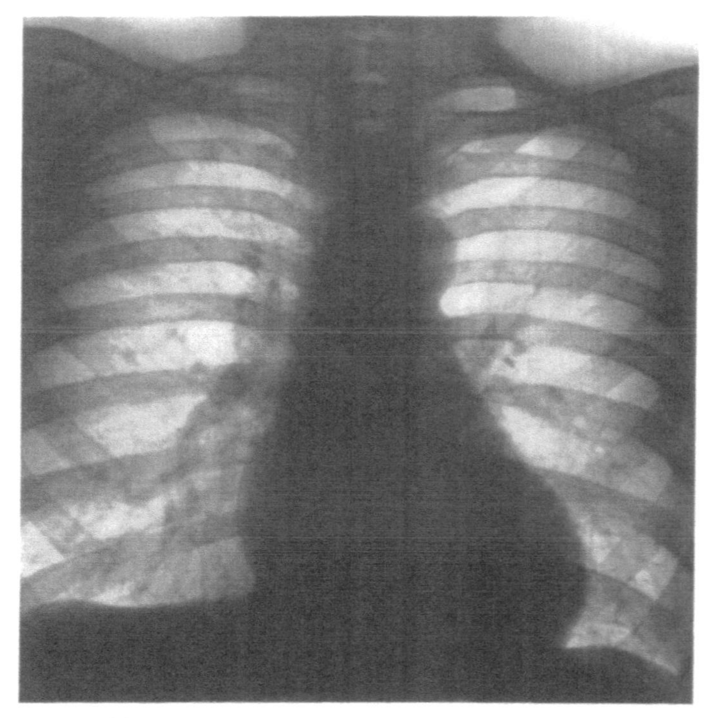

Abb. 125. Amb., ♂ 32 Jahre. Eingeschmolzenes akutes Infiltrat im rechten Oberfeld mit ausgiebiger Nachbarschaftsstreuung.

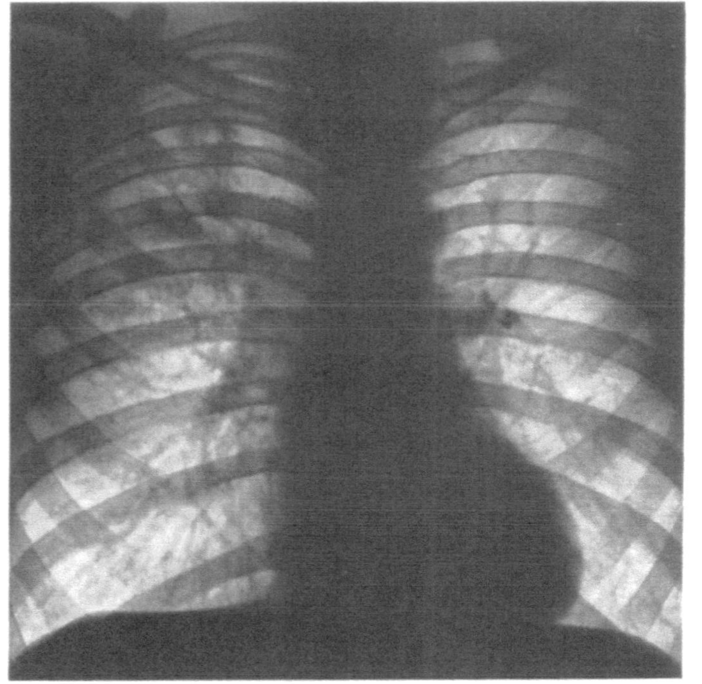

Abb. 126. Derselbe Fall, 6 Monate später. Rückbildung.

der jeweiligen Behandlungsart, die sicherlich häufig, beim Kurpfuscher
schon regelmäßig, auf den ganzen Vorgang ohne Einfluß war. Häufiger

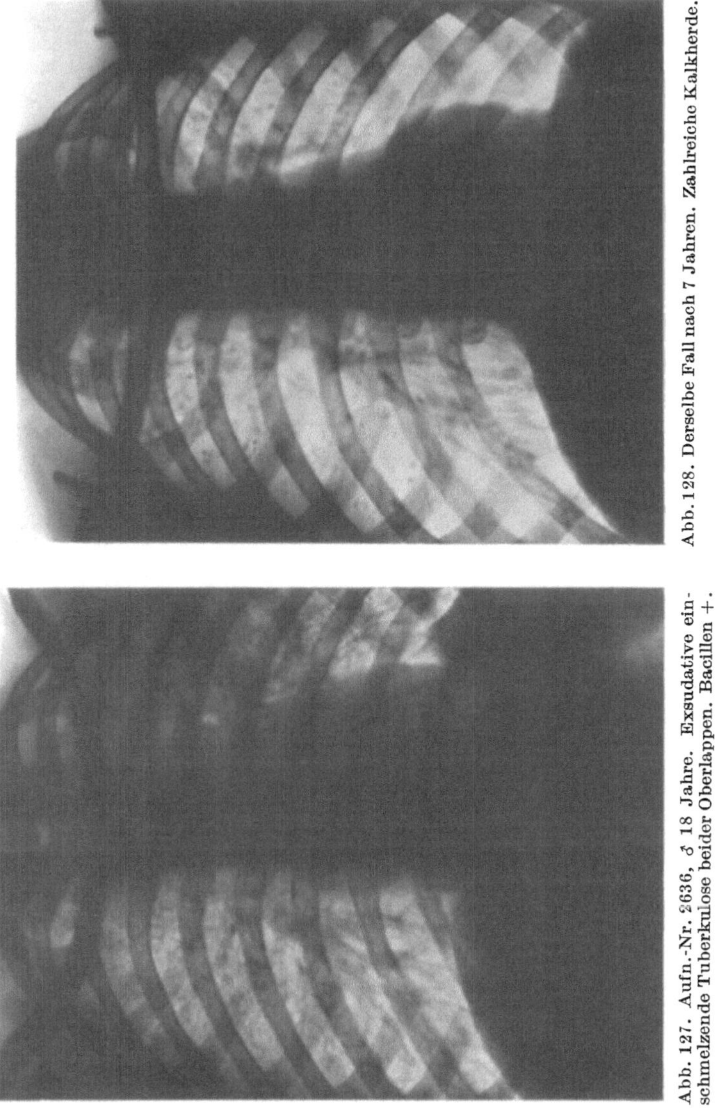

Abb. 128. Derselbe Fall nach 7 Jahren. Zahlreiche Kalkherde.

Abb. 127. Aufn.-Nr. 2636, ♂ 18 Jahre. Exsudative einschmelzende Tuberkulose beider Oberlappen. Bacillen +.

als solche natürlich nur scheinbaren Restitutiones ad intregrum sind
Heilungen mit den bekannten Residuen in Form der Cirrhose und der
Verkalkung, die auch ein Teil der Bilder erkennen läßt, sowie Teil-
heilungen, z. B. Kavernenverkleinerungen (Abb. 133 und 134).

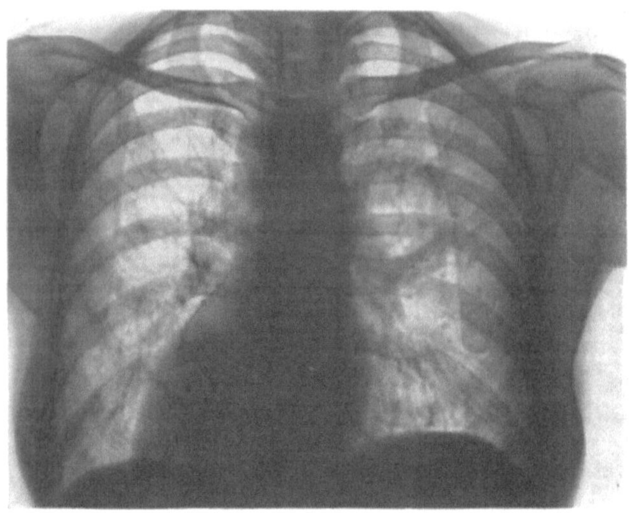

Abb. 129. Amb., ♀ 50 Jahre. Große Kaverne im rechten Mittelfeld mit ausgiebiger
Streuung. Tuberkelbacillen +. Seitenverkehrt.

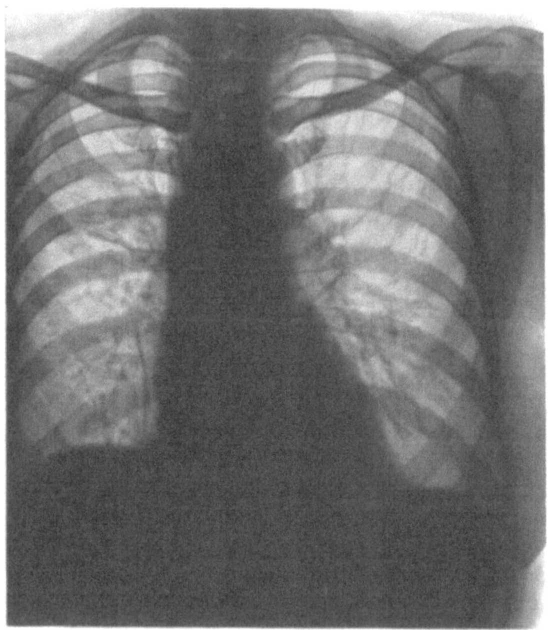

Abb. 130. Derselbe Fall nach 8 Monaten. Kaverne verschwunden.

Aber schon vor der kritischen Überprüfung des Entlassungsstatus
im Röntgenbild besteht eine ausgezeichnete klinische Besserung häufig

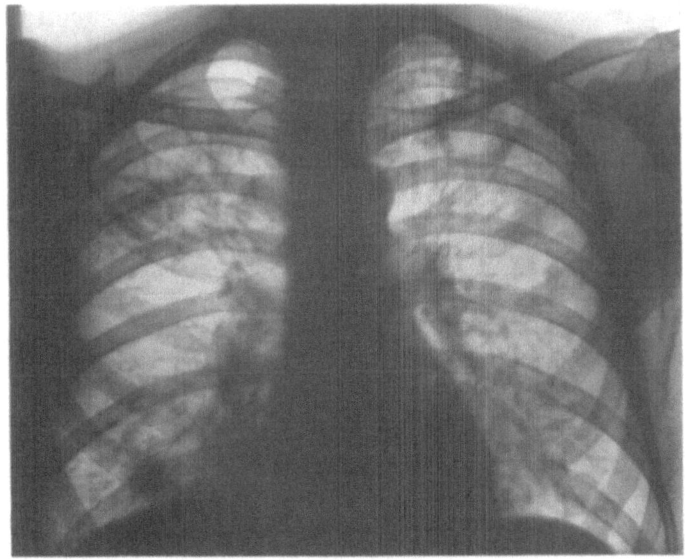

Abb. 131. Aufn.-Nr. 554, ♂ 45 Jahre. Doppelseitige Kavernen mit Streuung.

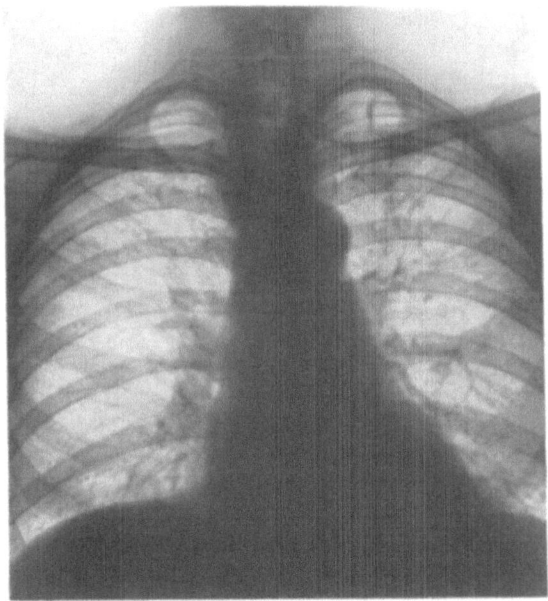

Abb. 132. Derselbe Fall. 11 Monate später. Kavernen verschwunden.

nicht. Ach wie so trügerisch ist oft das äußere Bild. Da zeigt denn
das neue Röntgenbild zuweilen gar keine Änderung; die Kaverne, das

drohende Gespenst, klafft nach wie vor, ob auch der Auswurf gänzlich fehlt. Ja gar nicht so selten geht der ausgezeichneten Besserung eine unzweifelhafte Ausbreitung der Tuberkulose parallel: neue Aussaaten sind da, oder die Kaverne ist zuverlässig größer geworden, ja es kommt vor, daß man eine neue Einschmelzung entdeckt. Könnte das Täuschung sein? Ach nein! Die Nachbehandlung in der Ambulanz, besonders aber die nachgehende Fürsorge bei der erwerbstätigen Bevölkerung machen leider vielfältig sehr trübe Erfahrungen nach „glänzenden

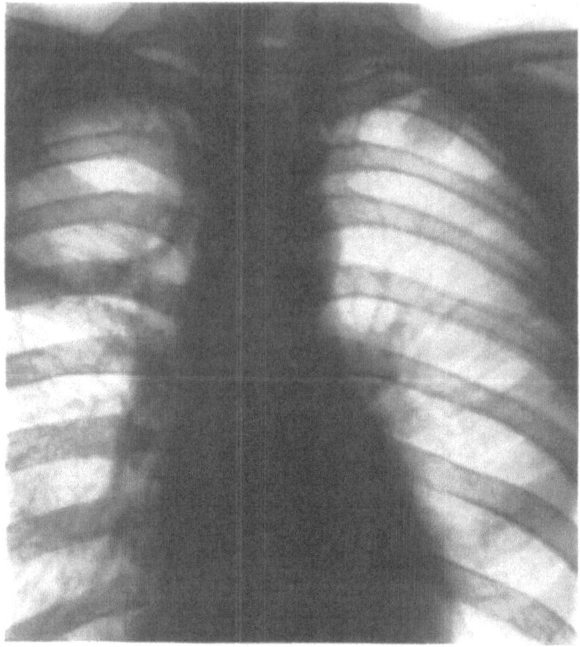

Abb. 133. Amb., ♂ 25 Jahre. Isolierte Riesenkaverne im rechten Oberlappen.

Kuren". Der „vorzügliche Liegestuhl", wie Thomas Mann halb ironisch sagt, hat schon seine Meriten, ja er ist ganz unentbehrlich. Wenn aber der kaum jemals wirklich geheilte Kranke in sein Milieu mit all seinen äußeren und inneren Nöten zurückkehrt, so sehen wir die rückläufige Metamorphose. Das Gewicht geht schon selbstverständlich zurück, leider nicht selten unter den Tiefstpunkt, Hast und Sorge erneuern die Labilität des Temperaturgleichgewichts, Staub und Benzindünste reizen die Schleimhäute und bald sind mit dem Auswurf auch die Bacillen wieder da. Das alte Spiel beginnt von neuem.

Muß das so sein? Ist das jenes schicksalhafte und unausweichliche Auf und Ab des Tuberkuloseablaufs? Nein, es stecken schon einige mehr oder weniger bekannte, mehr oder weniger vermeidbare Fehler

in der Durchführung der Heilbehandlung. Die Behandlungsdauer wird
immer noch vielfach zu schematisch gehandhabt; lieber ein aussichtsloses Heilverfahren frühzeitig abbrechen, als ein aussichtsreiches zu kurz
bemessen. Und lieber eine Kaverne zu viel diagnostizieren als eine zu
wenig und jeder Kaverne mit allen Mitteln der modernen Therapie zu
Leibe rücken! Denn die klaffende Kaverne, mag auch der Auswurf
in der vorzüglichen Trockenheit des Klimas zeitweilig verschwunden
sein, bleibt die Gefahr, die wie das Schwert des Damokles über dem

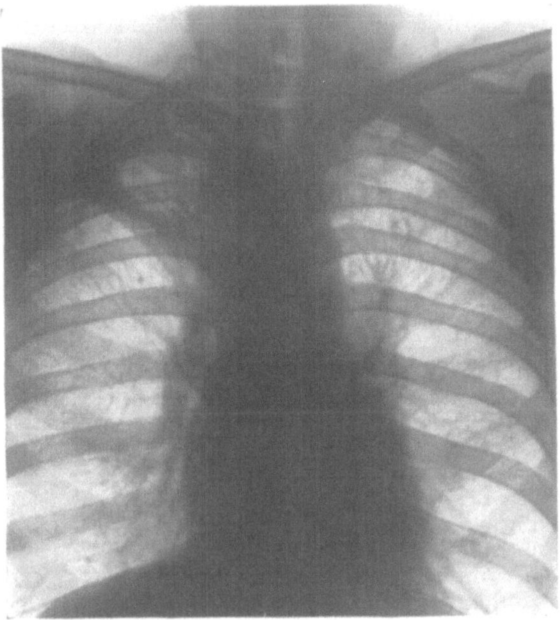

Abb. 134. Derselbe Fall, 4 Monate später. Schrumpfung der Kaverne.

Haupt des Kranken schwebt. Vor allem aber müßte jedem Kranken
nach dem Heilverfahren eindringlich eingeschärft werden, daß seine
Tuberkulose der Heilung zugeführt, aber noch *nicht* geheilt ist und
Rückfälle möglich sind; daß deshalb sein Gesundheitszustand jahrelang
ärztlich sorgsam überwacht werden muß. Der Bericht an den nach-
behandelnden Arzt ist die zweckmäßige Bestätigung solcher Belehrung.

8. Das Endstadium.

Die Erscheinungen des Endstadiums der Lungentuberkulose hängen
weitgehend von ihrem Grundcharakter ab.

Die lobäre käsige Pneumonie nimmt insofern eine Sonderstellung
ein, als bei ihr die toxischen Erscheinungen das Krankheitsbild beherrschen und das Endstadium, wenn man von einem solchen bei dieser

akuten Krankheitsform sprechen kann, Steigerung bis zum Status typhosus und bis zu tiefer Somnolenz darbietet. Auch im Krankheitsverlauf der lobulären konfluierenden käsigen Pneumonie ändert sich im Endstadium nichts Grundsätzliches; die Steigerung der toxischen Symptome, vom fortschreitenden Gewebszerfall ausgelöst, und die Zunahme der Kachexie kennzeichnen den Prozeß und besiegeln die Prognose.

Schrankenlose Ausbreitung des Prozesses in der Lunge. Ganz anders verhält sich im Endstadium die banale Phthise, deren akute Phasen, deren Perioden chronischer Progredienz und deren Remissionen das Bild dieser häufigsten, in Schüben ablaufenden Lungentuberkulose so überaus wechselvoll gestalten. Ihr Endstadium ist charakterisiert durch die finale schrankenlose Ausbreitung des tuberkulösen Prozesses, die keine Remissionen, keine Ruhepause mehr kennt. Vollzieht sich die akute Ausbreitung in der Hauptsache in der Lunge, so herrscht nunmehr auch bei den jahrelang rein produktiv gewesenen Formen die exsudative rasch verkäsende und erweichende Tuberkulose vor. Der Anatom sieht deshalb sehr häufig die sog. Mischformen und hält daher die rein produktiven Lungentuberkulosen für seltene Formen. In dieser letzten Phase kommt es auch bei den isolierten Phthisen zur Verbreitung des Virus auf dem Blutwege; es würde aber ihrem klinischen Verlauf nicht gerecht werden, wenn man sie deshalb zu den verallgemeinernden Tuberkulosen zählen wollte; denn dieser finale hämatogene Schub setzt nur abortive Herde, die klinisch keinerlei Erscheinungen machen.

Das klinische Bild dieses Endstadiums entspricht dem der lobulären konfluierenden käsigen Pneumonie und bedarf mit seinem hektisch-monotonen oder in heftigen Schüben auftretenden Fieberbewegungen und seiner unaufhaltsamen Kachexie keiner Ausmalung; diese Kachexie ist oft von einer hochgradigen Anämie begleitet — oder ist die Anämie ihr Wesen? Diese Anämie jedenfalls ist im Gegensatz zur Anämie der Anfangsstadien, die oft eine Scheinanämie ist, eine echte Anämie, bei der die Hämoglobinwerte auf $^1/_3$ der Norm und weniger absinken können. In anderen Fällen zeigt sich die finale Progredienz weniger in der Lunge, als auf dem Wege der anderweiten intracanaliculären Ausbreitung; dann können die Erscheinungen schwerster Kehlkopf- oder Darmtuberkulose ganz im Vordergrund stehen, von denen in einem besonderen Kapitel zu reden sein wird. Der schauerliche Wechsel hektischer Verzweiflungsabwehr des Organismus, die sich in Fieberparoxysmen austobt, und äußerster Hinfälligkeit, aus der sich der Kranke körperlich und geistig nicht aufraffen kann, noch schlimmer aber die Schluckbeschwerden bei schwerer Kehlkopftuberkulose, bereiten diesen Kranken die grausamsten Qualen, die bei der Tuberkulose vorkommen. Und so hilflos und hoffnungslos steht der Arzt solchem

Geschick gegenüber, daß er ohne Morphium Arzt zu sein sich weigern möchte.

Herzinsuffizienz bei der Cirrhose. Wesentlich anders kann sich das klinische Bild im Endstadium der rein cirrhotischen Phthise gestalten. Zwar kommt auch bei diesen exquisit chronischen Tuberkulosen die eben geschilderte schrankenlose finale Ausbreitung mit dem Übergreifen auf Kehlkopf und Darm keineswegs selten vor. Indessen bleibt die Tuberkulose auch oft ihrer torpiden Form treu, während das Herz, im Jahrzehnte überdauernden Ablauf durch den infektiösen Prozeß je länger je mehr geschädigt, meist in Form der braunen Atrophie, andererseits durch die Querschnittsverminderung des kleinen Kreislaufs vor schwerste Anforderungen gestellt, versagt; plötzlich versagt vor einer kleinen Extraanstrengung, z. B. bei einer leichten Grippe oder einer Bronchitis oder allmählich erlahmt, indem es den Kranken schon bei geringfügigen körperlichen Leistungen im Stich läßt. Damit tritt klinisch die Herzinsuffizienz entscheidend in Erscheinung, beherrscht das Symptomenbild und diktiert die therapeutische Aufgabe. Es gelingt dem Arzte freilich nur etappenweise und auch nur vorübergehend, dies kümmerliche Herz zu stützen und das Leben ein Weilchen zu erhalten.

9. Der Tod an der Tuberkulose.

So einförmig der Tod an der Lungenschwindsucht dem gelegentlichen Beobachter erscheinen mag als ein langsames Dahinsiechen, ein allmähliches Verlöschen, so mannigfaltig ist in Wirklichkeit die eigentliche Ursache des Todes. Der Tod in der Katastrophe ist ein verhältnismäßig seltenes Vorkommnis; auch der Tod an den toxischen Wirkungen des Tuberkelbacillus ist nicht eben häufig. Bei der Mehrzahl der Kranken bereitet sich das Sterben sehr allmählich vor, aber auch in dieser Form aus mancherlei Ursachen und in klinisch unterschiedlichen Abläufen, und zwar als Tod infolge der Zerstörung des Organs, als Tod an der Inanition, der völligen körperlichen Erschöpfung und als Tod im Versagen der Herzkraft. Eine dritte Gruppe von Kranken geht an den Komplikationen zugrunde, sei es im Übergreifen des Prozesses auf andere lebenswichtige Organe, sei es an Sekundärerscheinungen des Grundleidens.

Tod in der Katastrophe. Als *Tod in der Katastrophe* haben wir als nicht so ganz seltenes Ereignis die tödliche Lungenblutung zu verzeichnen. Eine arterielle Blutung aus einer Kaverne ist regelmäßig die Ursache. Das Blut ergießt sich mit solcher Plötzlichkeit und in solcher Masse in den Bronchalbaum, daß der Hustenstoß die Atemwege nicht mehr frei machen kann und der Kranke in Minuten erstickt; ärztliche Hilfe kommt in solchem Fall in der Regel zu spät, aber der Arzt ist auch fast immer machtlos, wenn er momentan zur Stelle war. Gelegentlich zerreißt eine geringe körperliche Anstrengung, wie z. B. die Bauchpressenwirkung beim Stuhlgang, das morsche Gefäß; aber die tödliche Blutung kann den Kranken auch im Schlaf fast unbemerkbar hinwegraffen. — Seltener noch als die tödliche Lungenblutung ist der Tod am Spontanpneumothorax; auch er ist eine anatomische Katastrophe, insofern ein an sich belangloser Lungenriß durch die Besonderheit der Folgeerscheinung den Tod herbeiführt. Im Tuberkulosenkrankenhaus kommen solche Todesfälle kaum vor, weil schnelle Diagnose und zweckmäßige ärztliche Hilfe mindestens verhindern, daß der Kranke akut zugrunde geht. In der Praxis freilich wird der Spontanpneumothorax nicht so selten zu spät erkannt. Ich sezierte einmal die Leiche eines abgestürzten Fliegers; er hatte außer beiderseitigen kleinen Lungenrissen keine Verletzungen. Der doppelseitige traumatische Pneumothorax und ein von ihm ausgehendes Emphysem des Unterhautzellgewebes von grotesken Ausmaßen hatten den Tod herbeigeführt; und das im Krankenhaus, in das er unmittelbar nach dem Absturz verbracht war. — Vereinzelt sehen wir bei Lungenkranken den Tod an Lungenembolie; das ist auffallend, da marantische Thrombosen bei Lungenkranken nicht selten sind. Noch merkwürdiger ist, daß trotz der Obturierung so vieler Gefäße in den Lungen Embolien im Gehirn kaum vorzukommen scheinen; unseren Beobachtungen liegen immerhin weit über 1000 Phthisikersektionen zugrunde.

Toxischer Tod. Den *Tod an den Toxinwirkungen* des Virus bei der lobären käsigen Pneumonie oder der reichen Aspirationsaussaat ist wohl als Herztod durch Toxinwirkung zu verstehen, die sich anatomisch durch hochgradige Fettleber und septische Milz offenbaren kann.

Zerstörung des Organs. Die *Lungentuberkulose zerstört das Organ* nicht selten so weitgehend, daß bei der Sektion nur noch geringfügige Reste funktionstüchtigen Lungengewebes gefunden wurden; es ist oft schwer zu verstehen, wie mit diesen Resten überhaupt noch das Leben erhalten werden konnte. Meist sind es rasch ablaufende Phthisen, bei denen das jugendliche und nicht durch langen Krankheitsablauf geschädigte Herz solange durchhält; freilich kann man die letzten Wochen dieser Kranken nur als eine vita minima ansehen; man wird im übrigen zweifeln müssen, ob solches Ergebnis ärztlicher und pflegerischer Sorgsamkeit auf der Kreditseite ärztlicher Kunst zu buchen ist.

Inanitionstod. Der *Tod an der Inanition* ist überwiegend eine Folge der schweren Darmtuberkulose, die ja so häufig der Lungentuberkulose vergesellschaftet ist, daß man sie als unmittelbar zugehörig ansehen muß. Unter der Wirkung der gehäuften Darmentleerungen einerseits, der vollkommenen Appetitlosigkeit andererseits kommt es zu den höchsten Graden der Abmagerung, dem Aufbrauch der letzten Reserven. Schließlich erlischt das Leben wie eine Lampe, der es an Öl mangelt. Ein ähnliches Bild kann sich bei der Kehlkopftuberkulose entwickeln, wenn Schluckbeschwerden die Nahrungsaufnahme unmöglich machen.

Herztod. Wesentlich anders ist das Bild des Todes bei den sehr *chronischen Phthisen.* Hier ist es in der Regel nicht die Zerstörung des kranken Organs, die den Tod herbeiführt, sondern das Versagen des in langer Krankheit schwer und irreparabel geschädigten Herzens. Bei der Sektion finden sich erhebliche Lungenpartien von Tuberkulose frei; das Gewebe ist freilich durch vikariierendes Emphysem und chronische Bronchitis in seiner Funktion meist arg geschädigt. Es kommt vor, daß die Tuberkulose anatomisch ganz ausgeheilt gefunden wird (vgl. Abb. 15, S. 30), und der Kranke ausschließlich den Sekundärerscheinungen zum Opfer gefallen ist (sekundärer Phthisetod).

Tod an Komplikationen. Als letzte Gruppe der Todesursachen spielen das Übergreifen auf fernliegende Organe, vor allem auf die Meningen, und die Komplikationen eine stark zurücktretende Rolle. Die *Amyloidosis* ist zwar bei der chronischen Lungentuberkulose nicht so selten, aber sie ist selten die hauptsächliche Todesursache. Als gelegentliche Todesursachen sind das mischinfizierte Empyem beim Spontanpneumothorax und die Peritonitis nach Perforation eines tuberkulösen Darmgeschwürs zu erwähnen.

Der nahende Tod. Die *Diagnose des nahenden Todes* kann selbst dem Erfahrenen große Schwierigkeiten machen. Ich wurde einst bei der Visite vom Oberarzt an einem Krankenzimmer vorbeigeführt, weil der Kranke im Sterben liege. Aber siehe da, er erholte sich wieder, wurde fieberfrei und lebte, vor allen Umweltschäden und Anstrengungen bei uns sorgfältig behütet, noch an 2 Jahre; ein Kümmerdasein. Schließlich verlangte er seine Entlassung; nach 14 Tagen warf ihn ein Windhauch in die Grube. — Das sicherste Zeichen des nahenden Todes sind die beginnenden Ödeme, die 2—3 Wochen vor dem Tode das Erlahmen des Herzens anzeigen. Eine erfahrene Krankenpflegerin merkt oft am Wesen des Kranken besser als des Arztes kurze Beobachtung, wie es um ihn steht. Plötzlicher Verfall und Kollapstemperatur bei jagendem flatterndem Puls sind Erscheinungen der letzten Tage und Stunden, die nicht fehlgedeutet werden können. Aber nicht wenige Kranke sterben doch unerwartet unter den Händen der eben gerufenen Schwester.

Erleben des Todes. *Wie erlebt der Kranke den Tod?* Ein gnädiges Geschick verhüllt ihm meist die letzte Stunde und erspart ihm eigentliche Todesqualen. Aber recht oft sieht er doch den Tod nahen. Preis dem Arzt und der Krankenpflegerin, die es in echter Herzensgüte verstehen, dem Todkranken die Hoffnung zu erhalten und seinen Blick abzulenken von seinem tragischen Geschick; sind es doch großenteils junge Leute, die vom Leben noch viel erwarten. Einst sagte mir eine frühere Patientin „und wenn es mir mal ganz schlecht gehen sollte, dann komme ich zu Ihnen auf Station....; bei Schwester A. stirbt es sich so schön". Welch rührendes Zeugnis!

Ist es wahr, daß eine der Tuberkulose eigene Euphorie die Psyche des Kranken bis an die Todespforte geleitet? Ich vermag es nicht zu sagen. Ich sah wohl manche Kranken, denen bis in die letzte Lebensstunde eine schwer zu verstehende Verkennung ihrer Lage den Weg durch die dunkle Pforte verbarg, durch die sie, Pläne schmiedend, dem Tode in die Arme sanken. Aber ich sah noch viel mehr, deren angstvoller Blick, deren ablehnendes Wesen, deren Mißtrauen in ärztliche Hilfe die Ahnung um ihr Geschick allzu deutlich verriet. Mehr wie Ahnung ist es wohl meist nicht; nur ausnahmsweise treffen Kranke, mehr oder minder gefaßt, ihre letzten Anordnungen und nehmen Abschied von ihren Lieben. Ich will hier nicht von den Gewissensnöten reden, die den Arzt oder die Pflegerin zwingen, den Pfarrer zur letzten Ölung zu bitten. Die Natur meint es gut mit ihren Geschöpfen; und wer wissentlich und absichtlich den Schleier hebt vor düsteren Geheimnissen, ist kein Wohltäter seiner Kranken. Es ist, ich muß das aussprechen, ein Fluch des Hospitalismus, daß er im Erleben an anderen und im Verkehr mit anderen Kranken die Schranke niederreißt, die das Vertrauen zum Arzt schützt.

10. Zur Psychologie der Phthisiker[1].

Mannigfaltigkeit der Bedingungen und Formen. Da die Tuberkulose in alle sozialen Schichten dringt, muß sie den Kranken, je nach den äußeren Lebensumständen, psychisch ganz ungleich belasten. Sie tritt in allen Lebensaltern auf, und ihre seelische Wirkung wird deshalb eine gewisse Altersgebundenheit erkennen lassen. Als überaus mannigfaltiges Krankheitsbild nimmt sie den Kranken nicht nur körperlich, sondern auch psychisch sehr ungleich in Anspruch. Und schließlich ist die Form des inneren Erlebens auch abhängig von der gegebenen geistigen Persönlichkeit.

Dazu verändert noch die besondere Form unserer *Therapie* die psychologische Wirkung des Krankheitsbewußtseins. Bevor noch das Leiden selbst den Kranken aus der Berufstätigkeit herausreißt, löst ihn die Heilbehandlung für lange Zeit aus seinen gewohnten Lebensbeziehungen. Sie verbietet ihm Arbeit und mancherlei Lebensgenuß, versetzt ihn in der Heilanstalt in eine ganz andere Lebensgestaltung und vor allem in die besondere geistige Atmosphäre von Schicksalsgenossen, an deren Ergehen er die Bedrohung seiner Zukunft erkennt und den Maßstab für sein eigenes Leiden sucht. Kurz, sie zwingt ihn. vorerst ganz seiner Krankheit zu leben und zugleich seine Krankheit an sich und anderen zu beobachten.

So steht der Vielfältigkeit psychischer Konstitutionen und der Abhängigkeit der Reaktionsweisen von äußeren Lebensumständen eine

---

[1] Nach einem Vortrag im Verein für innere Medizin in Berlin. Erschienen Dtsch. med. Wschr. 1932. Nr. 51. (Verlag S. Thieme, Leipzig.)

große Mannigfaltigkeit der Krankheitsabläufe und eine psychisch belastende therapeutische Methodik gegenüber. Die Variationsbreite all dieser Faktoren macht es ganz unmöglich, die Gleichung auf einen Nenner zu bringen.

KRETSCHMERs Konstitutionstypen und psychische Typen. Das Studium etwaiger Gesetzmäßigkeiten in diesen komplexen Beziehungen wird nach typischen Reaktionsweisen seelisch ähnlicher Individuen auf gleichartige Krankheitsabläufe suchen, wird also die prämorbiden Persönlichkeiten sozial Gleichgestellter in Gruppen der Altersstufen und der Temperamente betrachten und an ihnen die direkten und indirekten Einflüsse der Krankheit beobachten müssen. Die Einteilung in *soziale* Kategorien macht keine Schwierigkeiten, da die Kranken sich ja selbst gruppieren in Luxussanatorien, Mittelstandssanatorien, Heilstätten der Angestelltenversicherung (gewerbliche Kopfarbeiter) und Volksheilstätten (Handarbeiter). Schwieriger ist schon die Einteilung nach der *seelischen* Ähnlichkeit. Wenn wir unter den neueren Einteilungsversuchen der Psychologie und Charakterologie dem von KRETSCHMER folgen, obwohl KRETSCHMERs Auffassungen von Fachpsychologen scharf kritisiert und als unzulänglich bekämpft werden, so geschieht das, weil KRETSCHMER einerseits von der ärztlich-psychiatrischen Betrachtung der psychischen Persönlichkeit ausgeht, und weil er zweitens die seelische Konstitution und Entwicklung in Beziehung setzt zum Körperbau, zwei Momente, die unsere Betrachtung zu erleichtern und zu fördern geeignet sein dürften. KRETSCHMER unterscheidet drei körperliche Haupttypen: den *asthenischen,* den *athletischen* und den *pyknischen Typus,* denen sich bei näherer Betrachtung noch eine asthenisch-athletische Mischform, eine Gruppe dysplastischer Spezialtypen und eine Gruppe verwaschener Bilder hinzugesellen. In der Betrachtung der psychischen Konstitution geht KRETSCHMER von KRÄPELINs Haupteinteilung psychischer Krankheiten in die zirkulären und schizophrenen Formenkreise aus.

Indem KRETSCHMER Körperbau und seelische Anlage auf Grund sorgfältiger Messungen und Psychoanalysen in Beziehung zueinander zu setzen versucht, gelangt er zu dem Ergebnis, daß von den Zirkulären fast 85% der Gruppe der Pykniker zugehören, während von den Schizophrenen rund 70% in den asthenischen und athletischen Typus, fast 20% in die dysplastischen Spezialtypen einzureihen sind. Es fehlen somit im Formenkreis der Zirkulären fast völlig die Astheniker, Athletiker und Dysplastiker und umgekehrt im Kreis der Schizophrenen die Pykniker. Das Interesse des Tuberkuloseforschers an KRETSCHMERs Ergebnis beruht auf der klinischen Erfahrung, daß die Lungentuberkulose ihrerseits bestimmte Konstitutionstypen bevorzugt und daß diese Bevorzugung gewisse Parallelen mit KRETSCHMERs Beobachtungen erkennen läßt.

Disposition der Astheniker. Es wird in erster Linie dem *asthenischen Körperbau* eine Disposition zur Lungentuberkulose nachgesagt. Man kann wohl die in diesem Punkt einheitliche klinische Erfahrung über solche Gefährdung der Astheniker wie auch die ebenfalls einheitliche Erfahrung der großen Lebensversicherungen über ihre Tuberkuloseübersterblichkeit als hinreichenden Beweis für die spezifische Disposition dieses Konstitutionstypus gelten lassen.

Disposition der Athletiker zur Tuberkulose. Schwieriger steht es mit der Frage der erhöhten Disposition der *Athletiker* zur Lungentuberkulose. Im Laufe der Jahre ist es mir, je besser wir die Frühformen der Lungentuberkulose kennen lernten, in zunehmendem Maße aufgefallen, wie oft man athletisch, ja herkulisch gebaute Menschen, natürlich besonders Männer, sieht, die an akuten Formen der Lungentuberkulose erkrankt sind. Ganz besonders hat sich diese Erfahrung verstärkt, seit ich in einer Reihe von Jahren einen großen Teil der an Tuberkulose erkrankten Reichswehrangehörigen zu sehen bekam. Ich stehe auf Grund meiner klinischen Erfahrungen nicht an, dem athletischen Konstitutionstyp eine gewisse Prädisposition zur Lungentuberkulose zuzuerkennen.

Disposition der Pykniker zu anderen Lungenkrankheiten. Des weiteren ist es eine allgemeine klinische Erfahrung, die eigene Beobachtungen durchaus bestätigen, daß sich unter den Phthisikern sehr wenig Kranke von pyknischem Habitus finden. Dieser Konstitutionstypus disponiert vielmehr ganz ausgesprochen zu anderen Lungenerkrankungen, nämlich zu den rezidivierenden und chronischen Katarrhen der Luftwege, auch zu eitrigen Katarrhen und in deren Gefolge zu Lungenabscessen und Bronchektasen, zur rezidivierenden Bronchopneumonie und zum interstitiellen Emphysem als habitueller Organerkrankung oder im Gefolge genannter Katarrhe und schließlich auch zum Bronchalasthma. Einen Teil dieser Organerkrankungen sehen wir zwar auch gelegentlich bei Tuberkulösen. Aber dann ist es immer so, daß die Tuberkulose durch die Schädigung des Organs, namentlich die partielle Schrumpfung, diese Schäden an den Luftwegen und am Lungengewebe teils direkt herbeiführt, teils vorbereitet. Der *Pykniker* kann durch seinen Konstitutionstypus fast als gefeit gegen die Tuberkulose der Lungen gelten; wenn er aber doch daran erkrankt, so ist die Prognose überwiegend günstig.

Über die in KRETSCHMERs Einteilung aufgeführten dysplastischen und Mischtypen kann ich mich nicht äußern; diese Formen bedürfen mehr als die sich dem Eindruck aufdrängenden einfachen Typen des Einzelstudiums, und an diesen Unterlagen fehlt es mir vorerst.

Im ganzen ergibt sich also für die Disposition zur Lungentuberkulose ein Konstitutionsdiagramm, das sich dem KRETSCHMERs für den schizophrenen Typus stark annähert und dem für die zirkulären Konstitutionen diametral entgegengesetzt ist. Man darf natürlich nicht erwarten, im Spiegel der Konstitutionen hundertprozentig die Disposition zur

Erkrankung an Lungentuberkulose wiederzufinden. Dazu sind die Pfade, die zur Erkrankung führen, viel zu mannigfaltig verschlungen. Aus der klinischen und insbesondere der fürsorgerischen Erfahrung kennen wir ja als wichtige die Bereitschaft erhöhende Faktoren den Zeitpunkt der Erstansteckung für die Erkrankung der Kinder, die Disposition gewisser Lebensalter, die Exposition und manche Einflüsse der sozialen Umwelt, die hereditäre Disposition aus der Zwillingsforschung u. a. m. Die Annahme einer vom Konstitutionstypus abhängigen Disposition zur Erkrankung an Lungentuberkulose kann deshalb vorerst nur als Arbeitshypothese Geltung beanspruchen.

Die Psyche der Zyklothymen. Und nun zurück zur *Psychologie der Phthisiker:* KRETSCHMER charakterisiert die beiden von ihm abgegrenzten Formen der Temperamente in folgender Weise: bei den Zyklothymikern einerseits die diathetische Proportion zwischen gehoben und depressiv, die zwischen beweglich und behäbig schwingende Temperamentskurve, die reizadäquate, runde natürliche und weiche Psychomotilität. Für die Gruppe der *zyklothymen Konstitutionen* gibt KRETSCHMER folgende Kennzeichnung: 1. gesellig, gutherzig, freundlich, gemütlich; 2. heiter, humoristisch, lebhaft, hitzig oder 3. still, ruhig, schwernehmend, weich.

Schizoide Charaktere. Als *schizoide Charaktereigenschaften* aber gibt er diese Merkmale: psychästhetische Proportion zwischen hyperästhetisch und anästhetisch, springende Temperamentskurve verbunden mit alternativer Denk- und Fühlweise und öfters reizinadäquate verhaltene und gesperrte Psychomotilität. Diese Schizothymiker sind: 1. ungesellig, still, zurückhaltend, ernsthaft, humorlos, Sonderling; 2. schüchtern, scheu, feinfühlig, empfindlich, nervös, aufgeregt, Natur- und Bücherfreunde; 3. lenksam, gutmütig, brav, gleichmütig, stumpf, dumm.

Der schizoide Phthisiker. Sehen wir uns unter diesem Gesichtswinkel unsere Phthisiker an! Wo in aller Welt sind die gutherzigen, gemütlichen, humoristischen, aber auch die stillen, die schwernehmenden? Sind solche Charaktere unter ihnen nicht geradezu Raritäten? Sind sie nicht vielmehr alle, fast alle, ungesellig, humorlos oder scheu, dabei feinfühlig, nervös, aber oft Natur- oder Bücherfreunde? Psychisch ein sprödes Material, schwer zu nehmen? Die Spaltung der Persönlichkeit, die im schizothymen Typus zum Ausdruck kommt als ein äußerliches, ein Oberflächenbild der Zurückhaltung, der Verschlossenheit, verbunden mit großer Empfindlichkeit, ja Reizbarkeit, und als ein zweites Bild der Tiefenperson, das, der Erkennung schwer zugänglich, ein Innenleben von seltsamer Zartheit, feinem Kunstverständnis, reichem Phantasieleben, freilich auch gelegentlich einem grotesken Mangel an ethischem Gehalt bieten kann, scheint mir der psychologische Grundzug bei der Mehrheit unserer Kranken zu sein. Natürlich darf man, wie bei der somatischen, so auch bei der psychischen Konstitution nicht erwarten, durchweg auf den reinen Typus zu stoßen. Hat doch GAUPP nachdrücklich darauf hingewiesen, daß schizophrene Einschläge im Bild manischdepressiver Erkrankungen und andererseits zyklothyme Züge bei schizophrenen Zuständen keineswegs zu den Seltenheiten gehören. Wenn aber die Gruppen der Leptosomen, bis zu einem gewissen Grade auch wohl die der Athleten, das Konstitutionsmilieu für die Erkrankung an Lungentuberkulose abgibt, so ist die Verwandtschaft somatischer und psychischer Krankheitsbereitschaft der Schlüssel zum psychologischen Verständnis unserer Kranken. Wir sehen ein im ganzen einheitliches Bild der Prädisposition und dürfen die Psychoanalyse der Phthisiker im Fundament als ein Konstitutionsproblem ansprechen. Man hat gelegentlich die Schizophrenie als eine metatuberkulöse psychische Erkrankungsform aufgefaßt, bedingt durch das Virus selbst oder durch tuberkulöse Toxine: ein Trugschluß aus der richtigen Beobachtung, daß so viele Schizophrene an Tuberkulose sterben. Vielmehr wurzeln Schizophrenie und Tuberkulose im gleichen konstitutionellen Komplex und die eine ist eine Parallelerscheinung der anderen, eine Schwesterkrankheit, wie KRETSCHMER sagt, nicht aber eine Folgeerscheinung.

So darf man sich nicht wundern, daß EBSTEINs reichhaltige Sammlung über die Tuberkulose als Schicksal hervorragender Künstler und Gelehrter eine richtunggebende Einwirkung des körperlichen Leidens auf das künstlerische oder wissenschaftliche Werk durchweg vermissen läßt. Wohl tritt die Tuberkulose als schwere Hemmung im Lebensgang, nicht selten auch in der Leistung in Erscheinung, und im vorzeitigen Abreißen des Lebensfadens wird die Persönlichkeitsentwicklung unterbrochen, die künstlerische Idee wird stecken, das Gesamtwerk Torso bleiben. Damit ist für das psychologische Verständnis eines Künstlerlebens wenig gewonnen.

RENÉ RONCE, der ebenfalls in der prämorbiden Persönlichkeit die wesentlichen Bedingungen für die Reaktion auf das Erkrankungsbewußtsein gegeben sieht, glaubt beim Lungenkranken eine Art psychischer Entwicklung zu erkennen; er unterscheidet recht interessant 3 Phasen: den ungeheuren Shock, den die Krankheitserkenntnis setzt, eine lange Periode der Charakteranpassung an das Krankheitsbewußtsein, in der Egoismus und Mißtrauen stark zur Geltung kommen können, und das Endstadium der abgeklärten Ruhe, ja Euphorie, die er auf das Nachlassen der Körper- und Geisteskräfte nach langem vergeblichem Kampf bezieht.

Vielleicht spricht GRUBER in seinem geistvollen Vorwort zu des verstorbenen EBSTEIN Sammlung mit Recht davon, daß sich „die Krankheit hier durch veränderte, dort durch vermehrte oder überstürzte Leistung offenbaren könne".

Chopin. Suchen wir nach solcher „Veränderung der Leistung" bei bekannten Künstlerpersönlichkeiten, so könnte man vielleicht auf die ergreifende Melancholie in vielen der herrlichen Préludes und Nocturnes *Chopins* hinweisen. Aber ihnen steht der entzückend schwungvolle Charme seiner Walzer und Mazurken und die schimmernde Pracht seiner Polonaisen gegenüber. So zeigt sich bei dem ausgesprochen asthenischen Künstler, dessen Äußeres sich im Krankheitsablauf je länger je mehr bis zum Bilde der Beauté phthisique, ins Männliche übersetzt, vergeistigt, ein Stimmungsauf und -ab, das neben dem schizoiden Typus der feinfühligen Künstlerpersönlichkeit die „zyklothyme diathetische" Proportion zwischen gehoben und depressiv deutlich macht. Zum Verständnis des Stimmungsgehaltes seiner Musik bedarf es also nicht des Rückgriffs auf unmittelbare Auswirkungen des Krankheitsbewußtseins.

Klabund. Wie stark der Wechsel in den Krankheitserscheinungen und das allmähliche Fortschreiten des Leidens *Klabund* innerlich ergreifen und hin- und herreißen, drückt sich wohl immer wieder in seiner Dichtung aus, so vor allem in seinem Gedichtband „Das heiße Herz". Er meint von JACOBSON und HERMAN BANG „diese konstitutionelle Krankheit habe die Eigenschaft, die von ihr Befallenen seelisch zu ändern; sie trügen das Kainsmal der nach innen gewandten Leidenschaft, die Lunge und Herz zerfresse". Aber wenn sich bei Klabund Krankheitsbeobachtungen an ihm selbst und an anderen immer wieder in seine Dichtung drängen, so schöpft doch `jeder Künstler aus all seinen Erlebniswerten; und schließlich wird ja auch Klabund, im „Kreidekreis" z. B., mindestens zeitweise wieder ganz frei von der Überwertung der Selbstbeobachtung. Ist dies Hineinwachsen eigenen Leidens in die Dichtung, das z. B. *Schiller* gänzlich fehlt, so peinlich er auch von seinen Darmerscheinungen mitgenommen wurde, nicht vielmehr ein Ergebnis der Vertiefung in die eigene Krankheit, ein Milieuschaden vielleicht, den die „Krankenstadt" zeitigt? Im übrigen dürfte bei Klabund der Grundzug des Schizothymen mit der „psychästhetischen Proportion zwischen empfindlich und kühl", der „springenden Temperamentskurve" und der „reizinadäquaten Psychomotilität" die volle Erklärung seines interessanten Künstlertums geben.

Aber versuchen wir doch zu erkennen, ob sich die Krankheit, wenn vielleicht weniger durch veränderte, so doch durch „vermehrte oder überstürzte Leistung" offenbart. Dafür finden sich in der Tat hier und da Beispiele.

So vollendet **Karl Maria von Weber,** fast im Angesicht des Todes, von schwerer Kehlkopftuberkulose gequält, die wundervolle Ouvertüre zum Oberon, die ja wahrlich nichts von Qual und Leid ausdrückt. So fährt er im Februar 1826, schon mit geschwollenen Füßen (ein Signum pessimi ominis!) nach London, weil er dort „ein gut Stück Geld für seine Familie erwirbt"! besucht sogar Ende Mai noch Konzerte — welch erschütternder Lebens- und Pflichtendrang —

und stirbt unter furchtbarsten Qualen, abgemagert zum Gerippe, am 4. 6. 1826.

Oder **Molière!** Seit vielen Jahren litt er an der Schwindsucht. Im Februar 1673 fand die Erstaufführung seines „Eingebildeten Kranken" statt, in der er selbst die Hauptrolle spielte. Am 17. 2. 1673 ließ er sich trotz besorgniserregenden Zustandes nicht abhalten aufzutreten. Er mußte nach Hause getragen werden und starb an demselben Abend an einer Lungenblutung.

Nach solchen psychologischen Analysen der Werke lungenkranker Künstler — und aus der klinischen Erfahrung am Verhalten des Kranken können wir das bestätigen — vermag die körperliche Krankheit an der psychischen Gesamthaltung, die wie die körperliche Konstitution im Erbgut verankert ist, nichts Wesentliches zu ändern. Psychästhesie und Psychomotilität sind ebenso wie der Körpertypus etwas primär Gegebenes und die körperliche Krankheit ist in diesem Sinne nicht anders zu werten als peristatische Einflüsse anderer Art. Ähnliche Wirkungen auf Seele und Geist, vielleicht auch das künstlerische Werk, wie sie bei Klabund die Krankheit zeitigt, sehen wir z. B. bei *Beaudelaire* aus Umwelteinflüssen anderer widriger Art entspringen. Die körperliche Krankheit vermag wohl das psychische Tempo zu steigern, die Reaktionsausschläge zu beschleunigen und zu erhöhen, ja vielleicht bis ins Pathologische zu treiben, aber eine spezifische oder auch nur spezielle Wirkung von Krankheit und Krankheitsbewußtsein vermögen wir in all dem nicht zu erkennen. Selbstbeobachtung und Leidensverfolgung sind sicherlich zu einem Teil Ausdruck der Charakterveranlagung, zu einem Teil aber auch allzu vielen Wissens um die eigene Krankheit, ein sehr unerwünschtes Nebenergebnis der ärztlichen Heilkunst.

Die Zauberbergkrankheit. *Thomas Mann* schildert in seinem Zauberberg das seelische Versinken in die Krankheit so meisterhaft, daß HELLPACH nach diesem Roman ein eigenes Krankheitsbild der „Zauberbergkrankheit" benannte. So mächtig ist die psychische Wirkung des spezifischen Heilanstaltsmilieus, daß sie nicht nur den Kranken, oft für Lebenszeit, aus der seelischen Gefangennahme nicht wieder herausläßt, sondern auch der körperlich Gesunde, aber geistig Labile sich ihrer geheimnisvollen Kraft nur schwer entziehen kann. Es ist nicht die Krankheit, die solches bewirkt; denn der Tuberkulöse, dem wohltätige, wenn vielleicht auch ein wenig unmoderne Ärzte die Natur seines Leidens verheimlicht haben, neigt umgekehrt dazu, seine Krankheit zu negieren und sich trotz schwerer Organzerstörungen als Gesunder zu gebärden. Das hat ihm freilich das Märchen von der gesteigerten Erotik und von der Euphorie eingebracht, das sich als roter Faden durch fast alle Studien über die Psyche der Phthisiker zieht. Es ist noch sehr die Frage, ob nicht der Einfluß des Krankenmilieus auf die Psyche unserer Kranken wesentlich größer ist als der der Krankheit selbst. Jedenfalls liegt hier für die ärztliche Kunst, die sich nicht damit begnügt, Organtherapie zu betreiben, ein sehr ernsthaftes Problem zutage.

Psychische Einstellung zur Arbeit. Psychologisch ähnlich liegen die Verhältnisse bei der Frage der *Arbeitsfähigkeit* Lungenkranker und lungenkrank Gewesener. Die ärztliche Therapie bedient sich der aktiven Tuberkulose gegenüber in der Allgemeinbehandlung richtigerweise einleitend des Prinzips der körperlichen Schonung. Dieser Grundsatz wird dem Kranken gar zu gern zur Leitidee seiner künftigen Lebensgestaltung. Das ist menschlich begreiflich. Wenn es aber schon nicht zweifelhaft ist, daß die körperliche Schonung als Dauerzustand in der Heilung Tuberkulöser nicht zum vollen Resultat führen kann, vielmehr die Vollendung der Heilung in der Kräftigung des Organismus und insbesondere des Herzens durch den Übergang zur Übung gesucht werden muß, so sind außerdem in den äußeren Lebensbedingungen die Möglichkeiten dauernder Schonung nur sehr selten gegeben, und selbst die möglichste Ausnutzung der heute soweit gespannten Befürsorgung durch den Staat verhilft dem Kranken bestenfalls zu einem Kümmerdasein, niemals aber zur seelischen Befreiung. Auch hier also ist ein wichtiges psychotherapeutisches Problem zu lösen. Mit der an sich ganz zweckmäßigen Beschäftigungstherapie beugt man wohl dem „Spinnen" vor, aber der Aufgabe der eigentlichen Arbeitstherapie, der Gewöhnung an die Leistung, genügt sie nicht. Auf dem Wege, der den Lungenkranken nicht nur körperlich wieder herstellt, sondern auch dem Krankheitsbewußtsein entreißt, um ihn als nützliches Mitglied der menschlichen Gesellschaft wieder einzufügen und ihm zu ermöglichen, mit der Ausnutzung seiner restlichen Arbeitskraft zur Daseinsfreude zu gelangen, sind bisher weniger tastende Schritte vorwärts getan, als durch fehlgehendes Mitgefühl Hemmungen geschaffen.

X. Die Differentialdiagnose.

Seit wir gewohnt sind, uns des Tuberkelbacillennachweises im Sputum zu bedienen, scheidet ein großer Teil der Lungentuberkulosen für differentialdiagnostische Erwägungen aus; die ärztliche Aufgabe hat sich bei der offenen Lungentuberkulose, wie das in den vorhergehenden Kapiteln geschildert ist, mit besonderer Intensität den Fragen der anatomischen Ausbreitung und Art und der klinischen Form der Tuberkulose zu widmen, um aus ihnen die Prognose und die therapeutische Indikation abzuleiten. Immerhin kann auch bei der offenen Lungentuberkulose aus dem klinischen Bilde die Aufgabe erhellen, nach komplizierenden Erkrankungen sowohl der Lungen wie auch anderer Organe oder nach komplizierenden Infekten zu fahnden.

Ganz erheblich können aber die Schwierigkeiten der Diagnose beim Fehlen von Auswurf oder von Tuberkelbacillen im Auswurf sein. Wir

sehen hier von denjenigen Krankheitszuständen ab, bei denen irgendein
Infekt hinter dem Krankheitsbild zu vermuten ist und die okkulte
Tuberkulose in Frage kommen, bei denen aber eine Erkrankung der
Lunge durch physikalische und röntgenologische Untersuchung ausgeschlossen werden kann, und beschäftigen uns nur mit der Differentialdiagnose der Lungenerkrankungen. 4 Gruppen von Erkrankungen sind
zu betrachten: akute und chronische infektiöse Erkrankungen der

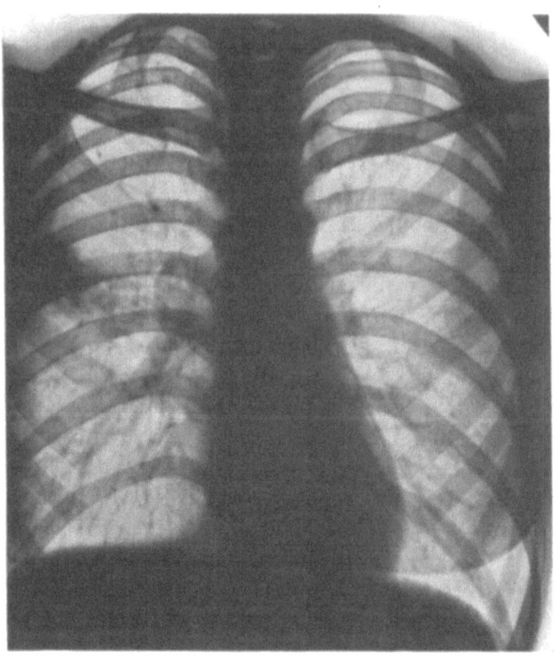

Abb. 135. Amb., ♀ 23 Jahre. Akute Bronchopneumonie. Der Herd im rechten Mittelfeld
wurde für ein akutes tuberkulöses Infiltrat gehalten und Heilverfahren beantragt. Die
Röntgenaufnahme 8 Tage später zeigt ein normales Röntgenbild.

Lungen, Erkrankungen des Herzens und der Gefäße, die beruflichen
Staublungenerkrankungen und die primären und sekundären Tumoren.

Akute Bronchopneumonie. Die Ähnlichkeit des klinischen und röntgenologischen Bildes des akuten tuberkulösen Infiltrats mit der lokalisierten unspezifischen *Bronchopneumonie* ist sowohl im Kapitel Kindertuberkulose wie in den Darstellungen des Tuberkulosebeginns bei
Erwachsenen hervorgehoben. Im Symptomenbild und im physikalischen
Befund sind die beiden Prozesse nicht zu unterscheiden; während aber
bei der unspezifischen Bronchopneumonie dem Rückgang der Krankheitserscheinungen völlige Erholung folgt, kann sie beim akuten tuberkulösen Infiltrat auf sich warten lassen. Da die Herdrückbildung langsamer vor sich geht, als das Abklingen der Symptome, ist die Unter-

scheidung zunächst nicht sicher möglich, doch wird sie durch die restlose Resorption des unspezifischen Herdes nach kurzer Zeit sichergestellt. Das Infiltrat Abb. 135 wurde für ein tuberkulöses Infiltrat gehalten, doch war es nach 8 Tagen im Röntgenbild restlos verschwunden, auch waren keinerlei Krankheitserscheinungen mehr vorhanden. Das

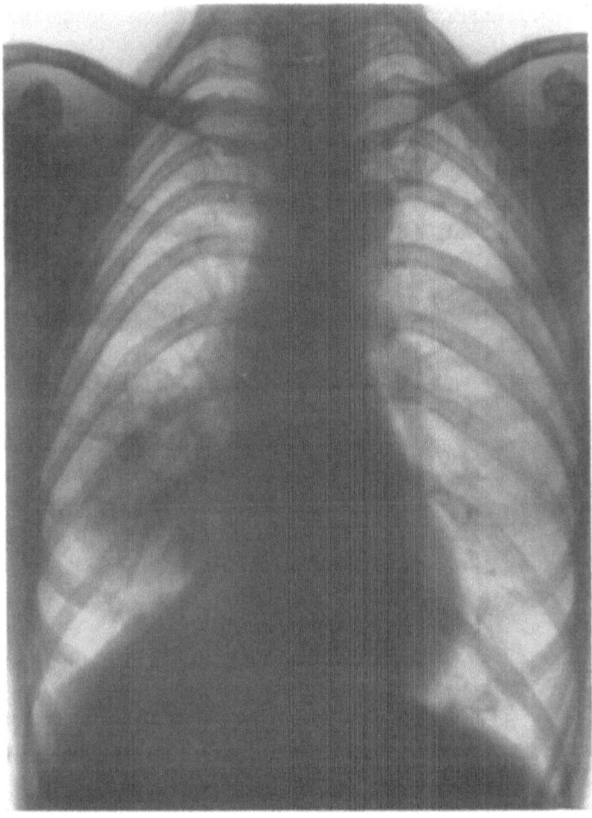

Abb. 136. Aufn.-Nr. 5783, ♀ 61 Jahre. Chronische Pneumonie. Vor 30 Jahren Pneumonie und Pleuritis. Nie Bacillen. Schleichender Verlauf. Strahliger Herdschatten im rechten Unterfeld.

tuberkulöse Infiltrat dagegen bildet sich, wenn überhaupt, sehr langsam zurück und der pathologische Prozeß pflegt sich auch mindestens in den Blutbildveränderungen durch längere Zeit zu verraten.

Chronische Pneumonie. Viel größere Schwierigkeiten kann die Unterscheidung der *chronischen Pneumonie* von tuberkulösen Lungenveränderungen bereiten. Einen diagnostischen Hinweis gibt zwar häufig der Beginn mit der akuten Pneumonie. Aber einmal kann diese akute Lungenentzündung sehr lange zurückliegen und der protrahierte

Verlauf den Zusammenhang mit ihr verschleiern; andererseits beginnen ja auch nicht wenige Lungentuberkulosen mit akuten Krankheitserscheinungen. Das Symptomenbild der chronischen Pneumonie zeigt keine Merkmale, die eine sichere Unterscheidung gestatten. Sowohl die Allgemeinerscheinungen, vor allem Subfebrilität und Fieberschübe, Nachtschweiße und Abmagerung, wie die Organsymptome, der schleimig-eitrige Auswurf, natürlich ohne Tuberkelbacillen, gelegentliche kleine Hämoptysen, finden sich in gleicher Art bei den chronischen tuberkulösen Prozessen. Im physikalischen Befund fällt die Bevorzugung der mittleren und unteren Lungenpartien bei Freibleiben der oberen Lungenteile zwar auf, doch gibt es ja auch reine Unterlappentuberkulosen. Röntgenologisch bestätigt sich diese Lokalisation; häufig sitzen die Veränderungen zentral, was der klinischen und anatomischen Erfahrung bei solchen Pneumonien entspricht. Der Herdschatten ist homogen oder strahlig (Abb. 136) nicht aber kleinfleckig, wie bei der chronischen produktiven Tuberkulose; auch fehlen bei der chronischen Pneumonie in der Regel Zerfallserscheinungen, die bei der chronischen Lungentuberkulose auf die Dauer nur ausnahmsweise ausbleiben. Alle solche Unterschiede sind aber eigentlich mehr wegweisend als entscheidend. Andererseits kommt es beim langjährigen Ablauf bei beiden Erkrankungen zu hochgradigen Gewebsschrumpfungen, die sich freilich entsprechend dem Sitz des Prozesses bei der Tuberkulose überwiegend in den oberen, bei der chronischen Pneumonie dagegen in den zentralen und unteren Lungenpartien entwickeln. Die Differentialdiagnose chronische Pneumonie oder chronische Tuberkulose kann nach alledem dauernd offen bleiben, bedarf aber immer einer langen Beobachtung; zuweilen entscheidet nach endlosem Suchen schließlich der Bacillenbefund zugunsten der Tuberkulose. Die Prognose ist bei der Tuberkulose quoad vitam ungünstiger, weil sie häufig doch noch in das offene Stadium übergeht; die Therapie beschränkt sich bei beiden Prozessen ohne wesentliche Unterschiede auf die allgemeinen und symptomatischen Maßnahmen.

Lues der Lunge. Als eine Abart der chronischen Pneumonie ist die luetische chronisch-interstitielle Pneumonie anzusehen. Sie ist nach unserer klinischen Erfahrung recht selten. Differentialdiagnostisch entscheidend ist der positive Wassermann und die Schlußfolgerung ex juvantibus. Der in Abb. 137 wiedergegebene Prozeß, der in seiner röntgenologischen Form ganz dem SLUKAschen Dreieck der perihilären Infiltrierung gleicht und bei einer 50jährigen Kranken mit vierfach positivem Wassermann gefunden wurde, bildete sich nach Salvarsanbehandlung in einigen Monaten fast vollständig zurück. — Ein Gumma der Lunge habe ich noch nie gesehen; es mag das daran liegen, daß die Lues, mindestens in ihrer tertiären Form, eine sterbende Krankheit ist.

Lungenabsceß. Wenn beim *Lungenabsceß* der eitrige Zerfall erst einmal eingesetzt hat, kann die Diagnose Tuberkulose nicht mehr in Frage kommen, weil bei einem tuberkulösen Gewebszerfall dieses Tempos und Ausmaßes Tuberkelbacillen im Sputum nicht fehlen können; nicht selten weist der fötide Geruch des Auswurfs unzweideutig auf die richtige

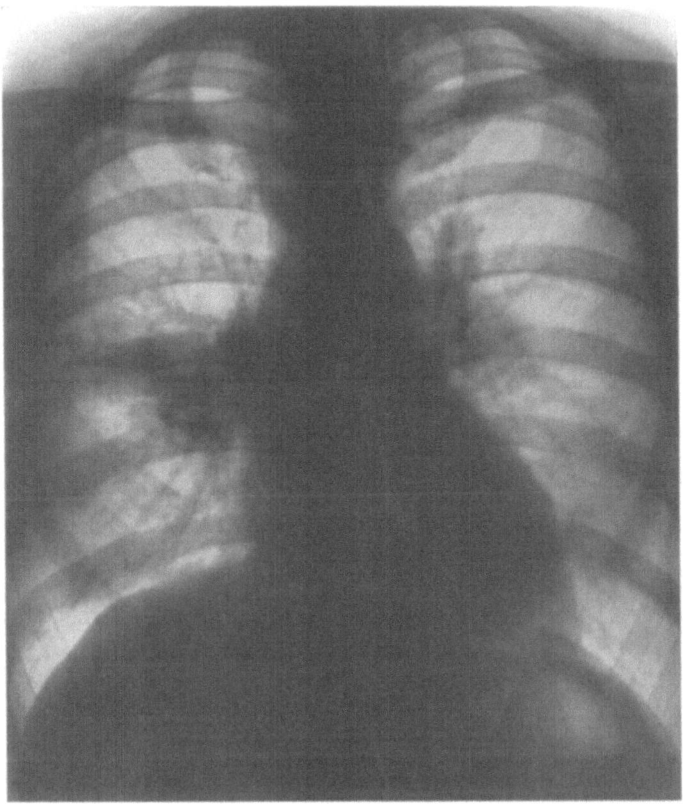

Abb. 137. Aufn.-Nr. 3106, ♀ 51 Jahre. Interstitielle Lues der Lunge. Anamnestisch Lues, Wa.R. stark +. Verschwinden des Schattens nach Salvarsanbehandlung.

Fährte. Dagegen kann er in seinem Entwicklungsstadium sehr wohl Gegenstand differentialdiagnostischer Erwägungen werden. Ist ein peripherer Eiterherd der Ausgangspunkt des Lungenherdes, so ist das natürlich schon ein wertvoller diagnostischer Hinweis. Häufig setzt ferner der Lungenprozeß mit stürmischen Krankheitserscheinungen ein: Schüttelfrost, hohes Fieber, schwerstes Krankheitsgefühl, wie wir das bei der Tuberkulose kaum jemals sehen, auch nicht bei der Miliartuberkulose, bei der sich das schwere Krankheitsbild doch meist langsamer entwickelt. Aber ein subakuter Beginn des Lungenabscesses ist recht

häufig. Gelegentlich weist die Vorgeschichte den richtigen Weg, z. B.
eine vorausgegangene Narkose (Zahnextraktion!), die zur Aspiration
eines Fremdkörpers oder infektiösen Materials geführt haben könnte.
Das Röntgenbild des Entwicklungsstadiums gleicht dem des unspezifischen pneumonischen Prozesses und des akuten tuberkulösen Infiltrats

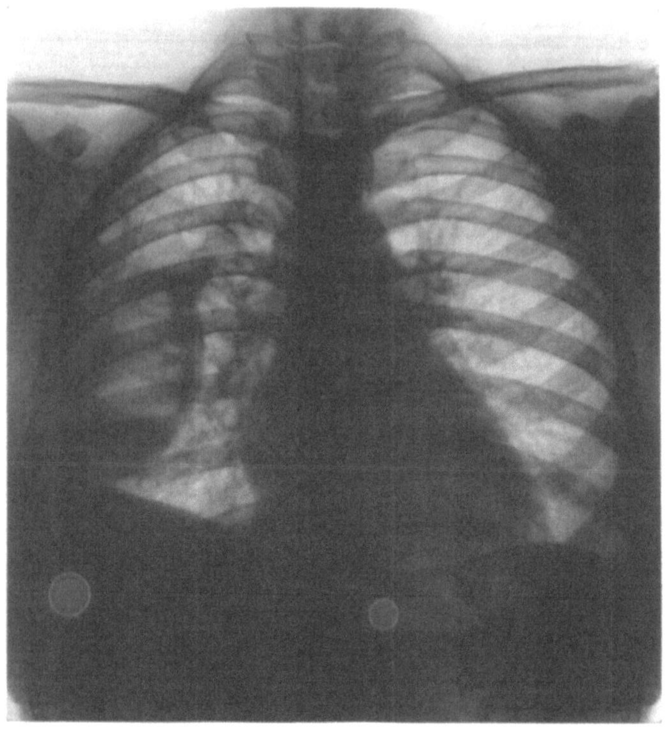

Abb. 138. Aufn.-Nr. 2011, ♀ 32 Jahre. Lungenabsceß. Vor 4 Monaten hochfieberhafter
Beginn, jetzt fieberfrei. 100 ccm Auswurf. Bacillen —, Senkung 100, 12 000 Leukocyten.
Große Absceßhöhle im rechten Mittelfeld, Pleuraschwarte rechts. Nach 3 Monaten
Salvarsanbehandlung Absceß verschwunden. Pleuraschwarte rechts, kein Auswurf.
Senkung 16, 3400 Leukocyten.

und ist daher nicht geeignet, die Differentialdiagnose zu fördern. Nach
eingetretener Erweichung des Zentrums durch Vereiterung entscheidet
das Fehlen der Tuberkelbacillen gegen die Annahme einer Tuberkulose.
Es sollte deshalb ganz abgesehen von den divergierenden klinischen
Symptomen nicht vorkommen, daß ein Absceß, wie ihn Abb. 138 zeigt,
für eine tuberkulöse Frühkaverne gehalten wird. Dieser Absceß heilte
unter Salvarsanbehandlung in 3 Monaten vollkommen aus.

　　Auch *der chronische, meist multiple Lungenabsceß* sollte kaum differentialdiagnostische Schwierigkeiten machen. Krankheitsablauf und Krankheitsbild, auch das Röntgenbild, können wohl der Entwicklung und dem

Zustandsbild der chronischen kavernösen Phthise ähneln, aber die großen Zerfallshöhlen, die man bei ihm findet, können nicht tuberkulöse Kavernen sein, wenn im jahrelangen Ablauf trotz vielfacher Untersuchung niemals Tuberkelbacillen im Sputum zu finden waren. Dem in Abb. 139 wiedergegebenen multiplen chronischen Lungenabsceß war vor Jahren

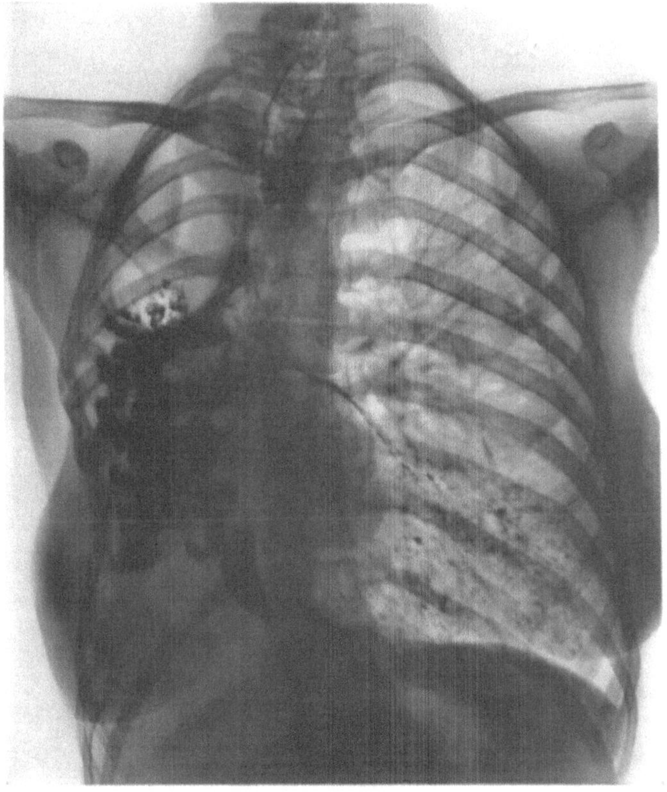

Abb. 139. Aufn.-Nr. 539, ♀ 29 Jahre. Chronischer Lungenabsceß. Januar 1923 Resektion von 7 Rippen wegen Empyemresthöhle. Dezember 1928 kein Fieber, 30 ccm Auswurf, nie Tuberkelbacillen. Riesenhöhle im rechten Oberfeld (Empyemresthöhle?). Multiple Bronchektatische Abscesse im maximal geschrumpften rechten Unterlappen. Jodipinfüllung.

ein Empyem vorausgegangen, das zu umfangreichen Rippenresektionen Anlaß gegeben hatte; im Röntgenbild gab die dicke Schwarte eine massive Unterfeldverschattung und erst die Jodipinfüllung deckte zahlreiche kleine Abscesse im Untergeschoß auf, die allerdings nach dem physikalischen Befund schon angenommen waren. Ob das Empyem das Primäre oder schon Begleiterscheinung war und ob die riesige Oberlappenhöhle der erste oder ein späterer Absceß waren, ließ sich nicht aufklären. Fieber bestand zur Zeit nicht, die Auswurfmengen waren mit 10—30 ccm nur mäßig, die Senkung war wenig beschleunigt, das weiße Blutbild annähernd normal.

Bronchektasien. Bei den *Bronchektasien* kann die Diagnose nur so lange unsicher sein, wie nicht alle diagnostischen Hilfsmittel erschöpft sind. Schleichender Beginn, ein chronischer Verlauf mit Perioden

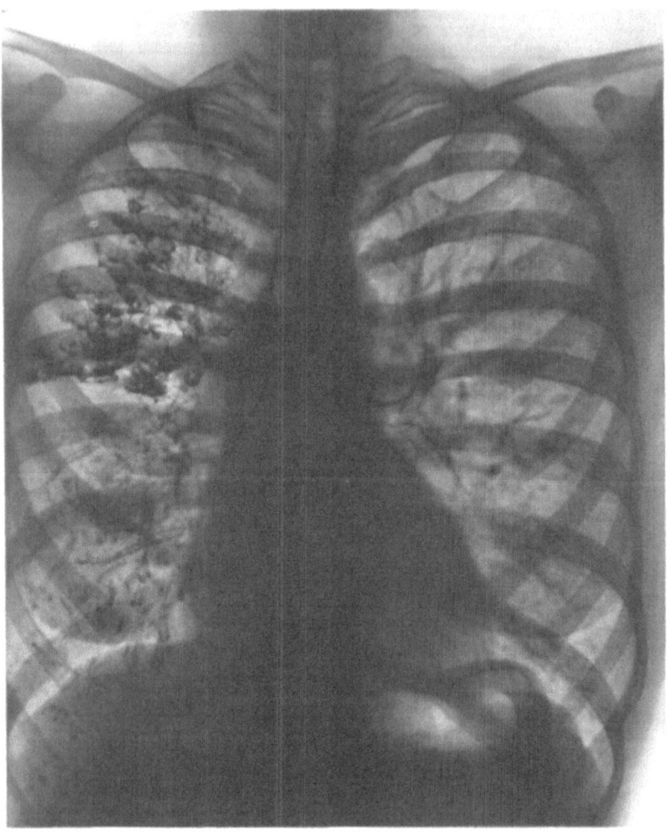

Abb. 140. Aufn.-Nr. 8127, ♀ 32 Jahre. Bronchektasien im rechten Oberlappen. 1913 Lungenentzündung. 1926 60 ccm Auswurf, keine Bacillen. Jodipinfüllung.

niedrigen Fiebers und gelegentlichen Hämoptysen können zwar an Tuberkulose denken lassen, aber die Bevorzugung der untersten Lungenpartien und das dauernde Fehlen von Bacillen bei erheblichen Auswurfmengen muß schon stutzig machen. Wird der Auswurf gar fötid, so ist die Diagnose nicht mehr zu verfehlen. Größer sind die Schwierigkeiten, wenn der Prozeß, was nicht ganz selten ist, im Oberlappen lokalisiert ist. Den Ausschlag gibt das Röntgenbild, das nichts von Infiltrierung des Gewebes, von großen Zerfallshöhlen, nichts von der charakteristischen

Aussaat kleiner Herdschatten, sondern ein System kleiner zarter Ringschatten zeigt. Plastisch schön und unverkennbar kommt der Befund
der kugeligen traubenförmig angeordneten Excavationen am Bronchalbaum oder der zylindrischen Erweiterung der Bronchen nach Jodipinfüllung heraus (Abb. 65, S. 103, Abb. 140). Bronchektasien kommen
in jedem Lebensalter vor; sie kommen auch auf dem Boden einer

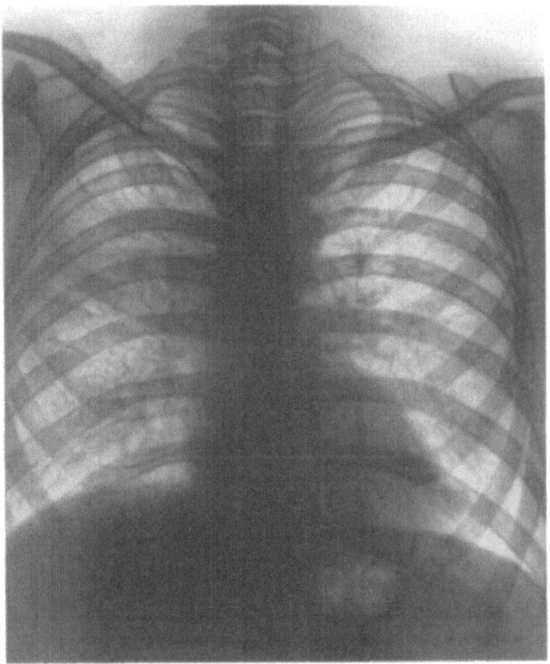

Abb. 141. Amb., ♂ 40 Jahre. Beginnende Lungengangrän.

alten Phthise vor und dann kann ein positiver Sputumbefund über-
raschen, der nun allerdings durch Züchtung oder Tierversuch veri-
fiziert werden muß, da saprophytische säurefeste Stäbchen gelegentlich
in Bronchektasien gefunden wurden.

Lungengangrän. Auch die *Lungengangrän* kann nur im Entwicklungsstadium diagnostisch an Tuberkulose denken lassen. Meist setzt sie
schon mit stürmischen Krankheitserscheinungen ein, die wir, wie erwähnt,
in solcher Heftigkeit bei der Tuberkulose nicht kennen. Aber es kommen
auch subakute unklare Initialerscheinungen vor, aus denen sich erst
allmählich mit dem gangränösen Zerfall das unverkennbare Krankheitsbild entwickelt. So zeigt die Abb. 141 das Röntgenbild einer Infiltrierung im Mittelfeld, dem ebensowohl eine subakute oder chronische
Pneumonie wie ein tuberkulöser Prozeß zugrunde liegen kann; zu dieser

Zeit sprachen auch weder der physikalische Befund noch das klinische
Bild für den schweren gangränösen Prozeß, der sich sehr bald in typischer
Form herausbilden sollte. Gelegentlich, glücklicherweise aber sehr selten,
entwickelt sich eine Gangrän auf dem Boden einer chronischen Phthise;
merkwürdig genug, da die Kavernen ja vielfach eine reiche Flora von

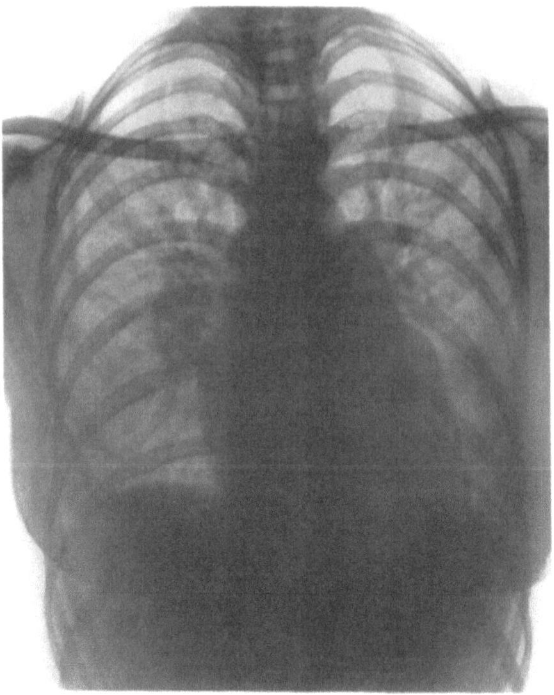

Abb. 142. Amb., ♀ 45 Jahre. Stauungslunge bei Mitralinsuffizienz. Typische Herzsilhouette,
sehr große Hilusschatten, überreiche Gefäßschatten.

Spaltpilzen bergen, darunter zahlreiche Arten, die pathogen sind oder
werden können.

Stauungslunge bei Herzfehler. Die klinischen Erfahrungen bei *Herz-*
und *Gefäßkrankheiten* sind meist so eindeutig, daß differentialdiagnostische
Erwägungen über eine Lungenerkrankung, insbesondere eine Tuberkulose
in der Regel kaum in Betracht kommen. Gelegentlich stehen indessen
die Symptome von seiten des Respirationstractus, insbesondere die
Atemnot und die Stauungserscheinungen auf den Lungen isoliert und
damit irreführend ganz im Vordergrunde. Klinische Beobachtung und
Röntgenuntersuchung weisen aber den richtigen Weg. Stauungskatarrh
auf den Lungen und Symptomenbild pflegt auf geeignete Stützung der
Herzarbeit deutlich anzusprechen, womit der Diagnose ex juvantibus
der Weg gewiesen wird. Im Röntgenbild ist die Veränderung der Herz-

silhouette zwar nicht Bedingung der Diagnose eines Vitiums, aber doch oft ganz unzweideutig. Die Stauung im kleinen Kreislauf gibt ein ungemein charakteristisches Röntgenbild (Abb. 142) und die Vergrößerung der Hilusbegleitschatten in solchem Fall auf Tuberkulose der Bronchaldrüsen zu beziehen, ist mindestens bei Erwachsenen schon ein

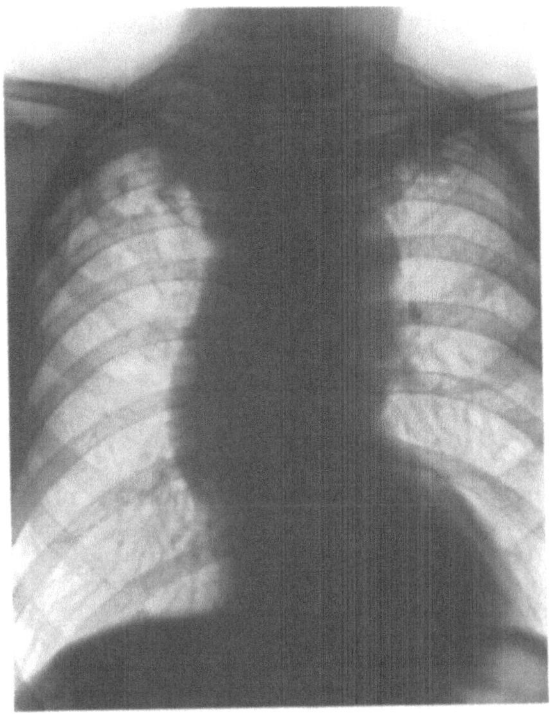

Abb. 143. Amb., ♂ 50 Jahre. Aortitis luetica. Enorme Verbreiterung des Gefäßbandes, insbesondere der Aorta ascendens.

recht grober Fehler. Schwieriger kann die Frage werden, wenn Stauungsblutungen aus den Lungen diagnostisch irreführen und Infarktschatten Infiltrierungen tuberkulöser Art vortäuschen. Insbesondere kann in solchen Fällen die Frage auftauchen, ob neben einem Herzleiden eine Lungentuberkulose besteht. Diese Kombination ist bekanntlich ein recht seltenes Vorkommnis, von der einzigen Ausnahme der Pulmonalstenose abgesehen, die häufig der Lungentuberkulose den Boden bereitet; gerade die Stauung im kleinen Kreislauf bei Mitralfehlern, in geringem Grade auch bei Aortenfehlern gilt als Ursache des Freibleibens der Lungen von progredienter Tuberkulose. Indessen verlasse man sich nicht gar zu fest auf dies Ausschließungsverhältnis, das nur eine relative Gültigkeit hat.

Arteriosklerose und Aortitis luetica. Entscheidend ist in schwierigen Fällen das Röntgenbild, das klinische Bild und vor allem und endgültig der Bacillennachweis. Die Atheromotose der Aorta und die Aortitis luetica bieten klinisch wie röntgenologisch (Abb. 143) diagnostisch meist keine Schwierigkeiten.

Atheromatose der Arteria pulmonalis. Ein interessantes Bild zeigt das Röntgenbild Abb. 144. Hier war nach den klinischen Erscheinungen

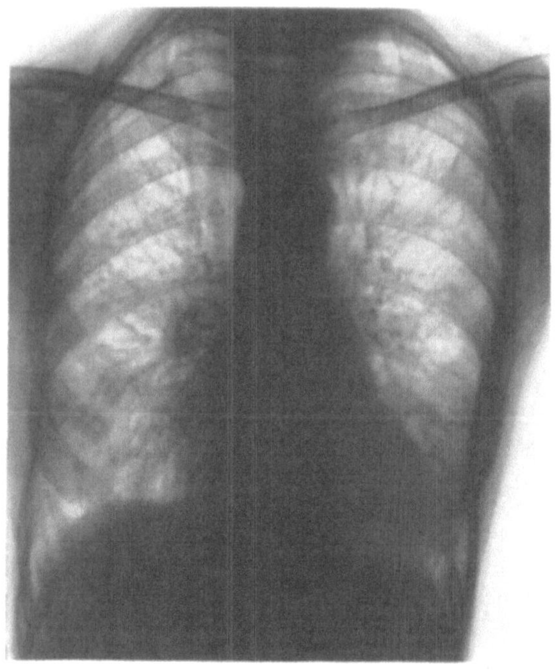

Abb. 144. Aufn.-Nr. 2059, ♀ 65 Jahre. Disseminierte Atheromatose der Arteria pulmonalis und ihrer Äste neben rechtsseitiger Spitzencirrhose, die nach Sektionsbefund eine geringe Ausdehnung hatte.

und diesem Röntgenbild eine disseminierte cirrhotisch-produktive Tuberkulose angenommen, während die Autopsie neben einer Spitzencirrhose eine herdförmige Atheromotose der Arteria pulmonalis bis in ihre kleinsten Äste aufdeckte.

Koniose. Die dritte Gruppe von Lungenerkrankungen, die diagnostische Rätsel aufgeben können, sind die *Koniosen*. Sie sind in ihren klinischen Erscheinungen und anatomischen Befunden zwar seit langem gut bekannt, aber einem besonders eingehenden Studium unterzogen, seit die Novelle zum Unfallversicherungsgesetz vom 11. 2. 1929 sie zu den gesetzlich geschützten Berufskrankheiten zählt. Die Diagnose der Staublungenkrankheit ist an die Feststellung der beruflichen

Schädigung gebunden, die, von einzelnen besonders gefährlichen Berufstätigkeiten abgesehen, mindestens durch eine Reihe von Jahren bestanden
haben muß, um nachweisbare Schäden an den Lungen zu setzen. Die
organischen Staubarten führen wohl durch Reizung der Luftwege zu
chronischer Bronchitis, Emphysem, Bronchopneumonie, Bronchektasien,
Asthma, scheiden aber für die Entstehung einer Koniose vollkommen

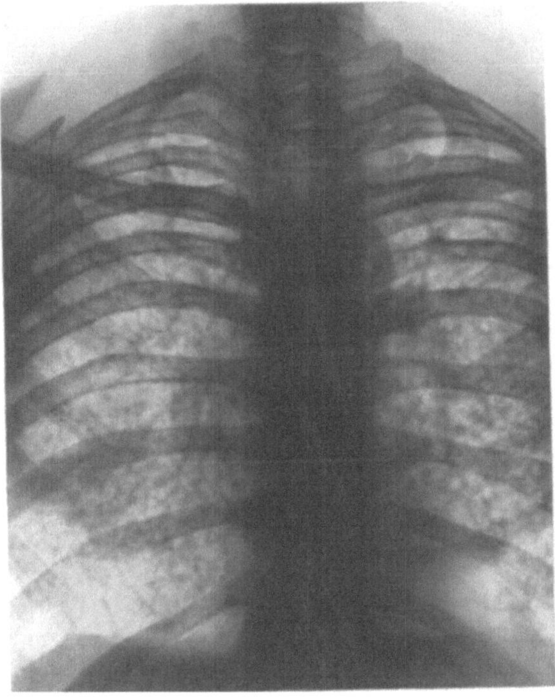

Abb. 145. Aufn.-Nr. 241. ♂ 40 Jahre. Silikosis nach 20 Jahren Metallschleifen; außer
mäßiger Atemnot keine Erscheinungen.

aus. Der Kohlenstaub allein macht zwar eine Koniose, die aber klinisch
belanglos ist, ja der man sogar nachsagt, daß sie vor Tuberkulose oder
mindestens vor derem raschen Fortschreiten schützen soll. Die neuere
anatomische, experimentelle und gewerbemedizinische Forschung ist
geneigt, auch die pathologische Bedeutung der mineralischen Staubarten
gering einzuschätzen mit einziger oder doch fast einziger Ausnahme der
Kieselsäure, die frei und fast rein im Quarz, außerdem aber frei und
gebunden in sehr verschiedener Gestalt in vielerlei Gesteinsarten vorkommt und immer das Medium agens sein soll. Das Krankenmaterial
der Koniosen entstammt daher recht verschiedenen Berufsarten; das
Hauptkontingent stellen die eigentlichen Gesteinshauer der Bergwerke,

die Steinmetzen und die Porzellaner, doch auch Kohlenhauer, die im Steinstaub arbeiten, Schleifer und manche andere Gewerbe. Das klinische Bild der Koniose ist durch Chronizität, hartnäckige Katarrhe der Luftwege und zunehmende Kurzatmigkeit, auch zunehmende Mattigkeit gekennzeichnet, der physikalische Befund dem bei Emphysem plus

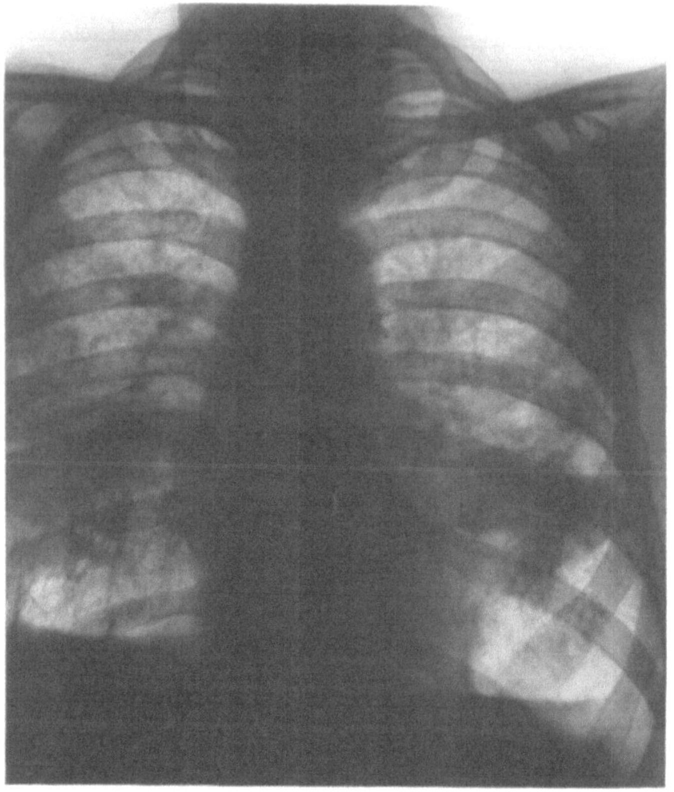

Abb. 146. Aufn.-Nr. 7748, ♂ 47 Jahre. Silikosis. Seit 25 Jahren Porzellanarbeiter. Tüpfelung beider Lungen, Ballung in beiden Unterfeldern.

Bronchitis gleich. Seit der röntgenologischen Erforschung des Krankheitsbildes unterscheidet man ein Vorstadium mit kaum merkbaren Erscheinungen und dem Röntgenbild der verstärkten Gefäß- und Hiluszeichnung des perivasculären Bindegewebes, auch einer wabigen Zeichnung durch Wucherung des interstitiellen Bindegewebes. Das I. Stadium mit ausgesprochenen Krankheitserscheinungen zeigt ein Röntgenbild der feinen Tüpfelung (Abb. 145), auch als Schneegestöber bezeichnet, die durch beginnende Schwielenbildung erzeugt wird. Das II. Stadium bringt die Bildung ausgedehnter konfluierender Schwielen, die sich im Röntgenbild als sog. Ballung markiert, oft, wie die Abb. 146 typisch

zeigt, ganz augenfällig symmetrisch in den Unterfeldern. Mit dieser
Entwicklung geht die Ausbildung eines schweren Krankheitszustandes
parallel, wie er aus der Abb. 147 ohne weiteres einleuchtet.

Die Erkennung dieser *Koniosen* an der Hand der Berufstätigkeit,
des genannten Krankheitsbildes und insbesondere der Röntgenaufnahme

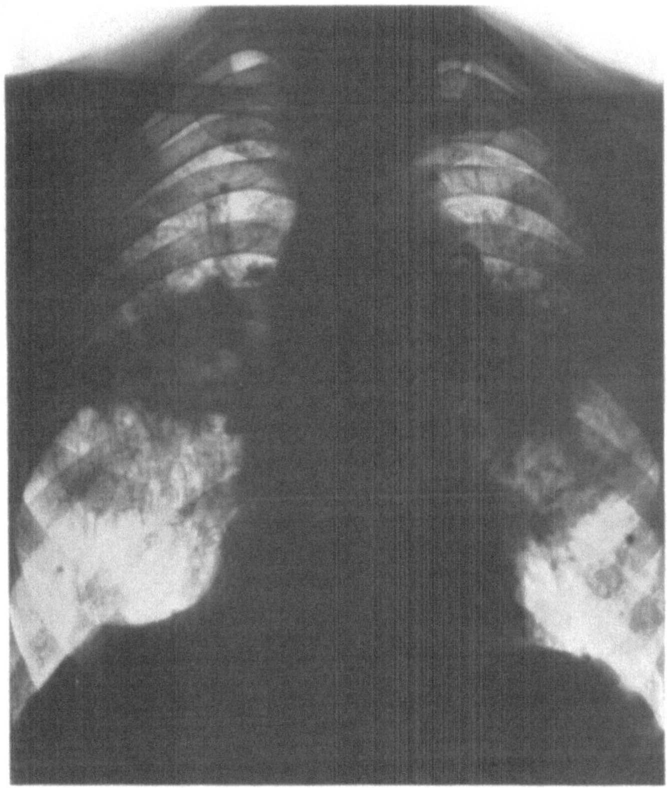

Abb. 147. Amb., ♂ 50 Jahre. Schwere Silikosis. Seit 20 Jahren Zementarbeiter. Massive
Ballung in beiden Mittelfeldern. Lymphknoten voll Steinstaub. Schwere Atemnot.

macht keine wesentlichen Schwierigkeiten; sie werden aber sehr groß,
sobald die Frage nach der so häufigen komplizierenden Tuberkulose zu
beantworten ist. Hier ist der Bacillennachweis zur sicheren Entscheidung
von besonderer Wichtigkeit, bei dem ausgedehnten sekundären Katarrh
aber oft besonders schwierig; hier kann deshalb das Züchtungsverfahren
recht nützlich sein. Klinisch sind neben Fiebererscheinungen, die aber
bei diesen chronischen indurierenden Formen in der Regel fehlen, die
sog. biologischen Reaktionen der Senkungsbeschleunigung und des weißen
Blutbildes von großer Bedeutung, außerdem eventuell das Röntgenbild
mit etwaigen Zerfalls- oder Schrumpfungserscheinungen der oberen

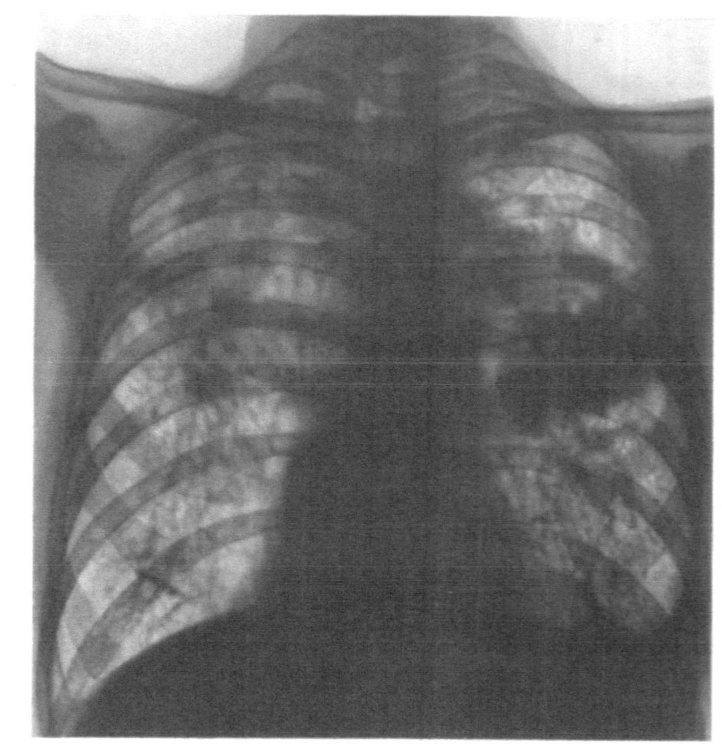

Abb. 148. Amb., ♂ 47 Jahre. Staublungentuberkulose. Seit 25 Jahren Steinmetz. Tüpfelung und Ballung in beiden Lungenfeldern. Lymphknoten ganz voll Steinstaub. System kleiner Kavernen im rechten Oberfeld. Tuberkelbacillen +.

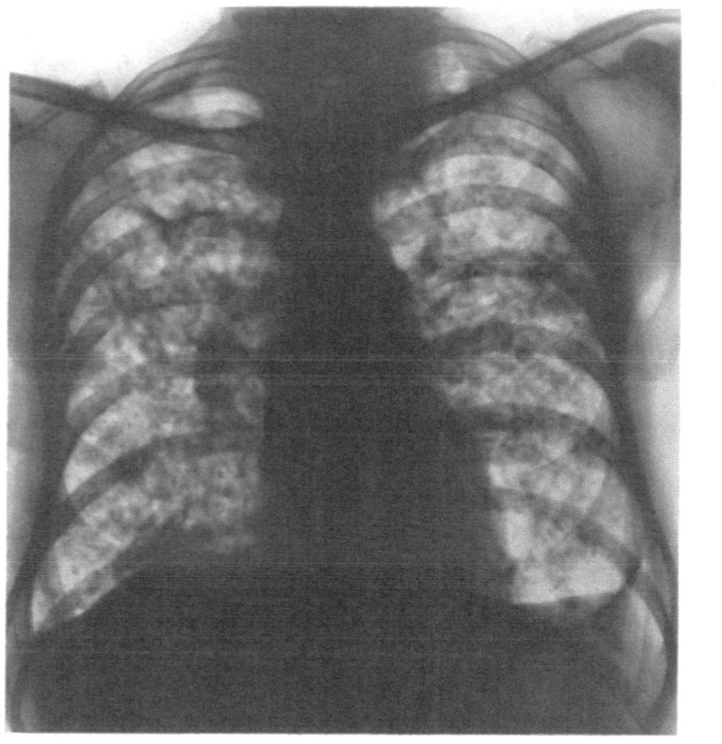

Abb. 149. Aufn.-Nr. 9832, ♂ 59 Jahre. Staublungentuberkulose bei Porzellandreher. (20 Jahre im Beruf.) Massive Ballung beiderseits.

Lungenpartien; Spitzenkavernen können in solchen Fällen die Entscheidung für die Tuberkulose abgeben, so in dem Fall, dessen Röntgenbild die Abb. 148 wiedergibt. Dagegen zeigt die Abb. 149 in beiden Lungenfeldern zwar die für Koniose charakteristischen mächtigen Ballungen und gar nichts, was für Tuberkulose sprach, aber das Sputum enthielt Tuberkelbacillen.

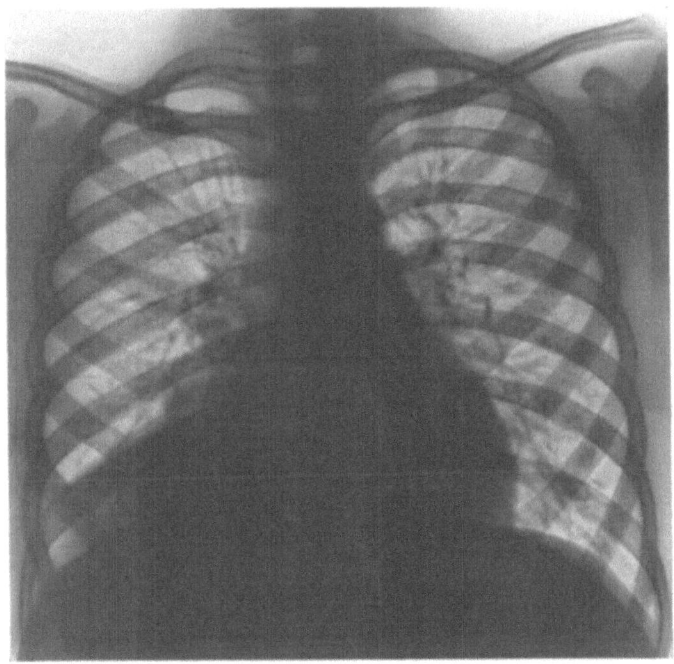

Abb. 150. Aufn.-Nr. 1303, ♂ 9 Jahre. Aktinomykose der Leber und Lunge (pflegte im Getreidefeld Ähren zu essen). Massive Verschattung im rechten Unterfeld. Zahlreiche Fisteln. Schwere Fieberattacken. Exitus.

Aktinomykose. Eine weitere Gruppe von Krankheiten der Lungen, die differentialdiagnostisch mit der Tuberkulose in Konkurrenz treten können, sind die Infekte anderer Genese. Die *Aktinomykose* der Lungen ist in der Großstadt natürlich ein seltenes Vorkommnis. In unserem Falle des Übergreifens einer abdominellen Aktinomykose auf Pleura und Lunge war die Diagnose erst nach Probeexcision möglich gewesen; das Krankheitsbild kann diagnostisch, bis der Nachweis der Drusen gelingt, große Schwierigkeiten machen; die Allgemeinerscheinungen, insbesondere das kontinuierliche oder auch remittierende Fieber, die Symptome von seiten der Lunge und große Infiltratschatten im Röntgenbild sind von ähnlichen Erscheinungen verkäsender Lungen- und Pleuratuberkulosen nicht sicher zu unterscheiden, doch muß das dauernde

Fehlen der Tuberkelbacillen stutzig machen. Noch schwieriger kann die Abgrenzung der Aktinomykose von der Lymphogranulomatose und von bösartigen Tumoren sein. Die Aktinomykose der Lungen greift

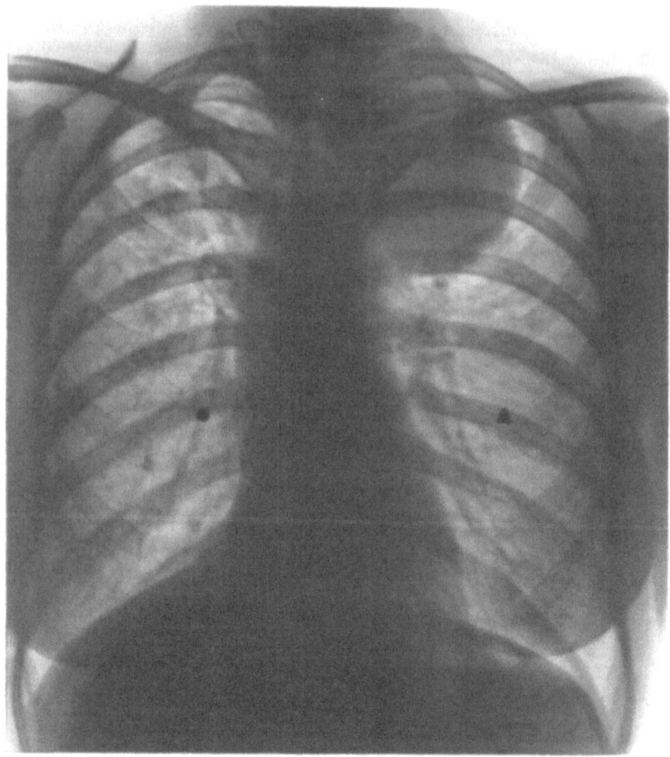

Abb. 151. Aufn.-Nr. 1246, ♀ 33 Jahre. Echinococcus. Ovaler homogener Tumorschatten im linken Oberfeld. Tuberkulöse Herde im rechten Oberfeld.

gern auf die Brustwand über und führt hier zur Bildung charakteristischer multipler Fisteln.

Der Echinococcus der Lungen kann primär oder metastatisch sein. Die Krankheitserscheinungen sind uncharakteristisch, der physikalische Befund ist nicht eindeutig. Das Röntgenbild zeigt einen in der Regel ovalen scharf und glattrandig begrenzten großen homogenen Schatten, der nur die Diagnose Echinococcus oder Tumor zuläßt (Abb. 151). Nahe Berührung mit einem Hund kann den Verdacht auf Echinococcus verstärken; der Befund von typischen Haken im Sputum oder die Komplementbindungsreaktion werden die Entscheidung bringen. Der Echinococcus wird bekanntlich nicht so ganz selten nach Perforation in toto ausgehustet.

Extrapulmonale Tumoren. Liegt ein röntgenologisch festgestellter Tumor nach der Durchleuchtung in verschiedenen Durchmessern oder in stereoskopischer Aufnahme nicht unzweifelhaft in der Lunge, sondern an der Brustwand, so ist die Vorfrage zu stellen, ob er überhaupt der Lunge angehört oder doch zu ihr in unmittelbare Beziehung getreten ist. Die Abb. 152 zeigt den Schatten eines Tumors, der zunächst für

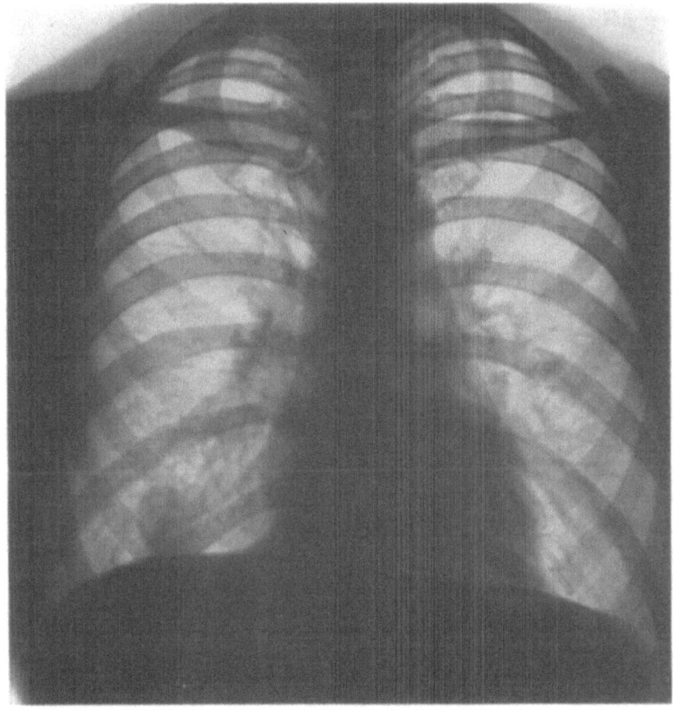

Abb. 152. Amb., ♀ 30 Jahre. Fibrom der Mamma. Der kreisrunde Herdschatten, der zunächst für ein stationäres, tuberkulöses Infiltrat gehalten wurde, hatte sich im Laufe weniger Monate deutlich vergrößert. Das Fibrom wurde durch Operation entfernt.

ein stationäres tuberkulöses Infiltrat gehalten wurde. Nachdem sich röntgenologisch ein deutliches Wachsen dieses Tumors gezeigt hatte, wurde eine Geschwulst in der Mamma festgestellt, die sich bei der Operation als ein Fibrom erwies. Gelegentlich kann mit Hilfe des diagnostischen Pneumothorax die Beziehung des Tumors zur Lunge einwandfrei geklärt werden. Die Abb. 153 zeigt einen großen derben Tumor, den der diagnostische Pneumothorax als der Brustwand angehörig und außerhalb der Lunge liegend erwies. Nachdem die Patientin ein Jahr später einer floriden Phthise erlegen war, wurde der Tumor autoptisch als ein Osteochondrom, von der 3. Rippe ausgehend, festgestellt.

Gutartige Lungentumoren. Gutartige primäre Tumoren in der Lunge
sind selten; es kommen cystische Tumoren und Dermoidcysten in der
Lunge vor, deren klinisch uncharakteristische Erscheinungen allenfalls
den Verdacht einer Lungentuberkulose hervorrufen können. Das Röntgenbild zeigt einen mehr oder minder großen runden, scharf begrenzten

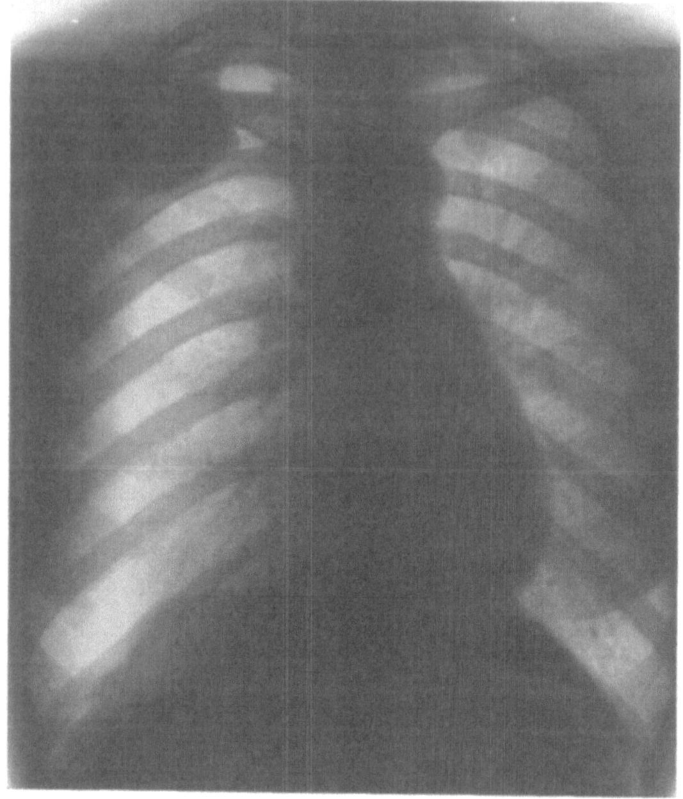

Abb. 153. Aufn.-Nr. 4123, ♀ 23 Jahre. Osteochondrom der 3. Rippe.
Diagnostischer Pneumothorax. (Obduktion 1 Jahr später nach Tod an Phthise.)

Herdschatten, der die Diagnose Tuberkulose auszuschließen gestattet,
im übrigen differentialdiagnostisch als Absceßschatten, Echinococcus,
gutartiger oder bösartiger primärer Tumor auszuwerten ist.

Lymphogranulomatose. Von bösartigen Geschwülsten ist als wichtigste Erkrankung die Lymphogranulomatose zu nennen. Im Beginn
kann die Differentialdiagnose Schwierigkeiten machen, namentlich
solange die Beteiligung der Halslymphknoten noch nicht hohe Grade
erreicht hat und der Prozeß sich hauptsächlich in den bronchalen und
paratrachealen Lymphknoten abspielt. Die Krankheitserscheinungen

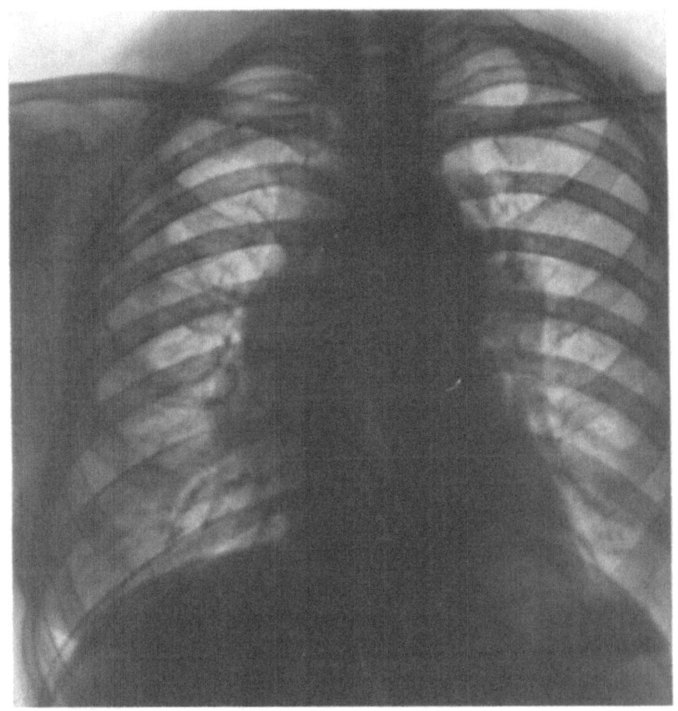

Abb. 154. Aufn.-Nr. 1870, ♀ 25 Jahre. Lymphogranulomatose der Lungenwurzeldrüsen.

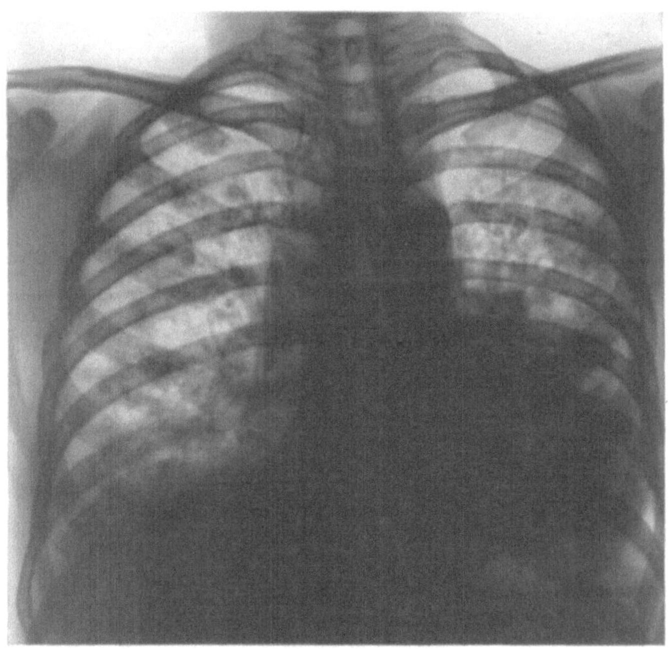

Abb. 155. Derselbe Fall. Übergreifen auf die Lungen. Linksverschiebung, Lymphopenie, Senkungsbeschleunigung. Diagnose durch Probeexcision von Halsdrüsen. Bestätigung durch Obduktion.

pflegen sich zu dieser Zeit auf allgemeines Krankheitsgefühl, Druck auf
der Brust, vielleicht etwas Husten zu beschränken; die Körpertempera-

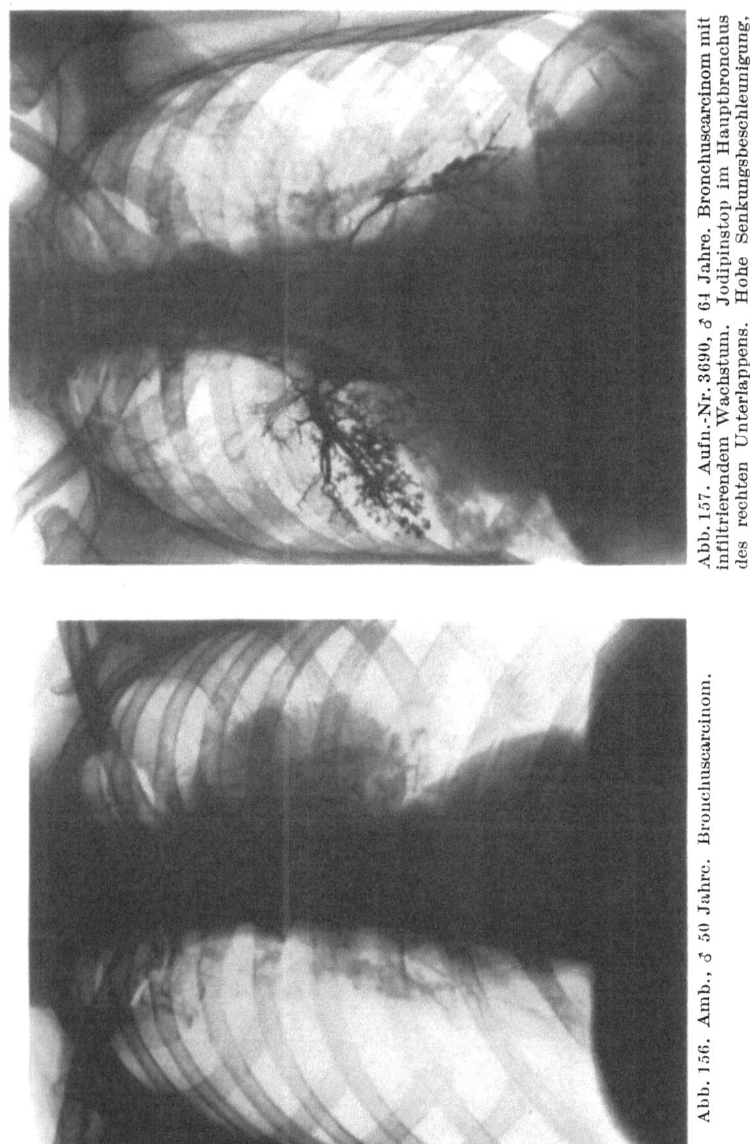

Abb. 157. Aufn.-Nr. 3690, ♂ 64 Jahre. Bronchuscarcinom mit infiltrierendem Wachstum. Jodipinstop im Hauptbronchus des rechten Unterlappens. Hohe Senkungsbeschleunigung, Kachexie.

Abb. 156. Amb., ♂ 50 Jahre. Bronchuscarcinom.

turen sind normal oder zeitweise subfebril. Die Blutkörperchensenkung
kann normale, aber auch mäßig bis stark erhöhte Werte zeigen; das

weiße Blutbild kann normal sein, aber auch erhebliche Leukocytose, Lymphopenie und Linksverschiebung zeigen. Physikalisch kann eine Verbreiterung der Mittelfelddämpfung, besonders über den großen Gefäßen deutlich sein. Das Röntgenbild mit seiner tumorig vorspringenden Verbreiterung des Mittelschattens (Abb. 154) muß mindestens den Verdacht der Lymphogranulomatose begründen, zumal wenn es sich um Erwachsene handelt, bei denen so großartige isolierte Tuberkulosen der bronchalen und paratrachealen Lymphknoten praktisch nicht vorkommen. Sind die Halsdrüsen beteiligt, so ist die Probeexcision zwecks histologischer Untersuchung die diagnostische Methode der Wahl. Im vorgeschrittenen Stadium kann die Lymphogranulomatose Lungenmetastasen setzen, die zwar kaum zur Annahme einer Tuberkulose Anlaß geben, aber die Diagnose des speziellen Prozesses recht schwierig machen können (Abbildung 155).

Bösartige primäre Lungentumoren. Der häufigste primäre maligne Tumor der Lunge ist das Bronchuscarcinom; Sarkome sind seltener.

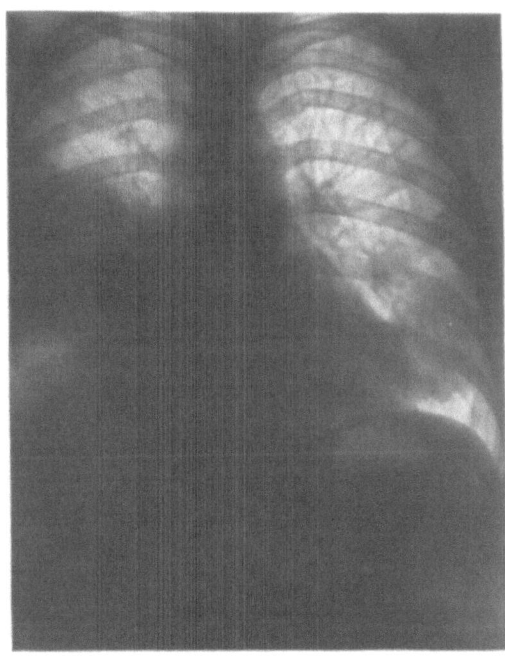

Abb. 158. Aufn.-Nr. 8727, ♀ 34 Jahre. Sarkom der Lungen. Hektisches Fieber, starke Linksverschiebung, normale Senkung. Obduktion.

Die Krankheitserscheinungen sind allgemeines Krankheitsgefühl und zunehmender Druck auf der Brust; sie werden, da sie sich oft schleichend entwickeln, oft längere Zeit verkannt. Der physikalische Befund ist keineswegs immer deutlich, da die Tumormasse zentral zu sitzen pflegt; kaum jemals führt er gleich zur richtigen und sicheren Diagnose. Das Röntgenbild kann die eindeutige Diagnose zulassen, wenn der rundliche zentral sitzende Tumor, wie in Abb. 156, bei einem älteren Individuum gefunden wird und die bekannten Allgemeinerscheinungen eines Carcinoms, insbesondere beginnende Kachexie der spezifischen Färbung und vielleicht eine auffallend hohe Senkungsbeschleunigung die Annahme stützen. Handelt es sich um einen Tumor mit infiltrierendem Wachstum, so kann auch das Röntgenbild zur Klärung unter Umständen

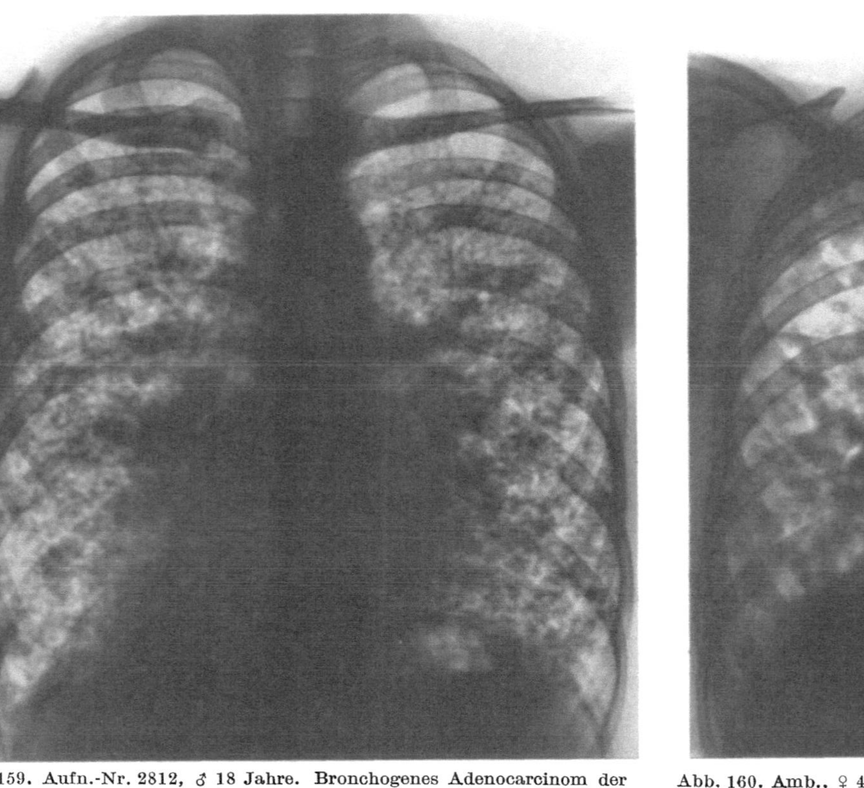

Abb. 159. Aufn.-Nr. 2812, ♂ 18 Jahre. Bronchogenes Adenocarcinom der Lungen. Kein Fieber, normale Senkung, zeitweise Linksverschiebung. Obduktion.

Abb. 160. Amb., ♀ 42 Jahre. Carcinommetastasen der Lungen. Primäres Bronchuscarcinom in alter Spitzennarbe rechts (Obduktion). (Von Dr. STEINMEYER-Sörbersdorf freundlichst überlassen.)

nicht viel beitragen. Ein solches vieldeutiges Bild zeigt die Abb. 157;
indessen führte hier die Hilfsmaßnahme der Kontrastfüllung des rechten
Unterlappenbronchus durch die Darstellung des ungemein charakteristischen Stopps zur richtigen Diagnose. Ist der Tumor sehr ausgedehnt und
gar mit einem Exsudat verbunden, das bekanntlich häufig durch blutig
serösen Charakter die Diagnose des bösartigen Tumors stützt, so kann

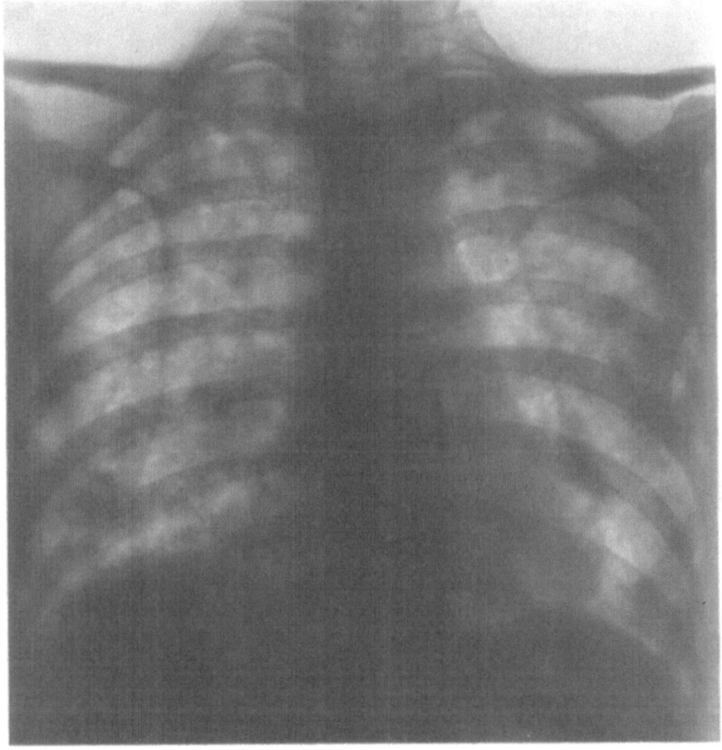

Abb. 161. Aufn.-Nr. 4411, ♀ 52 Jahre. Sarkommetastasen in den Lungen bei Uterussarkom
(Leichenaufnahme).

die massive Totalverschattung einer Seite die Röntgendiagnostik ausschalten. Die Diagnose kann in solchem Fall auf längere Beobachtung
der Weiterentwicklung des Leidens, histologische Untersuchung des oft
blutig-tingierten Auswurfs oder etwaiger Probepunktate auf Tumor-
bestandteile angewiesen sein; die Diagnose einer Lungentuberkulose
pflegt in diesem Stadium schon nicht mehr in Betracht zu kommen.

Metastatische Lungentumoren. Tumormetastasen in der Lunge sind
gekennzeichnet durch multiples doppelseitiges Auftreten. Während aber
die Einseitigkeit des Prozesses die metastatische Natur des Tumors

unwahrscheinlich macht, gilt die Doppelseitigkeit, ja selbst das multiple Auftreten nicht ohne weiteres als sichere Unterlage für die Diagnose Metastase eines extrapulmonalen Tumors. Die Abb. 159 zeigt zahllose Metastasen eines Bronchuscarcinoms, die Abb. 160 außerordentlich zahlreiche Metastasen des primären Carcinoms in einer alten Spitzennarbe.

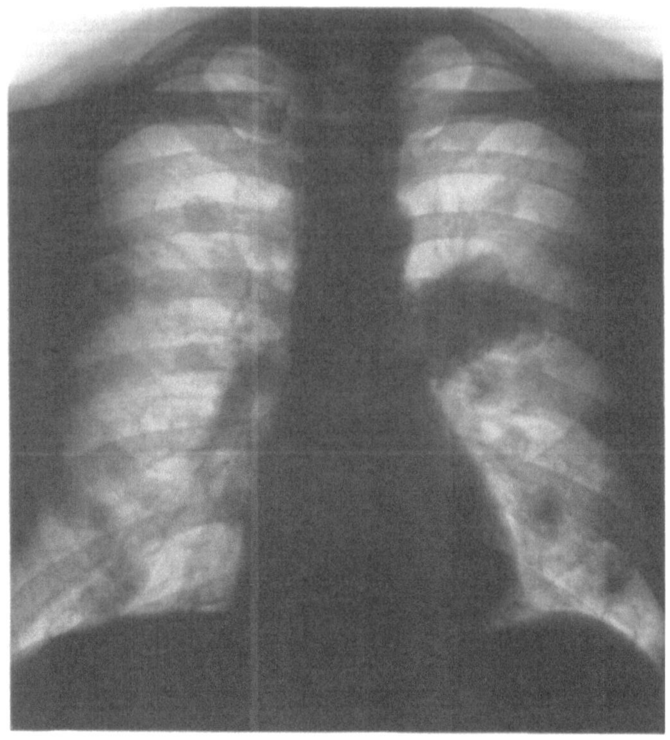

Abb. 162. Amb., ♂ 40 Jahre. Metastatische Herde in beiden Lungen. Primärtumor nicht vorhanden. Keine Bacillen. Diagnose in suspenso.
(Von Dr. BALLIN-Spandau freundlichst überlassen.)

Die Abb. 161 bietet das typische Röntgenbild zahlreicher Metastasen eines Uteruscarcinoms. Die außerordentlichen Schwierigkeiten der Differentialdiagnose seien mit der Abb. 162 beleuchtet. Die Röntgenaufnahme zeigt bei gutem Allgemeinzustand zahlreiche Schatten runder Herde in beiden Lungen. ALBERT hat in ähnlichen Fällen durch den Tuberkelbacillennachweis die Diagnose Tuberkulose sichern können. In unserem Falle waren Tuberkelbacillen so wenig zu finden wie ein primärer extrapulmonaler Tumor; die Wa.R. war negativ. Die Diagnose muß in diesem Fall vorläufig in suspenso bleiben.

XI. Die Allgemeinbehandlung der Tuberkulose.

Vorbemerkung. Da die Tuberkulose überwiegend eine sehr chronische Krankheit ist, kann die Frage der Behandlungsbedürftigkeit in ihren verschiedenen Stadien nicht umgangen werden. Es gibt im Ablauf der Tuberkulose längere Zeiträume vollkommenen Stillstandes bei Fehlen aller Krankheitserscheinungen, für die eine laufende Beobachtung in angemessenen Zwischenräumen allen ärztlichen Pflichten gegenüber dem Kranken gerecht wird. Es gibt aber auch Perioden der Latenz, in denen gewisse Krankheitszeichen und Beschwerden fortbestehen, sowie Jahre langsamster Progredienz; in beiden Fällen besteht im wissenschaftlichen Sinne des Wortes Krankheit. Solche Episoden mit einer Dauerbehandlung auszufüllen, die je nach dem Ergebnis ihre Methoden wechselt, würde oft den Wünschen des Kranken entsprechen, denn immer noch hofft er wieder ganz gesund und voll leistungsfähig zu werden. Demgegenüber wird der gewissenhafte Arzt zu erwägen haben, ob denn der chronisch Kranke mit einer der in Frage kommenden Behandlungsarten seinem Wunschziele wirklich näher gebracht wird, ob er nicht durch die Behandlung immer tiefer in ein Krankheitsbewußtsein gedrängt wird, von dem ihn zu befreien der tiefere Sinn ärztlicher Kunst wäre. In der Tat ist es für solche chronische Zustände oft richtiger, nur die notwendigen täglichen und jährlichen Erholungspausen zu regeln und Schädlichkeiten der Lebenshaltung auszuschalten; diese Aufgabe darf aber keineswegs ihre Erschöpfung finden in der leidigen Schonung, die in der ärztlichen Fürsorge einen viel zu breiten Raum einnimmt. Wo der körperliche Zustand es irgend zuläßt, ist vielmehr die körperliche Ertüchtigung durch Übung und Abhärtung zu erstreben; nur sie wird das für den Kranken in jedem Sinne Beste herausholen können. Sache ärztlicher Kunst ist es auch nicht, durch Ängstlichkeit und Bedenklichkeit jede Lebensfreude zu erschlagen und asketische Forderungen an den Kranken zu stellen, denen er seelisch nicht gewachsen ist. Chronisch Kranke mit ausgesprochenen Krankheitserscheinungen reagieren auf eine Behandlung in Etappen durchweg besser als auf jahrelange klimatische oder Sanatoriumskuren. Den richtigen Zeitpunkt für den Beginn und Wiederbeginn der Behandlung oder Kur bestimmen in erster Linie klinische Erscheinungen, in zweiter Reihe äußere Lebensumstände des Kranken, letztlich auch Rücksicht auf die Witterung, z. B. in der Unterbrechung des langen Winters durch eine Freiluftkur.

Da die Forschung eine kausale Therapie der Tuberkulose auch 50 Jahre nach der Entdeckung des Erregers noch nicht gefunden hat, muß die ärztliche Kunst ihren Heilbestrebungen auf Umwegen nachgehen. Die Erkenntnis ist alt, daß vom tuberkulösen Herd aus der ganze Organismus in mehr oder weniger hohem Grade durch den Krankheitsprozeß geschädigt und für Heilungsvorgänge beansprucht wird. Also geht logisch das Heilbestreben dahin, den Organismus in seiner Abwehrleistung zu unterstützen. In der Tat bildet heute noch die Allgemeinbehandlung das Rückgrat unserer gesamten Tuberkulosetherapie.

Die Gifte des Tuberkelbacillus schädigen in mannigfacher indirekter Weise alle Organe, ihre Einzelfunktion und ihr Zusammenarbeiten. Diese Störung zu paralysieren ist die eigentliche Aufgabe der Allgemeinbehandlung. Solange der menschliche Organismus ausgesprochen unter der Giftwirkung steht, hat das Prinzip strenger Schonung des Organismus und der Organe volle Gültigkeit. Aber mit der Überwindung dieser Vergiftung, mit der Wiederherstellung normaler Organfunktionen ist das Ziel der Heilbehandlung nicht erreicht. Denn die Tuberkulose als ein chronischer, in Schüben ablaufender Prozeß hat die Neigung, aus mühsam erreichtem Ruhezustand wieder vorzubrechen, und dem muß in einer Stärkung der Abwehr durch Erhöhung der Leistung ein Riegel vorgeschoben werden. Mit anderen Worten: über die Schonung hinaus muß die Ergänzung im Prinzip der Übung des Organismus wie der Organe gesehen werden.

Methoden. Heilanstalten oder häusliche Behandlung. Das Symptomenbild, der Allgemeinzustand, die Fieberkurve und die Veränderung der Senkungsgeschwindigkeit und des weißen Blutbildes geben zusammen den Maßstab für das Urteil über den Grad der Toxinwirkung und damit für die Methodik der Allgemeinbehandlung. Sie im Haushalt des Kranken regelmäßig durchzuführen, ist eine außerordentlich schwierige Aufgabe, weil sie auf der Beachtung zahlreicher klein erscheinender Umstände und der genauen Einhaltung eines Tagesprogramms beruht, für dessen Bedeutung dem Kranken selbst, vor allem aber seiner Umgebung und seinen Besuchern das Verständnis völlig zu fehlen pflegt; durch selbständige Abweichungen, schlimmer noch durch Übertreibungen und durch Ergänzungen droht oft die Wirkung solcher Therapie in ihr Gegenteil umzuschlagen. In der Heilanstalt sorgt neben dem Arzt und seinem Personal der Genius loci, dem alle untertan sind, für die richtige Durchführung der ärztlichen Vorschrift.

Entfieberung durch Bettruhe. Fieberzustände zwingen zur Verordnung der Bettruhe, selbstverständlich im korrekt hergerichteten Bett, und in einem günstig gelegenen Zimmer, dessen Fenster möglichst überhaupt nicht, oder doch nur vorübergehend (Mahlzeiten, Schweißausbrüche, Pflegemaßnahmen, starke Kälte) ganz geschlossen werden. Sorgfältige Hautpflege durch laue Ganzwaschungen, Abreibungen mit Franzbranntwein oder Essenzen, vorsichtige kurze Bäder, eventuell mit Fichtennadelessenz, sind so wichtig wie ärztlich streng geregelte, leicht verdauliche, aber hochwertige Kost (Fieberdiät), Regelung der Verdauung, Husten- und Auswurfdisziplin und psychische Ruhe (Besucher, Familie!)

und dem Bildungsgrad und der Aufnahmefähigkeit des Kranken ange-
paßter geistiger Nahrung, deren Darreichung heute durch den Rundfunk
sehr erleichtert wird.

Freiluftkur. Ist eine Erholung des Kranken sichtbar, geht vor
allem die Temperatur herunter, so kann man mit der Freiluftbehandlung beginnen, indem man, wenn Witterung und räumliche Verhältnisse
das erlauben, den Patienten mit dem Bett auf den Balkon bringt, allmählich immer länger, wenn er es gut verträgt. Solange indessen hält
man ihn bei strenger Bettruhe, bis eine Woche lang die Temperatur
afebril (bis 37,0° Mundmessung) und stabil ist, also gleiche Tages-
schwankungen nicht über etwa 0,6° C zeigt. Dann darf der Kranke
im temperierten Zimmer je einige Tage vormittags 1 Stunde, weiterhin
2 Stunden (Freiluftliegekur), vor- und nachmittags je 1—2 Stunden
aufstehen, außer Bett kleine, weiter auch die größeren Mahlzeiten einnehmen, bis er schließlich nach einigen Wochen seit Beginn des Auf-
stehens den ganzen Tag außer Bett ist, natürlich außer bei den Mahlzeiten nur im Liegestuhl. Nun erst beginnen kleine Spaziergänge von
ein- bis zweimal täglich einer Viertelstunde auf ebenem Weg, und ganz
allmählich wird hier zugelegt, bis der Kranke zur Normalkur von etwa
5 Stunden Liegezeit und dreimal 1 Stunde Spaziergang gelangt ist.
Es bedarf keiner näheren Ausführung, daß für die ärztlichen Anordnungen der Zustand des Kranken, insbesondere die Temperatur- und
Gewichtskurve maßgebend ist, daß also das Tempo dieses Systems den
größten Schwankungen, auch vielfach Unterbrechungen unterliegt; nicht
selten ist man auf halbem Wege zur Umkehr gezwungen.

Aber ganz abgesehen davon, daß viele Kranke nicht ganz fieberfrei
werden, kann man dieses System der Entgiftung doch nicht regelmäßig
durchführen. Es gibt Kranke, die mit stoischer Ruhe oder eiserner
Energie Monat um Monat im Bett verbringen, bis der Fieberzustand
überwunden ist; und es gibt andere, die sowohl im Allgemeinzustand
wie auch, merkwürdigerweise, sogar im Fieberverlauf erst Besserung
zeigen, wenn man sie aufstehen und sogar ein wenig spazieren gehen
läßt. Die psychische Einstellung des Patienten zu seinem Zustand ist
ein mächtiger Faktor, den der Arzt nicht selbstsicher außer Betracht
lassen darf. Im besonderen bekommen nicht wenige Kranke erst Appetit,
wenn sie die Mahlzeiten außer Bett einnehmen können und ein wenig
Bewegung haben. Ich dehne den Versuch der Entfieberung durch
Bettruhe, wenn ich ihn nicht als aussichtslos oder mit Rücksicht auf
die Psyche des Kranken schon früher abbreche, meist nicht über 6 bis
8 Wochen aus, und wenn man auch langsamere Fortschritte sieht,
so kommt man schließlich nicht so ganz selten ohne erneute strenge
Bettruhe doch noch zum Ziel.

Diätetik. In dem Maße, in dem man von der Schonung zur Übung
übergeht, muß man auch von der Schonungsdiät zur Normaldiät gelangen,

was darauf hinausläuft, auch den Verdauungsorganen durch Verabreichung der zur Normaldiät gehörigen gröberen Kost mehr Leistung zuzumuten. Während der fiebernde Kranke eine Kost bekommt, die nur leicht verdauliche Speisen umfaßt, also die gröberen Gemüsearten (Kohl, Rüben, Hülsenfrüchte), die schwerer verdaulichen Fette (Margarine, Schmalz, Speck, mindestens in rohem Zustande), geräuchertes Fleisch und geräucherte Fische, rohes und cellulosereiches Obst (Birnen und Beerenobst), scharf gewürzte und schwer verdauliche Speisen sowie grobes Brot ausschaltet, vielfach auch die feineren Gemüse und Kartoffeln in Püreeform, Bohnen- und Erbsensuppe durchgeschlagen darreicht, kann man bei dem Kranken, dem körperliche Bewegung verordnet wird, auch allmählich zur Normaldiät übergehen. Reichliche Ernährung, besonders auch reichlicher Fettgehalt der Kost, ist bei den Tuberkulösen schon um deswillen notwendig, weil sie in ihrem Ernährungszustand meist mehr oder weniger stark zurückgekommen sind und über einen Reservevorrat an Körpereiweiß und Körperfett verfügen sollen. Die Kriegserfahrungen haben uns ja eindringlich und schmerzlich zum Bewußtsein gebracht, wie das Fortschreiten tuberkulöser Erkrankungen durch Unterernährung gefördert wird; es unterliegt keinem Zweifel, daß die Tuberkulosesterblichkeit der Jahre 1917/19 so gut wie ausschließlich durch die Hungerblockade so stark in die Höhe getrieben war. Aber man soll doch in der Ernährung der Lungenkranken des Guten nicht zu viel tun, wie das früher vielfach geschah. Es gibt für jeden Kranken ein Optimum seines Ernährungszustandes, das in der Regel etwas über seinem Normalgewicht gesunder Zeit liegt; alles mehr ist nicht nur überflüssig, sondern häufig vom Übel, geht auch fast ausnahmslos sehr rasch wieder verloren. Speziell braucht man die früher in den Heilanstalten vielfach üblich gewesenen großen Tagesmengen von 2—3 l Milch keineswegs zu erreichen, es genügt vielmehr eine tägliche Zulage von 1 l Milch zur Normaldiät vollkommen, um ausreichenden Eiweiß- und Fettansatz zu erzielen, und diese Zulage kann auf die Hälfte und darunter reduziert werden, sobald das erstrebte Gewichtsoptimum erreicht ist. Wird Milch nicht gut vertragen oder nicht gern genommen, so kann man versuchen, durch Zusatz von Kalkwasser die Störungen und die Abneigung zu überwinden. Auch damit kommt man nicht immer zum Ziel und bei anhaltenden Verdauungsstörungen (Durchfälle!) oder unüberwindlichem Widerwillen muß man auf die Milchdarreichung verzichten und statt dessen Mehlsuppen geben, am besten 2—3mal täglich $\frac{1}{3}$ l Roggenmehlsuppe, die man mit Milch zubereiten oder mit je 1—2 Teelöffel Schmalz versetzen läßt; sehr empfehlenswert sind Versuche mit Kefyr und Yoghurt, die oft sehr gern genommen und gut vertragen werden. Es gilt als Axiom, Milch nur in gekochtem Zustande zu geben; bei Erwachsenen braucht man aber durchaus nicht so ängstlich zu sein, kann vielmehr gute frische

Milch auch unbedenklich roh trinken lassen; sie wird roh nicht selten lieber genommen und besser vertragen. Selbstverständlich kann man auch saure Milch geben, die vielen Kranken sehr angenehm ist und gut bekommt. Zur Verabreichung von süßer Sahne, roh oder gekocht oder als Zusatz zu Speisen, braucht man nur in Ausnahmefällen zu greifen, namentlich dann, wenn Milch und Mehlsuppe kategorisch abgelehnt wird und der Ernährungszustand des Kranken arg darniederliegt; saure Sahne als Zutat zu Saucen führt nicht nur nennenswerte Calorienmengen zu, sondern veredelt bekanntlich aufs beste den Geschmack. Schließlich ist zur Diätetik als Teil der Allgemeinbehandlung noch zu bemerken, daß die sog. reizlose Kost auf die Dauer sehr langweilig ist und sogar Widerwillen erregt; wenn man auch scharfe Gewürze (Pfeffer, schlechten Paprika usw.) dauernd vermeiden soll, weil sie die Rachenorgane reizen und dadurch Hustenanfälle auslösen, so kann man die Speisen doch in normaler Weise salzen lassen. Daß auf Abwechslung, gute Zutaten und gute Zubereitung, gerade auch in den Anstalten, nach aller Möglichkeit gehalten werden muß, versteht sich von selbst. — Immer soll man bei der Ernährung Tuberkulöser im Auge behalten, daß die Überlastung der Verdauungsorgane durch qualitativ ungeeignete oder quantitativ überreichliche Nahrung für den Kranken mehr Schaden als Nutzen bringt, daß Verdauungsstörungen möglichst vermieden werden sollen und der übertriebene Fettansatz nicht das Ziel der diätetischen Therapie sein kann.

Alkohol. Die *Alkoholfrage* ist für Tuberkulöse sehr einfach zu lösen. Als Nahrungsmittel spielt der Alkohol natürlich keine Rolle; seine Bedeutung als appetiterregendes Mittel ist gering, kann aber bei an Alkohol gewöhnten Kranken nicht ganz geleugnet werden, während bei Frauen der gewünschte Erfolg meist ausbleibt oder gar ins Gegenteil umschlägt. Der Alkohol als Tischgetränk kann ohne Schwierigkeiten ganz entbehrt werden, ist aber in irgendwie größeren Mengen nur schädlich. In 25jähriger Anstaltsleitung habe ich Alkohol lediglich als Medizin gegeben und auch das nur in bescheidenem Umfang. Schwerkranken, die an Alkohol gewöhnt sind, ein Glas Wein nicht zu gönnen, wäre barbarisch; mehr mögen sie in der Regel gar nicht. — Das *Rauchen* wird in den meisten Lungenheilanstalten streng verboten. Unzweifelhaft wird es am besten ganz unterlassen und nach Entwöhnung auch am wenigsten entbehrt. Wenn die Luftwege nicht miterkrankt sind, halte ich eine kleine Zigarre am Tag, möglichst im Freien geraucht, für unschädlich; Schwerkranken habe ich diesen Genuß immer gern gegönnt.

Diät Gerson, Sauerbruch-Herrmannsdorfer. Seit einigen Jahren hat man einer Spezialdiätetik für Tuberkulöse großes Interesse zugewandt, und zwar der Gersonschen Kostform und der von ihr ausgehenden Diät nach Sauerbruch-Herrmannsdorfer. Die erstere schränkt Fleisch- (100 g) und Fischdarreichung (70 g wöchentlich) stark ein, bleibt bei

$^1/_4$ l Milch täglich, gibt danach einen Eiweißdurchschnitt von nur 40 g täglich, verwendet auch Fett nur mäßig, dagegen reichlich Kohlehydrate, und zwar Rohkost als vorwiegenden Bestandteil ($1^1/_2$—2 l Gemüsesäfte täglich!). SAUERBRUCH-HERRMANNSDORFER dagegen schreiben ziemlich reichlich Fleisch vor (500 g wöchentlich), empfehlen auch die von GERSON verbotenen Eingeweide (Milz, Leber, Bries, Hirn, Lunge, Nieren), geben reichlich Milch ($1^1/_4$ l), mithin 90 g Eiweiß täglich, auch reichlich Fett (bis 200 g täglich), dagegen knapp Kohlehydrate und Rohkost nur als Beigabe. Beiden Kostformen gemeinsam ist die Ausschließung des Kochsalzes aus der Nahrung; es erscheint nur, soweit es in den Rohstoffen selbst enthalten ist. Dieser Kochsalzmangel allein ist es, der die Durchführung der Diät recht erschweren kann. — Während die tuberkulösen Hauterkrankungen, auch Ekzeme übrigens, sich auf solche Diätetik ausgezeichnet zurückbilden, auch für die Knochentuberkulose von einer Anzahl Autoren ihr günstiger Einfluß anerkannt wird, hat die Mehrzahl der Nachprüfer bei der Lungentuberkulose keine deutlichen Resultate erzielt. Ausreichende eigene Erfahrungen über diese Diäten stehen mir für die Lungentuberkulose nicht zur Verfügung.

Abhärtung. Für den Lungenkranken bedeutet es aus naheliegenden Gründen immer einen erheblichen Nachteil, wenn er zu seinem Grundleiden Erkältungskatarrhe hinzuerwirbt; dank einer aus völliger Verkennung der Heilungsbedingungen mitunter jahrelang geübten Verzärtelung, der gar nicht selten ärztlicher Rat noch Vorschub leistet, neigt er ganz besonders zu Erkältungen. Es sollte bekannt genug sein, daß solche Neigung nur durch *Abhärtung* überwunden werden kann. Für diese Abhärtung gilt der Grundsatz, daß sie nicht vor dem Abklingen der toxischen Erscheinungen und Erreichung eines guten Allgemeinzustandes systematisch und energisch begonnen werden kann, demgemäß für Kranke, die man nicht soweit bringen kann, nur in bescheidenstem Umfang in Frage kommt. Wir haben aber keine Bedenken, nicht zu hoch fiebernde Kranke im Bett, gut zugedeckt, auch bei einigen Grad Kälte ins Freie zu bringen und haben nie schlechte Erfahrungen dabei gemacht; bei höheren Kältegraden und bei scharfem Ostwind muß man solche empfindliche Kranken natürlich im Zimmer belassen. Leider kann von einer Abhärtung durch die Freiluftbehandlung nur in der kühlen und kalten Jahreszeit die Rede sein, ein wesentlicher Nachteil der so beliebten Sommerkuren.

Luftbad. Während in der warmen Jahreszeit das *Luftbad*, auch in den Morgen- und Abendstunden, wohl der wichtigen Ausdünstung der Haut, kaum aber der Abhärtung dient, stellt es in der kühlen und kalten Jahreszeit ein wichtiges, dabei mildes und leicht zu dosierendes Abhärtungsmittel dar, milder und exakter dosierbar als jede Kaltwasserbehandlung. Das Luftbad dient anderen Zwecken, wie die Sonnenbestrahlung und bedient sich anderer Methodik; direkte intensive

Besonnung soll im Luftbad auch im Sommer vermieden werden (frühe Morgen- und späte Abendstunden!). Der ausgiebigen Berührung mit der Luft, gleichzeitig dem Ersatz des Wärmeverlustes, dient lebhafte Bewegung des Kranken (Freiturnen und Bewegungsspiele!); die Dosierung besteht in der Bemessung der Dauer des Luftbades nach der Gewöhnung des Kranken und nach der Außentemperatur. In der kalten und feucht-kalten Jahreszeit darf man mit dem Luftbad nur bei sehr kräftigen Kranken mit gutartigen Lungenprozessen geringer Ausdehnung beginnen; an das Luftbad gewöhnte Kranke setzen es auch bei einigen Grad Kälte, windstilles Wetter vorausgesetzt, nicht aus. Schnelles Aus- und Ankleiden muß bei kühlem Wetter vorbereitet sein.

Kaltwasserbehandlung. Die energische Abhärtung besteht in der Anwendung der *Kaltwasserbehandlung,* die in Form der kalten Ganz-abreibungen im temperierten Raume für die Mehrzahl der Kranken ohne toxische Symptome, in Form der kalten Fächerdusche aber nur für kräftige Kranke, die keine oder kaum mehr katarrhalische Er-scheinungen über den Lungen haben, in Frage kommt. Mit allen Arten der Abhärtung muß man bei zarten und schwächlichen, auch bei nervösen und erregbaren, sowie bei älteren Kranken recht vorsichtig sein, ebenso bei Rheumatikern. Daß Komplikationen von seiten des Herzens und der Nieren jede Form der energischeren Abhärtung aus-schließen, versteht sich von selbst. Wir haben mit der Kaltwasser-behandlung von Jahr zu Jahr mehr zurückgehalten.

In den meisten Lungenheilanstalten schließt die Übungsbehandlung mit der oben erwähnten Normalkur von etwa 5 Stunden Freiluftliegekur und dreimal $1—1^1/_2$ Stunde Spaziergang ab. Mit diesem Abschluß ist aber die *körperliche Kräftigung des Kranken* und die Ertüchtigung zur Leistung nur mangelhaft erreicht und der Übergang zur normalen Berufstätigkeit zumal beim Handarbeiter ungenügend vorbereitet; auch die spezielle Kräftigung des Herzens kann noch nicht die bestmögliche sein. Es ist nicht zu verkennen, daß in den Anstalten die notwendige Aufrechterhaltung einer straffen Anstaltsdisziplin für die weiter gehende körperliche Kräftigung Schwierigkeiten bietet, da die Befreiung von der Liegekur die Kranken in größerem Maße der sehr nötigen Beauf-sichtigung entzieht; auch schließt die Lage vieler Anstalten in der Ebene die so wichtige Terrainkur mit allmählichem Bergsteigen aus. Es gibt aber zwei Möglichkeiten in dieser Hinsicht weiter zu kommen: stärkere Benutzung des Freiturnens und der Turnspiele, namentlich im Luftbad, und Heranziehung zu Arbeiten im Freien, vor allem Gartenarbeiten.

Beschäftigung der Kranken. Neben der geistigen Nahrung, die man dem Kranken nicht vorenthalten soll, ist auch gemäß fortschreitender Genesung eine Beschäftigung in Mußestunden und auf der Liegehalle für ihn notwendig und heilsam: Freiluft-, Gesellschafts- und Brettspiele,

Handarbeiten, Papparbeiten, Kerbschnitzerei und Korbflechterei u. dgl. m. All diese Dinge dienen nur der Ablenkung vom „Spinnen"; man soll sie nicht Arbeitstherapie nennen.

Arbeitstherapie. Die Arbeitsbehandlung ist ganz etwas anderes. Sie strebt nach zweierlei Zielen: den Kranken rechtzeitig für die Rückkehr in seinem Beruf zu kräftigen, damit er nicht vom Liegestuhl in die Vollarbeit hinüberwechseln muß; und als zweites, ihn auf einen anderen Beruf vorzubereiten, wenn er seiner früheren Arbeit körperlich nicht mehr gewachsen ist. Das erstere Bemühen will durch Kräftigung der Skeletmuskulatur, vor allem aber auch des Herzmuskels nicht nur der Überanstrengung vorbeugen, sondern auch der lebhafteren Blutzirkulation dienen; ist doch die Überwindung des tuberkulösen Schubes und die Verhütung erneuter Ausbreitung sicherlich weitgehend von der Herzleistung abhängig. Die Leichtathletik, der hier für diesen Zweck das Wort geredet sei, erstrebt im allgemeinen wohl das gleiche Ziel, bereitet aber die Skeletmuskeln nicht so speziell auf die Arbeit vor. Leider setzen die Kranken der eigentlichen Arbeitstherapie einen recht zähen Widerstand entgegen. Das eigene Interesse völlig verkennend, halten sie die Erholung von der Arbeit bis zum letzten Tag für den besten Weg zur Gesundung und die Arbeit für eine kapitalistische Methode der Kosteneindeckung. So ist es kein Wunder, daß es bis heute nur einige wenige Heilanstalten gibt, in denen dank der eindringlichen Belehrung durch tatkräftige Anstaltsleiter wirkliche Arbeitstherapie zielbewußt durchgeführt wird.

Das zweite Bestreben der Berufsumschulung verfolgt rein soziale Ziele, hat deshalb mit der Therapie der Tuberkulose nur mehr indirekte Berührung.

Klimatotherapie. Ein Problem wäre noch zu erörtern, das in der Meinung des Krankenpublikums einen gar zu breiten Raum einnimmt: die Bedeutung des Klimas. BREHMER, der Begründer der modernen Allgemeinbehandlung und Gründer der ersten Heilanstalt für Lungenkranke, glaubte an ein „miasmenfreies Klima". Es gibt aber natürlich kein Klima, das dem Tuberkelbacillus nicht zuträglich wäre, also kein spezifisches Klima; es gibt nur Klimafaktoren, die auf den Organismus mehr oder weniger günstig oder auch ungünstig einwirken.

Das **Hochgebirge** erfreut sich beim breiten Publikum und bei vielen Ärzten eines besonders guten Rufes. Sein Klima ist ausgezeichnet durch niedrigen Luftdruck bei geringer Luftfeuchtigkeit, große Sonnenscheindauer und starke Sonnenwirkung, große Temperaturschwankungen zwischen Besonnung, Bewölkung und Nacht; dem steht zwar eine gewisse Konstanz der Witterung im Sommer und Winter gegenüber, aber auch besonders große Luftdruck- und Temperaturstürze, mit krassen Wetterumschlägen im Frühjahr und Herbst. Im ganzen ein Klima von starker Wirkung, ein ausgesprochenes Reizklima. Der niedrige Luftdruck bedeutet Sauerstoffmangel, der vom Kranken mit Erhöhung der Atmungs- und Herzschlagfrequenz ausgeglichen wird. Allmählich erfolgt die Anpassung an die geringe O_2-Spannung durch Erhöhung der Zahl der roten Blutkörperchen, also Verbreiterung der inneren Respirationsfläche. Der ersteren Art der Anpassung ist das durch anderweite Erkrankung oder durch langjährige Tuberkulose organisch geschädigte Herz nicht recht gewachsen, der letzteren das höhere Lebensalter (Involutionsperiode). Der geringe Feuchtigkeitsgehalt der Luft ist von entschieden günstiger Wirkung auf die Austrocknung absondernder tuberkulöser Krankheitsherde und katarrhalischer Erkrankung der oberen und tieferen Luftwege; bei tuberkulösen Erkrankungen des Kehlkopfs aber steigern sich die Beschwerden durch die Trockenheit im Hals und ausgesprochene Verschlimmerungen kommen vor. Das wichtigste Moment ist neben den Temperaturschwankungen unzweifelhaft die an Dauer und Intensität sehr starke Sonnenstrahlung. Der kräftige Reiz, der in diesen Einwirkungen gegeben ist, kann therapeutisch sehr nützlich sein, nicht zwar gegenüber der Labilität beim frischen ersten oder rezidivierenden Schub, desto mehr aber im Intervall und gegenüber dem torpide gewordenen Prozeß. Einschränkend ist zu sagen, daß sehr nervöse und erethische Naturen, ältere Personen, Kranke mit anderweiten Organkomplikationen (Nieren, Kreislauf) die Reize dieses Klimas oft schlecht vertragen, indem sie schlecht schlafen, reizbar werden, über Blendung, Kopfschmerzen klagen.

Mittelgebirge. Das Mittelgebirgsklima bietet das gleiche, nur sind die Ausschläge geringer. Das Klima ist weniger „stark", man kann also nicht ganz so viel von ihm erwarten, aber man kann den Indikationskreis etwas weiter ziehen. Die geringere Beanspruchung des Herzens gestattet die „Terrainkur" besser auszunutzen.

Seeklima. Eignen dem Gebirgsklima also überwiegend Wirkungen, welche dem Kranken dienlich sind, vorausgesetzt, daß der Arzt die eben angedeuteten Gegenanzeigen beachtet, vor allem bedenkt, daß der frische Schub kein „Klima", sondern Ruhe erfordert, so ist das Seeklima der deutschen Küsten für Lungenkranke ungeeignet. Zwar hat es auch eine durch Reflex verstärkte Sonnenstrahlung, aber der starke Feuchtigkeits- und Salzgehalt der Luft, insbesondere aber die stets starke Luftbewegung, zudem noch die Verlockung zum kalten Bad sind für den Lungentuberkulösen entschieden ungünstige Momente. Und das Ausweichen in pommersche Wälder wäre dann nur Flucht vor dem Klima. Infolge der Passatströmung wesentlich milder ist das Klima der Isle of Wight, die von Lungenkranken gern aufgesucht wird.

Südliche Klimata. Anders steht es mit dem Klima des Südens, das auch recht beliebt ist. Schon das der oberitalienischen Seen, mehr noch das der Riviera und der Adria sind mit ihren linden Temperaturen und wenig Schwankungen ausgesetzten Witterungen von ausgesprochen schonendem Charakter, also für chronisch labile Krankheitstypen und sehr zarte Konstitutionen geeignet, die maritimen Kurorte mit ihrer hohen Luftfeuchtigkeit auch für Kehlkopfkranke. Das gleiche gilt auch für Madeira und Teneriffa, deren subtropisches Klima durch maritime Einflüsse ausgeglichen und gemäßigt wird, während das Binnenklima Ägyptens mit seiner extremen Trockenheit bei großer Wärme für Lungenkranke keine Vorzüge besitzt. Immer ist bei der Wahl eines Aufenthaltes zu prüfen, ob ein erfahrener Arzt oder ein gutes Spezialsanatorium zur Verfügung stehen.

Medikamentöse Allgemeinbehandlung. Es erübrigt eine kurze Besprechung der Versuche einer medikamentösen Allgemeinbehandlung. Die Zahl der Medikamente, die zur Behandlung der Tuberkulose empfohlen wurden, ist Legion. Allein vom Kreosot, dessen vermeintlich spezifische Heilwirkung gegen die Lungentuberkulose schon vor hundert Jahren entdeckt wurde, gibt es viele Dutzende von Modifikationen. Dazu gesellen sich ganze Serien von Phosphor-, Arsen-, Kalk-, Kieselsäure-Eisenpräparaten, denen eine Einwirkung auf den tuberkulösen Prozeß oder doch ein spezieller Einfluß auf die Allgemeinerscheinungen bei der Tuberkulose nachgerühmt wird. Aber die Behandlung mit den obengenannten Medikamenten entbehrt nicht nur einer wissenschaftlich experimentellen Grundlage, sondern die klinischen Erfahrungen sind auch so wenig substanziiert, daß man nicht viel aus ihnen schließen kann und es sich daher auch nicht verlohnt, auf diese Art Therapie näher einzugehen; soweit diesen Medikamenten aber eine symptomatische Wirkung eignet, wird bei den einzelnen Krankheitserscheinungen auf sie zurückzukommen sein.

XII. Symptomatische Behandlung.

1. Behandlung der Allgemeinsymptome.

Fieber. Das wichtigste der Allgemeinsymptome, das Fieber, kennzeichnet den ganzen pathologischen Vorgang und ist natürlich von ihm abhängig, und zwar von ihm allein, d. h. von dem spezifischen tuberkulösen Prozeß im Organismus. Mischinfektionen können zwar gelegentlich beim Fieberverlauf der Tuberkulose mitsprechen, aber nachdem wir immer wieder sehen, daß einerseits rein tuberkulöse Prozesse (Miliartuberkulose, Meningitis tuberculosa, nicht mischinfizierte Knochen- und Gelenkherde usw.) Fieber jeder Höhe und Verlaufsweise hervorrufen, und daß andererseits Begleitbakterien im Sputum (Pneumokokken, Streptokokken, Staphylokokken) gefunden werden, ohne daß deshalb Fieber bestände, ist für die Annahme eines durch Mischinfektion herbeigeführten Fiebers der Nachweis einer besonderen wohl charakterisierten Fieberattacke oder eines speziellen Herdes Voraussetzung; ein solcher Nachweis ist selten möglich.

Die *Therapie des Fiebers* wird immer zunächst den Versuch zu machen haben, durch die geschilderten hygienisch-diätetischen Maßnahmen, vor allem die Freiluftbehandlung, zu wirken und wird das Ziel der Entfieberung häufig erreichen. Ob hartnäckige Fieberbewegungen eine spezielle Medikation nötig machen, hängt von den Erscheinungen ab, die das Fieber hervorbringt. Erhöhte Temperaturen und niedriges Fieber (bis 38° C Mundmessung) belästigen den Kranken meist nicht nennenswert und man wird deshalb auf die Anwendung der Antifebrilia um so mehr verzichten, als sie nicht so selten Magenbeschwerden und Herzstörungen verursachen. Anders verhält es sich mit den mittelhohen und hohen Fieberbewegungen. Hier können die subjektiven Fiebererscheinungen (Kopfschmerzen, Blutandrang zum Kopf, Wallungen, Unruhe, Schlaflosigkeit, Schweißausbrüche) und der Einfluß des Fiebers auf andere Organe (Herzklopfen und Herzpalpitationen, Appetitlosigkeit) so erheblich sein, daß ein Eingreifen notwendig wird. Die Kaltwasserbehandlung des Fiebers soll bei der Tuberkulose immer zuerst versucht werden, und zwar in der Form der kalten Umschläge (am besten Brustwickel, allenfalls Halb- oder Ganzpackungen für $1/_2$—1 Stunde); während einzelne Kranke eine solche Therapie als wohltuend empfinden und sich nach der Anwendung frischer fühlen, vertragen hinfällige und sehr anämische Patienten die Anwendung des kalten Wassers schlecht, weil sie dabei zu sehr frieren und mitunter gerade danach eine höhere Temperatursteigerung aufweisen; in solchen Fällen wird man natürlich nach einem kurzen Versuch von solcher Therapie abstehen. Der Erfolg der Kaltwasserbehandlung ist durchweg beschränkt und vorübergehend. — Auch die medikamentöse Behandlung des Fiebers spricht recht verschieden an und wird nicht immer gut vertragen. Eine heroische Therapie mit großen Dosen kommt gar nicht in Betracht, da sie zu mehr oder minder heftigen Schweißausbrüchen führt, die den Kranken sehr belästigen und schwächen, bei hinfälligen Kranken auch Temperatursturz, Herzbeschwerden, ja Kollaps bewirken kann. Das Fiebermittel muß stets in refracta dosi über einen größeren Teil des Tages verteilt gegeben werden. Am besten bewährt sich Pyramidon in der Tagesdosis 0,3—0,4 g, gegeben in anderthalbstündigen Einzeldosen von 0,05—0,1, etwa 2—3 Stunden vor Einsetzen des Fieberanstieges beginnend; aufmerksamen Kranken kann man die Tagesdosis in einem Glas Wasser lösen, das sie mit halbstündigem Schlucken allmählich leeren. In ähnlicher Weise gibt man, wenn Pyramidon nicht genügend wirkt, Phenacetin, Lactophenin oder Salipyrin in der Tagesdosis von 0,5—1,0. BACMEISTER empfiehlt die Kombination mehrerer Antifebrilia, z. B. Pyramidon 0,05 + Lactophenin 0,25 oder Lactophenin 0,25 + Aspirin 0,25 (besonders bei höherem Fieber und bei Schmerzen aller Art), Lactophenin 0,25 + Diplosal 0,25 (wenn Aspirin zu Schweißausbruch führt), Chinin 0,05—0,1 + Lactophenin 0,25

+ Aspirin 0,25 (um bei hohem Fieber die ganze Kurve zu drücken); er will bei dieser Verordnungsweise mit kleineren Dosen besser zum Ziel kommen. Wir können diese Erfahrung zwar nicht ganz bestätigen, möchten aber nach günstigen Beobachtungen solche Medikation empfehlen. Manche Autoren schwärmen sehr für den Campher als Fiebermittel; der Versuch mit Kadechol 3mal täglich 1,0 oder auch Kardiazol oder besser Ol. camphor. forte 1—2mal täglich 2,0 ccm subcutan ist anzuraten, doch sind große Hoffnungen auf energische und nachhaltige Wirkung nach unserer Erfahrung nicht berechtigt.

Was den Erfolg der Fieberbehandlung bei der Lungentuberkulose anlangt, so ist zu unterscheiden zwischen der momentanen Wirkung und dem Dauererfolg. Bei regelmäßig hektischem Fieberverlauf gelingt die Herabsetzung der Temperatur annähernd zur Norm noch am besten, und zwar bei der richtigen Verteilung des Fiebermittels nach einigem Probieren ohne wesentliche Belästigung des Kranken; hier ist das subjektive und objektive Resultat in der Beseitigung der quälenden Erscheinungen und der Besserung des Appetits meist augenfällig. Schwieriger verhält es sich schon mit dem unregelmäßig hektischen Fieber, weil man sich mit der Dosis und der zeitlichen Verordnung dem Fieber nicht so leicht anpassen kann. Recht undankbar ist der Versuch, die mittelhohe unregelmäßige Kontinua zu drücken, da sie meist wenig von der Wirkung des Fiebermittels erkennen läßt, und die hohe Kontinua (lobäre käsige Pneumonie!) ist in der Regel ganz unzugänglich und rührt sich auf Antifebrilia überhaupt nicht. — Die *Dauererfolge der Fieberbehandlung* sind fragwürdig. An und für sich ist es recht unwahrscheinlich, daß eine Teilerscheinung eines pathologischen Vorgangs auszuschalten ist, wenn dem Grundleiden nicht Abbruch geschieht; das aber leistet die Fieberbehandlung natürlich nicht. Man erlebt zwar nicht so selten, daß nach längerer Anwendung der Antifebrilia die nicht gedrückte Kurve eine gewisse Besserung zeigt und nach mehreren Etappen der Fieberbehandlung schließlich zur Norm absinkt. Wie weit aber dieser Erfolg auf die spezielle Fiebertherapie zu beziehen ist, bleibt immer fraglich; besten Falles wird man annehmen können, daß der Konsumptionsprozeß durch die Herabsetzung des Fiebers eine Einschränkung erfährt, der Kranke infolge besseren Schlafes Kräfte sammelt und bei besserem Appetit Kräfte zuführt. — Nicht selten ist die Wirkung der Antifebrilia dem Kranken auf die Dauer unangenehm. Bei hartnäckigem Fieber, das keinerlei Besserung zeigt, tut man gut, nicht nur auf die Fiebermittel zu verzichten, wenn sie nicht gut vertragen werden, sondern zeitweise auch die Fiebermessung auszusetzen und nur ab und zu Stichproben zu machen; das gleiche kann bei sehr erregbaren Kranken auch während der Besserung der Fieberkurve, ja sogar bei fieberfreiem Krankheitsverlauf notwendig werden.

Nachtschweiße. Die *Nachtschweiße der Phthisiker* pflegen bei richtiger hygienischer Allgemeinbehandlung sehr rasch zu verschwinden; nur bei höher fiebernden und bei kachektischen Kranken führt diese Therapie allein nicht zum Ziel. Dann wird man die Schweiße zunächst durch ergänzende äußere Maßnahmen bekämpfen, und zwar durch tägliche laue Ganzabwaschungen, Abreibungen mit Franzbranntwein oder Essigwasser, laue Fichtennadel- oder Mentholbäder; auch kann man das alte Hausmittel von $^1/_4$ l Milch mit einem Eßlöffel Kognak versuchen. Von Medikamenten kommt in erster Linie der Campher in Betracht, und zwar als Acid. camphor. abends 1,0 oder Phenoval abends 0,5—1,0, besser Ol. camphor. forte abends subcutan 2,0, bei gleichzeitigem Fieber Pyramid. bicamphor., 2mal täglich 0,5; bei gleichzeitiger Schlaflosigkeit wirkt oft Veronal abends 0,3—0,5 eventuell kombiniert mit Codein 0,01—0,015 recht gut. Vom Atropin machen wir der unangenehmen Nebenwirkungen wegen nur ungern Gebrauch und das Agaricin ist recht unzuverlässig. Wir haben gute Erfahrungen gemacht mit Agarical Gauff (Agaricin mit Pulv. Doveri) und auch mit Salvysat Bürger, einem Salbeipräparat.

Allgemeine Schwäche. Die Behebung der *Mattigkeit* und der *allgemeinen Schwäche* der Lungenkranken ist nur durch Hebung des Allgemein- und Kräftezustandes zu erzielen, ist also in erster Linie eine diätetische Aufgabe, die bei Schwerkranken recht schwierig sein kann. Es ist psychologisch nicht richtig, den Kranken mit der Frage zu quälen, worauf er Appetit habe: er hat meist auf gar nichts Appetit! Die Kost soll vielmehr von vornherein so geregelt werden, daß sie dem Kranken zusagt, und soweit die Berücksichtigung individueller Wünsche nötig ist, müssen sie indirekt durch Beobachtung, nicht durch Erfragung ermittelt werden. Der Kranke muß 5—6 Mahlzeiten appetitlich und vor allem nicht zu reichlich, damit er nicht gleich den Mut verliert, vorgesetzt bekommen, und zu vieles Zureden wird besser vermieden. Die Appetitlosigkeit ist allzu sehr toxisches Symptom, als daß gute Aussicht bestehen könnte, sie medikamentös zu beheben. Man kann deshalb von der Verabreichung der Stomachica (Tinct. chinae comp., Extract. condurango, Tinct. stomach., Orexin) nicht viel erwarten; besser wirkt dann noch ein kleines Glas starker Wein vor dem Essen oder ein kleines Glas dunkles Bier zum Essen. Bestehen bestimmte Störungen der Magenverdauung, die man nicht nur durch die für den Kranken sehr strapaziöse Magenausheberung ermitteln, sondern auch aus der Art der Beschwerden ersehen kann, so wird bei lästigem Füllegefühl die Verordnung von Salzsäure und Pepsin, am besten als Vin. peps. mit Acid. muriat., bei Sodbrennen Natr. bicarb., bei spastischen Beschwerden Atropin den Appetit günstig beeinflussen. Selbstverständlich ist für geregelte Verdauung zu sorgen, möglichst durch diätetische Verordnungen, wenn nicht anders möglich durch Glycerinspritzen oder

Einläufe, nur notfalls durch milde Abführmittel; recht günstig, auch auf den Appetit durch Anregung der Magenverdauung, wirkt oft Karlsbader Mühlbrunnen, morgens nüchtern ein Wasserglas voll warm zu trinken, wenn nötig mit Zusatz von etwas Karlsbader Salz.

Die Mattigkeit der Lungenkranken ist übrigens zum großen Teil von einer Sekundärerscheinung der fortschreitenden Tuberkulose, der Anämie, abhängig. Freilich bedarf diese Anämie zunächst einer präzisen Feststellung durch Zählung der roten Blutkörperchen im Kubikmillimeter und Untersuchung auf den Hämoglobingehalt nach SAHLI oder AUTENRIETH, also der Ermittlung des färberischen Index; denn es gibt bei der Tuberkulose, namentlich bei der initialen Lungentuberkulose, eine Art spastischer Anämie, die der Schulanämie ähnelt, klinisch übrigens wie diese schon an der frischroten Farbe der Schleimhäute zu erkennen ist. Die echte *sekundäre Anämie* kann erhebliche Grade erreichen; im Gegensatz zur Chlorose ist sie therapeutisch recht undankbar, indem sie auf Eisenmedikation kaum anspricht, ebensowenig auf Arsen. Das ist auch ganz begreiflich, denn sie ist durchaus abhängig von dem Grundleiden und geht daher in ihrer Verschlimmerung oder Besserung der Progredienz oder Rückbildung der tuberkulösen Herde und ihrer toxischen Erscheinungen parallel. Die sekundäre Anämie ist also nicht eigentlich ein Symptom der Tuberkulose, sondern ein integrierender Teil des Leidens und deshalb muß die symptomatische Behandlung unfruchtbar sein.

2. Behandlung der Organsymptome.

Der Husten. Der *Husten der Lungenkranken* wird soweit irgend möglich durch Erziehung bekämpft; der Kranke muß methodisch lernen, mit so wenig Husten wie möglich auszukommen. Für das Endstadium der Phthise lassen allerdings alle guten Ratschläge im Stich. Folgende Regeln sollte sich jeder Kranke praktisch aneignen. Bei Hustenreiz:

1. Oberflächlich weiter atmen. Das gelingt mit einiger Sicherheit, wenn man den Kranken einen tonlosen Reibelaut, z. B. ein tonloses S sprechen läßt, wobei der Kehlkopf sich reflektorisch weit öffnet. Wird der Kitzel zu stark, so kann der Husten immer noch durch ruckartige kurze und schnelle Atemzüge vermieden werden. Bei forcierter tiefer Atmung dagegen wird der Hustenreiz durch die stärkere Bewegung des Schleimes und die Reizung der Schleimhaut durch die Luftbewegung ebenfalls stärker; bei angehaltenem Atmen verschwindet zwar der Kitzel, aber beim ersten Atemzug kehrt er verstärkt wieder und es folgt nun ein explosionsartiger Hustenanfall.

2. Einige Male leer schlucken. Das gelingt bekanntlich nur 3—4mal hintereinander; eventuell sind einige kleine Schlucke nicht zu kalten Wassers zu nehmen.

3. Ein Hustenbonbon lindert in der Regel den Hustenreiz, weniger durch die Materie, als durch die Anregung der Speichelabsonderung und des Schluckens. Bonbons mit Mentholzusatz sind ganz zweckmäßig.

4. Beseitigt das alles den Kitzel nicht, so darf der Kranke zum Herausbefördern des Schleimes schließlich anhusten, indem er vor dem Hustenstoß tief einatmet, den Kehlkopf schließt, einen kräftigen Luftdruck erzeugt, nun den Kehlkopf plötzlich öffnet und die Luft lang anhaltend ausströmen läßt. Auch durch vorsichtiges Räuspern läßt sich der kitzelnde Schleim gut entfernen; dabei muß die Stimmritze ein klein wenig geöffnet bleiben, um den Schleim durchzulassen.

Solche Hustendisziplin wirkt günstig auf den Reizkatarrh der obersten Luftwege und beseitigt den unnützen Husten aus lässiger Angewohnheit oft in wenigen Tagen. Ist der Begleitkatarrh der Luftwege sehr hartnäckig, so geht es mit der Besserung des Hustens zwar viel langsamer; trotzdem sollen aber *Narkotica* gegen den Husten möglichst nur abends solchen Kranken gegeben werden, die durch starkes Husten sich selbst und ihren Zimmergenossen erheblich die Nachtruhe stören. Man gebe dann schon eine genügende Dosis Morphium (nur innerlich!), besser Codein, Dionin, eventuell Opiate, wenn eine Ruhigstellung des Darmes, die aber zur Verstopfung führt, erwünscht ist. Muß zugleich ein Schlafmittel gegeben werden, so kommt man mit einer kleineren Dosis sowohl des Narkoticums wie des Schlafmittels aus, da sich ja beide ergänzen. Bei Tuberkulose des Kehlkopfs muß man zwecks Schonung dieses Organs in wesentlich größerem Umfang zur Beseitigung des Hustens durch Narkotica greifen. Im Endstadium der Phthise soll man mit diesen Medikamenten (auch Morphium subcutan, eventuell unter anderer Firma) und mit den Schlafmitteln nicht sparen, doch genügen bei den so hinfälligen Kranken mittlere Dosen, wenn sie nicht etwa dem Abusus verfallen sind.

Der Auswurf. Der *Auswurf der Lungenkranken* muß zu irgendeiner Zeit heraus; meist fällt die sog. „Lungentoilette" in die Morgenstunden. Eine symptomatische Behandlung ist nur nötig, wenn der Auswurf sehr zäh oder sehr kopiös ist. Im ersteren Falle versuche man es zunächst mit dem Brustwickel, am besten den sog. Kreuzwickel, der mit temperiertem Wasser ohne wasserdichten Zwischenstoff abends angelegt wird und die ganze Nacht liegen bleibt (bei kalter Witterung Fenster schließen!), bei empfindlichen Kranken aber besser nach 2—3 Stunden wieder abgenommen wird; der Wickel kann bei bettlägerigen Kranken auch unter Tage 2—3mal für 2 Stunden angelegt werden. Genügt diese Behandlung nicht, so gibt man die üblichen Expektorantien, von denen ich allerdings nie recht viel gesehen habe: Liquor Ammonii anisati, Mixtura solvens (führt leicht ab!), Ipecacuanha (sehr teuer!), Ipecopan, Lippspringer Arminiusquelle, Salzbrunner Oberbrunnen usw. Das zuverlässig wirksame Expectorans ist Jodkali (6,0—10,0/200,0 3mal täglich

1 Teelöffel bis 1 Eßlöffel). Wegen der Nebenwirkungen (Jodacne, Schnupfen, Conjunctivitis) ist langsamer Versuch zu empfehlen; große Vorsicht ist bei Schwerkranken dringend anzuraten, da zu reichliche seröse Sekretion in die Luftwege zu Lungenödem ähnlichen Erscheinungen führen kann. — Zur Herabsetzung der für den Kranken mitunter höchst qualvollen großen Auswurfmengen (bis zu $^1/_2$ l) kenne ich nur ein leidlich zuverlässiges Mittel, das Calcium chloratum 10%ig intravenös alle 2 Tage 5 ccm. Wir begegnen der *intravenösen Calciumtherapie* noch öfter, doch sei zur Technik der Injektion hier gleich bemerkt, daß 10%iges Calcium, in das Gewebe gelangt, nicht nur sehr heftige Schmerzen, sondern auch Nekrose macht. Passiert dieses Malheur, was vielleicht nicht unbedingt vermieden werden kann, aber mindestens an den Schmerzen und an dem sich bildenden Knoten neben der Vene, den man am dürftigen Arm des Phthisikers häufig sieht, sofort erkannt werden muß, so ist die Injektion sofort abzubrechen und in den Knoten hinein und in seine Umgebung mit bereit gehaltener Spritze sogleich eine größere Menge (20 ccm) physiologische Kochsalzlösung oder noch besser $^1/_2$%ige Novocainlösung zu spritzen zwecks Verdünnung der Calciumlösung. Die Schmerzen lassen momentan nach, die sehr auffällige scharf begrenzte Hautröte bildet sich rasch zurück, eine Nekrose tritt nicht ein; der Kranke braucht gar nicht zu wissen, was vorgefallen ist, die Injektion der Calciumlösung wird am anderen Arm fortgesetzt und der ganze Vorfall ist nach 2 Minuten erledigt und vergessen. Das Calcium Sandoz kann man auch intramuskulär verabreichen. Worauf die Herabsetzung der Sputummengen durch das Calcium beruht, die mitunter bis zur Hälfte beträgt, ist nicht bekannt.

Brustschmerzen. *Schmerzen und Stiche* spielen beim Lungenkranken gemeinhin eine geringe Rolle. Sind sie ja einmal ärger, so verordnet man den Brustwickel wie oben beschrieben, in diesem Falle aber mit warmem Wasser und nur auf 2 Stunden, den Thermophor oder warmen Sandsack oder zur Ablenkung einen Jodanstrich; auch Diathermie wirkt recht günstig. Die Schmerzen bei der Pleuritis sicca können sehr heftig sein, oft tritt auch vorübergehend Fieber auf. Die Behandlung besteht in der Verordnung von Bettruhe und lokaler Wärmeanwendung (Fön!), wenn nötig einer genügenden Dosis eines Narkoticums (1mal!). Günstig wirkt ein fixierender Heftpflasterstreifenverband, dachziegelartig quer zum Rippenverlauf. Zur Behebung der Schmerzen bei der Pleuritis sicca hat man die Einblasung von etwas Luft in den Pleuraraum zwecks Trennung der sich aneinander reibenden Pleurablätter empfohlen. Abgesehen davon, daß diese Einblasung recht oft wegen der bereits zu festen Verklebung der Blätter nicht mehr gelingen wird, halte ich die Anlegung eines künstlichen Pneumothorax denn doch nicht für einfach und harmlos genug, um sie aus so geringfügigem, dazu immer bald vorübergehenden Anlaß vorzunehmen, zumal gerade in diesem Falle Schwierigkeiten zu erwarten sind. — Hartnäckige Schmerzen bei chronisch-adhäsiver Pleuritis behandelt man bei kräftigen Kranken zweckmäßig mit Dampfdusche, bei inaktiver Lungentuberkulose auch mit Atemübungen. Die bei der Pleuritis exsudativa und im Verlauf der Pneumothoraxbehandlung auftretenden Schmerzen werden im entsprechenden Kapitel abgehandelt.

Lungenblutung. Das wichtigste Organsymptom bei der Lungentuberkulose ist die *Lungenblutung*. Nicht nur für die Diagnose, auch für die Therapie ist es von größter Bedeutung, ob das angeblich ausgehustete Blut aus der Lunge stammt; diese Vorfrage muß also zunächst gelöst werden.

Kleine Lungenblutungen erfordern bei indurierender Tuberkulose geringer Ausdehnung und ohne Zerfallserscheinungen keine besondere Behandlung, auch nicht einmal Bettruhe. Diese Therapie ist nicht bloß negativ, sondern hat in der beabsichtigten und meist auch erreichten Beruhigung des Kranken und seiner Umgebung auch ihre positive Seite; sie ist natürlich nur anwendbar, wenn man den Lungenbefund des Kranken bereits genau kennt, denn wegen der Gefahr der stärkeren Nachblutung ist die gründliche Untersuchung der Lungen unmittelbar nach der Blutung nicht möglich. Praktisch gestaltet sich die Sache übrigens meist so, daß der Kranke bereits zu Bett liegt, wenn der Arzt hinzukommt, und dann wird man es für den Tag schon dabei belassen. Daß die sog. initiale Lungenblutung als Zeichen einer aktiven Lungentuberkulose aufzufassen und das Grundleiden alsbald zu behandeln ist, bedarf keiner näheren Ausführung.

Kleine Blutungen bei Phthisen mit Zerfallserscheinungen sind mit Bettruhe und mittleren Dosen eines Narkoticums zu behandeln, auch ist der Hustenreiz durch Belehrung, Hustenbonbons, auch Lutschen von Eisstückchen (nicht zu viel!) zu bekämpfen; der Kranke muß für den Fall einer stärkeren Nachblutung leicht Hilfe erreichen können. Die sog. prämonitorische kleine Blutung als Vorläufer einer größeren ist zwar nicht gerade häufig, kommt aber ab und zu vor. — Hartnäckige kleinere Blutungen, sog. parenchymatöse Blutungen, bei denen Schleim und Blut oft innig, makroskopisch untrennbar, durchmischt sind, werden zweckmäßig mit Digitalis- oder Camphermedikamenten (Ol. forte intramuskulär täglich 2 ccm) behandelt, zumal wenn klinisch Stauung im kleinen Kreislauf besteht. Es sei hier gleich bemerkt, daß wir bei größeren Blutungen von der Anwendung der Digitalis und des Camphers nie Erfolge sahen.

Bei *mittleren und größeren Blutungen* ist der Kranke meist sehr aufgeregt. Da ist erste Notwendigkeit, aufgeregte Angehörige aus dem Krankenzimmer zu entfernen und den Kranken durch ruhige und bestimmte Anordnungen zur Ruhe und zum Vertrauen zu bringen. Bettruhe ist notwendig, der Eisbeutel aufs Herz zur Beruhigung des

Kranken zweckmäßig, Belehrung über Hustendisziplin sofort vorzunehmen, die Verordnung mittlerer Dosen eines Narkoticums meist nicht zu umgehen. Auf die Legion der Hämostyptica (Ergotin, Hydrastis, Stypticin, Clauden usw.) kann verzichtet werden, denn es ist unmöglich, eine so große Dosis dieser Medikamente zu geben, daß sich die gesamte glatte Muskulatur der Gefäße maximal kontrahiert, auch müßte eine solche Kontraktion zu einer eminenten Blutdrucksteigerung und damit wieder zur Blutungsgefahr führen. Auch Adrenalin und Suprarenin versagen bei Lungenblutungen, da sie nicht lokal appliziert werden können. Von der subcutanen Anwendung der Gelatine habe ich nie viel Gutes gesehen, aber öfter völliges Versagen; immerhin kann man einen Versuch empfehlen. Zur Injektion ist nur die Gelatine der zugeschmolzenen Ampullen (Merck, Serumwerk Dresden) zu verwenden, da Gelatine sehr schwierig einwandfrei zu sterilisieren ist (Tetanussporen!); es werden 40 ccm am Oberschenkel tief subcutan injiziert und die Injektionsstelle muß gekühlt werden, da die Injektion recht schmerzhaft ist. Wir geben die Gelatine meist nur innerlich als Gelee mit Citronenzusatz, weniger der blutstillenden, als der erfrischenden Wirkung wegen. Man gebe im übrigen nicht flüssige Kost, die zu viel Wasser zuführt, sondern breiige Kost in mäßigen Mengen. Als wirksam bei mittleren Blutungen hat sich uns Natrium chloratum und Natrium bromatum zweistündlich abwechselnd je 2 g bei gleichzeitiger Einschränkung der Flüssigkeitszufuhr bewährt, überlegen ist aber die Wirkung der intravenösen Injektion von 10 ccm einer 10%igen Lösung von Calcium chloratum, die, wenn nötig, am nächsten Tag zu wiederholen ist (Technik s. oben). Bei mittleren Blutungen wird man mit diesen Maßnahmen meist zum Ziel kommen. Ist aber die Anlegung des künstlichen Pneumothorax ohnehin indiziert oder wiederholt sich die Blutung, so zögere man nicht, die blutende Lunge ruhig zu stellen. *Bei großen Blutungen* wird Stauung im großen Kreislauf zwecks Druckminderung im Lungenkreislauf durch Abbinden der Extremitäten notwendig; die Binden werden nach 2 Stunden allmählich gelockert und abgenommen. Wenn irgend möglich, ist neben der intravenösen Calciuminjektion die Anlegung des künstlichen Pneumothorax auszuführen. Kennt man den Lungenbefund nicht, so kann es schwierig sein, die Blutungsseite zu ermitteln. Mitunter wird die präzise Angabe des Kranken über Wärme- und Rieselgefühl auf der Blutungsseite zur Orientierung genügen, nicht selten eine oberflächliche Untersuchung (Tympanie über der Kaverne!). Ist man über die Blutungsseite nicht im Zweifel, so soll man gleich ziemlich viel Luft einlassen, mehr als bei der Anlegung sonst üblich ist, um möglichst eine Kompression der blutenden Lunge zu erreichen. Kommen nach der orientierenden Untersuchung beide Lungen als Herd der Blutung in Frage, so braucht man auf dieses souveräne Hilfsmittel zur Stillung der Blutung doch nicht zu verzichten, soll vielmehr den Pneumothorax auf der Seite mit den schweren Veränderungen anlegen, allerdings mit wesentlich geringerer Gasmenge, da wegen der Möglichkeit eines Irrtums nicht die Kompression der Lunge angestrebt werden darf, die zur Blutüberfüllung in der anderen Lunge führen würde, sondern nur eine Entspannung, die bei beweglichem Mediastinum abgeschwächt auch der anderen Lunge zugute kommt. Diese Entspannung ist wichtig, da das von BALLIN nachgewiesene gehäufte Auftreten der Blutungen bei cirrhotischen Phthisen auf der Zerrung der bloßgelegten Gefäße durch die Schrumpfungsvorgänge beruht. Nach der Pneumothoraxanlegung steht die Blutung in der Regel prompt, zuweilen kommt es am nächsten Tag zu einer kleinen Nachblutung, die sich nicht wiederholt; die Gefahr der Aspirationspneumonie, die für den Kranken viel dringender ist, als die Verblutungsgefahr, ist mit dem Pneumothorax ausgeschaltet. Ich kann mich nicht entsinnen, mit der Anlegung des Pneumothorax aus dieser symptomatischen Indikation einen Versager erlebt zu haben, wenn ein ausreichender Pneumothorax erzielt werden konnte; ein einzelner völliger Mißerfolg beruhte auf einer Anlegung auf der falschen Seite, die durch einen großen Tumor auf dieser Seite veranlaßt war. Über die Technik der Pneumothoraxanlegung siehe das Kapitel Pneumothoraxbehandlung.

Die Ausführungen über die Behandlung der Lungenblutung dürfen nicht ohne eine ausdrückliche *Warnung* abgeschlossen werden: *die Anwendung der Morphiumspritze ist unter allen Umständen kontraindiziert.* Wegen der großen Gefahr der Aspirationspneumonie gerade bei den größeren Blutungen darf die Empfindlichkeit gegen den Hustenreiz nicht soweit herabgesetzt werden, daß etwa aspiriertes Blut — und etwas Blut wird wohl immer aspiriert — nicht ausgehustet wird oder gar jegliche Expektoration für Stunden unterbleibt. Bei hoffnungslosem Zustand des Kranken ist eine größere Dosis Morphium subkutan zu geben.

Kurzatmigkeit. Die *Kurzatmigkeit der Lungenkranken* beruht zum Teil auf der Schädigung der Lunge durch Verminderung der Respirationsfläche und durch sekundäres Emphysem bei stark schrumpfenden Phthisen, zum Teil ist sie eine Folge ungenügender Leistung des Herzens. An der Reduktion der Respirationsfläche wird die beste Therapie nichts ändern können; sie braucht aber, wenn sie nicht gar zu groß ist, die Funktion des Gaswechsels nicht nennenswert zu stören, kann vielmehr durch eine gute Herzleistung kompensiert werden, außerdem durch eine Vergrößerung der sog. inneren Respirationsfläche, d. h. durch eine Vermehrung der Zahl der roten Blutkörperchen pro Kubikmillimeter Blut und damit Hand in Hand die Erhöhung der Hämoglobinmenge. Wie das Beispiel von Kranken zeigt, die mit bestehendem Pneumothorax große und schwierige Hochgebirgstouren ausführten, kann solche Kompensation vollständig sein. Die Therapie der Kurzatmigkeit bei der

Lungentuberkulose läuft darauf hinaus, die Leistungsfähigkeit des Herzens zu steigern und den Allgemeinzustand zu heben; das sind Aufgaben der Allgemeinbehandlung, die in den vorigen Kapiteln ausführlich gewürdigt wurden.

Bei der klinischen Charakterisierung der cirrhotischen Phthise wurde bereits hervorgehoben, daß die Kurzatmigkeit dieser Kranken oft in einem auffallenden Mißverhältnis zur Ausdehnung des tuberkulösen Lungenherdes steht und daß dieses Mißverhältnis seine Erklärung findet in der funktionellen Schädigung des verbliebenen Lungengewebes durch das infolge der Schrumpfung entstehende vikariierende Emphysem. Für die Richtigkeit dieser Auffassung spricht der Umstand, daß Kranke, bei denen durch einen kompletten Pneumothorax eine Lunge völlig ausgeschaltet ist, nach einiger Gewöhnung viel weniger dyspnoisch sind, als Träger einer cirrhotischen Phthise, die scheinbar über einen viel größeren Teil respirierenden Lungengewebes verfügen. Nach der Ausheilung tuberkulöser Herde größerer Ausdehnung resultiert immer eine starke Schrumpfung und damit die Ausfüllung des Thoraxraumes durch das übrige Lungengewebe, mit anderen Worten das *Emphysem*. Ist dieses einmal ausgebildet, so ist der Zustand irreparabel; die Behandlung kann daher nur vorbeugend sein und muß in einer *rechtzeitigen Raumbeschränkung* des Thoraxinnern bestehen. Diese Raumbeschränkung leistet zwar der künstliche Pneumothorax, aber nur vorübergehend. Eine bleibende Raumbeschränkung ist nur zu erzielen durch die einseitige Zwerchfellparese (Phrenicusexairese!), der wir in diesem Sinne die Bedeutung einer selbständig wichtigen Behandlungsmethode zuerkennen müssen, und die Thorakoplastik oder Plombierung. Die vorbeugende Behandlung des vikariierenden Emphysems wird zu einem dieser Verfahren greifen müssen; sonst kann es vorkommen, daß der Defekt nach der Heilung des Grundleidens funktionell einen schlimmeren Zustand bedeutet, als das Leiden selbst.

XIII. Spezifische und unspezifische Reizbehandlung.

1. Prinzipien und Ziele der spezifischen Therapie.

Tuberkulin. Die Bedeutung der Darstellung des Tuberkulins durch Robert Koch beruht heute mehr auf der Spezifität seiner Beziehung zum Erreger der Tuberkulose, die durch v. Pirquets lokalen Nachweis der Allergie nach stattgehabter tuberkulöser Infektion unsere Kenntnis der Pathogenese und Epidemiologie der Tuberkulose eminent gefördert hat, als auf seiner umstrittenen klinisch-therapeutischen Brauchbarkeit; aber nur die letztere soll uns hier beschäftigen.

Während die experimentelle Forschung im Tierversuch nach Tuberkulinbehandlung besten Falles eine Verzögerung des Ablaufs der künstlich erzeugten und auch der natürlich entstandenen Tuberkulose beobachtete und eigentliche Heilungsvorgänge vermißte, schreiben eine Anzahl von Klinikern und Tuberkuloseärzten, namentlich in Deutschland, dem Tuberkulin eine spezifische Heilwirkung zu, andere geben nur eine den natürlichen Heilungsvorgang unterstützende Wirkung zu und nicht wenige verhalten sich dem Tuberkulin gegenüber zurückhaltend oder gar ganz ablehnend. Der schlüssige Beweis für eine Heilwirkung des Tuberkulins ist auf klinischem Gebiete nicht leicht zu erbringen; er ist bis heute weder an autoptisch festgestellten Heilungsvorgängen bei Kranken, die mit Tuberkulin behandelt waren, noch bei der Behandlung sichtbarer tuberkulöser Herde (Lupus, Kehlkopftuberkulose), noch auch durch eine einwandfreie Statistik überzeugend erbracht worden. Die außerordentlich große Zahl der Präparate, mit denen im Laufe der Jahrzehnte eine Weiterentwicklung der Tuberkulinbehandlung versucht wurde, und die prinzipiellen Unterschiede der empfohlenen Methoden machen es nicht gerade leichter, ein objektives Bild der Tuberkulinwirkung und der Erfolge der Tuberkulinbehandlung zu geben.

Methoden. Gerade die von v. PIRQUET festgestellte Allergie ist der Zankapfel der Tuberkulintherapie geworden. Hier stehen sich zwei Richtungen diametral gegenüber. Während die ältere Schule (BANDELIER und ROEPKE, v. HAYEK u. a.) von KOCHs ursprünglicher Anschauung der Notwendigkeit der Tuberkulinfestigung durch konsequente Gewöhnung an systematisch steigende Dosen ausgeht, also die Überwindung der Tuberkulinempfindlichkeit und damit die sog. positive Anergie anstrebt und mit dieser *anergisierenden Methodik,* allerdings unter Verzicht auf die KOCHsche Reaktionstherapie, wirkliche Heilerfolge erreichen will, erblicken andere erfahrene Tuberkulosekenner (SCHRÖDER, BESSAU) gerade in der Allergie ein Zeichen der Widerstandskraft des Organismus gegen die Ausbreitung der Tuberkulose und ihr therapeutisches Streben geht daher auf die Erhaltung dieser Allergie, wenn möglich ihre Erhöhung aus, die sie durch die *anaphylaktisierende Methode,* die Anwendung kleinster Reizdosen, zu erreichen suchen. Nach eigenen Beobachtungen besteht ein hoher Grad von Allergie, gemessen mit der abgestuften Intracutanprobe nach MENDEL-MANTOUX, durch viele Jahre nach der Infektion, ohne daß klinisch irgendwelche Anzeichen des Fortschreitens der Tuberkulose zu finden wären, also bei klinisch inaktiver Tuberkulose. Bei älteren Individuen, deren tuberkulöse Infektion mutmaßlich Jahrzehnte zurückliegt, zeigt die Tuberkulinempfindlichkeit in der Regel geringe Grade. Es ist zwar wohl nicht fraglich, daß diese Personen den tuberkulösen Infekt längst überwunden haben und klinisch gesund sind, wohl aber ist es sehr zweifelhaft, ob bei ihnen noch ein starker Tuberkuloseschutz, eine relative Immunität gegen die Tuberkulose, besteht. Wenn wirklich, was allerdings keineswegs erwiesen ist, die tertiäre isolierte Lungenphthise, also die banale chronische Lungenschwindsucht, überwiegend auf Grund einer tuberkulösen Superinfektion entsteht, so wäre ja die Abnahme der Tuberkulinempfindlichkeit als Zeichen wachsender Tuberkuloseempfänglichkeit zu deuten. Die exsudative Form der Greisentuberkulose, bei der fast ausnahmslos alte inaktive tuberkulöse Herde, z. B. in den Bronchaldrüsen, gefunden werden, wäre auch ein Beispiel der neuen Empfänglichkeit. Das allmähliche Anwachsen der Tuberkuloseempfänglichkeit, das dem Absinken der Tuberkulinempfindlichkeit reziprok zu gehen scheint, erinnert an das Nachlassen des Schutzes gegen die echten Pocken, den die Kuhpockenimpfung gewährt. Auf die ganze Frage der relativen Immunität bei der Tuberkulose und ihre Durchbrechung ist bisher durch die wissenschaftliche Forschung und die klinische Erfahrung ab und zu ein Streiflicht gefallen, aber von ihrer Lösung sind wir noch weit entfernt; die künstliche Immunisierung und die Heilung der Tuberkulose kann auch der optimistische Tuberkulintherapeut uns nicht vorzaubern, wohl aber ist es zweifelhaft, ob dem Tuberkulin in der Frage der Immunität und insbesondere der Immunisierung mehr als eine wegweisende Rolle zukommt.

Theorien der Tuberkulinwirkung. Über die Wirkung der Tuberkuline sind interessante Theorien aufgestellt (SAHLI, WASSERMANN und BRUCK, WOLFF-EISNER, SELTERS), doch kommt ihnen eine praktische Bedeutung nicht zu, und es erübrigt sich daher, näher auf diese Hypothesen einzugehen. Die für die diagnostische Verwendung des Tuberkulins zu unterscheidenden drei Reaktionen: die lokale Reaktion am Applikationsort, die Allgemeinreaktion und die Herdreaktion im tuberkulösen Gewebe, haben vielfach bei der therapeutischen Anwendung als Anknüpfungspunkt gedient, wenn auch ihre Bedeutung für die Therapie abgenommen hat, seit man die Reaktionsbehandlung ihrer Gefährlichkeit halber aufgeben mußte. Man hat mit diesem Verzicht den sicheren Boden experimenteller und klinischer Beobachtung verlassen, denn die einzige objektiv nachweisbare Einwirkung des Tuberkulins auf den tuberkulösen Prozeß und den tuberkulösen Herd ist eben die Allgemein- und die Herdreaktion.

Die Herdreaktion besteht in einer Hyperämie und Exsudation im Krankheitsherd und in seiner nächsten Umgebung. Es ist nicht zu bezweifeln, daß eine perifokale Entzündung zur Abheilung des tuberkulösen Herdes beitragen kann; eine günstige Wirkung wird zustande kommen, wenn die Entzündung in mäßigen Grenzen bleibt, und ein chronisch entzündlicher Prozeß besteht, der zur bindegewebigen Induration in der Peripherie des tuberkulösen Granuloms neigt. Andererseits kann diese Herdreaktion zu einer Verschlimmerung führen, wenn die perifokale Entzündung größeren Umfang erreicht und der tuberkulöse Grundprozeß überwiegend Tendenz zur konfluierenden Verkäsung zeigt. In dem losen maschigen Gewebe der Lunge breitet sich jeder entzündliche Prozeß mehr aus als in dem kompakten Gewebe z. B. einer Lymphdrüse, und darin liegt bei der Herdreaktion die Gefahr. Man erlebt bei Tuberkulinreaktionen, daß kleinere Lungenblutungen eintreten oder im Sputum die vorher vermißten Bacillen gefunden werden. Im ersteren Fall braucht man zwar noch keinen neuen Gewebszerfall anzunehmen, zumal dafür die Blutung zu schnell eintritt; aber der Austritt von Blut ins Gewebe infolge der Hyperämie bereitet immer der Ausbreitung der tuberkulösen Herde den Boden. Der Befund der Bacillen im Sputum bedeutet die Ausschwemmung aus dem ursprünglichen Herd in die Nachbarschaft, und zwar durch die Exsudation, oder neuen Gewebs- zerfall, immer also einen Schaden. Es leben heute noch Personen, deren Lungentuberkulose während der ersten Tuberkulinära unter heftigen Reaktionen zur definitiven Ausheilung gebracht wurde, aber es ist auch bekannt genug, daß zu jener Zeit zahlreiche Lungenkranke durch die Reaktionsbehandlung schwer geschädigt wurden und unter den Er- scheinungen der progredienten exsudativen Phthise rasch zugrunde gingen. Heute würden wir auf Grund dieser Erfahrungen und mit Hilfe einer vor allem durch die Röntgenuntersuchung wesentlich ver- besserten Diagnostik die gröbsten Fehler jener Epoche zwar vermeiden können; ob aber die klinische Erfassung der Pathologie der Lungen- tuberkulose im Einzelfall zureicht, die *Reaktionsbehandlung* wieder auf- zunehmen, ist fraglich.

Anergisierende Methode. Die *anergisierende Tuberkulinbehandlung* hat an die Stelle der Reaktionstherapie die sog. einschleichende Methode gesetzt, die erkennbare Reaktionen vermeidet. Die Annahme, daß es auch bei dieser Tuberkulinisierung zu Reaktionen am Krankheitsherd kommt, läßt sich klinisch nicht stützen, weil die Reizantwort so gering- fügig sein müßte, daß sie physikalisch nicht zu beobachten ist, und die Dosensteigerung so gewählt wird, daß Allgemeinerscheinungen nicht ein- treten. Ob in der Mithridatisation an sich, d. h. also in der Gewöhnung an größere Tuberkulindosen, irgend ein Vorteil zu erblicken ist, bleibt zweifelhaft. Ich habe es mit dieser Methode bei schwersten progredienten, aber fieberfreien Lungenphthisen unter Vermeidung erkennbarer Reak- tionen bis zu Dosen von 300 mg Alttuberkulin gebracht, ohne daß sich im Krankheitsbild und in der Prognose auch nur das geringste geändert hätte; vielmehr zeigte der weitere Verlauf die rasche Progredienz, die zu erwarten war und nach einigen Monaten zum Tode führte. Eine Schädigung durch diese Tuberkulinisierung war ebensowenig zu erkennen, wie ein Nutzen. Bei weniger vorgeschrittenen Tuberkulosen gelingt es natürlich leichter, mit der *einschleichenden Behandlung* hohe Tuberkulin- dosen zu erreichen, aber Erfolge dieser Therapie sind aus der ein- tretenden Besserung des Allgemeinzustandes und des Lungenbefundes nicht zu ersehen, da nach unseren Erfahrungen die Besserung nicht über das hinausgeht, was mit der Allgemeinbehandlung allein zu erreichen ist. Bei weit über 1000 mit Tuberkulin behandelten Kranken mit Tuberkulosen aller Formen und Grade haben wir unter Anwendung einer ganzen Reihe von Präparaten nicht die Überzeugung gewonnen, daß die Tuberkulinbehandlung in der Form der anergisierenden einschleichenden Methode unserer sonst geübten Therapie etwas Wesentliches hingefügt und die Erreichung bestimmter Ziele gewährleistet oder verbessert, wie z. B. die Entfieberung, das Schwinden der Tuberkelbacillen, die Herabsetzung der Auswurfmengen, die Rückbildung tuberkulöser Infiltrate oder die Verkleinerung von Kavernen, während diese Ziele mit anderen therapeutischen Methoden sehr wohl mit einer gewissen Sicherheit erreicht werden können. Speziell die Entfieberung mit Tuberkulin ist uns nie gelungen, wenn bei höheren Fiebergraden die Temperaturen nach wochenlanger Behandlung mit Bettruhe keinen Rückgang mehr zeigten. Wenn aber niedrige Fieberbewegungen nach längerer Tuberkulinbehandlung schließlich zur Norm zurückgehen, so wird das in der gleichen Weise und auch nicht seltener ohne Tuberkulin erreicht. Die Frage der Entfieberung hat aber ein anderes Gesicht, wenn man sie unter dem Gesichtspunkt der Reaktion betrachtet, indem der Fiebersteigerung die negative Phase folgt wie dem Wellenberg das Wellental und die Wiederholung solcher Stöße die chronisch subfebrile Temperatur vielleicht herunterführt; für die hochfebrilen progredienten Phthisen kommt freilich dieser Versuch nicht in Frage, da er hier nur Schaden anrichten kann. Wenn mit der einschleichenden Methode der Tuberkulinisierung klinische Erfolge erzielt werden, so beruhen sie vielleicht auf Reaktionen, die ja von manchen Autoren (z. B. BANDELIER und ROEPKE) nicht durchaus abgelehnt, sondern in gewissen Grenzen zulässig oder gar erwünscht gefunden werden. Dann sollte man aber auch den Mut haben einzugestehen, daß die einschleichende Methode sensu strictiori wertlos ist, und wir in der Tuberkulinbehandlung zurück müssen zur Methodik ROBERT KOCHs, daß wir also in dieser Frage im Prinzip nicht weiter sind als der Altmeister, und nur gelernt haben, seine Gedanken mit mehr klinischem Verständnis in die Praxis umzusetzen. Auf Grund unserer Erfahrungen muß ich die Einwirkung der reaktionslosen Tuberkulinbehandlung auf den tuberkulösen Prozeß in Zweifel ziehen; in der Frage der Reaktionsbehandlung aber bin ich der Meinung, daß unsere klinische Kunst auch heute noch die möglichen Vorteile dieser Therapie nicht mit der wünschenswerten Sicherheit wahrzunehmen, ebensowenig aber die möglichen Gefahren sicher genug auszuschließen gestattet.

Anaphylaktisierende Methode. Die *anaphylaktisierende Tuberkulintherapie* möchte die bestehende Allergie durch kleinste Reizdosen erhalten und wenn möglich steigern. Nach unseren Erfahrungen können solche kleinste Dosen bei Kranken mit labilen oder leicht febrilen Temperaturen irritierend wirken und auch deutliche kleine Allgemeinreaktionen herbeiführen. Eine Erhöhung des mit der abgestuften Intracutanprobe gemessenen Allergiegrades haben wir jedoch mit dieser Behandlung nie erreichen können. Bei fieberfreien Kranken sieht man von einer Einwirkung dieser Therapie auf den Prozeß oder den Krankheitszustand gar nichts; ob die erwähnten Irritationen labiler Temperaturen, die den Allergiegrad nicht ändern und die Temperaturkurve auch nicht nachhaltig beeinflussen, im Krankheitsherd Reaktionen auslösen und ob etwaige kleine Reaktionen günstig wirken, ist schwer zu entscheiden; jedenfalls haben wir klinische Besserungen, die mit einiger Sicherheit auf diese spezifische Behandlung zu beziehen waren, nicht konstatieren können. Ganz die gleichen Irritationen der Temperaturkurve sieht man übrigens auch bei der unspezifischen Reizbehandlung der Tuberkulose, ohne einen therapeutischen Effekt feststellen zu können. Der Heilwert der anaphylaktisierenden Tuberkulinbehandlung ist uns problematisch.

Das von v. PIRQUETs Beobachtung der cutanen Tuberkulinempfindlichkeit ausgehende Studium der Tuberkulinreaktion am Applikationsort hat nicht nur der Diagnostik neue Wege gewiesen, sondern auch den Anlaß zu besonderen therapeutischen Versuchen gegeben. Man ist dabei von der Anschauung ausgegangen, daß einerseits die celluläre Reaktion einen integrierenden Bestandteil der gesamten Reizantwort des Organismus ausmache, mithin nur ein Teil der Tuberkulinwirkung humoral, schließlich ein Bruchteil am Krankheitsherd zur Geltung komme, daß also die Tuberkulinwirkung in drei Teile zerlegt werde und sich dadurch abstufen, gleichsam spezialisieren lasse; zweitens aber, daß der Haut als dem Schutzorgan des Organismus besondere immunisatorische Funktionen zukommen dürften. Der ersten Hypothese ist entgegen zu halten, daß bei der percutanen oder intracutanen Tuberkulinapplikation ganz die gleichen Erscheinungen der Allgemein- und der Herdreaktion eintreten können, wie bei subcutaner oder intravenöser Anwendung, daß also von einer Abwandlung der Tuberkulinwirkung klinisch nichts zu beobachten ist; auch dürfte jedes Gewebe auf den lokalen Tuberkulinreiz eine Antwort geben, nur ist diese Gewebsreaktion unserer Beobachtung nicht immer so bequem zugänglich. Was die zweite Hypothese anlangt, so ist an der Aufgabe der Haut, den Organismus vor äußeren Schädlichkeiten, auch bakterieller und toxischer Art, zu schützen nicht zu zweifeln; ob aber diesem Schutz lediglich die besondere, dem speziellen Zweck glänzend angepaßte morphologische Struktur dieses Organs dient, oder ob daneben eigene biologische Funktionen auf dieses Ziel eingestellt sind, dürfte nach dem heutigen Stande unserer Kenntnisse nicht zu entscheiden sein. Daß die Haut eine spezifische Funktion dem Tuberkulin gegenüber besitzt, ist nicht wahrscheinlich, da unter natürlichen Verhältnissen dieses Toxin bei dem Tuberkulosekranken höchstens in geringster Konzentration auf humoralem Wege die Haut erreichen kann. Daß die percutane oder intracutane Tuberkulinanwendung prinzipiell etwas anderes darstellt, als die subcutane Injektion, ist eine bisher unbewiesene Hypothese.

Cutane Anwendung. Bliebe zu erörtern, ob die *cutanen Anwendungsweisen* Vorteile technischer Art bieten oder Nachteile der subcutanen Injektion ausschalten. SAHLI sucht die vermeintliche Spezialfunktion der Haut für die Tuberkulintherapie in der Form der intracutanen Injektion oder der Einreibung in die mit dem „Tuberkulinschnepper" scarifizierte Haut auszunutzen. Wir haben uns in einer größeren Versuchsreihe nicht überzeugen können, daß diese Anwendungsart irgendwelche Vorzüge hat, wohl aber gesehen, daß die entstehenden Infiltrate recht schmerzhaft sein können.

Intravenöse Injektion. BESSAU und sein Schüler FERNBACH suchen umgekehrt das Tuberkulin durch intravenöse Beibringung auf möglichst kurzem Wege und möglichst vollständig und unverändert an den Krankheitsherd heranzubringen. Sie verwenden kleine und stetig steigende Dosen und meinen bei der Skrofulose der Kinder und der isolierten Lungenphthise des Pubertätsalters sichere Erfolge zu erzielen.

Percutane Applikation. MORO hat für die Behandlung der Kindertuberkulose eine Tuberkulinsalbe hergestellt, die er Ektebin nennt; sie enthält Alttuberkulin und abgetötete humane und bovine Tuberkelbacillen. Da er der Salbe eine „keratolytische" Substanz zusetzt, ist das Eindringen der wirksamen Bestandteile in die tieferen Hautschichten, und zwar zunächst die des Alttuberkulins, dann aber unter der Wirkung der örtlichen Gewebsreaktion auch die der abgetöteten Bacillen, gewährleistet. Es tritt indessen nicht nur wie MORO meint, eine lokale Tuberkulinreaktion ein, sondern nach unserer Erfahrung auch, und zwar unbeabsichtigt und unvermeidbar. Allgemeinherdreaktionen, die sowohl nützlich wie schädlich sein können.

FRIEDMANN-Verfahren. Es sei hier noch eine Methode der Behandlung Tuberkulöser besprochen, die wohl auch als eine Abart der Tuberkulinbehandlung gelten kann. Die FRIEDMANN-*Impfung* gegen Tuberkulose wurde erstmalig 1912 in einem Demonstrationsvortrag in der II. Medizinischen Klinik bekanntgegeben und fand nur ein geringes Echo. Das wissenschaftliche Interesse könnte heute der *Schutzimpfung* mit dem FRIEDMANN-Mittel gelten, wie es z. B. dem CALMETTE-Verfahren und ähnlichen Methoden entgegengebracht wird; dazu müßte freilich die durchaus unklare biologische Stellung des sog. FRIEDMANN-Bacillus zuerst geklärt werden. FRIEDMANN verwendet die Kultur eines Bacillus, den er als Bacillus der Schildkrötentuberkulose bezeichnet; die Schildkröte, von der die Ausgangskultur stammt, soll von einem lungenkranken Wärter, also wohl mit dem Typus humanus infiziert gewesen sein, was aber natürlich nicht zu beweisen ist. Für die *Schutzwirkung* der FRIEDMANN-Impfung ist bisher einwandfreies Beweismaterial nicht erbracht worden. Der *Heilbehandlung* mit dem FRIEDMANN-Mittel kommt kaum ein *wissenschaftliches Interesse* zu, weil für eine solche Methodik theoretische Unterlagen und Analoga bei anderen Infektionskrankheiten fehlen, und nach den bis heute vorliegenden Tierexperimenten und klinischen Beobachtungen ein positives Ergebnis unwahrscheinlich ist. Die *praktische Erfahrung* an Kranken, die seit 1912 mit dem Mittel in sehr großer Zahl behandelt sind, gibt nach der Literatur keinen genügenden Anhalt für eine Heilwirkung. In letzter Zeit im Waldhaus gesammelte Beobachtungen an 68 auswärts mit dem FRIEDMANN-Mittel behandelten Kranken zeigen folgendes Bild: bei 59 Kranken (87%) wurde das Fortschreiten der Tuberkulose nicht verhindert. Bei 4 Kranken (6%) war das Leiden zeitweise zum Stillstand gekommen, vielleicht sogar eine leichte Besserung eingetreten. Bei 5 Kranken (7%) schien nach dem Krankheitsverlauf eine Schädigung durch das FRIEDMANN-Mittel eingetreten zu sein; wir halten es für zweifelhaft, ob eine solche vorliegt, da wir nach sonstigen Erfahrungen das Mittel für völlig unwirksam halten müssen. Diese 68 Kranken stellen nur einen Bruchteil unserer klinischen Beobachtungen dar. Da auch die ambulant in Privatpraxis und Fürsorge zahlreich zur Kenntnis gekommenen Fälle nicht ein einziges Mal eine Heilwirkung erkennen ließen, halten wir uns für berechtigt, jede Heilwirkung des FRIEDMANN-Mittels zu verneinen. Bei diesem durchweg negativen Ergebnis muß die Beweislast für eine Wirksamkeit der FRIEDMANN-Methode FRIEDMANN selbst zugeschoben werden. Die Zahl der behandelten Kranken ist groß genug, um ein sicheres Urteil zu gestatten. Es muß natürlich verlangt werden, daß nicht wie bisher lediglich Behauptungen über so und so viele geheilte Kranke aufgestellt werden, sondern daß das Material, wie es in der wissenschaftlichen Medizin üblich ist, der Nachprüfung zugängig gemacht wird. — Soweit unsere medizinisch-wissenschaftliche Stellungnahme. Einer ausgiebigen Reklame in der Tagespresse, die bis auf den heutigen Tag fortdauert, durch heftigste Angriffe gegen die sog. Schulmedizin ein gewisses Publikum aufreizt und sich auch des Filmes und der Schaubühne bedient, ist es gelungen, in breiten Schichten der Bevölkerung und insbesondere der Kranken den Glauben an die Wirksamkeit des Verfahrens zu stabilisieren. Damit ist das Problem zu einem psychologischen und soziologischen geworden. Nach unserer Erfahrung wird durch die Anwendung des FRIEDMANN-Mittels ein direkter Schaden nicht herbeigeführt, doch müssen wir den Schaden, der indirekt dadurch entsteht, daß die sachdienliche Behandlung verhindert oder verzögert wird, für sehr erheblich halten.

2. Indikationen, Kontraindikationen, Technik.

Die *Tuberkulintherapie ist eine Reizbehandlung.* Das Tuberkulin, aus den Tuberkelbacillen und ihren Toxinen gewonnen, ist ein Reizmittel von höchster Differenzierung. Da durch die Infektion mit Tuberkelbacillen nicht nur eine Gewebsreaktion am Einfallsort hervorgerufen, sondern der ganze Zellenstaat sensibilisiert wird, erfolgt auf die übliche parenterale Tuberkulinanwendung nicht nur eine Reizantwort am Krankheitsherd (Herdreaktion), sondern auch am Beibringungsort (Lokalreaktion) sowie von seiten der zentralen Regulierungsstelle (Allgemeinreaktion).

Indikationen. Die *Indikationsstellung für die Therapie* muß diese Verhältnisse berücksichtigen. Daß die Tuberkulinreaktion am Beibringungsort mehr bedeutet als eine leicht wahrnehmbare Antwort auf einen durch die lokale Konzentrierung des Reizmittels verhältnismäßig starken Zellreiz, ist unbewiesen und diese Lokalreaktion kann, zumal sie der Allgemeinempfindlichkeit und der Herdempfindlichkeit gegen Tuberkulin nach unseren Erfahrungen keineswegs parallel geht, für die Indikationsstellung und die Beobachtung der therapeutischen Wirkung außer Betracht bleiben. Die Allgemeinreaktion ist ohne Zweifel eine Erscheinung, die den Heilungsverlauf stört, da sie den Organismus unter Toxinwirkung stellt, während unser therapeutisches Bestreben dahin geht, die toxischen Erscheinungen, die Symptome akuter Phasen des Tuberkuloseablaufs, auszuschalten. Solange der Organismus unter schwereren toxischen Äußerungen des tuberkulösen Prozesses steht, kann eine Vermehrung solcher Toxinwirkung oder die Hervorrufung ähnlicher Erscheinungen durch Tuberkulin, somit eine Tuberkulintherapie, die Erfolg verspricht, nicht in Betracht kommen. Anders liegen die Verhältnisse indessen, wenn der Organismus mit den Toxinmengen, die ihm zugeführt werden, halbwegs fertig wird, wenn also nur subakute klinische Erscheinungen vorhanden sind, z. B. hartnäckige, dabei gleichmäßige subfebrile Temperaturen. Hier kann der Versuch, auf einen kräftigeren Reiz eine deutliche Antwort zu erhalten, lohnend sein und die allmähliche Herunterführung der Temperatur vielleicht gelingen. Wieweit ein positiver Ausschlag in der Temperaturkurve und die nachfolgende negative Phase als Allgemeinreaktion aufzufassen ist und ob nicht regelmäßig diese Allgemeinerscheinungen von der zu supponierenden Herdreaktion abhängen, ist nicht zu entscheiden. — Die Herdreaktion ist der wichtigste, dabei am schwersten zu beobachtende Teil der Tuberkulinwirkung. Der exsudative Herd neigt im allgemeinen zur weiteren Ausbreitung und zur konfluierenden Verkäsung. Bei frischen exsudativen Prozessen kann ein örtlicher Reiz zur Ausdehnung der Exsudation und der Nekrose führen; da eine Abkapselung exsudativer Herde anatomisch nur bei Prozessen geringen Umfangs beobachtet wird, z. B. bei Primärherden oder sog. Reinfektionsherden, so kann im allgemeinen die Regel gelten, daß bei konfluierenden exsudativen Phthisen die spezifische Therapie kontraindiziert ist. Der produktive Herd ist von einem lymphocytären Wall umgeben, der bei den klinisch subakuten Formen in die fortschreitende konglomerierende Verkäsung einbezogen wird, bei der chronischen Form aber die Zone darstellt, von der die bindegewebige Induration ausgeht. Ob die Erzeugung einer Exsudation in der Peripherie des tuberkulösen Granuloms für den Heilungsvorgang nützlich oder schädlich ist, hängt also von dem Vorwiegen der Neigung zur Induration oder zur Verkäsung ab. Da es nicht möglich ist, den Ablauf einer Herdreaktion direkt zu beobachten, müssen indirekte klinische Merkmale der Erkennung des pathologischen Vorgangs dienen, vor allem die Verstärkung der toxischen Symptome, zu denen neben dem Fieberablauf und den Allgemeinerscheinungen auch die Senkungsbeschleunigung und die neutrophile Leukocytose, die Lymphopenie und die Verminderung der Eosinophilen zu rechnen sind; weitere Anhaltspunkte gibt die Vermehrung der Auswurfmengen, das Auftreten von Blut oder von Bacillen im Sputum, schließlich, nach unserer Erfahrung am wenigsten zuverlässig, etwaige Änderungen des physikalischen Befundes, namentlich die Vermehrung oder die größere Ausdehnung der Rasselgeräusche. Bilden alle solche Erscheinungen sich nach der Reaktion nicht rasch und ganz vollständig zurück, so ist an der Schädlichkeit der Herdreaktion nicht zu zweifeln.

Demnach sind für die Tuberkulinbehandlung nur die zur Induration neigenden produktiven Formen der Lungentuberkulose geeignet, während sie für die progredienten produktiven und die exsudativen Formen kontraindiziert ist, auch für die sekundär auf einen ursprünglich produktiven Prozeß aufgepfropften käsigen Pneumonien. Daß weit fortgeschrittene Lungentuberkulosen keinen Erfolg der spezifischen Behandlung erwarten lassen, ist selbstverständlich; das gilt besonders, wenn schon Kachexie besteht und keine Erholungsfähigkeit des Kranken zu erkennen ist. Bei kavernösen Phthisen kann mit der spezifischen Therapie nichts Wesentliches erreicht werden; die Ausheilung der Kavernen durch die sog. Reinigung ist ein Heilungsvorgang, den man höchst selten zu sehen bekommt. Von der Tuberkulinbehandlung der Kehlkopftuberkulose habe ich nie deutliche Erfolge gesehen, doch braucht diese Komplikation der Lungentuberkulose, falls nicht sehr umfangreiche Infiltrate, tiefe Ulcerationen oder gar Ödeme bestehen, keine Kontraindikation für die spezifische Behandlung abzugeben. Anders bei der Darmtuberkulose. Wenn erst deutliche klinische Erscheinungen auf Darmtuberkulose hinweisen, pflegt der Prozeß bereits so ausgedehnt zu sein, daß keine Aussicht auf eine günstige Beeinflussung durch Tuberkulin besteht. Schließlich seien als Kontraindikationen der spezifischen Reizbehandlung ausdrücklich hervorgehoben Herzfehler, bei denen nennenswerte Störungen im großen oder kleinen Kreislauf bestehen, Arteriosklerose, degenerative Prozesse des Herzmuskels, wie sie bei cirrhotischen Phthisen so häufig sind, entzündliche und degenerative Erkrankungen der Nieren, Diabetes schwerer Form, ausgesprochene Neurasthenie und Hysterie.

Die *frühsekundären tuberkulösen Prozesse*, insbesondere die Drüsentuberkulose und die sog. Skrofulose, sind dankbare Objekte für die spezifische Therapie; bei der Bronchaldrüsentuberkulose ist der Erfolg nur nach der Fieber- und Gewichtskurve, allenfalls nach einer zweiten Röntgenaufnahme nach längerer Zeit zu beurteilen, während die Beobachtung der Rückbildung etwaiger Symptome oder physikalischer Befunde allzu sehr der subjektiven Auffassung unterworfen ist.

Abgesehen von den ganz akuten exsudativen Tuberkulosen kann die einschleichende Tuberkulinbehandlung, die erkennbare Reaktionen ganz vermeidet, zwar bei allen Formen der Tuberkulose bis zu hohen Dosen durchgeführt werden, doch bleiben nach unseren oben erwähnten Erfahrungen nicht nur die Reaktionen unerkennbar, sondern auch die Erfolge solcher Giftgewöhnung. Es erübrigt sich daher, für diese Methodik Indikationen aufzustellen.

Tuberkulinpräparate. Was die *Indikationen für die verschiedenen* im Handel befindlichen *Tuberkulinpräparate* anlangt, so sind die Unterschiede ihres therapeutischen Wertes klinisch schwierig zu präzisieren. Die ursprünglichen KOCHschen Tuberkuline werden im allgemeinen bevorzugt. Das *Alttuberkulin* wird dargestellt, indem von 8—10 Wochen alten Tuberkelbacillenkulturen auf 4%iger Glycerinbouillon nach einstündigem Kochen im strömenden Wasserdampf über Filtrierpapier abfiltriert und das Filtrat im Wasserbad auf $^1/_{10}$ des Volumens eingedampft wird. Das Alttuberkulin enthält also die von den Bacillen in die Bouillon ausgeschiedenen Toxine, außerdem die Stoffe, die beim Kochen aus den Bacillen in die Bouillon übergehen, aber keine Bacillen und nichts von ihrer unlöslichen Leibessubstanz. Der Reichtum an Toxinen ist offenbar die Ursache, daß man mit dem Alttuberkulin besonders leicht, auch überraschend, Allgemeinreaktionen erhält, die ziemlich stürmisch sein können, aber ebenso rasch verklingen, wie sie auftreten. Das Alttuberkulin eignet sich daher nur für Fälle, bei denen man eine kräftige Reaktion allenfalls in Kauf nehmen kann oder gar für angezeigt hält; es ist das gegebene Präparat für die Behandlung der Drüsentuberkulose und der Skrofulose, bei der Lungentuberkulose aber mit Vorsicht zu gebrauchen. — ROBERT KOCHs *Neutuberkulin (Bacillenemulsion)*, durch Pulverisierung getrockneter Bacillenrasen in Kugelmühlen und Aufschwemmung des Pulvers in 50%igem Glycerinwasser gewonnen, enthält die Bacillenleibessubstanz, nicht aber die von den Bacillen ausgeschiedenen Toxine. Um die Stoffe aus den Bacillenleibern zur Wirkung zu bringen, müssen die Bacillentrümmer vom Organismus aufgeschlossen, quasi parenteral verdaut werden. Damit ist eine langsamere Wirkung toxischer Substanzen erreicht, die sich klinisch in weniger heftigen, dafür meist etwas länger anhaltenden Allgemeinreaktionen äußert. Die Bacillenemulsion eignet sich für die Behandlung der Lungentuberkulose besser als das Alttuberkulin. Von neueren Tuberkulinpräparaten wäre das Tebeprotein nach TOENNIESSEN zu nennen, außerdem das antikörperhaltige Serum Thanatophthisin, denen einige Autoren gute Wirkung nachrühmen.

Technik. Zur *Technik der Tuberkulinanwendung* ist zu sagen, daß es sich empfiehlt, tief in die Subcutis zu injizieren. Die von manchen Autoren immer wieder, speziell bei der Bacillenemulsion, erhaltenen schmerzhaften Infiltrate sieht man nie, wenn man nicht am Arm injiziert, wo wenig Unterhautzellgewebe vorhanden ist, sondern unterhalb des Schlüsselbeins (MOHRENHEIMsche Grube) oder unterhalb des Schulterblatts. Stichreaktionen erhält man nicht, wenn man die Kanüle unmittelbar vor der Injektion äußerlich von den Tuberkulinresten reinigt, die Kanüle ganz einsticht und nach der Injektion bei Druck auf die Einstichstelle die injizierte Flüssigkeit durch ziemlich kräftige Massage in der Richtung vom Einstichort fort verteilt. Schließlich ist zu beachten, daß man des Carbolzusatzes halber die Menge der zu injizierenden Flüssigkeit möglichst niedrig halten soll. Es empfiehlt sich, die im Handel befindliche Tuberkulinspritze zu benutzen, bei der jeder $^1/_{10}$ ccm in 5 Teile untergeteilt ist; man braucht mit ihr nicht mehr als jeweils 0,3 ccm Lösung zu injizieren, da man 0,4 schon gut in 0,04 ccm $= 2$ kleinen Teilstrichen der nächst höheren Konzentration geben kann. — Es ist zu beachten, daß eine Spritze, die für stärkere Konzentrationen gebraucht worden ist, vor der Verwendung für schwache Lösungen gründlichst ausgespritzt werden muß, da natürlich Spuren der starken Lösung sehr viel mehr Tuberkulin enthalten, als 1 ccm der schwachen Konzentration. — Das Ektebin wird in Mengen von 1 cm Salbenzylinder der 1 g-Tuben oder 0,5 cm der 5 g- und 10 g-Tuben etwa 1 Minute in die Haut der Brust, des Rückens oder des Bauches (nicht der Arme!) auf einer Fläche von 5 cm Durchmesser kräftig eingerieben; Wiederholung der Einreibung nach völligem Verschwinden der aufgetretenen Knötchen.

Herstellung der Lösungen. Es sind zwar mehrere Tuberkuline fertig dosiert in zugeschmolzenen Ampullen im Handel. Aber einmal ist die Haltbarkeit der schwachen Tuberkulinlösungen auch in Ampullen zweifelhaft, sodann hat sich die Dosierung nicht nach der Vorschrift des Herstellers der Ampullen oder seines Beraters zu richten, sondern nach dem Krankheitsprozeß und seiner Reaktion, und endlich sind bei den mir bekannten fertigen Reihen die Dosierungen geradezu falsch. Es ist deshalb notwendig, die erforderlichen Verdünnungen selbst herzustellen, was gar keine Schwierigkeiten macht. Man benötigt eine Rekordspritze, $^1/_2$ Dutzend weithalsiger brauner Flaschen zu 10 ccm Inhalt mit Gummi- oder Glasstopfen, die vor dem Gebrauch ausgekocht werden, und physiologische Kochsalzlösung mit $^1/_2\%$ Carbolsäurezusatz in weithalsiger Flasche, die man sich aus abgekochtem destillierten Wasser selbst herstellt oder aus der Apotheke bezieht. Man stellt her:

Lösung   I = 0,5 ccm Alttuberkulin + 4,5 ccm Kochsalzcarbollösung
    „   II = 0,5 .. Lösung I   + 4,5 „   „
    „   III = 0,5 „   „   II   + 4,5 „   „

und so weiter bis Lösung VI. Um Irrtümer sicher auszuschließen, kommt auf die Etikette: I. 0,1 ccm = 10,0 mg Alttuberkulin oder II. 0,1 ccm = 1,0 mg Alttuberkulin usw. Die Bezeichnung nach Milligrammen ist der nach Grammen vorzuziehen, da bei der letzteren die kleinsten Dosen unübersichtlich viele Nullen hinter dem Komma haben. — Von der Bacillenemulsion stellt man die Verdünnungen in der gleichen Weise her, nur ist darauf zu achten, daß sowohl die Stammlösung wie alle Verdünnungen vor der Verwendung kräftig zu schütteln sind; das gilt natürlich auch für den therapeutischen Gebrauch. Die Dosierung erfolgt nach Milligrammen der Emulsion, nicht der Bacillensubstanz; letzteres würde komplizierter, aber nicht besser sein. Alle Verdünnungen werden mit dem Datum des Herstellungstages ausgezeichnet, damit man ihr Alter kontrollieren kann; sie sind nur begrenzt haltbar und müssen längstens alle 14 Tage frisch bereitet werden. Benötigt man größere Mengen der Verdünnungen, so ist die Verwendung von Meßpipetten bequemer; man braucht eine Pipette von 0—1,0 ccm für die zu verdünnende Lösung und eine zweite von 0—10,0 ccm für die Kochsalzcarbollösung; die Pipetten werden wie alles Glas bei 160° C im Heißluftschrank sterilisiert.

Als **Anfangsdosis** gibt man vom Alttuberkulin und ebenso von der Bacillenemulsion je nach der Toxizität des tuberkulösen Prozesses 0,0001—0,001 mg, bei torpiden Tuberkulosen 0,001—0,01 mg. Höhere Anfangsdosen sind fehlerhaft, weil sie überraschende Reaktionen geben können; unbeabsichtigte Reaktionen kommen aber nicht nur zu ungelegener Zeit, sondern können auch sehr heftig und schädlich sein.

Die Steigerung der Dosen erfolgt bei den fertigen Ampullen meist gedankenlos nach der Dezimalreihe, also 0,1, 0,2, 0,3 .... 0,9, 1,0, 2,0, 3,0 .... Von 0,9 auf 1,0 steigt die Dosis um $^1/_9$, von 1,0 auf 2,0 auf das Doppelte. Zeichnet man diese Dosierung in einer Kurve auf, so zeigt sich am Übergang zur nächsten Dekade ein scharfer Knick; bei dieser ruckartigen Steigerung erhält man natürlich oft unerwünschte Reaktionen. Die Steigerung der Dosen muß gleichmäßig um denselben Bruchteil der letzten Gabe erfolgen; der Bequemlichkeit halber wird auf Dezimalen oder doch auf die zweite Dezimale abgerundet. Zeichnet man diese Dosensteigerung als Kurve, so erhält man eine Parabel. Bei Drüsentuberkulose und bei Skrofulose, allenfalls auch bei geschlossenen atoxischen Lungentuberkulosen, kann man je um die Hälfte der letzten Dosis steigern. Es ergibt sich dann folgende Reihe: 0,01, 0,015, 0,02, 0,03, 0,045, 0,07, 0,1, die sich in jeder Dekade wiederholt. Bei Kranken mit schwereren Prozessen oder mit toxischen Erscheinungen, z. B. labilen Temperaturen, geht man viel langsamer vor, etwa mit Steigerung um je $^1/_4$ der letzten Dosis: 0,0001, 0,00012, 0,00015, 0,0002, 0,00025, 0,0003, 0,00035, 0,0004, 0,0005, 0,0006, 0,0007, 0,0008, 0,001 usw. Treten im Verlauf der Behandlung Störungen auf, die man auf das

Tuberkulin bezieht, z. B. kleine Temperatursteigerungen, Vermehrung von Husten und Auswurf u. dgl., so bleibt man in größeren Abständen zeitweilig auf derselben Dosis und geht erst sehr langsam weiter, wenn solche Erscheinungen wieder ausgeblieben sind. Wünscht man aber eine Reaktion, so geht man aus der zunächst eingehaltenen Reihe zu größeren Steigerungen, z. B. je um die Hälfte der Dosis oder mehr über, bis eine deutliche Reaktion eingetreten ist; diese Reaktion muß man abklingen lassen, zu welchem Zweck eine Pause von 10—14 Tagen eingeschaltet wird, denn es besteht nach der Reaktion eine gewisse Überempfindlichkeit gegen Tuberkulin, die sich in Reaktion auf kleinere Gaben äußert. Nach dieser Pause wird die Behandlung mit $^1/_{10}$ der Reaktionsdosis und langsamer Steigerung wieder aufgenommen. Die *Abstände zwischen den Injektionen* richten sich im allgemeinen nach etwaiger Empfindlichkeit gegen das Tuberkulin; es empfiehlt sich als Regel in Abständen von 3—5 Tagen vorzugehen. Wenn manche Autoren diese oder größere Abstände als Prinzip aufstellen und zweitägliche oder tägliche Injektionen als fehlerhaft bezeichnen, so ist eine solche Kritik der kurzen Abstände nach unseren Erfahrungen nicht aus der praktisch geübten Therapie abzuleiten, sondern entspringt theoretischen Erwägungen. Bei unseren vergleichenden Untersuchungen waren die Resultate der Therapie gleich gut, oder wenn man will, gleich schlecht bei wöchentlichen wie bei täglichen Injektionen; der einzige praktische Unterschied ist der, daß man unter sonst gleichen Bedingungen bei großen Abständen auch größere Steigerungen der Dosis vornehmen kann, bei täglicher Injektion aber recht langsam vorgehen muß.

Enddosis. Manche Autoren erstreben bei der Tuberkulinbehandlung eine mehr oder weniger bestimmte hohe Dosis. Nach den Betrachtungen im vorigen Kapitel ist der Vorteil der Gewöhnung an hohe Dosen weder theoretisch abzuleiten noch praktisch zu begründen. Man soll die Tuberkulinbehandlung abbrechen, wenn eingetretene Überempfindlichkeit immer wieder zu Störungen führt oder wenn irgendwelche Erfolge nicht erkennbar werden. Die Wiederaufnahme der Behandlung nach längerer Pause ist zu empfehlen.

3. Unspezifische Reizbehandlung.

Chemotherapie. Die *Chemotherapie der Tuberkulose* möchte sich gern die Abtötung der Bacillen im Organismus zum Ziel setzen. Aber der Verwirklichung dieses Gedankens stehen Schwierigkeiten entgegen, die größer sind als bei anderen akuten und chronischen Infektionen. Da ist einmal der natürliche Wachspanzer der Bacillen, zum andern die Lage der Bakterien inmitten eines zum Teil mortifizierten, an der humoralen Zirkulation nur sehr beschränkt teilnehmenden Gewebes und zum dritten die Abschließung dieses Gewebes durch die natürlichen

Heilungsvorgänge, drei Momente, die das Heranbringen eines wirksamen Agens an die Bacillen ungemein erschweren. Dann könnte bei schwereren Erkrankungen die ungeheure Menge der im Organismus vorhandenen Tuberkelbacillen den Therapeuten vor seiner eigenen Courage bange machen, denn die Vernichtung dieser Bakterien auf einen Schlag müßte eine Endotoxinmenge frei machen, die dem Organismus zur größten Gefahr werden könnte (Tuberkulinshocktod!).

Nach dem, was bis heute chemotherapeutisch erreichbar ist, erscheint es berechtigt, die Chemotherapie in die unspezifische Reiztherapie einzubeziehen und von ihren höheren Zielen praktisch-therapeutisch einstweilen abzusehen, ein Standpunkt, den übrigens auch Vertreter der experimentellen Chemotherapie einnehmen. Nun fragt es sich freilich, ist solch ein chemischer Reiz als ein spezifischer, wie der Tuberkulinreiz, oder als unspezifisch anzusehen. Die Spezifität hätte nicht nur zur Voraussetzung, daß Reaktionen am Krankheitsherd eintreten, sondern auch daß eine Reaktion nur bei tuberkulösen, nicht aber bei tuberkulosefreien Menschen und Tieren eintritt. Während Reaktionen am Krankheitsherd sowohl im Tierexperiment wie auch bei klinischer Beobachtung von einer Reihe von Autoren angegeben, von anderen freilich wieder in Zweifel gezogen werden, wird die zweite Forderung von den chemischen Heilmitteln nicht erfüllt, indem sie Lokal- und Allgemeinreaktionen auch geben, wenn keine tuberkulöse Infektion besteht. Eine strenge Spezifität, wie beim Tuberkulin, besteht also bei keinem dieser Heilmittel.

Es sind im wesentlichen zwei Gruppen von chemischen Substanzen, gewisse Schwermetallsalze und gewisse Farbstoffe, denen man, ausgehend von ihrer desinfizierenden Kraft, zunächst eine bactericide Wirkung gegenüber den Tuberkelbacillen zutraute; diese ist aber im lebenden Gewebe nicht zu erzielen, weil die erwähnte Absperrung der Bacillen vom Säfteaustausch trotz der angenommenen Affinität der Substanzen zu den Bakterien eine vom Organismus nicht zu ertragende Konzentration der Lösung erfordern würde. Es wurden zwar nach der therapeutischen Anwendung solcher chemischen Agenzien tierexperimentell wie klinisch Entzündungsvorgänge am Krankheitsherd festgestellt; die beobachteten Rückbildungserscheinungen und klinischen Besserungen werden nunmehr auf diese perifokalen Reaktionen, also auf eine chemische Reizung des Gewebes bezogen.

Von den Schwermetallsalzen wird den *Kupferpräparaten* (Lekutyl BAYER, 0,2—10,0 ccm 1—5%ige Lösung intravenös) sowohl nach dem Tierexperiment (Gräfin v. LINDEN), wie nach klinischer Erfahrung (MEISSEN) eine günstige Wirkung auf den tuberkulösen Prozeß nachgerühmt, während gewichtige Stimmen (SCHRÖDER, JUNKER, SCHITTENHELM, v. HAYEK) der Kupfertherapie jeden Wert absprechen; eigene Erfahrungen stehen mir nicht zu Gebote.

Goldbehandlung. Im Mittelpunkte des Interesses stehen die *Goldpräparate*; FELDT hat im Tierexperiment nach Goldbehandlung Gewichtszunahme, Lebensverlängerung und bindegewebige Vernarbung von Lungenherden beobachtet; klinisch wurden mit dem *Krysolgan* (SCHERING) gute Resultate bei Lungentuberkulose und besonders auch bei Kehlkopftuberkulose erzielt (JUNKER, SCHITTENHELM u. a.), auch wird die Kombination der Krysolgantherapie mit Röntgenbestrahlung und Tuberkulinbehandlung empfohlen (SCHRÖDER). Unsere eigenen Erfahrungen konnten eine zweifelsfreie Einwirkung des Krysolgans auf den Ablauf der tuberkulösen Lungenerkrankung nicht feststellen. Bei der ursprünglichen Dosierung (0,05—0,25 g intravenös, Lösung der Substanz mit Aqua dest. in der Ampulle) haben wir ziemlich heftige Allgemeinreaktionen mit Fieber bis über 39,0⁰ C erlebt, die den Kranken erheblich belästigten, ohne einen erkennbaren Vorteil zu bringen. Mit der Reduktion der Dosen (0,01—0,1 g), die man neuerdings allgemein vornahm, werden zwar die Allgemeinreaktionen seltener und weniger heftig, aber sie kommen doch noch vor; anderweite schädliche Nebenwirkungen, insbesondere solche auf Nieren oder Darm haben wir nicht wahrgenommen. Die Behandlung einer größeren Anzahl Kehlkopftuberkulöser ergab uns keine evidente Wirkung und von der Kombination der Krysolgantherapie mit der Tuberkulinbehandlung sahen wir auch dann keinen Vorteil, wenn wir Krysolgan nach deutlichen Tuberkulinreaktionen, das Tuberkulin gleichsam als Schrittmacher benutzend, injizierten. In letzter Zeit glauben wir mit einem neuen Goldpräparat Solganal oleosum, das intramuskulär gegeben wird, etwas bessere Erfahrungen insofern gemacht zu haben, als die Allgemeinreaktionen milde blieben und die Kranken sich in gleichmäßiger Weise im Allgemeinbefinden und im lokalen Befund besserten; ein abschließendes Urteil müssen wir uns freilich noch vorbehalten. Schließlich sei hervorgehoben, daß wir bei unseren Untersuchungen niemals sichere Herdreaktionen parallel mit den Allgemeinreaktionen oder unabhängig von diesen feststellen konnten; im Kehlkopf sind ja Herdreaktionen wegen der Abhängigkeit der Blutfüllung der Schleimhaut von äußeren Reizen überhaupt nicht einwandfrei festzustellen.

Großes Aufsehen erregte 1924 die Mitteilung des dänischen Forschers MØLLGAARD über die Wirkung eines von ihm hergestellten Goldpräparates „Sanocrysin" bei der experimentellen Tuberkulose und sensationelle Berichte einiger dänischer Kliniker und Tuberkuloseärzte über glänzende Erfolge bei der Behandlung lungentuberkulöser Menschen mit diesem Präparat. MØLLGAARD setzte mit heroischen Dosen seines Präparates äußerst heftige Reaktionen und die Kliniker waren zunächst seiner Methodik gefolgt; dabei ergaben sich aber nicht nur foudroyante Allgemein- und Herdreaktionen, die gelegentlich den Kranken in größte Gefahr brachten, sondern auch schwere Schädigungen der Nieren, des

Darmes und lästige Exantheme. Man war genötigt, die Dosen ganz erheblich herunterzusetzen und nachdem nunmehr nicht nur die erwähnten Epithelschädigungen, sondern auch die heftigen Reaktionen am Krankheitsherd ausblieben, unterscheidet sich heute die Sanocrysinbehandlung nicht mehr wesentlich von der Reizbehandlung mit deutschen Goldpräparaten.

Außer den Kupfer- und Goldpräparaten sind Salze des Nickels, des Kobalts, des Silbers und Quecksilbers und verschiedener seltener Erdmetalle für die Tuberkulosebehandlung besonders von französischen Autoren therapeutisch erprobt und empfohlen, doch kommt diesen Präparaten kaum eine Bedeutung zu. Die Versuche, den Tuberkelbacillus oder doch den tuberkulösen Herd mit organischen Arsenverbindungen (Atoxyl, Salvarsan) anzugehen, haben keine greifbaren Resultate gezeitigt und die von manchen Autoren gerühmte Siliciumbehandlung der Tuberkulose steht nicht auf einem wissenschaftlich gegründeten Fundament. Den Kalksalzen schließlich kommt bei der Behandlung der Tuberkulose der im Kapitel XII 1 und 2 erwähnte symptomatische Wert zu, aber die Allgemeinwirkung auf den tuberkulösen Prozeß ist problematisch.

Farbstoffe. Die EHRLICHschen experimentellen Untersuchungen über die Wirkung von Farbstoffen bei Protozoen gaben den Anreiz zu dem Versuch, auch der Tuberkulose im Tierversuch und klinisch-therapeutisch mit *Farbstoffen* beizukommen, aber im großen ganzen war das Ergebnis negativ. Auch der Gedanke, das große Diffusionsvermögen gewisser Farbstoffe in der Weise auszunutzen, daß man sie als Vehikel benutzte und mit bactericiden Substanzen (Jod, Schwermetallsalzen usw.) belud, führte bisher weder im Tierexperiment noch klinisch zu eindeutigen Resultaten.

Proteinkörper. Die Reiztherapie der Tuberkulose mit *Proteinkörpern* und mit kolloidalen Lösungen steht mit der Chemotherapie, was die Erfolge anlangt, auf gleicher Stufe. Eigene Versuche (Aolan, Caseosan, Milch, artfremdes Serum und Eigenserum, Elektrokollargol) haben zwar vielfach unspezifische Allgemeinreaktionen, jedoch keine sicheren Herdreaktionen und keinen erkennbaren Einfluß auf den klinischen Ablauf der Lungentuberkulose ergeben (Allgemeinzustand, Fieber, Auswurfmenge, Bacillenbefund, Lungenbefund usw.). Interessante Beobachtungen (eklatante Entfieberung!), wie sie zuerst von CZERNY berichtet sind, machten auch wir bei täglichen subcutanen Injektionen von Pferdeserum, jedoch nur bei sekundären peripheren Tuberkulosen der Knochen und Gelenke, während bei der Lungentuberkulose auch diese Versuche ohne Erfolg blieben.

Eine besondere Würdigung gebührt der *Strahlenbehandlung der Tuberkulose.* Es ist zu unterscheiden zwischen Allgemeinbestrahlung

(Sonne und künstlicher Ersatz) und Herdbestrahlung (hauptsächlich Röntgenbestrahlung).

Sonnenlichtbestrahlung. Seit BERNHARD - St. Moritz und ROLLIER-Leysin über glänzende Erfolge mit der *Sonnenlichtbehandlung* der Knochen- und Gelenktuberkulose berichten konnten, ist der therapeutische Schatz, der uns im Sonnenlicht zur Verfügung steht, aus Jahrhunderte langer Vergessenheit wieder zu Ehren gekommen und die Sonnenbestrahlung, die heute an erster Stelle der gesamten Lichttherapie steht, auf ein wissenschaftliches Fundament gestellt worden.

Die Sonnenlichtbehandlung wird als Allgemeinbestrahlung angewendet. Sie ist für den Tuberkulösen, insbesondere den Lungenkranken, kein gleichgültiges Heilmittel. Als ein lungenkranker Soldat in einer Heilanstalt der Anordnung gemäß im Hochsommer auf einem nach Süden gelegenen Abhang von weißem Sand erstmalig stundenlang am Sonnenbad teilnahm, meinte er, hier würde er sicher wieder eine Lungenblutung bekommen; am selben Abend erlag er einer tödlichen Blutung. Ich habe selbst, wie andere Heilanstaltsärzte (BACMEISTER, KOCH) nicht selten erhebliche Schäden nach Sonnenbestrahlung entgegen ärztlicher Anordnung gesehen, darunter eine Anzahl zum Glück nicht schwerer Lungenblutungen.

Das Sonnenlicht setzt einen sehr intensiven Allgemeinreiz, der besonders bei Lungenkranken genauer Dosierung bedarf. Wir verfahren, ähnlich wie BERNHARD, KISCH u. a. etwa nach folgendem Schema:

1. Tag	3×5	Min.	Füße.			
2. „	3×5	„	Unterschenkel, Vorderseite.			
3. „	3×5	„	„	„	und 3×5 Min. Rückseite.	
4. „	3×5	„	bis zur Hüfte Vorderseite, ebenso Rückseite.			
5. „	3×10	„	„ „ „	„	3×5	Min. Rückseite.
6. „	3×10	„	„ „ „	„	3×10	„ „
7. „	3×5	„	„ „ Brust	„	3×5	„ „
8. „	3×10	„	„ „ „	„	3×5	„ „
9. „	3×10	„	„ „ „	„	3×10	„ „
10. „	3×5	„	„ zum Hals	„	3×5	„ „
11. „	3×10	„	„ „ „	„	3×5	„ „
12. „	3×10	„	„ „ „	„	3×10	„ „
13. „	3×15	„	„ „ „	„	3×15	„ „
14. „	3×20	„	„ „ „	„	3×20	„ „
15. „	3×25	„	„ „ „	„	3×25	„ „
16. „	3×30	„	„ „ „	„	3×30	„ „
17. „	3×40	„	„ „ „	„	3×40	„ „
18. „	3×45	„	„ „ „	„	3×45	„ „

Der Kopf bleibt immer beschattet, auch ist Kühlung mit feuchten Kompressen bei sehr intensiver Sonnenwirkung notwendig; Schutz der Augen gegen Blendung durch eine dunkle Brille ist bei empfindlichen Kranken erwünscht. Nach $^3/_4$stündiger Bestrahlung kommt der Patient regelmäßig in den Schatten.

Während die Vorzüge der Sonnenlichtbestrahlung im Verein mit der Wirkung des diffusen Tageslichtes und der Freiluftbehandlung des ganzen Körpers bei der Knochen- und Gelenktuberkulose offensichtlich sind, indem die im Sommer zu erzielenden Besserungen den Winterresultaten deutlich überlegen sind, begegnet die Bewertung der Sonnenbestrahlung bei der Lungentuberkulose größeren Schwierigkeiten. Wir haben indessen die Erfahrung gemacht, daß unsere für die Bestrahlung geeigneten Kranken unter dieser Behandlung gute und zuverlässige Fortschritte zeigen und sind mit diesem Resultat zufrieden, da wir nicht mehr erwartet haben; ein klinischer Beweis für die Wirksamkeit der Sonnenbestrahlung ist schwer zu erbringen.

Jede **künstliche Bestrahlung** ist ein Notersatz der Sonnenwirkung; der Beweis ist bei der Behandlung der Knochen- und Gelenktuberkulose leicht erbracht. Die Quarzlampe mit ihrem Reichtum an ultravioletten Strahlen scheint anderem Bestrahlungsgerät in der Heilwirkung überlegen zu sein. Dank ihrer irreführenden Benennung als künstliche Höhensonne und einer ausgiebigen und geschickten Reklame und dank des auffälligen Effektes der Pigmentierung erfreut sie sich aber bei Ärzten und Kranken einer Wertschätzung, die bei der Tuberkulose im Mißverhältnis zu ihrer Wirkung steht. Unsere Untersuchungen über die Wirkung der Quarzlampe (vorwiegend ultraviolette Strahlen), der Heliollampe (ungefähr Sonnenspektrum) und der Kischlampe (vorwiegend Wärmestrahlen) bei der Behandlung der Knochen- und Gelenktuberkulose hatten zum Ergebnis einen so geringen Effekt der Bestrahlung im Vergleich mit nicht bestrahlten Kindern, daß ein Unterschied zwischen den einzelnen Strahlungsarten nicht mehr festzustellen war; der Grad der Pigmentierung darf dabei natürlich nicht als Maßstab dienen.

Die künstliche Bestrahlung wird in der Hauptsache als Allgemeinbestrahlung angewendet. Man beginnt mit 2mal 5 Minuten (Vorder- und Rückseite) aus 1 m Entfernung und steigert bei 2täglicher Bestrahlung im Laufe von 14 Tagen bis zu 2mal 30 Minuten aus 70 cm Entfernung. Ist der Bestrahlungsraum kühl, so empfiehlt sich bei Verwendung der Quarzlampe die gleichzeitige Anwendung eines Glühlampenringes um die Quarzlampe herum oder der Solluxergänzungslampe; beide Strahlungen sind reich an roten, also Wärmestrahlen. Zur lokalen Bestrahlung finden von diesen Lampen nur Verwendung die Quarzlampe bei Hautkrankheiten, auch Lupus (30 cm Abstand, Tubus) und die Kischlampe zur lokalen Wärmeapplikation (Gelenke, Peritonitis tub.). Der Brenner der Quarzlampe hat eine Brenndauer von 800—1000 Stunden, doch läßt die Intensität der Strahlung schon vor Ablauf dieser Zeit erheblich nach, weshalb man nach Einsetzung eines neuen Brenners bei der Dosierung vorsichtig sein muß.

Bei der Lungentuberkulose betrachten wir den Einfluß der künstlichen Bestrahlung im wesentlichen als einen suggestiven; irgendeine zuverlässige Wirkung auf den Allgemeinzustand, das Symptomenbild, den lokalen Befund, das Blutbild haben wir bei zahllosen bestrahlten Kranken nicht feststellen können.

Die Röntgenbestrahlung nimmt unter den Methoden der unspezifischen Reizbehandlung eine Sonderstellung ein, da sie allein die direkte Applikation des Reizes am Krankheitsherd gestattet. Die Röntgenbestrahlung bezweckt keineswegs die Vernichtung der Tuberkelbacillen oder auch nur, wie bei der Carcinombehandlung, die Zerstörung des spezifischen Gewebes. Vielmehr sollen im wesentlichen folgende empirisch gefundenen biologischen Eigenschaften der Röntgenstrahlen für die Tuberkulosebehandlung nutzbar gemacht werden: einmal die entzündungswidrige Wirkung und zum anderen die Anregung der Bindegewebsbildung. Dagegen muß streng darauf geachtet werden, daß sich nicht eine andere Eigentümlichkeit der Röntgenstrahlen schädigend oder gar verderblich auswirkt, nämlich die Beschleunigung der Einschmelzungsvorgänge. Diesen Erfordernissen kann nur eine richtige Auswahl der zu bestrahlenden Fälle und eine zuverlässige Dosierung der Röntgenstrahlen Rechnung tragen.

Indikationen. Geeignet für die Röntgenbestrahlung sind demnach nur die zur Induration neigenden Formen der produktiven Tuberkulose mäßiger Ausdehnung ohne größeren Zerfall. Die Durchführung der Röntgenstrahlenbehandlung sollte unter der Verantwortung eines Röntgenfacharztes erfolgen.

Technik. Hinsichtlich der Technik ist folgendes zu bemerken: Notwendig ist ein Röntgenapparat, der eine Röhrenspannung von 150 bis 180 Kilovolt liefert. Zwecks Schutzes der Haut des Patienten vor den im Strahlengemisch vorhandenen weichen Strahlen wird ein Filter von 0,4 mm Aluminium oder besser von $1/2$ mm Zink vorgeschaltet. Durch Spannung und Filter ist die Qualität der Strahlen gegeben. Ihre Quantität wird jetzt in den international anerkannten r-Einheiten ausgedrückt; dabei bedeuten etwa 550 r diejenige Strahlenmenge, die man eine Hauteinheitsdosis (HED) zu nennen pflegt. Man hat nun mittels eines zuverlässigen, auf Messung der Luftionisation in einer Kammer beruhenden Dosimeters von Zeit zu Zeit festzustellen, wieviel r pro Minute die Röntgenröhre bei einer bestimmten Röhrenstärke (z. B. 3 Milliampère) in einem bestimmten Abstand (z. B. 30 cm) liefert.

Bei der Behandlung der Lungentuberkulose werden stets nur kleine Röntgenstrahlenmengen auf einmal verabreicht. Es empfiehlt sich, als Normaldosis bei der einzelnen Bestrahlung 30 r (etwa $1/20$ HED) anzunehmen und jede Woche ein Feld von etwa 10 cm mal 15 cm zu bestrahlen, Brust und Rücken, rechts und links abwechselnd, so daß der Zyklus in 1—2 Monaten beendet ist; in den nächsten 2 Monaten werden bei jeder Sitzung jedesmal 2 Felder bestrahlt (2 Brustfelder bzw.

2 Rückenfelder), wiederum mit Abständen von 1 Woche. Auf diese Weise ist jedes Feld 3mal innerhalb von 2—4 Monaten bestrahlt worden. Nach einer Serienpause von 2 Monaten wird bei günstigem Verlaufe die ganze Behandlung noch einmal wiederholt.

Das gegebene Schema kann im Einzelfalle oft nicht starr inne-gehalten werden; es muß unter dem Gesichtspunkt variiert werden, daß bei dem Verdacht auf die Möglichkeit exsudativer Vorgänge (hohe Senkung!) die Strahlenmenge pro Einzelbestrahlung auf die Hälfte, d. h. auf 15 r oder $^1/_{40}$ HED herabgesetzt wird, während man bei klinisch ganz ruhigen, rein cirrhotischen Phthisen im Laufe der Strahlenbehand-lung die Einzeldosis verdoppeln (60 r — $^1/_{10}$ HED) darf. Was die Erfolge der Röntgenbestrahlung anlangt, so ist BACMEISTER zuzustimmen, wenn er nach seiner Erfahrung eine „Beschleunigung der natürlichen Heilung bei heilbaren Fällen" durch die Bestrahlung feststellen zu können glaubt. Richtige Indikationsstellung ist selbstverständliche Voraussetzung und so eminente Erfolge wie bei der Kollapsbehandlung darf man nicht erwarten. Eine Zusammenstellung eigener Erfahrungen vom Jahre 1929 ergab bei 197 Fällen von Lungentuberkulose etwa 60% befriedigende Erfolge; die Dauererfolge der Röntgenbestrahlung sind von uns noch nicht nachgeprüft worden.

Was die Indikationen für die unspezifische Reizbehandlung aller Art betrifft, so ist vorauszuschicken, daß alle unter schwerer Toxin-wirkung stehenden Kranken, also vor allem die, bei denen dauerndes höheres Fieber oder schon Kachexie besteht, für diese Art Therapie nicht in Frage kommen können, auch nicht für die mildesten Formen, weil jeder Reiz in neue Toxinproduktion und Propagation des tuber-kulösen Prozesses umgesetzt wird. Es empfiehlt sich im übrigen, der Sensibilität des Kranken seiner Tuberkulose gegenüber die Reizstärke der einzelnen Verfahren anzupassen. Der Reizintensität nach können wir folgende Reihen bilden:

	Lokaler Reiz	Allgemeinreiz	Herdreiz
Röntgenbestrahlung . .	fehlt	sekundär, mäßig stark	sehr stark
Sonnenbestrahlung . . .	sehr stark	stark	deutlich
Goldbehandlung	fehlt	mäßig stark	nicht sicher
Proteinkörpertherapie . .	fehlt	deutlich	zweifelhaft
Künstliche Bestrahlung .	stark	deutlich	nicht nachzuweisen

Je torpider der Krankheitsprozeß von vornherein ist oder im Laufe der Behandlung geworden ist, desto intensiver darf der allgemeine und schließlich auch der Herdreiz sein, von dem man eine günstige Wirkung erwarten kann; demgemäß wird man im Verlaufe einer längeren Behandlung in der obigen Reihe aufwärts steigen können und müssen.

XIV. Kollapstherapie.

1. Zweck, Methoden und Indikationen.

Nachdem neun Zehntel der Tuberkulosetodesfälle der Lungentuberkulose zur Last fallen, ist es offensichtlich, daß der Tuberkelbacillus im lockeren, blutreichen und gut ventilierten Lungengewebe besonders günstige Lebensbedingungen findet. Da dies Gewebe im wesentlichen aus Luft-, Blut- und Lymphkanälen besteht, sind außerdem Ausbreitungswege jeder Art in Fülle vorhanden; die ständige Bewegung der Lunge dürfte solche Ausbreitung nur fördern.

Wirkung. Die Kollapsbehandlung stellt das erkrankte Organ relativ ruhig. Sie setzt dadurch die Ventilation der Lunge, also auch die Sauerstoffversorgung des Gewebes herab, was nach der Erfahrung mit der venösen Stauung bei extrapulmonalen tuberkulösen Herden die Lebensbedingungen für die Tuberkelbacillen verschlechtern dürfte. Durch Einschränkung der Atembewegung bremst sie die Bewegung der Lymphe und der Luft in ihren Kanälen und damit hemmt sie das Appositionswachstum der Herde und die intracanaliculäre Virusausbreitung. Sie hebt schließlich die Ausspannung des Lungengewebes im Brustraum auf und überläßt die Lunge dem Zuge ihres reichen elastischen Gewebes. Damit fördert sie die Heilung der tuberkulösen Herde, die immer mit Schrumpfung einhergeht. Besonders wichtig — sicherlich der wichtigste Faktor der Kollapswirkung — ist diese Entspannung für die Heilung der Kavernen, die nur durch konzentrische Schrumpfung bis zur völligen Verödung zustande kommt.

Methoden. Sehr verschiedene Verfahren streben zum selben Ziel. Nachdem sich schon amerikanische Ärzte mit der Ausschaltung der an Tuberkulose erkrankten Lunge von der Atmung beschäftigt hatten, war FORLANINI der erste, der dem Gedanken praktisch näher trat. SAUGMAN, v. MURALT, BRAUER haben den *Pneumothorax* zu einer so wichtigen wie brauchbaren Methode ausgestaltet.

Zur Verbesserung des vollständigen Pneumothorax, vor allem des Kollapses von Kavernen, ersann JACOBAEUS das Verfahren der Strangdurchbrennung, das von UNVERRICHT, ULRICI und seinen Mitarbeitern und anderen mannigfach verbessert wurde.

Der Ersatz des Pneumothorax durch einen Daueroleothorax nach BERNOU hat nur eine eng begrenzte Aufgabe.

Dem Dauerkollaps dient ferner die halbseitige Zwerchfellähmung, die STUERTZ vorschlug und SAUERBRUCH mit seinen Mitarbeitern in der Form der Exairese des Nervus phrenicus zu einem Standardverfahren entwickelte. Die Zwerchfellähmung wird als selbständiges Verfahren und zur Ergänzung eines unvollständigen Pneumothorax angewendet sowie zur Vorbereitung der Thorakoplastik und Plombierung. Neuerdings wird, namentlich zu letzterem Zweck, vielfach die Zwerchfelllähmung auf Zeit durch Quetschung des Phrenicus vorgezogen.

Die erste Anregung zum Lungenkollaps durch die *thorakoplastische Operation* bei Atresie des Pleuraspaltes gab BRAUER, die erste Ausführung nahm FRIEDRICH vor; die Ausbildung zur Standardoperation verdanken wir BRAUER und SAUERBRUCH. Um Methoden für Teilplastiken bemühten sich LAUWERS (Spitze) und GRAF (Obergeschoß). Als Ersatz für die Teilplastik schlug BAER die extrapleurale *Plombierung* vor.

Die Einführung des doppelseitigen Pneumothorax durch ASCOLI war eine wichtige Erweiterung der Kollapsbehandlung.

Allgemeine Indikation. Ursprünglich gab die rein einseitige Lungentuberkulose allein die Anzeige zur Kollapsbehandlung. Nachdem man aber mit Erfolg zum doppelseitigen Pneumothorax und mannigfacher doppelseitiger Kombination verschiedener Kollapsverfahren übergegangen ist, gestaltet sich die Behandlungsweise heute nach folgenden Gesichtspunkten. Im allgemeinen gilt nur die offene Lungentuberkulose als Objekt dieser Therapie und zwar:

1. Die einseitige Lungentuberkulose, auch bei schweren Veränderungen auf einer Seite, für den Pneumothorax, eventuell mit Ergänzungsoperationen (Strangdurchbrennung, Exairese) und gegebenenfalls Dauerkollaps durch Umwandlung in Oleothorax. Ist der Pneumothorax wegen Verwachsung der Pleurablätter nicht anzuwenden, so ist zunächst die Exairese angezeigt, die in einem gewissen Teil der Fälle allein zum vollen Erfolg führt, insbesondere bei Kavernen im Untergeschoß, in der Regel aber den vollständigen und dauernden Kollaps durch Plombierung oder Thorakoplastik vorbereiten soll.

2. Die doppelseitige Lungentuberkulose nicht zu großer Ausdehnung. In Frage kommt der doppelseitige Pneumothorax eventuell mit Ergänzungsoperationen: Exairese, Plastik oder Plombierung der einen und Pneumothorax der anderen Seite. Den Dauerkollaps (Exairese, Oleothorax, Plastik, Plombierung) wird man in der Regel nur auf einer Seite anwenden können.

Spezielle Indikation. *Der Pneumothorax* soll und muß immer zunächst versucht werden. Er ist nicht nur das technisch einfachste Verfahren, zu dem sich der Patient auch am leichtesten entschließt, ein Verfahren zudem, das mindestens zunächst kein Risiko hat, sondern es ist auch notwendig, vor Anwendung anderer Verfahren festzustellen, ob ein freier Pleuraspalt vorhanden ist.

Der Pneumothorax gewährt einen Kollaps von beschränkter Dauer. Er ist das gegebene Verfahren bei akuten Tuberkulosen mäßiger Ausdehnung, weil man bei ihnen mit einem freien Pleuraspalt bei gesunder Pleura rechnen kann, also Pleurakomplikationen nicht zu befürchten braucht; weil zweitens eine rasche Herdrückbildung zu erwarten ist, die beim Eingehen des Pneumothorax schon dauerhaft sein kann; und weil drittens eine extreme Schrumpfung nicht zustande kommen wird, die eine dauernde Einengung des Brustraumes notwendig machen würde (ideale Indikation). Handelt es sich um eine akute exsudative Lungentuberkulose großer Ausdehnung, bei der ein rasches Fortschreiten des Prozesses und ein Übergreifen auf die Pleura zu befürchten ist, so wird dem Pneumothorax zweckmäßig die milder wirkende Zwerchfellähmung, je nach der Ausdehnung der Tuberkulose temporär durch Phrenicusquetschung oder zwecks Dauerkollaps durch Exairese, vorausgeschickt.

Ältere Lungentuberkulosen produktiv-cirrhotischer oder gar rein cirrhotischer Form haben in der Regel die Pleura in Mitleidenschaft gezogen und Pleuraverwachsungen gesetzt, die nur einen mehr oder minder unvollständigen Lungenkollaps durch den Pneumothorax zulassen. Solche Verwachsungen verhindern oft gerade den Kollaps der kranken Lungenpartien, insbesondere die Schrumpfung von Kavernen. Häufig ist es in diesen Fällen möglich, durch Strangdurchbrennung nach JACOBAEUS und durch die Zwerchfellähmung mittels Phrenicusexairese einen völlig genügenden Lungenkollaps zu erzielen, der insbesondere die Kavernenschrumpfung gewährleistet. Nicht selten freilich ist die intrapleurale Durchtrennung umfangreicherer, insbesondere flächenhafter Verwachsungen nicht möglich und auch der Lungenkollaps durch ergänzende Zwerchfellähmung nicht ausreichend, die Verödung der Kavernen durch Schrumpfung zu ermöglichen. Dann wird man den notwendigen Kollaps durch eine partielle Plastik herbeiführen müssen. Der Pneumothorax bei älteren Phthisen muß also auf Schwierigkeiten gefaßt machen.

Für den *doppelseitigen Pneumothorax* geben wiederum die akuten Tuberkulosen die ideale Indikation ab. Leider ist es bei diesen exsudativen Prozessen auch heute noch nicht möglich, den Umfang der bereits eingetretenen oder nicht mehr aufzuhaltenden Verkäsung mit ausreichender Sicherheit zu erkennen und es ist deshalb davor zu warnen, an ausgedehntere Prozesse solcher Art allzu wagemutig mit dem doppelseitigen Pneumothorax heranzugehen. Das verkäste oder in Verkäsung begriffene Gewebe ist nicht kollapsfähig, wird also durch den Pneumothorax gar nicht beeinflußt. Andererseits greift der Verkäsungsprozeß im Fortschreiten natürlich auch auf die Pleura über, und damit droht beim Pneumothorax nicht nur das Exsudat in der besonders schweren Form der Pleuratuberkulose, sondern auch die viel schlimmere Perforation in den Pleuraraum, die fast immer zum mischinfizierten Empyem führt. — Die chronischen doppelseitigen Tuberkulosen können Gegenstand einer erfolgreichen doppelseitigen Pneumothoraxbehandlung werden, wenn es sich um Erkrankungen nicht zu großer Ausdehnung handelt. Freilich muß man bei diesen Prozessen wiederum auf Verwachsungen, also auf Schwierigkeiten, Ergänzungseingriffe und Versager gefaßt sein. Doppelseitige Tuberkulosen großer Ausdehnung eignen sich nicht für den doppelseitigen Pneumothorax. Zwar das direkte Ziel der Kollapsbehandlung, die Verödung der Kavernen, kann bei der exquisiten Schrumpfungsneigung cirrhotischer Phthisen verhältnismäßig rasch und scheinbar

ideal erreicht werden. Aber der mit solcher Schrumpfung verbundene
Gewebsausfall und die durch ihn bedingte Kurzatmigkeit können den
klinischen Erfolg solcher Herdtherapie ganz und gar in Frage stellen,
indem die Tuberkulose zwar ausheilt, aber der Kranke in zunehmendem
Maße „phthisisch" wird. Dazu kann es große Schwierigkeiten machen,
den Pneumothorax, der durch die Schrumpfung ganzer Lappen auf

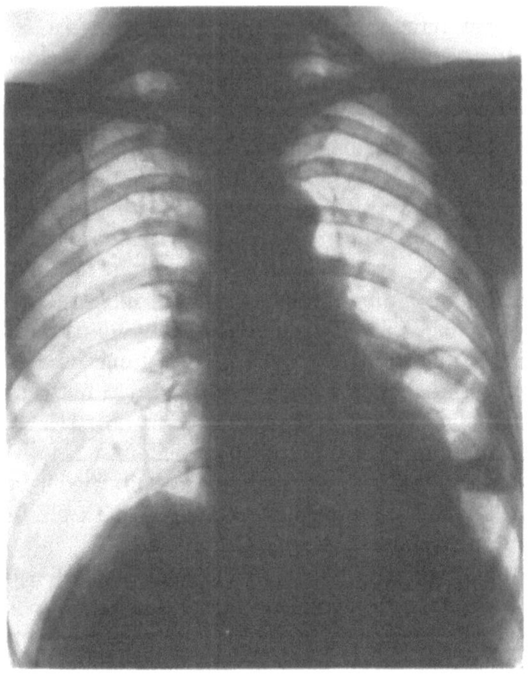

Abb. 163. Aufn.-Nr. 333, ♀ 48 Jahre. Isolierte Kaverne als Indikation der Exairese.
Ausheilung der Kaverne nach 7 Monaten.

Kleinapfelgröße übergroß geworden ist, zum Aufgehen zu bringen. Wir
haben nach anfänglicher Begeisterung für die Chancen dieser Therapie
im Laufe der Zeit mit der Anwendung des Doppelpneumothorax immer
mehr Zurückhaltung geübt.

Die Indikation für die *Zwerchfellähmung* als selbständige Operation
gilt in erster Linie den Unterlappentuberkulosen, für die sie geradezu
das Idealverfahren darstellt. Auch bei Mittelfeldkavernen haben wir
recht günstiges gesehen. Für die Obergeschoßphthisen und insbesondere
die Oberlappenkavernen wird man sie nur ausführen, wenn bei Unmög-
lichkeit des Pneumothorax die eigentlich angezeigte große Operation
(Plastik, Plombierung) wegen des Alters des Kranken oder des Zustandes
seines Herzens, wegen Komplikationen von seiten anderer Organe
(Nieren!) oder wegen Ablehnung des Kranken nicht ausgeführt werden

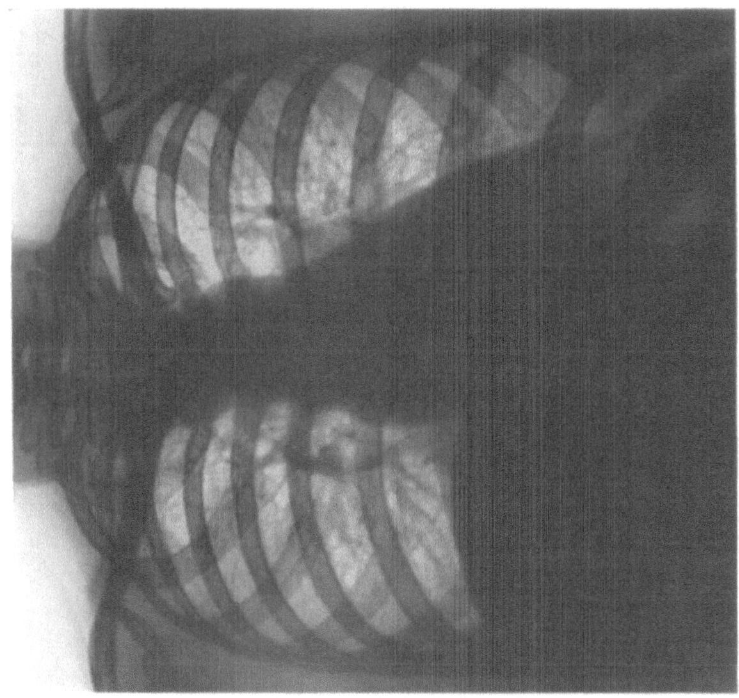

Abb. 165. Derselbe Fall. Rückbildung nach Exairese.

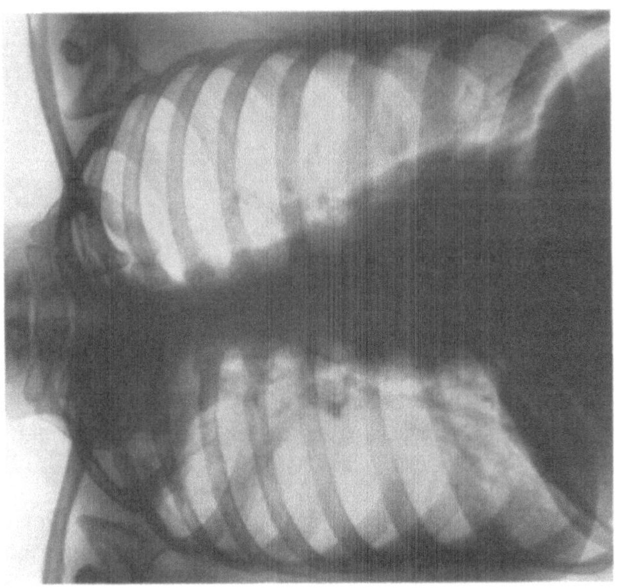

Abb. 164. Aufn.-Nr. 1094, ♀ 44 Jahre. Erweichtes Infiltrat in rechten Obergeschoß.

kann. Es muß allerdings gesagt werden, daß wir durch die Exairese,
wie andere Autoren auch, überraschende Ausheilungen von Spitzenkavernen zustande kommen sahen; die Lunge kollabiert nicht partiell,
sondern wie ein Gummiband in allen ihren Teilen, ganz besonders aber
in den kranken zur Induration neigenden Partien. Andererseits müssen
wir gestehen, daß es uns mit der Exairese so ähnlich gegangen ist,

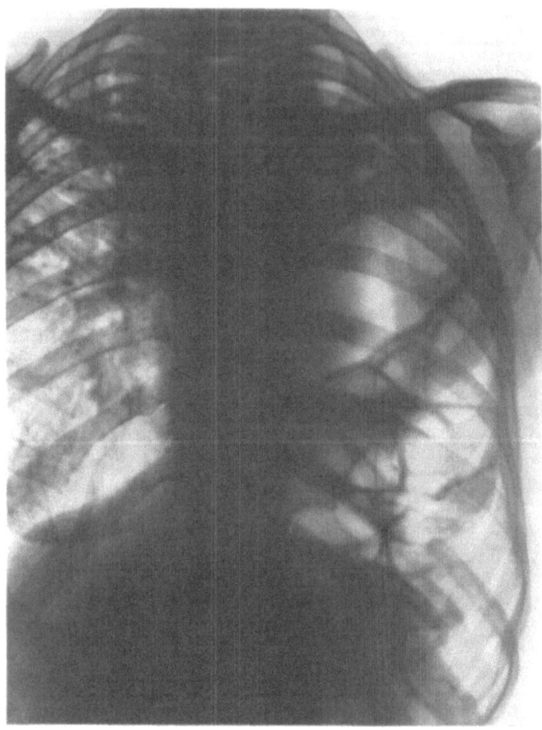

Abb. 166. Amb., ♀ 38 Jahre. Extremer Zwerchfellhochstand links mit enormem Hochstand
der Flexura lienalis. 8 Jahre nach Exairese.

wie mit dem doppelten Pneumothorax: „Die ich rief, die Geister, werd
ich nun nicht los." Wir haben nach der Exairese Schrumpfungen
grotesken Ausmaßes gesehen, besonders links: Zwerchfellstand oberer
Rand der zweiten Rippe mit phantastischen Verziehungen der Nachbar-
organe, z. B. der Flexura lienalis bis fast in die Achselhöhle mit steilstem
Anstieg des Colon transversum, scharfer Abknickung in der Flexur und
entsprechenden Stenosierungsbeschwerden (Abb. 166); Umknickung des
Oesophagus durch Hochziehung der Kardia mit Schluck- und Aufstoß-
beschwerden (Abb. 167), Knickung des Herzens mit unangenehmen Sen-
sationen, Hochziehung der Flexura hepatica über die Leber hinweg,
wiederum mit Passageerschwerung (Abb. 169) u. a. m. Sind unzweifelhaft

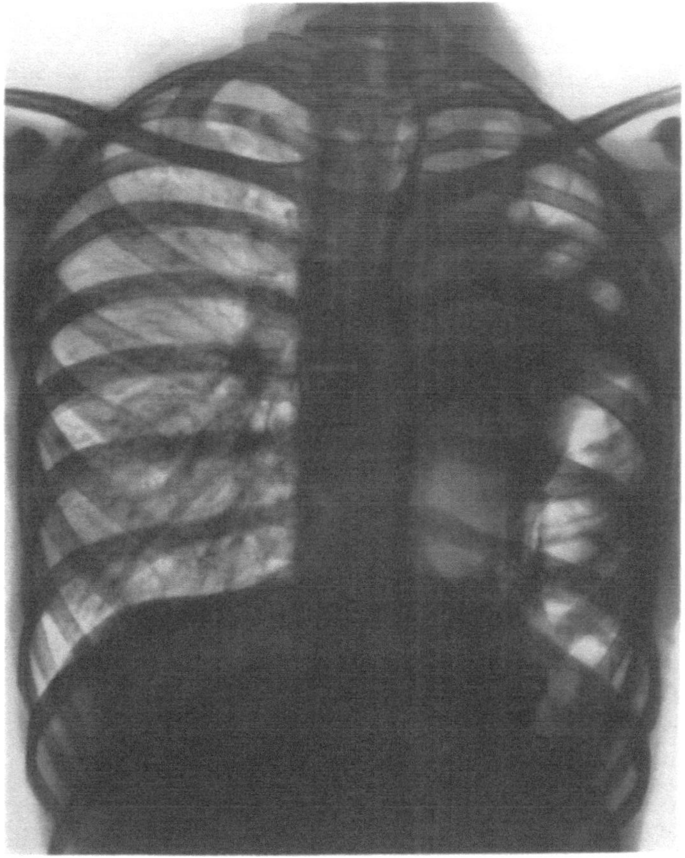

Abb. 167. Aufn.-Nr. 4740, ♀ 28 Jahre. Abknickung des Oesophagus bei extremem Zwerchfellhochstand nach Exairese.

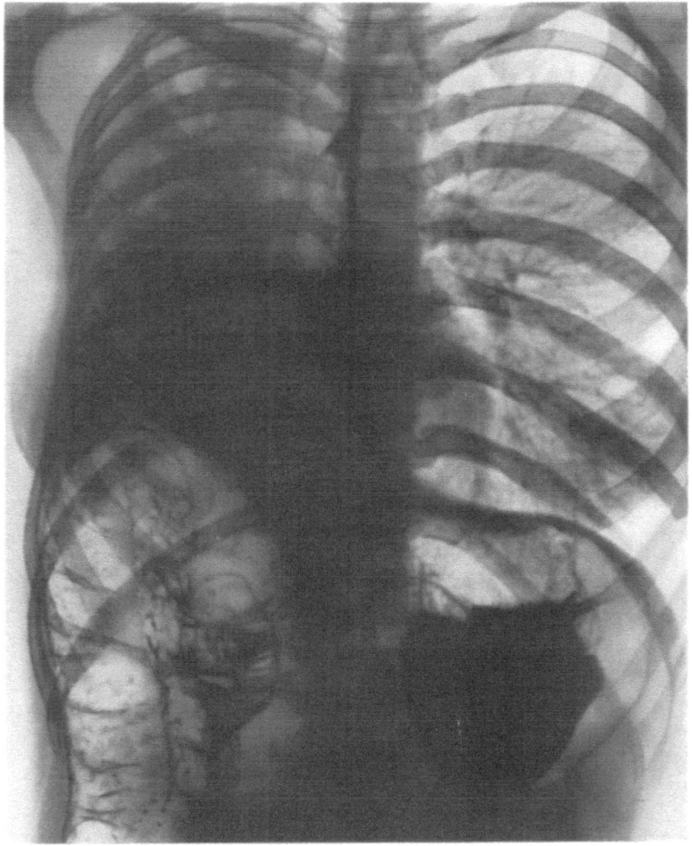

Abb. 168. Aufn.-Nr. 5989, ♀ 22 Jahre. Divertikel des Oesophagus und enormer Hochstand der Flexura hepatica nach Exairese. Herz ganz nach rechts verlagert.

feste schwartige Pleuraverwachsungen vorhanden, so kann es zu so extremen Schrumpfungen nicht kommen und dann ist die Exairese unbedenklich. Sind wir über die Festigkeit dieser Verwachsung nicht ganz sicher, so ziehen wir, namentlich linksseitig, der Zwerchfellähmung durch Exairese die zeitweilige Lähmung durch einfache Phrenicotomie, besser durch Vereisung oder Quetschung des Nervus phrenicus vor.

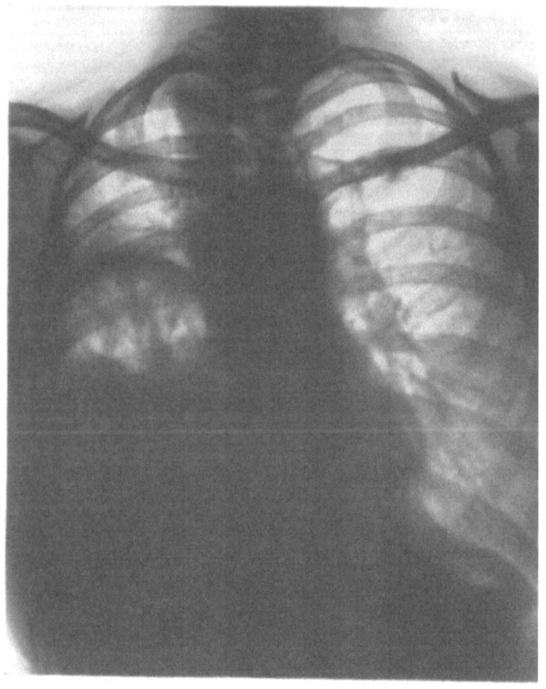

Abb. 169. Aufn.-Nr. 7968, ♀ 39 Jahre. Zwerchfellhochstand nach Exairese rechts, Colon transversum oberhalb der Leber.

4—5 Monate nach diesem Eingriff hat sich der Nerv von der Läsionsstelle aus wieder restauriert und die Funktion des Zwerchfells wird wieder normal. Hat diese Operation ergeben, daß eine unerträglich große Schrumpfung der Lunge nicht eintritt, und reicht andererseits die Zeitspanne für die Heilung der tuberkulösen Herde nicht aus, so kann man nunmehr unbedenklich die Exairese vornehmen. Freilich macht BRAUER neuerdings mit Recht darauf aufmerksam, daß die Zwerchfellähmung nach Ausheilung der Tuberkulose bei zunehmendem Alter des Kranken eine recht nachteilige Funktionsbeeinträchtigung der Lunge darstellt.

Die *Thorakoplastik* und die *Plombierung* haben ihre speziellen Indikationsgebiete. Daß und warum der Pneumothoraxversuch der großen Operation vorauszugehen hat, wurde schon hervorgehoben; auch daß

bei einem Pneumothorax, der ungenügend wirkt und durch Strangdurchbrennung und Zwerchfellähmung nicht genügend wirksam gestaltet
werden kann, eine ergänzende Thorakoplastik in Frage kommt. Deren
Umfang nach Zahl und Länge der zu resezierenden Rippen — in

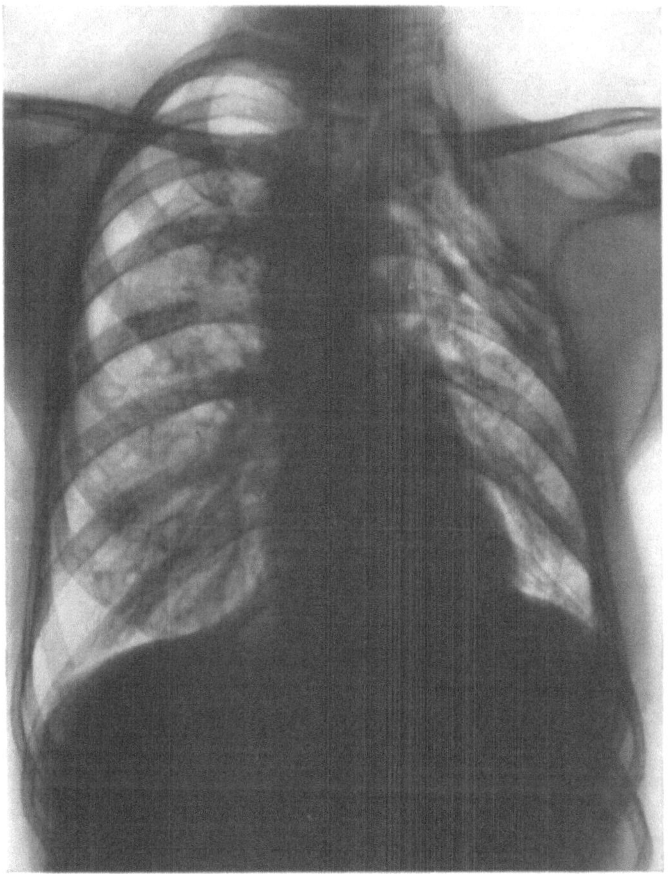

Abb. 170. Aufn.-Nr. 3554, ♂ 33 Jahre. Obergeschoßplastik links bei bestehendem
Pneumothorax rechts.

der Regel handelt es sich um Obergeschoßplastiken — muß sich nach
der Größe und Lage der zur Schrumpfung zu bringenden Kaverne
richten. Der Pneumothorax soll dabei operativ nicht eröffnet werden.

Ist ein freier Pleuraspalt überhaupt nicht vorhanden, so kommt
von vornherein die große Operation in Frage. Die Indikation geben
im allgemeinen nur die einseitigen Lungentuberkulosen. Wir haben aber
in den letzten Jahren den Indikationskreis etwas weiter spannen können.
Ist auf der anderen Seite nur eine geringe kleinherdige Streuung

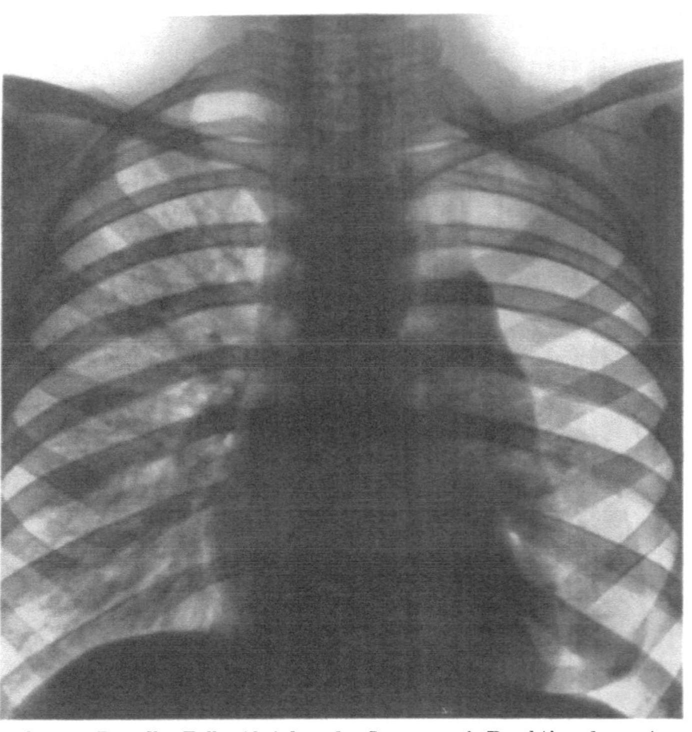

Abb. 171. Aufn.-Nr. 4588, ♂ 20 Jahre. Unvollständiger Pneumothorax. Oberlappenkaverne klaffend.

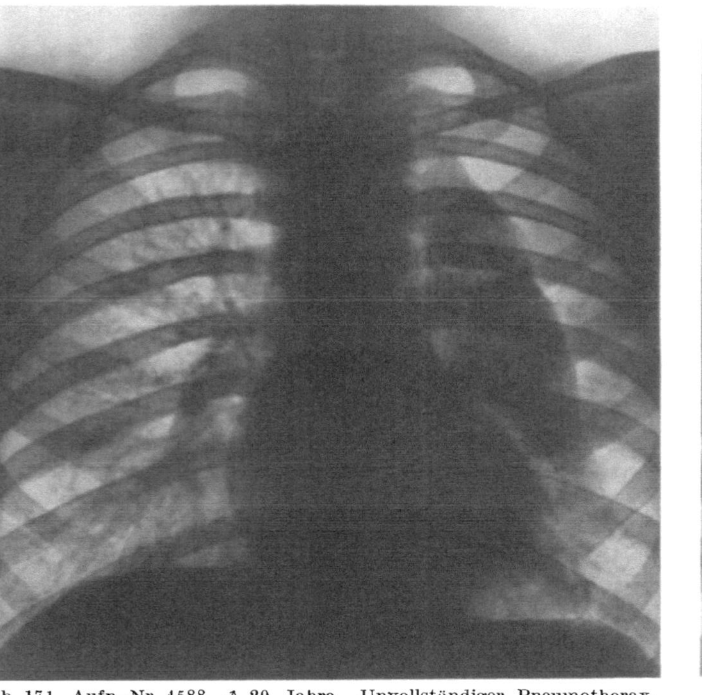

Abb. 172. Derselbe Fall. Absinken der Lunge nach Resektion der ersten und zweiten Rippe. Genügende Entspannung des Oberlappens. Heilung der Kaverne.

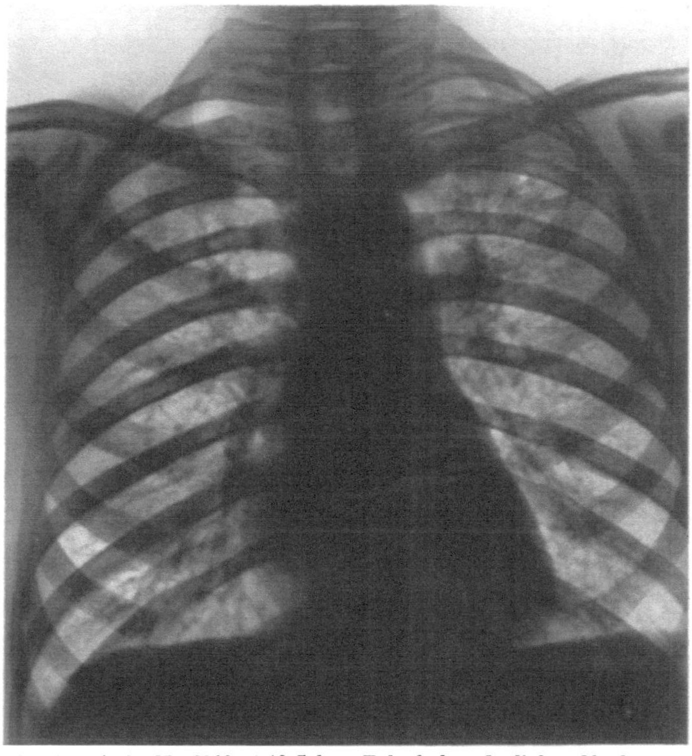

Abb. 173. Aufn.-Nr. 2969, ♂ 18 Jahre. Tuberkulose des linken Oberlappens
mit größerer Kaverne, geringe Streuung rechts.

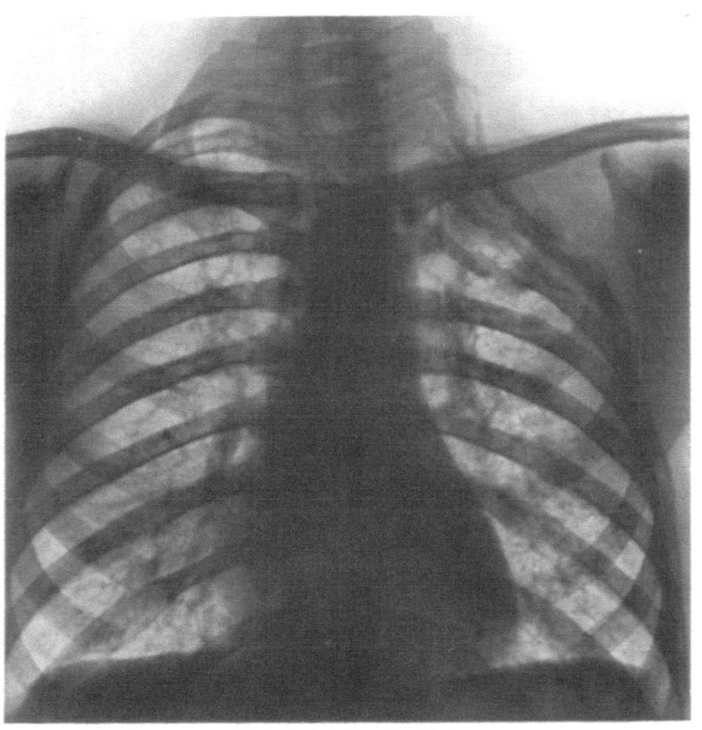

Abb. 174. Derselbe Fall.
Heilung der Kaverne nach Obergeschoßplastik 1—5.

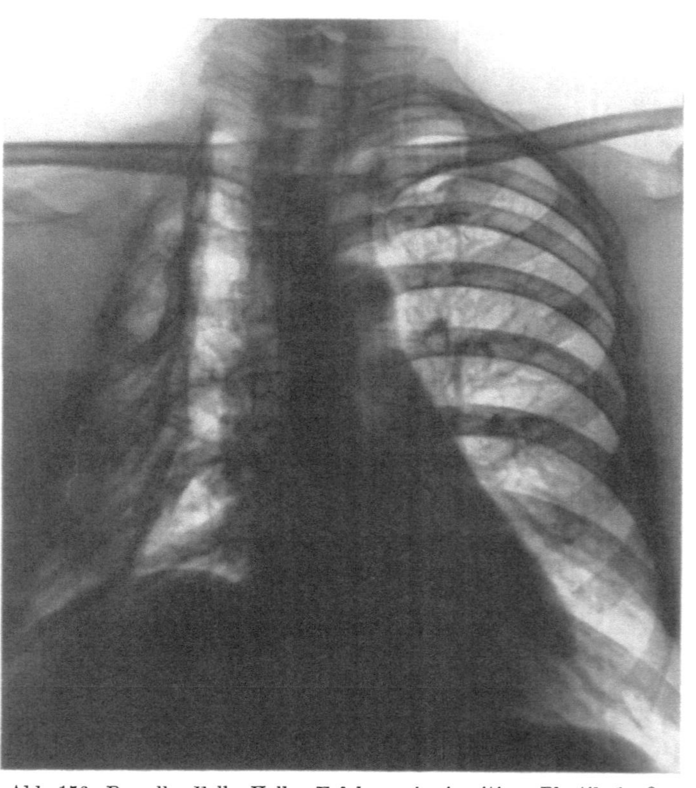

Abb. 175. Aufn.-Nr. 1320, ♂ 39 Jahre. Tuberkulose im rechten Ober- und
Mittelgeschoß mit kleiner Kaverne und geringer Streuung links.

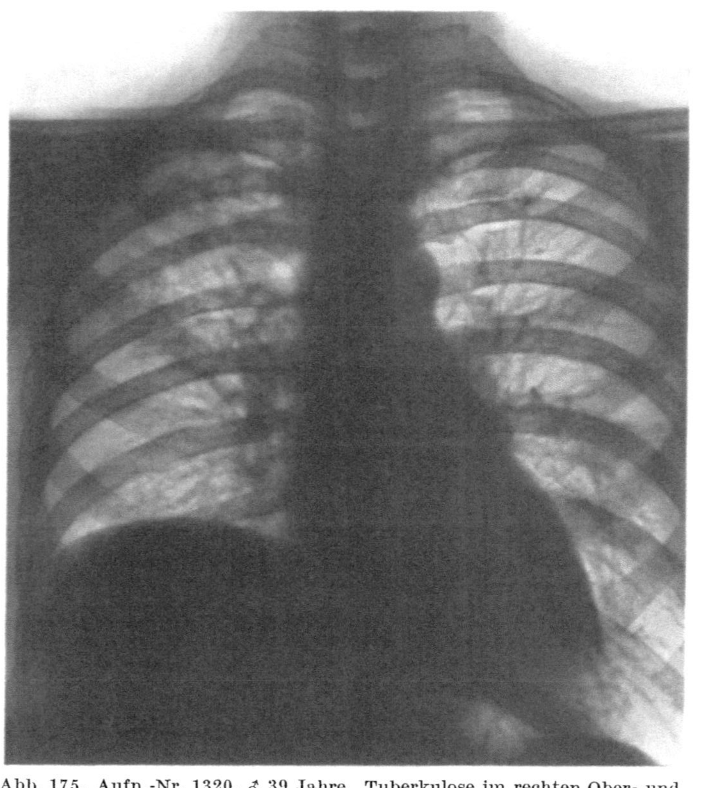

Abb. 176. Derselbe Fall. Voller Erfolg nach einzeitiger Plastik 1—8.

vorhanden, bei der ein Stillstand des Prozesses erwartet werden kann, so
genügt es, durch Pneumothoraxversuch auf der Gegenseite festzustellen,
ob notfalls eine nachträgliche Pneumothoraxbehandlung möglich sein
wird; von dieser Pneumothoraxbehandlung ist aber einstweilen abzusehen.
Sind auf der Gegenseite weich konturierte unzweifelhaft progrediente

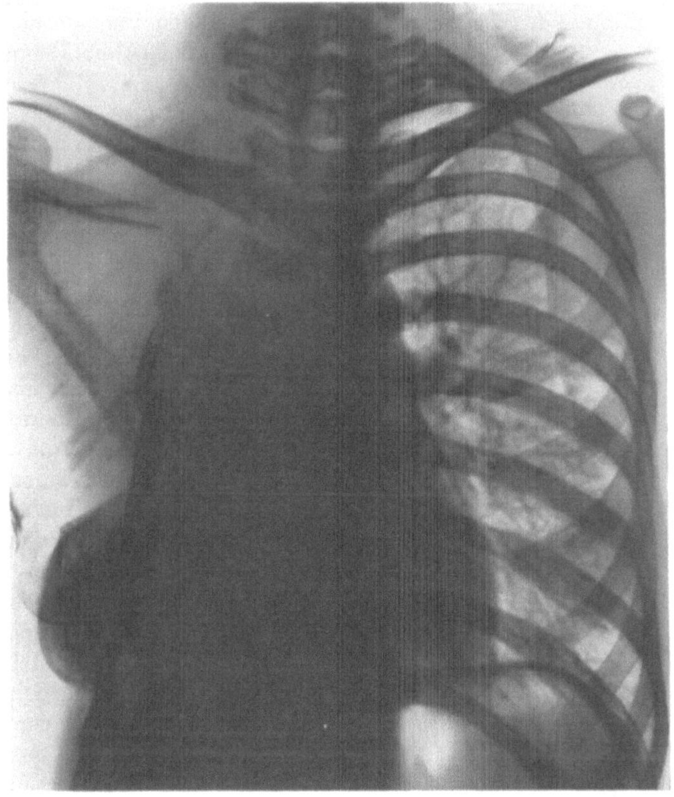

Abb. 177. Aufn.-Nr. 5289, ♀ 22 Jahre. Plastik 1—11, zweizeitig wegen extrem
schrumpfender Phthise der rechten Lunge. Status vor der Operation s. Abb. 168, S. 269.

Herde oder ist gar ein kleiner Einschmelzungsherd vorhanden, so ist
ein Entspannungspneumothorax einzuleiten, der bei gutem Kräfte- und
Herzzustand die Durchführung der großen Operation in keiner Weise
hindert. Natürlich kann es sich immer nur um Tuberkulose der Gegenseite von geringer Ausdehnung handeln (vgl. Abb. 170, S. 271).

Vier Arten von thorakoplastischen Operationen kommen in Frage:

1. Die *Spitzenplastik* nach LAUWERS, bei der nur die 1. und 2. Rippe
und zwar die 1. ganz, die 2. fast ganz reseziert werden, außerdem aber
die Lungenkuppe durch extrapleurale Pneumolyse mobilisiert wird. Die

18*

Operation kommt für Spitzenkavernen in Betracht, sie kann außerdem das gegebene Verfahren bei unvollständigem Pneumothorax sein (Abb. 171 und 172, S. 272).

2. Die *Obergeschoßplastik* nach GRAF, bei der die 1. Rippe ganz reseziert wird, die 2. fast ganz und die 3. und 4. bis eventuell 6. teilweise je nach Umfang der Oberlappentuberkulose; auch dies Operationsverfahren kann zur Ergänzung des unvollständigen Pneumothorax in Frage kommen (Abb. 173 und 174, S. 273).

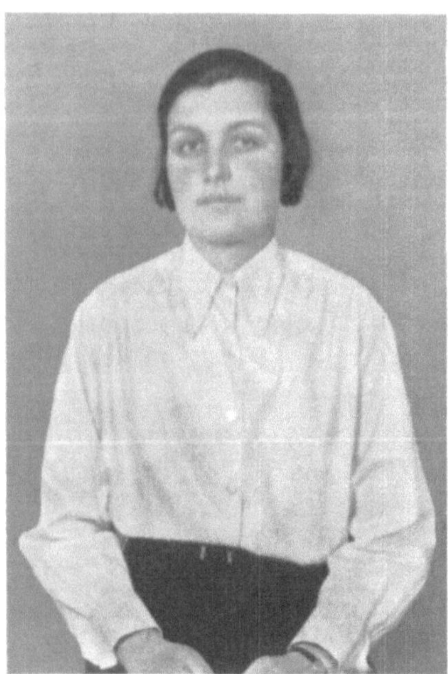

Abb. 178. Derselbe Fall.
Patientin nach zweizeitiger Plastik 1—11.

3. Die *einzeitige totale Plastik 1 bis 8* nach BRAUER-SAUERBRUCH; die Länge der zu resezierenden Rippenstücke richtet sich nach dem Grade des Lungenkollapses, der zur Ausheilung der Tuberkulose nötig erscheint. Diese Operationsmethode ist angezeigt für Tuberkulosen, die bis in die unteren Lungenpartien herabreichen, ohne doch dort größere Einschmelzungen gesetzt zu haben; für schwerere Erkrankungen des Unterlappens kann diese Technik auch ausreichen, wenn die vorausgeschickte Exairese bereits einen ausgiebigen Zwerchfellhochstand herbeigeführt hat. Während man bei der Spitzen- und Oberfeldplastik einen ausreichenden Kollaps der oberen Lungenpartien von oben herbeiführt, tritt bei der Totalplastik 1—8 als mechanisches Moment die Kompression von hinten nach vorn in den Vordergrund, indem nämlich das Schulterblatt nach medial und vorn stark einrücken kann. Die Länge der zu resezierenden Rippenstücke richtet sich nach der Ausdehnung des Krankheitsprozesses, vor allem natürlich nach Größe und Lage der Kavernen. Als Regel kann gelten, daß von der 1. Rippe einige Zentimeter, dann zunehmend bis zur 5. Rippe bis zu 15 cm, von der 6.—8. abnehmend auf 8 cm reseziert werden (Abb. 175 und 176, S. 274).

4. Die *totale Plastik 1—11* nach BRAUER-SAUERBRUCH kommt bei schweren Tuberkulosen des Ober- und Unterlappens in Frage. Der große Eingriff wird am besten zweizeitig ausgeführt. Man fängt in der Regel mit Resektion der 5. oder 6.—11. Rippe an und läßt nach 3 bis 4 Wochen die obere Plastik 1—4 oder 5 folgen. Der Umfang der einzelnen

Rippenkürzungen wird von Art und Umfang des Zerstörungsprozesses diktiert (Abb. 168, S. 269 und Abb. 177, S. 275). SAUERBRUCH hebt mit Recht hervor, daß bei dieser großen Plastik ein weiteres mechanisches Moment das Zustandekommen eines starken Lungenkollapses fördert. Infolge der Resektion auch der unteren Rippen sinken nämlich sämtliche

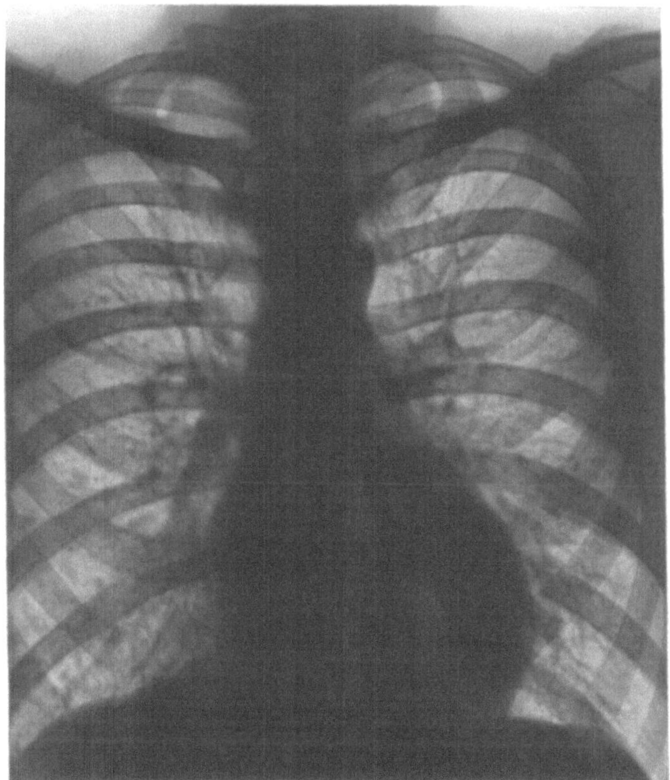

Abb. 179. Aufn.-Nr. 3384, ♂ 32 Jahre. Mittlere isolierte Kaverne in der Spitze des rechten Unterlappens (durch stereoskopische Aufnahme lokalisiert).

hinteren Rippenabschnitte, soweit sie stehen gelassen wurden, stark nach unten. Der Kollaps vollzieht sich nunmehr in allen drei Dimensionen: von außen nach der Körpermitte zu, von hinten nach vorn durch Einrücken des Schulterblattes und schließlich von oben nach unten. Die körperliche Entstellung hängt natürlich von dem Umfang der Resektionen ab; aber selbst bei sehr weitgreifenden Operationen ist sie am bekleideten Körper kaum zu bemerken (Abb. 178).

Die geschilderten plastischen Operationen sind als Typen gedacht; der Operateur kann und wird im Einzelfall oft modifizieren und sich in seinem Vorgehen ganz dem klinischen und röntgenologischen Befund anpassen.

Die **Plombierung** ist eine Ersatzoperation für die Thorakoplastik. Sie hat aber ihr besonderes Indikationsgebiet in den Mittelgeschoß- und den Unterlappenprozessen, insbesondere den isolierten Kavernen dieser Regionen. Diesen Herden ist nämlich mit den plastischen Operationen nur unter Opferung größerer Partien gesunden und funktionswichtigen

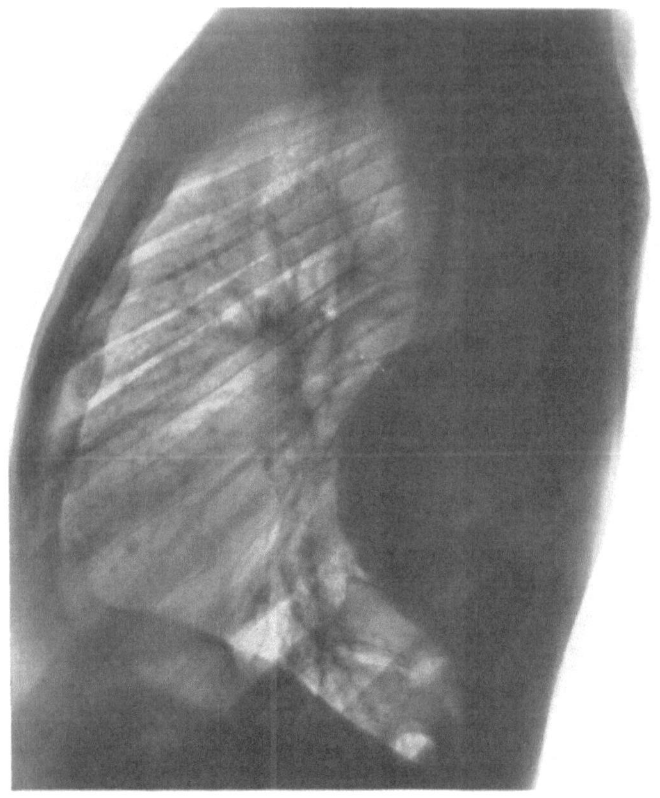

Abb. 180. Derselbe Fall. Frontalaufnahme der gezielten Plombe.

Lungengewebes beizukommen, weil ein ausreichender Kollaps durch Resektion einiger mittlerer oder unterer Rippen nicht zu erreichen ist. Mit der Plombe aber kann man sozusagen zielen, besonders gut, wie unsere Abb. 179 und 180 zeigen, wenn man die Lage einer isolierten Kaverne durch stereoskopische Röntgenaufnahmen genau festlegen konnte. Für diese Mittelfeld- und Unterlappenprozesse ist die Plombierung die Methode der Wahl.

Die Plombierung hat indessen den großen Nachteil, daß man einen Fremdkörper zur Einheilung bringen muß, und daß die reaktionslose und dauerhafte Einheilung nicht ausnahmslos gelingt. Zwar die früher

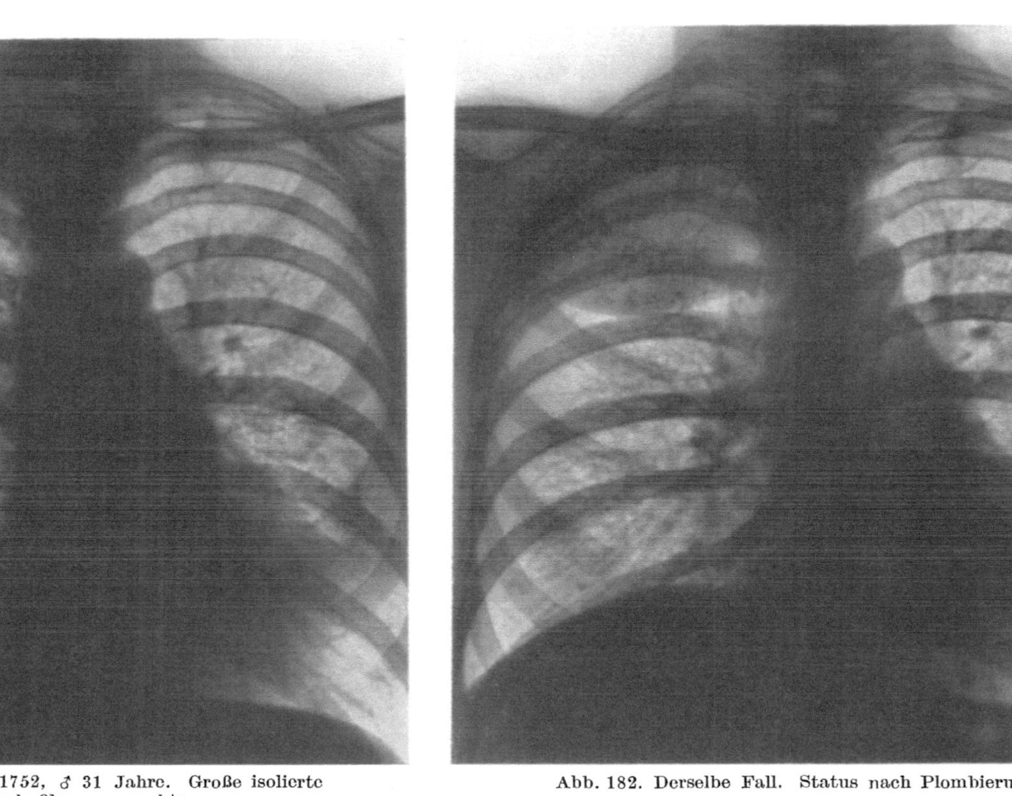

Abb. 181. Aufn.-Nr. 1752, ♂ 31 Jahre. Große isolierte
Obergeschoßkaverne rechts.

Abb. 182. Derselbe Fall. Status nach Plombierung.

gelegentlich vorgekommene Ausstoßung der Plombe nach außen unter
Nachgeben der Wundnaht kann nach unseren Erfahrungen der letzten
Jahre durch geeignete Technik sicher vermieden werden. Nicht ganz
zuverlässig aber kann man die gefürchtete Spätperforation von der
Lunge her in das Plombenbett ausschließen, die fast immer zur Mischinfektion des Plombenbettes und damit zu neuen operativ sehr schwierigen
Aufgaben führt. Der Plombierung ziehen wir deshalb, namentlich für
die Obergeschoßprozesse, die zweckdienliche plastische Operation vor,
die Spätgefahren nicht bedingt. Nicht ganz selten ist freilich der Patient,
besonders gilt das für junge Frauen, nur mit der Plombierung, nicht
aber mit der Plastik einverstanden, die eine gewisse körperliche Entstellung nicht ganz vermeiden kann. Unter allen Umständen ist aber
die Plombierung abzulehnen, wenn eine größere Kaverne wandständig
liegt, weil dann die Gefahr der nachträglichen Perforation der in ihrer
Ernährung gefährdeten Kavernenwand zu groß ist.

Es bleiben die **Gegenindikationen** der großen Operationen kurz zu
besprechen. Da ist in erster Linie das Lebensalter zu berücksichtigen.
Jenseits des 40. Lebensjahres muß man mindestens für große plastische
Operationen hinsichtlich des Herzens sehr sorgfältig abwägen; wir haben
immerhin mehrfach bei 50jährigen Kranken mit Erfolg plastische Operationen und Plombierungen ausgeführt; SAUERBRUCH berichtet sogar
von einer erfolgreichen Plastik bei einem 60jährigen Kranken. JESSEN
weist sehr mit Recht darauf hin, daß für die Aussichten einer Plastik
das Alter des tuberkulösen Prozesses zu berücksichtigen ist, da man bei
alten Phthisen immer mit einer erheblichen Schädigung des Herzens
rechnen müsse. Wir haben seit Jahren vor der Ausführung großer
Operationen der Herzuntersuchung besondere Sorgfalt zugewendet und
uns dabei auf den KAUFFMANNschen Wasserversuch, die Blutdruck-
messung, die Herzkraftuntersuchung an der Hand von leichtathletischen
Übungen und der Kreislaufuntersuchung mit Hilfe der Venenpulskurve
nach WEBER gestützt. Seit wir nach diesen Untersuchungen regelmäßig
unsere Indikation zur Operation kritisieren, haben wir keinen Früh-
todesfall mehr erlebt. Der Messung der Lungenfunktion bedient sich
neuerdings auf Grund ausgezeichneter klinisch-experimenteller Studien
die BRAUERsche Klinik, nämlich der exakten Spirometrie bei gemessener
Arbeitsleistung und der Blutgasanalyse zur Ermittlung der Sauerstoff-
schuld. Die Kombination der Herzkraft- und Lungenfunktionsprüfung
im Verein mit der klinisch-röntgenologischen Herdanalyse wird der
Klinik die Möglichkeit geben, nicht nur die Chancen der großen Operation
quoad vitam und quoad sanationem, sondern auch hinsichtlich der zu
erwartenden körperlichen Leistungsfähigkeit, die letzten Endes den nutz-
baren Erfolg der Operation bestimmt, genau festzulegen. Daß für diese
Operationen etwaige Komplikationen von seiten anderer Organe sorgfältig
zu berücksichtigen sind, dürfte sich von selbst verstehen.

2. Der Pneumothorax.

Der Pneumothorax als Frühoperation. Im Pleuraraum herrscht bekanntlich negativer Druck. Bei Eröffnung des Thoraxraumes von außen her sinkt die Lunge, wenn die Pleurablätter nicht verwachsen sind, zurück. Dieser Lungenkollaps kann daher erreicht und zugleich dosiert werden, wenn man von außen her mit einer Hohlnadel bis auf den Pleuraspalt eingeht und Luft einströmen läßt. Wir verdanken BRAUER die Einführung des Manometers zur Beobachtung der intrapleuralen Druckschwankungen; SAUGMAN ersetzte das Quecksilbermanometer durch das weit empfindlichere, heute allgemein gebrauchte Wassermanometer. Die Druckbeobachtung gewährt ein vollkommen sicheres Vorgehen und schließt die Gefahr der Luftembolie durch Einströmen von Luft in die Gefäßbahn so gut wie völlig aus. Über den *Zeitpunkt der Pneumothoraxanlegung* ist man in den Kreisen der Fachleute recht geteilter Meinung. Unsere

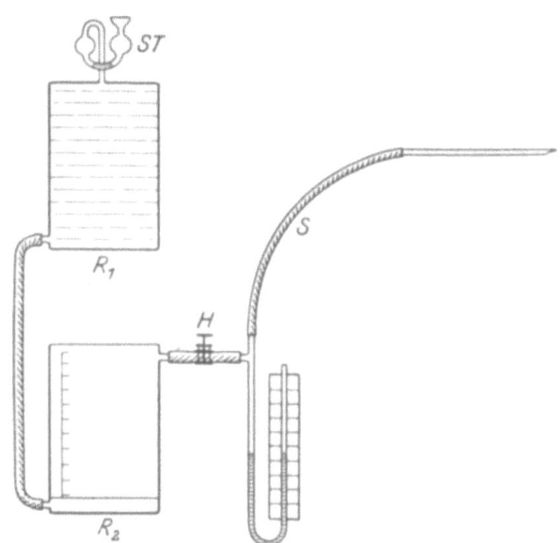

Abb. 183. Schematische Darstellung des Pneumothoraxapparates. ST Sicherheitstrichter, durch den Außenluft einstreichen kann; R₁ Rezipient 1, mit Wasser gefüllt; R₂ Rezipient 2, mit Luft gefüllt, graduiert; H Hahn; S Schlauch zur Pneumothoraxnadel. Das Wassermanometer rechts unten ist verkürzt gezeichnet.

Untersuchungen über die Dauererfolge der Kollapstherapie haben ergeben, daß die Resultate bei frühzeitig behandelten Kranken um das Mehrfache den Spätbehandlungen überlegen sind. Da die Frühbehandlung nicht nur die weitaus besten Chancen bietet, sondern auch bei noch nicht beteiligter Pleura das geringste Risiko einschließt, sollte die Pneumothoraxbehandlung gerade so „Frühoperation" werden, wie etwa die Appendektomie, natürlich im Zeitmaß dem Tempo des pathologischen Prozesses sinngemäß angepaßt. Wir verfahren demgemäß, indem wir die Pneumothoraxanlegung nur so lange hinausschieben, wie die Klärung des Krankheitszustandes, die Rücksicht auf die psychische Einstellung des Kranken und seiner Angehörigen, etwaige Zwischenfälle (Festtage, Menses) oder Komplikationen erfordern, aber auch nicht einen Tag länger. Wir wüßten nicht, welchen Vorteil das Hinausschieben der für notwendig erkannten Kollapsbehandlung bringen sollte. Die Gefahr der Streuung

von der Kaverne her ist allemal sehr viel größer als die Chance der
Spontanheilung. Nur wenn wir im Zweifel sind, ob die Lungenerkrankung und insbesondere der gesamte Zustand des Kranken eine
Kollapsbehandlung überhaupt noch zulassen, stellen wir den Eingriff
so lange zurück, bis wir über die Erholungsfähigkeit des Kranken und
damit über die Aussichten einer klinischen Besserung im klaren sind.
Die heute noch recht verbreitete Scheu vor dieser weitaus wichtigsten

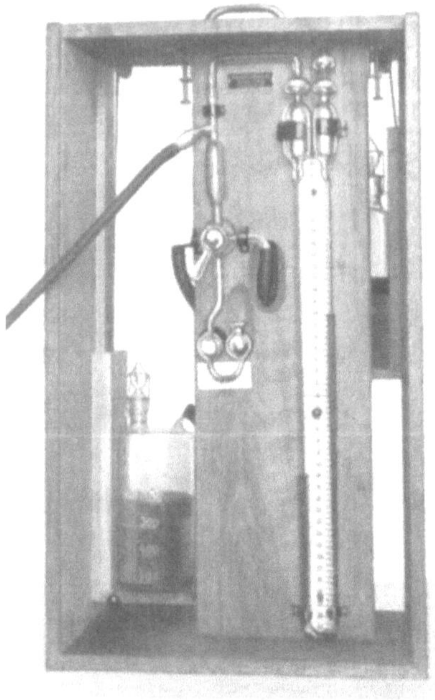
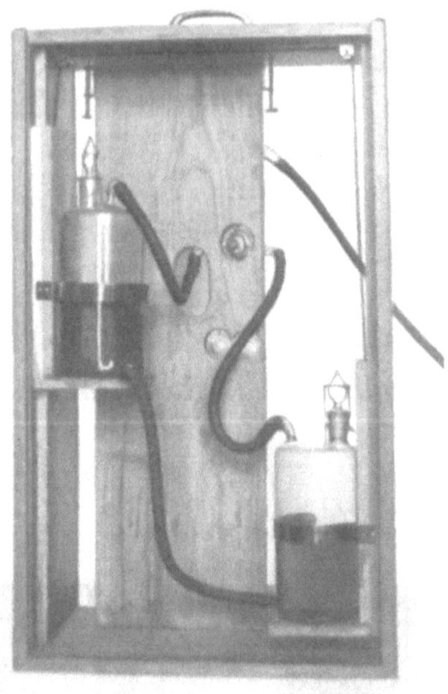

Abb. 184. Pneumothoraxapparat nach GRASS. Bei dieser Hahnstellung ist der untere
Rezipient mit dem Schlauch zur Punktionsnadel und mit dem Wassermanometer, der
obere durch den Sicherheitstrichter (unter dem Hahn) mit der Außenluft verbunden.
Abb. 185. Pneumothoraxapparat; Rückseite.

Behandlungsart bei offener Tuberkulose wird bei Ärzten und Kranken
in dem Maße zurückgehen, wie man sich an die fast immer komplikations-
lose Behandlung der akuten offenen Tuberkulosen gewöhnt.

Technik. Es sind eine ganze Anzahl *Pneumothoraxapparate* im Gebrauch; sie beruhen alle auf dem Prinzip, das in der Abb. 183 schematisch
dargestellt ist. Wichtig ist, daß die Pneumothoraxnadel, also der Pleuraraum zwangsmäßig mit dem Manometer in Verbindung bleibt, also diese
Verbindung nicht durch eine irrtümliche Hahnstellung unterbrochen
werden kann. Welchen Apparates man sich bedient, ist im übrigen
unwesentlich. Wir benutzen den Apparat von GRASS, dem früheren
Oberarzt unserer Anstalt (Hersteller Hanff und Buest, Berlin), dessen

Konstruktion die Abb. 184 und 185 zeigen. Er hat den Vorteil der Einfachheit, da er nur einen einzigen Hahn hat, und eine falsche Hahnstellung daher kaum vorkommen kann. Bevor man den Apparat, gleichgültig welchen, in Gebrauch nimmt, muß man sich jedesmal durch Zuhalten des zur Pneumothoraxnadel führenden Schlauches bei geöffneten Hähnen überzeugen, ob alle Schlauchverbindungen dicht sind, ob also der Apparat gebrauchsfertig ist. — Es sind auch eine ganze Anzahl Pneumothoraxnadeln empfohlen worden. Was für den Apparat gilt, kann man auch von der Nadel sagen; sie sind alle brauchbar, und wichtig ist nur, daß man mit Nadel und Apparat vertraut ist. Wir bedienen uns einer modifizierten Nadel nach Deneke, die kurz schräg abgeschliffen und am vorderen Ende verschlossen ist und die ganz kurz über der Spitze eine weite runde seitliche Öffnung hat (Abb. 186). Zweckmäßig ist die Trockensterilisierung der Nadel; steht eine Einrichtung für Heißluftsterilisierung nicht zur Verfügung, so ist die Nadel vor Gebrauch durch mehrfaches Luftdurchspritzen von innerer Feuchtigkeit zu befreien. — Schließlich hat die Art des einzuführenden Gases längere Zeit für wichtig gegolten. Untersuchungen von Grass haben dargetan, daß sich die Pneumothoraxluft durch Gasaustausch nach ganz kurzer Zeit der Partialgasspannung der Alveolarluft anpaßt, nämlich sich auf etwa 90% N, 4% O_2 und 6% CO_2 einstellt. Danach ist die Art des einzufüllenden Gases von untergeordneter Bedeutung. Nimmt man reinen Stickstoff, so gibt die Alveolarluft in kurzer Zeit die entsprechende Menge O_2 und CO_2 hinzu, was eine gewisse nachträgliche Drucksteigerung bedingt. Wir füllen mit atmosphärischer Luft nach, deren Filterung durch Watte nach unserer vieltausendfachen Erfahrung keine Bedeutung hat. Zur Herabsetzung der

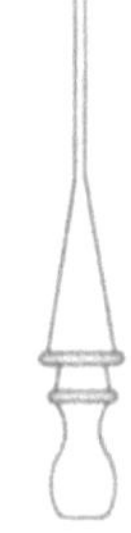

Abb. 186. Pneumothoraxnadel modifiziert nach Deneke.

Gasemboliegefahr ist für die Pneumothoraxanlegung die Verwendung von reinem O_2 empfohlen worden. Grass hat mit Recht darauf aufmerksam gemacht, daß bei der Pneumothoraxanlegung etwa in die Blutbahn gelangendes Gas in die mit arteriellem Blut gefüllten Lungenvenen und mit ihm in das rechte Herz dringt, und O_2 von diesem arteriellen Blut nicht aufgenommen wird; er hat deshalb für die Erstanlegung folgerichtig reine CO_2 empfohlen, die von dem arteriellen Blut aufgenommen wird; man kann die CO_2 in dem Pneumothoraxrezipienten durch Einbringen von Natrium bicarbonicum + Weinsteinsäure erzeugen. Wir verfahren in der Anstalt seit etwa 10 Jahren nach diesem Ratschlag und haben in dieser Zeit keine Gasembolie erlebt. Es ist aber zu bedenken, daß bei Pneumothoraxnachfüllungen auch Gasembolien vorgekommen sind. Selbst wenn man alle Nachfüllungen mit CO_2 beginnen wollte, würde man gegen die Gefahr einer Gasembolie keine absolute Sicherheit haben. Denn es ist bei ungeberdigen Kranken (Kleinkinder schreien und pressen fast immer!) zur Lungenverletzung und zur Gasembolie durch Einpressen von Pneumothoraxluft in die Blutbahn gekommen. Vor der Gasembolie schützt am besten eine gute Technik der Nadeleinführung.

Der Kranke wird auf den Rücken gelagert. Es ist vielfach Sitte, ihn auf die andere Seite zu lagern, wobei man durch Unterschieben einer Kissenrolle unter den Brustkorb ein Klaffen der Intercostalräume erreichen kann. Das hat aber den großen Nachteil, daß sich bei beweglichem Mittelfell der intrapleurale Druck erheblich ändern kann; da man nicht weiß, ob der Kranke ein bewegliches Mediastinum hat, führt man durch Seitenlagerung eine Unbekannte in die Rechnung. Natürlich soll man, um nachträgliche Drucksteigerung bei Lagewechsel auszuschalten, auch die Nachfüllungen in Rückenlage des Kranken machen. Aus dem gleichen Grunde ist die Anlegung oder Nachfüllung beim sitzenden Kranken nicht zu empfehlen, denn wenn der Kranke sich hinlegt, drängt der abdominale Druck das Zwerchfell höher und die unerwünschte nachträgliche Drucksteigerung ist da.

Der Ort des Eingehens mit der Nadel ist von untergeordneter Bedeutung; für den ersten Versuch ist die mittlere Axillarlinie (links nicht weiter nach vorn!) zu empfehlen. Findet man hier keinen freien Pleuraspalt, so soll man immer im ersten Intercostalraum vorn versuchen; wir haben von dieser Stelle aus häufig einen vollkommen ausreichenden partiellen Pneumothorax bei angewachsenem Unterlappen erzielt. Weitere Versuche sind meist vergeblich, doch soll man immerhin hinten unten und hinten oben die Verwachsung der Pleurablätter feststellen, um nicht bei Operationen (Plombe!) unangenehme Überraschungen zu erleben, die wohl jedem Operateur schon vorgekommen sind.

Es empfiehlt sich, mindestens bei der Erstanlegung, am besten auch bei allen Nachfüllungen, die Nadel unter Lokalanästhesie mit $^1/_2$%iger Novocainlösung einzuführen, einmal, weil die Mehrzahl der Kranken den Eingriff unter Lokalanästhesie als kaum schmerzhaft empfindet, vor allem aber, weil die Anästhesie der Pleura costalis für den wichtigen Moment des Passierens der Nadel durch die Pleura völlige Ruhe des Kranken gewährt. Unruhigen und ängstlichen Kranken gibt man $^1/_2$ Stunde vor dem Eingriff 0,002 g Dilaudid innerlich, allenfalls auch subcutan. Man muß natürlich peinlich vermeiden, mit der Nadel der Injektionsspritze die Lunge zu verletzen; bei Kindern und grazilen mageren Erwachsenen ist die Brustwand kaum mehr als 1 cm dick. Wir haben bei einer solchen Lungenverletzung in 10 Minuten einen großen Spontanpneumothorax entstehen sehen, was glücklicherweise ohne weitere Folgen blieb, indem die feine Verletzung nach Kollabieren der Lungen verklebte. Mitunter kann man mit der Nadel der Injektionsspritze die einzelnen Stationen des Weges deutlich abtasten: Haut, subcutane Fascie, Intercostalfascie, subpleurale Fascie, und auch das Herankommen an die Pleura am leichten Zusammenzucken des Kranken erkennen; doch soll man sich auf solche Finessen nicht verlassen. Ist man nicht sicher, ob man die Pleura mit der Anästhesie direkt erreicht hat, so wird man zuwarten, bis sich die Novocainlösung hinreichend verteilt und die Pleura erreicht haben dürfte. Um mit der halbstumpfen Pneumothoraxnadel sanft eingehen zu können, durchschlägt man die Haut nebst der subcutanen Fascie mit dem FRANKschen Schnepper. Nun wird die Nadel in die Brustwand eingeführt und der Hahn für einen Moment ein wenig geöffnet. Man hat dann im Manometer, in dessen Außenluftschenkel das Wasser nur einige Zentimeter angestiegen sein soll, ein wenig Luft oder Kohlensäure zur Verfügung und mehr kann einstweilen nicht einfließen. Nun wird die Pneumothoraxnadel, am besten mit beiden Händen, eisern festgehalten und Millimeter für Millimeter ganz langsam vorgeschoben. An leisen Schwankungen am Manometer merkt man oft, nicht immer, daß man dicht an der Pleura ist. Die Nadel soll die Pleura so langsam passieren, daß ihre seitliche Öffnung nur allmählich frei wird und die Manometerluft nur langsam angesaugt wird. Hat man einen ausgesprochenen Umschlag in negativen Druck, so kann man nun ohne Bedenken Gas einströmen lassen. Verwendet man für die Erstanlegung Kohlensäure, so geht man nach 100 ccm durch Umstellen der Rezipienten zu Luft über. Bei der Anlegung soll man nicht über 400—600 ccm gehen (bei Kindern 150—400 je nach dem Alter), falls nicht etwa Drucksteigerung schon vorher anzeigt, daß nur ein kleiner Pneumothorax zustande kommt.

Bekommt man beim langsamen Vorschieben der Pneumothoraxnadel keinen einwandfrei negativen Manometerausschlag, sinkt vielmehr der Druck nur langsam auf 0 und zeigt er kleine Schwankungen um 0, so ist kein freier Pleuraspalt vorhanden, die Nadelspitze ist vielmehr bereits in das Lungengewebe eingedrungen. In diesem Falle darf der Gashahn keinesfalls geöffnet werden. Sinkt der Druck im Manometer überhaupt nicht ab und zeigt er auch keine kleinen Schwankungen, so prüft man an der herausgezogenen Nadel, ob sie etwa verstopft ist; diese Prüfung darf man natürlich nicht erst machen, nachdem man die Lunge schon verletzt hat. In diesem Falle kann der Versuch an der gleichen Stelle mit neuer Nadel wiederholt werden. Fand aber die Nadel keinen freien Pleuraspalt, so wiederholt man den Versuch wie angegeben an anderer Stelle. Während des Einströmens des Gases sieht man am Manometer kleine Schwankungen im Tempo der Atembewegungen; sie zeigen an, daß sich die Nadelspitze im Pleuraraum befindet. Linksseitig sieht man gelegentlich noch kleinere Schwankungen im Tempo der Herzbewegungen. Bleiben diese kleinen Schwankungen aus, so befindet sich die Nadelspitze nicht mehr im Pleuraraum, was schon bei geringer Unruhe des Kranken vorkommen kann. Dann schließt man den Gashahn und wenn der Manometerdruck nun nicht absinkt, zieht man die Nadel etwas zurück und schiebt sie langsam wieder vor, bis das Manometer wieder spielt. Zeigt das Manometer schon nach 100 oder wenigen 100 ccm Gaseinfüllung positiven Druck, wobei der Kranke auch meist Schmerzen äußert, so fühlt man sich versucht, diesen kleinen Pneumothorax durch weitere Einfüllung zu forcieren. Das gelingt zwar nicht selten, aber in der Regel weicht das Gas nur im lockeren Gewebe aus (Schwarten- emphysem) und der nicht ungefährliche Versuch erweist sich als zweck- los; man unterläßt ihn deshalb am besten ganz. Nach beendeter An- legung — wir machen sie in der Regel am Krankenbett — bleibt der Kranke für diesen Tag im Bett.

Wenn bei verwachsenen Pleurablättern die Lunge durch die Nadel- spitze verletzt wird, so hat das keine Bedeutung; gelegentlich kommt es vor, daß der Kranke danach ein wenig Blut aushustet, was ihn zwar sehr erschreckt, aber keine weiteren Folgen hat. Eine Lungenverletzung durch den freien Pleuraspalt kann nur bei unvorsichtiger Handhabung der Pneumothoraxnadel vorkommen und kann durch den nunmehr entstehenden Spontanpneumothorax (Spannungspneumothorax!) recht gefährlich werden; auch kann es bei Gefäßverletzung zur Gasembolie kommen, ohne daß der Gashahn des Apparates geöffnet war, indem Luft aus dem entstandenen Spontanpneumothorax in das Gefäß gepreßt wird. Treten nachträglich Druckerscheinungen und insbesondere Ver- drängungserscheinungen auf, so muß man ihnen durch Absaugen be- gegnen; man soll auch versuchen, die Fistel nach Absaugen des Gases unter Wasser zu setzen (physiologische Kochsalzlösung), um das weitere Nachströmen von Luft aus der Lungenfistel zu verhindern; so ist es uns in einem solchen Fall gelungen, den bedrohlichen Zustand zu koupieren. Die Gasembolie äußert sich durch Unruhe des Kranken, plötzliches, gelegentlich halbseitiges Erblassen, Verdrehen der Augen, tiefe Ohnmacht, halbseitige und weiterhin allgemeine klonische und tonische Krämpfe, CHEYNE-STOKESsche Atmung und Aussetzen der Atmung. Sie ist ein höchst bedrohlicher und oft in Minuten zum Tode führender Zustand. Es wird maximale Beugung der Beine im Hüft- gelenk, Aderlaß, künstliche Atmung, große Dosen Campher, Äther, Coffein, schließlich Strophantin intrakardial zu versuchen sein. Oft ist alles vergeblich.

Nachfüllungen des Pneumothorax sind notwendig, weil die Luft aus dem Pleuraraum allmählich resorbiert wird. Auch die Nachfüllungen sind keineswegs frei von allen Gefahren. Zwar kann man sich häufig durch Durchleuchtung vor der Nachfüllung überzeugen, wie die kolla- bierte Lunge liegt und wo man sicher ist, die Lunge nicht zu verletzen. Aber wohl ebenso häufig kann man die Kontur der Lunge, namentlich der gesunden Partien, nicht deutlich erkennen. Die Abb. 187 und 188 zeigen, daß der freie Pleuraspalt sehr schmal und deshalb die Gefahr einer Lungenverletzung recht groß sein kann. Es ist auch zu bedenken, daß sich die Lage der kollabierten Lunge bei Lagewechsel des Kranken ändert, also beim stehenden Kranken, in Rückenlage und in Seitenlage jeweils anders ist. Viele Autoren empfehlen die Nachfüllungen in Seitenlage, weil alsdann die Lunge nach der anderen Seite sinkt und die Gefahr der Lungenverletzung beim Eingehen in der mittleren Axillarlinie geringer ist. Das ist beim kompletten Pneumothorax sicherlich zutreffend. Wenn aber der Pneumothorax bei partieller Verwachsung oder Verklebung der Pleurablätter unvollständig ist, so kann man sich mit der

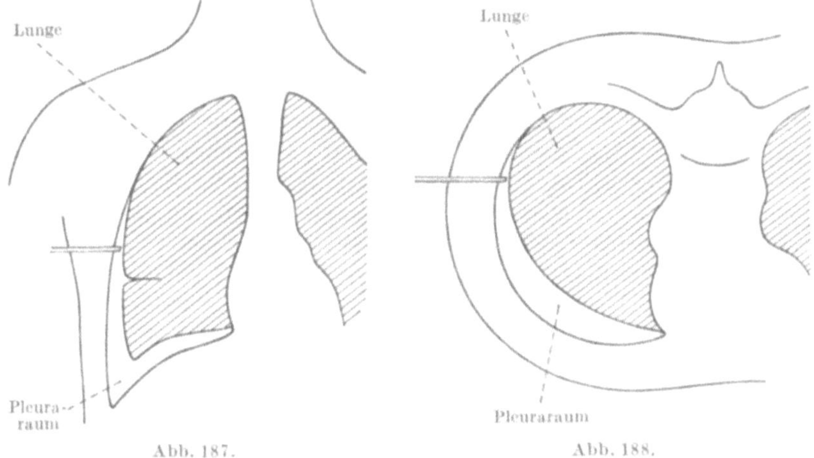

Abb. 187 und 188. Gefahren der Pneumothoraxnachfüllung. Spitze der Punktionsnadel in einem schmalen Pleuraspalt.

Durchleuchtung in verschiedenen Durchmessern doch nicht immer zuverlässig über die Lage der Lunge unterrichten und auch nicht bei Seitenlage des Kranken auf ein Absinken der Lunge nach der Mitte zu rechnen. Die Nachfüllung bei Seitenlage hat aber den beschriebenen Nachteil der Druckänderung. Ich pflege deshalb stets in Rückenlage des Kranken nachzufüllen. Kommt es bei der Nachfüllung zu einer Verletzung der Lunge, so treten dieselben Gefahren der Gasembolie und des Spannungspneumothorax ein, wie bei der Erstanlegung. Die Nachfüllungen sind deshalb mit der gleichen Sorgfalt vorzunehmen, wie die Anlegung; wir bedienen uns auch stets der Lokalanästhesie, um recht ruhig vorgehen zu können.

Das Zeitmaß der Nachfüllungen des Pneumothorax paßt sich dem Luftverlust im Pleuraraum durch Resorption von Luft seitens der Lunge, dem zunehmenden Kollaps der Lunge und der eventuellen Vergrößerung des Pneumothorax durch Lösung von Verklebungen und Dehnung von Verwachsungen an. Im Beginn der Behandlung geht die Luftresorption durch die zarte intakte Lungenpleura ziemlich rasch vonstatten. Man füllt zum erstenmal nach 24—48 Stunden, weiterhin nach je 5, 7, 10 und 14 Tagen nach und bleibt dann zweckmäßig einige Monate bei 14täglichen Nachfüllungen, um allmählich zu 3—4—6wöchentlichen Nachfüllungen überzugehen. Während der ersten Monate soll man bei der Nachfüllung durchaus im negativen Druck bleiben, d. h. der Inspirationsausschlag des Manometers soll bei ruhiger Atmung am Ende der Nachfüllung größer sein als der Exspirationsausschlag. Die Kollapsbehandlung der Lunge darf nicht auf Kompression, sondern soll nur auf Entspannung abzielen. Der positive Enddruck ist im Beginn der Behandlung nicht nur nutzlos, sondern sogar schädlich, denn er belästigt den Kranken, macht häufig fieberhafte Reaktionen, überdehnt das Mediastinum, reizt die Pleura, und zerrt an Verwachsungen. Ob man beim älteren Pneumothorax zu positivem Druck übergehen kann, hängt von der Größe des Pneumothorax, der Beschaffenheit der Pleura und der Empfindlichkeit des Patienten auf Druck ab. Der kleine Pneumothorax, dessen Wand nach Exsudatbildung schwartig verdickt ist, verträgt oft einen Druck von einigen 20 cm Wasser ohne Reaktion, aber es gibt Kranke, die noch nach 2 Jahren auf wenige Zentimeter Druck einen hohen Fieberausschlag bekommen. Auch beim alten Pneumothorax ist der positive Druck meist zwecklos, da er nach Stunden abzusinken pflegt.

Die **Dauer der Pneumothoraxbehandlung** ist von Fall zu Fall zu bemessen; ist doch die zu lösende Aufgabe nach Qualität und Quantität des Krankheitsprozesses außerordentlich verschieden. Man kann als Minimaldauer im allgemeinen 2 Jahre ansetzen. Ich habe immer wieder beobachtet, daß tuberkulöse Herde sich innerhalb des zweiten Jahres der Behandlung durch Schrumpfung noch ganz erheblich verkleinern und dann im Röntgenbild sehr viel schärfer begrenzt und härter herauskommen. Kalkeinlagerung in solchen Herden habe ich innerhalb von 2 Jahren noch nicht gesehen, wohl aber nicht selten nach einer Reihe von Jahren. Danach ist der Heilungsvorgang auch nach 2 Jahren noch nicht beendet, doch möchte ich glauben, daß man diesen letzten morphologischen Umbau des Herdes nicht abzuwarten braucht. Der Beendigung der Pneumothoraxbehandlung wesentlich vor Ablauf des zweiten Jahres kann man nach unseren Erfahrungen nicht beistimmen.

Andererseits können große Spätkavernen, die oft sehr langsam schrumpfen, sowie die Notwendigkeit von Ergänzungseingriffen die Pneumothoraxbehandlung recht in die Länge ziehen. Wichtiger als die Frage nach der Dauer ist die nach dem Ziel dieser Therapie. Solange der Kranke nicht zuverlässig bacillenfrei ist, hat die Kollapstherapie ihr Ziel nicht erreicht und muß fortgesetzt und verbessert werden. Und wenn der Kranke keinen Auswurf mehr hat, die Kaverne aber noch klafft, so ist das Ziel auch nicht erreicht, denn solche Heilung ist eine Scheinheilung, der im Wiedererscheinen von Auswurf und Bacillen allzubald der „Rückfall“ zu folgen pflegt. Das Geheimnis des Dauererfolges

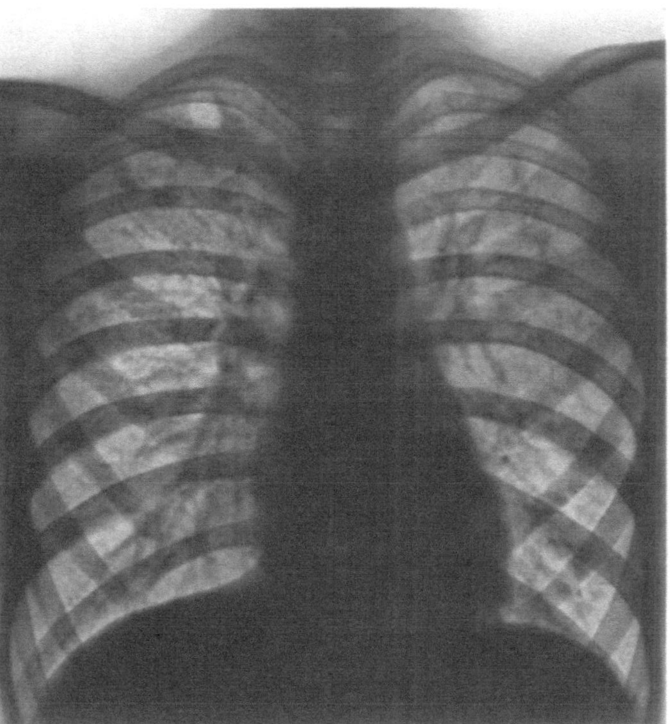

Abb. 189. Aufn.-Nr. 865, ♂ 18 Jahre. Produktive Tuberkulose beider Oberlappen mit Kavernen beiderseits.

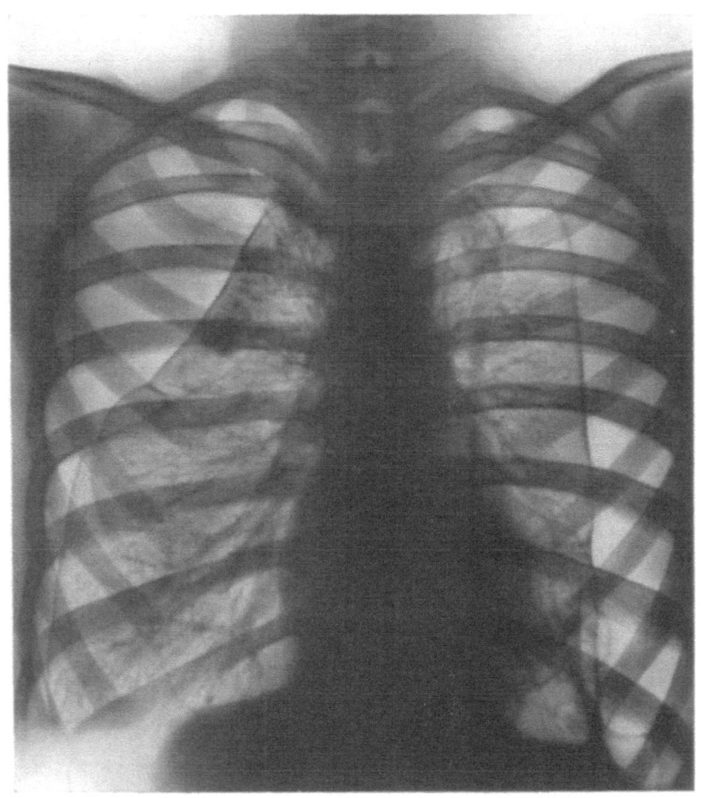

Abb. 190. Derselbe Fall. Pneumothorax beiderseits; Sputum negativ.

beruht auf der Konsequenz der Kollapsbehandlung. Man kann aber vielleicht gelten lassen, daß einer Pneumothoraxbehandlung, die innerhalb von 4 Jahren nicht zum vollen Erfolg geführt hat, ein voller Erfolg nicht mehr beschieden ist.

Der **doppelseitige Pneumothorax** kann innerhalb von einigen Tagen auf beiden Seiten eingeleitet werden. Dazu wird man sich entschließen, wenn beide Seiten qualitativ und quantitativ etwa gleich, und zwar akut oder subakut erkrankt sind, beide Seiten also die Kollapsbehandlung gleich dringlich nötig machen. Besteht ein wesentlicher Unterschied zwischen beiden Lungen, so ist auf derjenigen Seite mit der Pneumothoraxbehandlung zu beginnen, die entweder die frischeren Herde oder den ausgedehnteren Zerfall aufweist. Im Laufe von 3—4 Wochen entwickelt man allmählich den einseitigen Pneumothorax zu mittlerer Größe, um dann etwa eine Woche nach der letzten Nachfüllung zur Behandlung der anderen Seite überzugehen; nach zwei Nachfüllungen dieses zweiten Pneumothorax wird

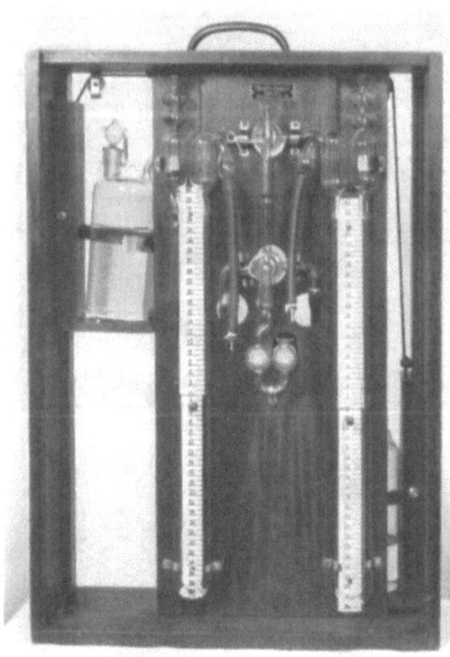

Abb. 191. Doppelter Pneumothoraxapparat.

weiterhin bei klinischer Behandlung alternierend nachgefüllt, bei ambulanter Behandlung aber mit Rücksicht auf den Kranken beiderseits zugleich. Im ersteren Falle füllt man jeweils natürlich weniger nach als beim einseitigen Pneumothorax, bleibt also im Mitteldruck um einige Zentimeter negativer. Bei simultaner Nachfüllung beider Seiten bedient man sich des Doppelapparates, der zwei Manometer und einen Umstellhahn hat (Abb. 191) oder des einfachen Apparates, dessen Schlauchleitung man unter Einfügung eines T-Stückes mit Hahn für beide Seiten teilt. Man füllt zusammen nicht mehr ein, als man einem einseitigen Pneumothorax höchstens zumuten würde. Ich pflege abschließend den Druck auszugleichen, indem ich den T-Hahn auf Verbindung mit beiden Seiten und mit dem Manometer stelle.

Die **Exsudatbildung im Pneumothorax** ist eine wahre Crux dieser
Therapie. Manche Autoren geben bis zu 100% Exsudate an; wenn man
die minimalen Sinusexsudate mitzählt, mag das stimmen. Die Angaben
über größere Exsudate schwanken außerordentlich; wir sehen in der
Anstalt wie in der Ambulanz etwa 15—20% Exsudate, die klinisch von
Bedeutung sind. Ein großer Teil der Exsudate ist sowohl klinisch wie
auch für die Pneumothoraxentwicklung bedeutungslos. Es bildet sich

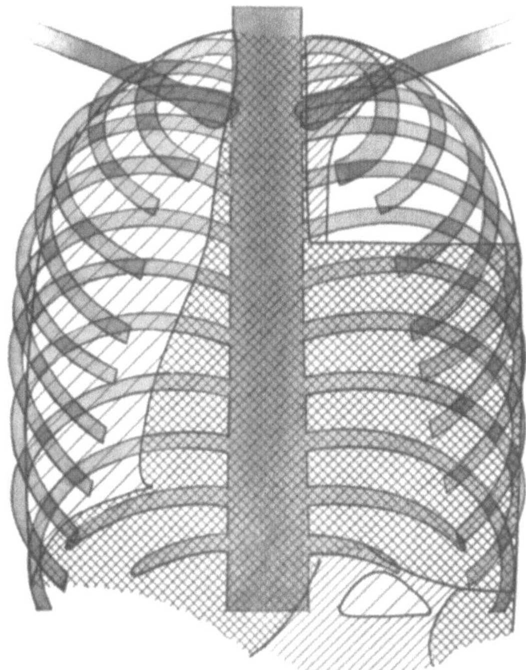

Abb. 192. Großes Exsudat im Pneumothoraxraum links. |Herz stark nach rechts, linkes
Zwerchfell stark nach unten verdrängt. Rechts unten im Bilde Magenblase und Milzschatten.

ein Erguß, der etwa vorübergehend von Schmerzen, auch von Tem-
peraturerhöhungen begleitet ist — eine meist erhebliche Senkungsbeschleunigung fehlt niemals —, der einige Zentimeter bis etwa handhoch
im Pneumothoraxraum ansteigt und nach einiger Zeit ohne weiteres Zutun
wieder verschwindet. Diese Exsudate bedürfen keiner Behandlung, nur
soll man den Kranken in dieser Zeit besonders ruhig halten. Anders
wird das Bild, wenn unter gleichen klinischen Erscheinungen das Exsudat
durch Monate bestehen bleibt und allmählich bis zur Thoraxmitte und
darüber ansteigt. Diese größeren Exsudate komprimieren die Lunge
namentlich in ihren unteren Partien, was zur Vergrößerung des Pneumothorax führen kann. Diese Vergrößerung kann nützlich sein, ist aber
wertlos, wenn sie nur durch Kompression gesunden Lungengewebes

zustande kommt. Größere Exsudate können rein mechanisch unerwünschte Wirkung haben, indem sie durch Druck den Kranken belästigen,
das Mediastinum und besonders das Herz nach der anderen Seite und
das Zwerchfell nach unten drängen, was links zu Magenstörungen führen

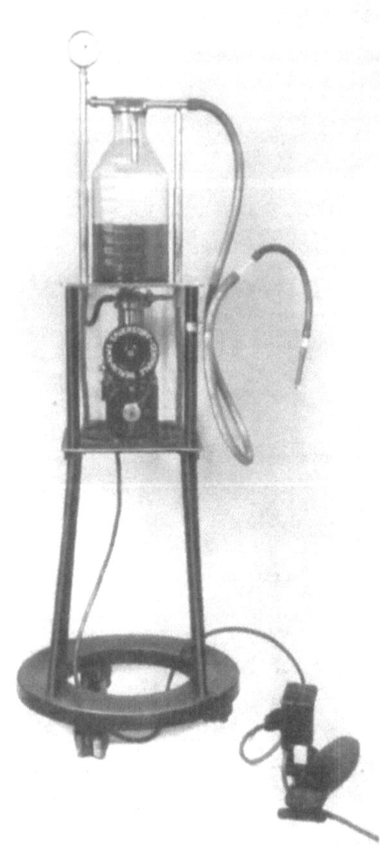

Abb. 193. Elektrische Pumpe zum Absaugen
von Exsudat mit Fußschalter.

kann. Ein weiterer erheblicher Nachteil des größeren und länger bestehenden Exsudates ist die Bildung von Fibrinniederschlägen auf
der Pleura, die sich organisieren
und eine dicke Schwarte bilden
können. Das ist besonders nach-
teilig für die pulmonale Pleura, da
ihre schwartige Verdickung einen
Panzer um die Lunge bilden und
ihre spätere Wiederausdehnung unmöglich machen kann. Solche Exsudate soll man deshalb abpunk-
tieren; sie pflegen sich zwar zunächst bald wieder aufzufüllen,
bleiben aber nach mehreren Punktionen schließlich stationär und
relativ unschädlich.

Sehr angenehm, besonders auch
für den Kranken, ist die Absaugung
mit der elektrischen Pumpe (Abbildung 193), da sie eine vollkommen
ruhige Lage der Nadel gewährt. Entnimmt man größere Mengen Exsudat, so muß man natürlich einen
Teil von ihm, etwa die Hälfte, durch
einzulassende Luft ersetzen. Fibrin-
reiche Exsudate und Empyeme ver-
stopfen oft die Nadel und lassen sich
durchaus nicht absaugen. Man kann
sich helfen, indem man nach SAUER-

BRUCH-HERRMANNSDORFERs Vorschlag etwa 8 Stunden vor der Punktion
eine Lösung Pepsin 20,0, Acid. mur. und Acid. carbol. āā 2,0, Aq. dest.
ad 400,0 in das Exsudat bringt, was zur Verdauung des Fibrins führt.
Nicht so ganz selten treten Exsudate unter hohen Fiebererscheinungen
auf (Abb. 119, S. 171), die den typischen Verlauf der Pleuritis exsudativa,
also eine ziemlich hohe Kontinua mit allmählichem lytischen Abfall zeigen.
Diesen Exsudaten liegt wohl meist eine echte Pleuratuberkulose zugrunde.
Das Fieber nimmt den Kranken natürlich ziemlich mit; außerdem
pflegen diese Exsudate recht groß zu werden, hartnäckig zu sein und

die erwähnten Punktionen nötig zu machen. Eine häufige und recht
fatale Begleiterscheinung ist das Verkleben der Pleurablätter, meist
von unten her, was zum Bild des sog. reitenden Exsudates (Abb. 194)
und allzuoft zum vorzeitigen Eingehen des Pneumothorax führt. In
diesen Fällen empfiehlt es sich, den wertvollen oberen Pneumothorax-
rest durch Öleinfüllung (s. Oleothorax) zu retten (Abb. 197 und 198,
S. 296). Andererseits gehen diese fieberhaften Ergüsse nicht selten in
echte tuberkulöse Empyeme über, indem das Exsudat zunächst trübe und

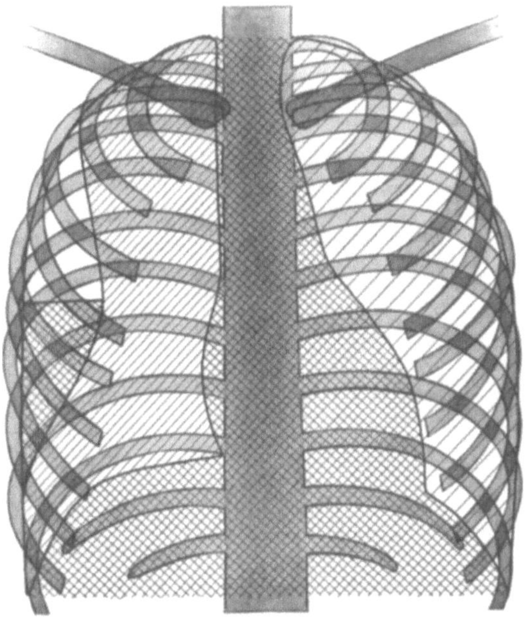

Abb. 194. Reitendes Exsudat im eingehenden Pneumothoraxraum.

schließlich eitrig wird. Der Eiter ist charakteristisch tuberkulös, nämlich
ziemlich dünn und grüngelblich; er enthält, wie übrigens fast alle
Exsudate, Tuberkelbacillen, aber keine Mischbakterien. Diese Empyeme
umgeben regelmäßig die Lunge mit einem schwartigen Panzer und verhindern damit ihre Ausdehnung und das Eingehen des Pneumothorax.
Auch in diesen Fällen ist der Ersatz des tuberkulösen Eiters durch Öl
zu erwägen; ist aber der Empyemraum gar zu groß, so ist man genötigt,
ihn durch umfangreiche plastische Operation zu verkleinern.

Das **mischinfizierte Empyem** ist die gefährlichste Form des Pneumo-
thoraxexsudates. Die Infektion eines bestehenden Exsudates bei Gelegenheit der Punktion (mangelhafte Asepsis!) habe ich nur vereinzelt
gesehen; aber man soll aus solcher Beobachtung die Lehre ziehen,
Exsudatpunktionen lieber nicht in der Sprechstunde vorzunehmen. Die

Mehrzahl dieser Empyeme kommt durch Perforation eines subpleuralen Käseherdes (Obduktionsbefunde!), seltener durch Kavernendurchbruch zustande. Im Krankenhaus haben wir solche Perforationen glücklicherweise selten gesehen, aber eine Anzahl Kranke wurden mit solchen Empyemen bei uns aufgenommen. Die Therapie des mischinfizierten Empyems steht vor schwierigen Aufgaben. Ist eine Lungenperforation nicht Ursache des Empyems gewesen oder nach den klinischen Erscheinungen eine Verklebung der Öffnung eingetreten, wovon man sich am sichersten durch Injektion von Methylenblau oder durch Einbringung einer stark riechenden Substanz in den Pneumothorax überzeugt, so kann man versuchen, mit antiseptischen Spülungen (Rivanol 1 : 1000) zum Ziel zu kommen. Das gelingt am ersten bei Infektionen mit Staphylococcus albus, doch sind wir auch schon bei Infektion mit Staphylococcus aureus und bei Pneumokokkenempyemen mit solchen Spülungen, die 1 bis 2 täglich vorgenommen werden müssen und eine rechte Qual für den Kranken sind, zum Ziel gekommen, nicht jedoch bei Streptokokkenempyemen.

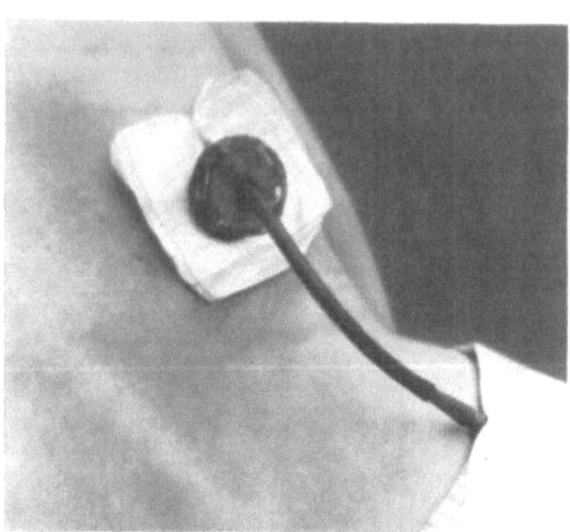

Abb. 195. Empyemdrainage nach Bülau.

Geht bei dieser Behandlung das Fieber nicht alsbald herunter, so muß man nach Bülau drainieren. Man geht mit einem dicken Trokar unter Lokalanästhesie in den Empyemraum, führt einen Nélatonkatheter durch den Trokar, über den man das Trokarrohr zurückzieht und fixiert den Katheter mittels einer größeren, dicken, ihm straff aufsitzenden Gummischeibe mit Heftpflasterstreifen am Brustkorb (Abb. 195). Der Katheter wird mit einer Saugleitung verbunden (Abb. 196). Ist das Empyem nicht schon zu alt, so dehnt sich die Lunge unter dieser Behandlung allmählich wieder aus. Die verbleibende Resthöhle muß schließlich durch eine Thorakoplastik entsprechenden Umfanges zur Ausheilung gebracht werden. Vor der Kontrastfüllung solcher Höhlen zwecks röntgenologischer Ausmessung müssen wir warnen; wir hatten einen Todesfall an Fettembolie nach Jodipinfüllung zu beklagen, auch ist über Embolien bei Kontrastfüllung mit Wismutaufschwemmung berichtet worden. Sehr viel schwieriger ist die operative Aufgabe, wenn das Empyem längere Zeit bestanden hat und die nunmehr mit einer dicken Schwarte umgebene Lunge sich überhaupt nicht wieder ausdehnt. Es ist dann eine

riesige Eiterhöhle vorhanden, die zu ihrer Beseitigung sehr umfangreiche Resektionen, noch dazu im infizierten Gewebe erfordern. Noch

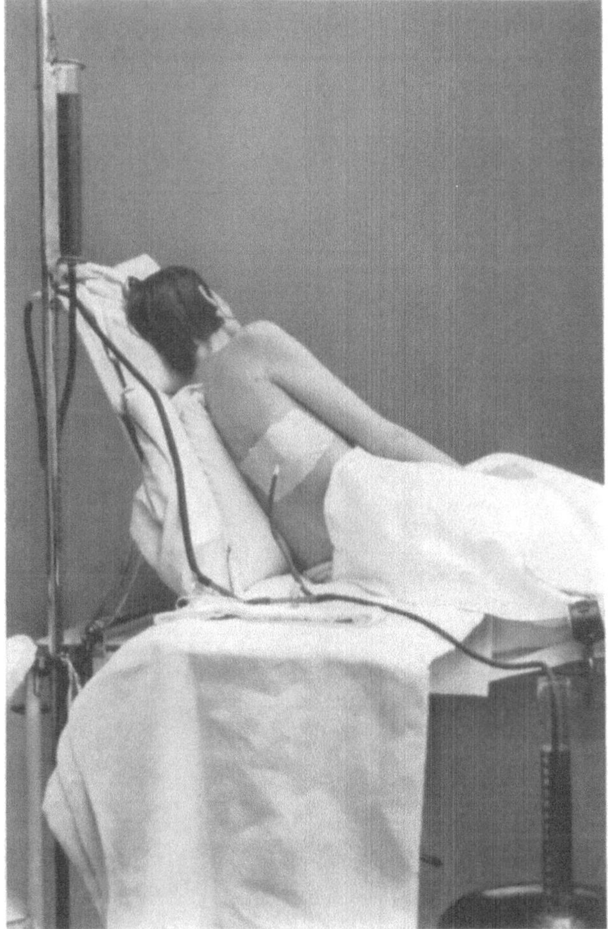

Abb. 196. Spülung der Empyemhöhle nach angelegtem Bülau.

ungünstiger liegen schließlich die Verhältnisse, wenn eine Lungen-
pleurafistel offen geblieben ist.

3. Strangdurchbrennung.

Reicht ein tuberkulöser Herd an die pulmonale Pleura heran, so
greift die subakute oder chronische Entzündung auf die Pleura über,
die in diesem Stadium mit der anliegenden Pleura costalis verklebt
und weiterhin verwächst. Der künstliche Pneumothorax dehnt diese

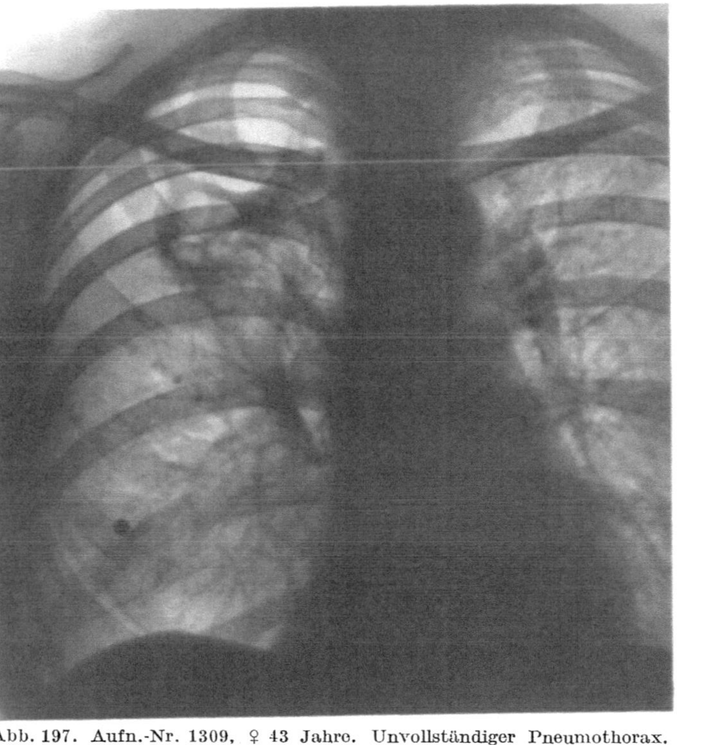

Abb. 197. Aufn.-Nr. 1309, ♀ 43 Jahre. Unvollständiger Pneumothorax.
Kaverne durch strangförmige Verwachsung ausgespannt.

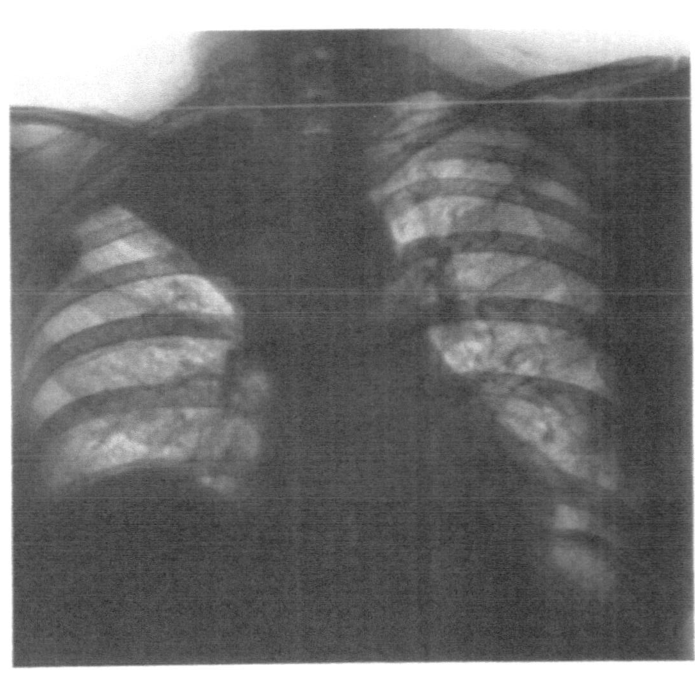

Abb. 198. Derselbe Fall. Oleothorax. Unmittelbar nach der Strangdurchbrennung bildete sich ein Exsudat und der Pneumothorax begann einzugehen.
Um den Kollaps der Kaverne aufrecht zu erhalten wurde Öl eingefüllt.

Verwachsung allmählich zum mehr oder minder dünnen Strang oder
Band. Wesentlich zur Dehnung dieser Verwachsung trägt das Gewicht
der Lunge bei, das im Pneumothoraxraum ständig zur Geltung kommt,
weniger ein etwa angewendeter positiver Druck, der schon erheblich

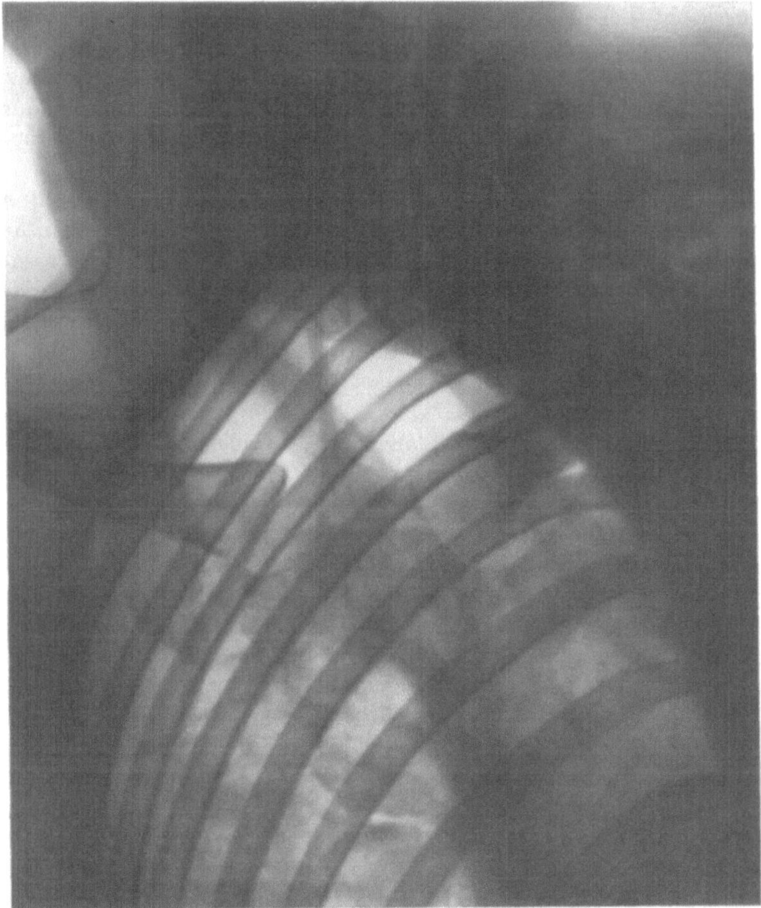

Abb. 199. Strangförmige Verwachsungen in der Frontalaufnahme.

sein muß, um zur Dehnung des Stranges zu führen. Um solche Verwachsungen zu sprengen, hat man tatsächlich hohe Drucke angewendet.
Vor solcher Sprengung kann nicht eindringlich genug gewarnt werden.
Denn der Strang oder das Band zerreißt ja nicht an der Stelle, wo eine
solche Zerreißung ungefährlich wäre, also dicht an der Thoraxwand,
sondern vielmehr dort, wo er am meisten ausgezogen ist, also etwa in
der Mitte, oder dort, wo er am wenigsten fest ist, und das dürfte nach

der anatomischen Untersuchung am pulmonalen Ansatz des Stranges
sein. Die anatomische Untersuchung an mikroskopischen Längsschnitten
von Verwachsungssträngen hat ergeben, daß bei der Dehnung durch
die Pneumothoraxanlegung gerade der pulmonale Ansatz so in die
Länge gezogen wird, daß häufig Lungengewebe noch weit in den Strang
hineinreicht. Bei der Abreißung des Stranges nahe der Lunge ist also
immer die Gefahr der Lungenverletzung gegeben. Deshalb ist es notwendig, die Stelle für die Durchtrennung der Verwachsung zu wählen,
wofür JACOBAEUS die Methode der kaustischen Strangdurchbrennung
ersann, die sich im Laufe der seither vergangenen 20 Jahre als Methode
der Wahl durchgesetzt hat.

Die **Indikation zur Strangdurchbrennung** ist gegeben, wenn 2 bis
3 Monate nach der Pneumothoraxanlegung beim positiv bleibenden und
an Menge nicht dauernd abnehmenden Sputum die Röntgenaufnahme
strangförmige Verwachsungen zeigt, welche die von Krankheitsherden
durchsetzte Lungenpartie und insbesondere Kavernen ausgespannt halten
oder gar zipfelig ausziehen (ideale Indikation). Indessen erscheinen auf
der Sagittalaufnahme nur solche Verwachsungsstränge deutlich, die seitlich
von der Lunge wegziehen (s. Abb. 197, S. 296) und zugleich in der
Strahlenrichtung dick genug sind, um einen deutlichen Schatten zu geben.
Stränge, die band- oder segelförmig sind und keinen Schatten geben, kann
man oft aus der Ausziehung der Lungenpartien deutlich erkennen,
andere, namentlich nach hinten oder vorn gehende, in der Schräg-
aufnahme oder Frontalaufnahme (Abb. 199) auf die Platte bringen oder
aus der sich zeigenden Lungen- oder Kavernenform erschließen. Ein recht
vollständiges und gut orientierendes Bild namentlich mehrfacher Strang-
verwachsungen gibt häufig, aber keineswegs immer, die stereoskopische
Aufnahme. Es bleiben indessen genug Verwachsungsstränge übrig, die
auf den Aufnahmen verschiedener Richtung nicht zu sehen und auch
nicht einmal in ihrer Lage richtig zu vermuten sind, die aber bei der
Thorakoskopie gefunden werden und auch häufig kaustisch unschwer
durchtrennt werden können. Hat sich nach etwa 3 Monaten Pneumothoraxbehandlung die Lunge größtenteils von der Brustwand abgelöst,
ohne doch in den kranken Partien genügend zu kollabieren und bleibt
insbesondere die Kaverne ausgespannt, so halten wir die *Indikation
zur Thorakoskopie* und eventuell anschließend zur Strangdurchbrennung
für gegeben. Vielfach wird länger zugewartet. Damit geht aber nicht
nur kostbare Zeit verloren, sondern es besteht die Gefahr, daß ein
inzwischen auftretendes Exsudat die Operation erheblich erschwert,
denn es führt zu Auflagerungen auf die Pleura, damit zur Verdickung,
auch oft Verkürzung und Vermehrung der Verwachsungen und vor allem
verdeckt eine solche Pleuraverdickung die wichtige Grenze zwischen
Lungengewebe und bindegewebigem Strang, von deren Erkennung die
Gefahrlosigkeit des operativen Vorgehens abhängt.

Das **Instrumentarium zur Strangdurchbrennung** besteht aus dem Thorakoskop und dem Brenner; jedes Instrument wird durch ein etwa 4 mm weites Trokarröhrchen in den Brustraum geführt. Es sind zwei Arten Thorakoskope im Gebrauch, das ursprüngliche von JACOBAEUS, dessen Blickrichtung durch ein Prisma rechtwinkelig von der Sehachse abgebogen ist, und dessen Blickfeld UNVERRICHT wesentlich vergrößerte und besser beleuchtete (Abb. 200) und das Thorakoskop nach KREMER, dessen Blickrichtung geradeaus geht (Abb. 201). Das Thorakoskop von JACOBAEUS gestattet die Absuchung des ganzen Brustraumes bei Wechsel der Neigung, Vorschieben und Drehung des Instrumentes; etwaige Stränge kann man mit ihm ganz aus der Nähe von allen Seiten betrachten. Es bringt jedoch jeweils nur einen Teil des Raumes zu Gesicht und hat vor allem den Nachteil der Bildumkehrung je nach Stellung der sog. Symmetrieebene, die durch die Sehachse und die Richtung des abgebogenen Blickes gegeben ist und ein aufrechtes Bild nur gewährt, wenn sie in die Körperachse des Untersuchers fällt. Man muß sich an diesen Umstand erst sehr gewöhnen. Die geradsichtige Optik hat nur eine Sehachse und gibt stets ein aufrechtes Bild. Sie gibt ein ausgezeichnetes und sehr scharfes Übersichtsbild, gestattet aber die nähere Betrachtung der Stränge nur unvollkommen. Ich selbst bediene mich zur Orientierung gern der geradsichtigen Optik, zur näheren Untersuchung wie zur Operation aber fast ausnahmslos der seitlichen Optik. Mehrere meiner Mitarbeiter haben sich ganz an die gerade Optik gewöhnt und mit ihr ausgezeichnet operiert. Die Hauptsache ist, daß man sein Instrument beherrscht.

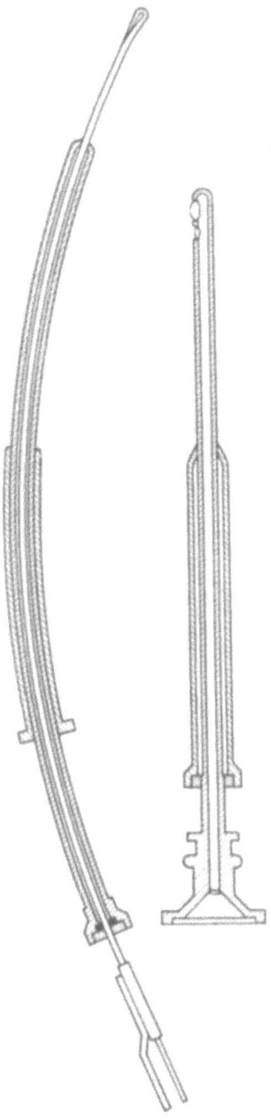

Abb. 200. Thorakoskop nach JACOBAEUS. Brenner zur Thorakokaustik nach UNVERRICHT. Biegsame gleich weite Trokarröhrchen.

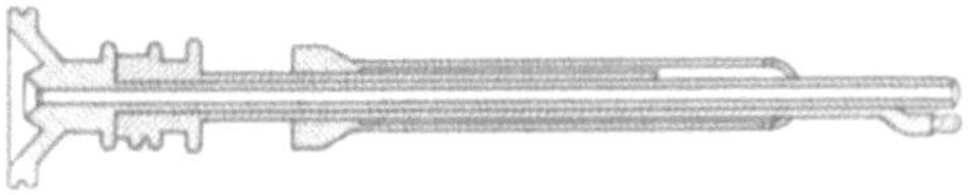

Abb. 201. Thorakoskop nach KREMER.

Technik der Thorakoskopie. Vorderfläche des Thorax und Achselhöhle sind rasiert; der Kranke erhält $^1/_2$ Stunde vor dem Eingriff 0,002 g Dilaudid subcutan. Für die Lagerung des Kranken genügt jeder einfache

Operationstisch. Sehr zweckmäßig ist der auf unseren Anlaß konstruierte Spezialtisch (Abb. 202).

Die Desinfektion der Hände und der Umgebung des Operationsfeldes halten wir für falsch, weil wegen der unvermeidlichen Berührung des nichtsterilen Okulars, der Kabel, des Brennergriffs diese Art Asepsis nicht konsequent durchgeführt werden kann. Wir arbeiten rein instrumentell und haben davon bei etwa 700 Strangdurchbrennungen nie einen

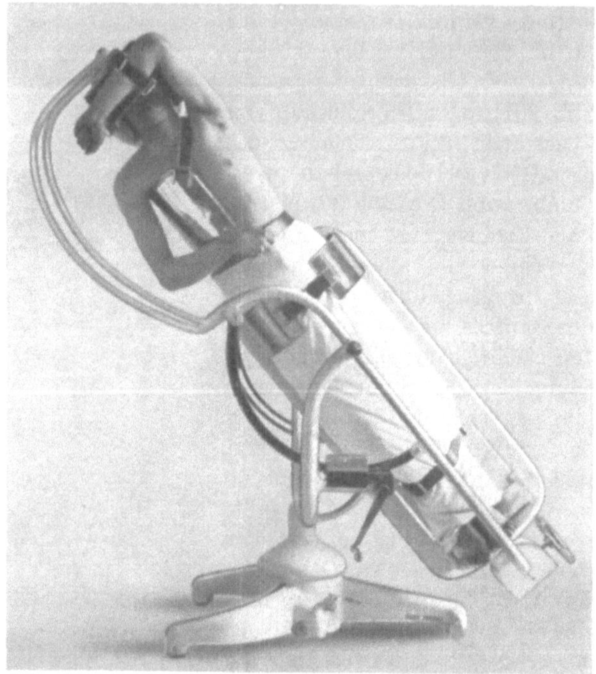

Abb. 202. Operationstisch zur Thorakokaustik.

Nachteil gesehen. Sämtliche Instrumente sind ausgekocht mit Ausnahme der Thorakoskope, die das Auskochen nicht vertragen; sie werden dauernd in einem formalinbeschickten Behälter aufbewahrt oder eine Stunde vor der Operation in Alkohol gehängt.

Wir bevorzugen für die Thorakoskopie, sofern nicht die Röntgenaufnahme Abweichungen vorschreibt, den 2. oder 3. Intercostalraum dicht hinter dem seitlichen Pectoralisrand, spalten nach ausgiebiger Lokalanästhesie, vor allem auch der Rippenränder, nur die Cutis mit dem zweischneidigen Bistouri und gehen mit dem Trokar in den Pneumothoraxraum. Das Trokarröhrchen muß vor Einführung des am Fenster vorsichtig in der Flamme anzuwärmenden Thorakoskops mit Watteträgern von etwaigen Blutspuren gereinigt werden. Mit den Thorakoskopen mit direkter und mit indirekter Optik wird nunmehr der Pneumothoraxraum genau besichtigt. Für diese Absuchung ist die Lageänderung des Kranken außerordentlich wichtig. Da die im Pneumothorax mehr oder minder frei bewegliche Lunge nach unten sinkt, ist der vordere Raum nur bei Rückenlage des Kranken, der hintere Raum nur bei Seiten- oder Bauchlage gut zu übersehen. Sind gar keine Verwachsungen vorhanden — in diesen Fällen ein seltenes Vorkommnis —, so wird man die Schrumpfung der Kaverne abwarten müssen. Erscheinen Verwachsungen für eine Durchtrennung mit dem Kauter ungeeignet, so hat man sich über ein anderes operatives Vorgehen schlüssig zu werden. Ist der Verwachsungsstrang zu kurz, aber seine weitere Ausziehung nicht unwahrscheinlich, so soll man die Durchtrennung auf einen eventuellen zweiten Eingriff vertagen, dessen Zeitpunkt von der röntgenologischen Verfolgung der Kavernenschrumpfung abhängt. Erscheint die Durchtrennung angezeigt, so wird sie möglichst sogleich vorgenommen.

Technik der Strangdurchbrennung. Der Ort für die Einführung des Brenners wird nach dem thorakoskopischen Bild gewählt. In Frage kommt in erster Linie der 2. Intercostalraum vorn, der 3. Intercostalraum in der hinteren Axillarlinie und eventuell der 4. oder 5. Intercostalraum in der mittleren Axillarlinie. Die richtige Wahl des Ortes ist lediglich Sache der Erfahrung. Wir halten es aber für außerordentlich wichtig, im Verlauf der Operation den Einführungsort von Thorakoskop und Brenner vertauschen zu können und verwenden deshalb für beide gleich weite biegsame Trokare. Wiederum ist für die Operation die Lage des Kranken von ausschlaggebender Wichtigkeit. Sie soll möglichst so gewählt werden, daß der thorakale Strangansatz annähernd senkrecht über dem pulmonalen Ansatz liegt, weil alsdann der Strang durch das Gewicht der Lunge gut angespannt und von der Thoraxwand optimal abgezogen wird. Ich verwende ausschließlich den nach UNVERRICHTs Vorschlag gebogenen Brenner (s. Abb. 200, S. 299); ich hatte unlängst einen Oberarzt, der lediglich und zwar ausgezeichnet, mit dem geraden Brenner operierte. Das ist also nur Gewohnheitssache. Für die Kaustik soll der Brenner durchaus rechtwinkelig quer zum Strang liegen, weil er so den kürzesten Weg quer durch den Strang nimmt und die Lunge nicht gefährdet. Die Durchbrennung erfolgt stets ganz nahe der Thoraxwand, doch ist ein Eingehen in die Thoraxwand selbst nicht ungefährlich, weil gelegentlich der Zug des Stranges die Intercostalgefäße aus dem Rippensulcus bogenförmig herausgezogen hat und deren Verletzung möglich wäre. Der Brenner ist auf helle Rotglut einzustellen, nicht weniger, weil das Gewebe sonst kohlt und raucht, nicht mehr, weil sonst die Koagulation der nächsten Umgebung, die Blutungen verhindert, nicht genügt. Bei richtiger Einregelung des Brenners ist eine Rauchabsaugung während der Operation überflüssig, höchstens mal eine kurze Lüftung notwendig. Die Kaustik erfolgt

ausnahmslos so, daß man von unten an den Strang gehend nur mit der
Brennerspitze die Kante des Stranges aufnimmt (Abb. 204), bis zum

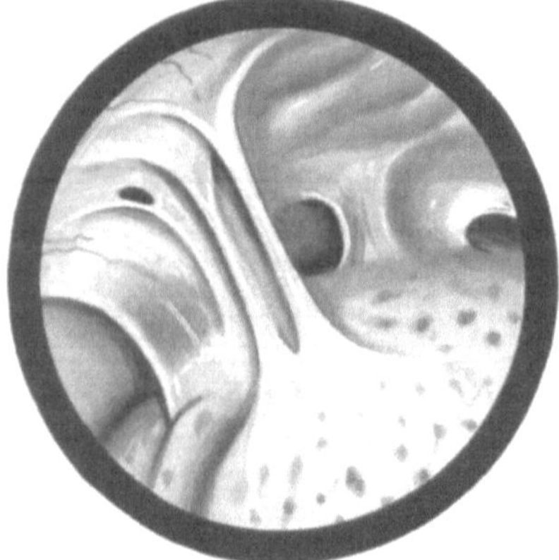

Abb. 203. Thorakoskopisches Bild der strang-
und segelförmigen Verwachsung der
Pleurablätter.

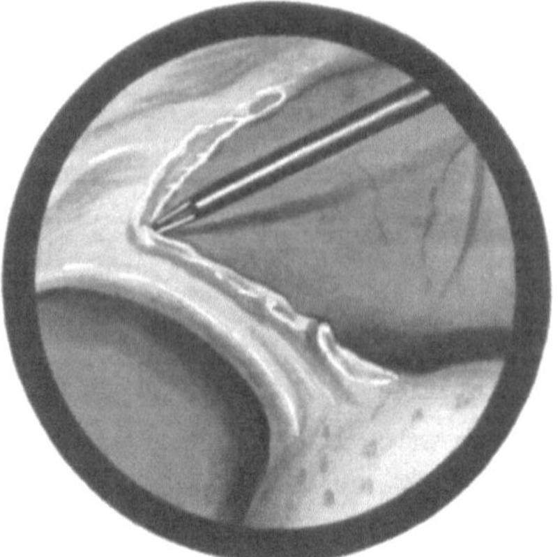

Abb. 204. Desgl., Strang halb durchtrennt,
der Zug der Lungen zieht die Durch-
brennungsfläche stark in die Länge.

Durchschneiden Strom gibt und dies Vorgehen bis zur völligen Durch-
trennung des Stranges wiederholt. Ich bevorzuge die Schaltung am
Brennergriff, die ich selbst bediene; man kann natürlich auch einen
Fußschalter benutzen oder die
Schwester schalten lassen.

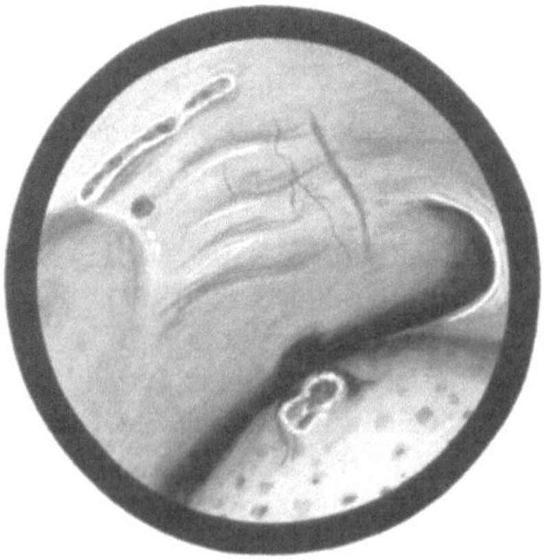

Die Schmerzhaftigkeit der Durchbrennung ist merkwürdig verschieden. Viele Kranke äußern keinerlei
Schmerz, andere finden ihn erträg-
lich oder ertragen die Schmerzen
mit guter Haltung. Empfindliche
Kranke leiden sehr darunter.
Man kann alsdann den thorakalen
Strangansatz von außen her oder
mit langer Kanüle von innen her —
beides ist nicht schwierig — durch
Novocaininjektionen wenigstens
zeitweilig leidlich unempfindlich
machen. Wir haben auf diese Weise
oft sehr umfangreiche Strangdurchbrennungen ausgeführt, doch soll
die Operation, wenn sie in 1 bis höchstens $1^1/_2$ Stunde nicht beendet
werden kann, lieber auf 2 Sitzungen verteilt werden. Mehrfache Strangdurchbrennungen haben wir bei etwa 15% unserer operierten Kranken
vorgenommen.

Abb. 205. Desgl., Strang vollkommen durchtrennt. Trotz wandständiger Abtrennung
erscheint der ursprünglich stark ausgedehnte
Strang jetzt außerordentlich kurz.

Nach Beendigung der Operation werden die Trokarröhrchen mit eingesetzten Stiletts herausgezogen, die Durchbohrungsstellen werden massiert, damit sich das Muskelgewebe übereinanderschiebt, die Wunden mit Klammern verschlossen und mit stramm angezogenem Heftpflasterverband versehen. Die operierten Kranken haben in der Regel einige Tage mittleres

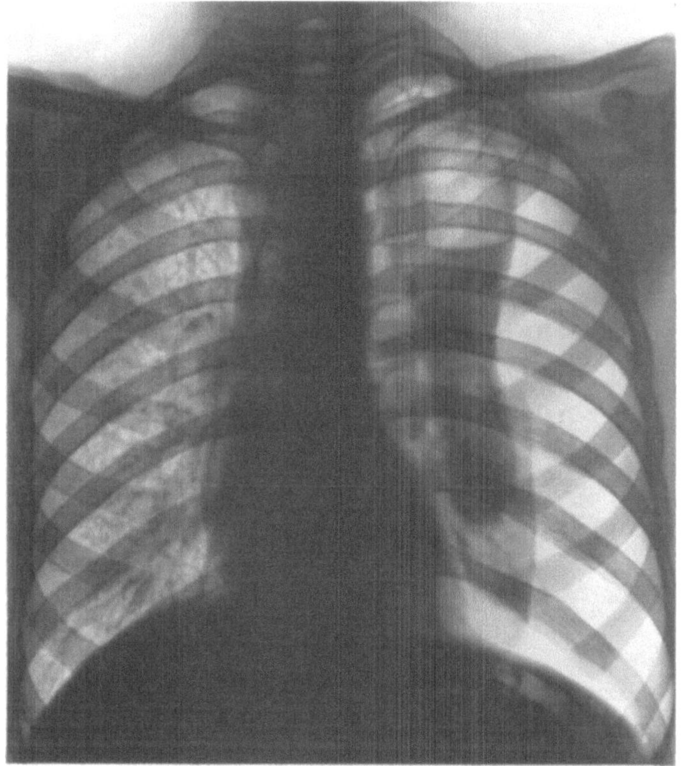

Abb. 206. Aufn.-Nr. 8560, ♂ 20 Jahre. Tuberkulose des rechten Oberlappens, unvollständiger Pneumothorax. Große Kaverne mit Sekretspiegel ausgespannt.

Fieber, bekommen auch öfter ein kleines unschädliches Exsudat; größere Exsudate bekamen 15% der Kranken. Verklebt der Stichkanal nicht, so kommt es, namentlich bei Kranken die unbeherrscht husten, gelegentlich zu einem mehr oder minder umfangreichen subcutanen Emphysem, das zwar den Kranken erheblich belästigen kann, aber ausnahmslos ohne bleibenden Schaden wieder resorbiert wird; man muß stets 24 Stunden nach der Kaustik den Pneumothorax nachfüllen, um Verklebungen zu verhüten, ganz besonders natürlich in diesen Hautemphysemfällen, bei denen viel Pneumothoraxluft entwichen ist. Einige Tage bis eine Woche nach der Operation befinden sich die Kranken vollkommen wohl.

Gefahren der Strangdurchbrennung. Der Strangdurchbrennung ist immer wieder eine besondere Gefährlichkeit beigemessen worden, und zwar die *Gefahr der Blutung* und die *Gefahr der Lungenverletzung.* Wir haben bei etwa 700 Strangdurchbrennungen 9 mal größere Blutungen erlebt, von denen einige bedrohlichen Charakter annahmen, haben aber keinen dieser Kranken verloren, auch bei keinem einen dauernden

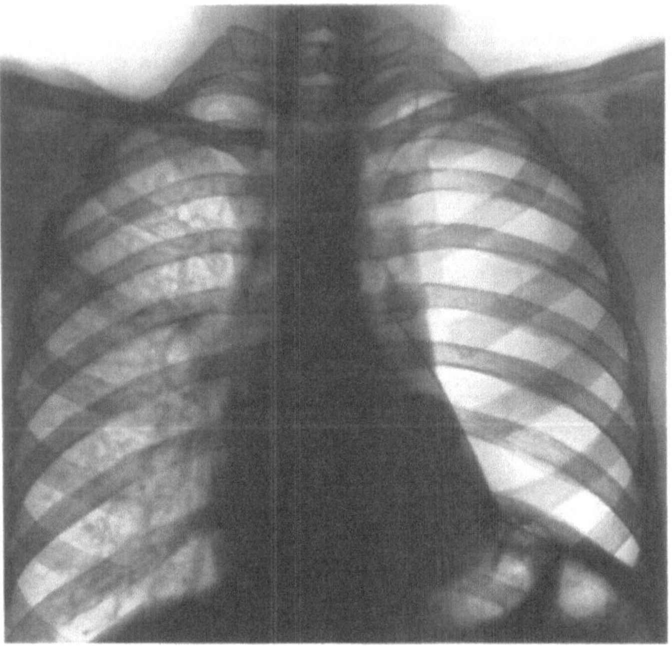

Abb. 207. Derselbe Fall nach Strangdurchbrennung. Apikal-mediale Stränge sind nicht durchtrennt, damit die Lunge nicht zu stark absinkt. Voller Erfolg.

Nachteil von diesen Blutungen erlebt. In den letzten Jahren haben wir auch auf geringfügige Blutungen sorgfältig geachtet, sie durch den ganz nahe an die blutende Stelle gehaltenen, schwach glühenden Brenner durch Koagulation gestillt und seitdem auch keine Nachblutungen und überhaupt keine großen Blutungen mehr entstehen sehen. Erst ganz kürzlich habe ich zum erstenmal einen Kranken durch Gefäßverletzung verloren, und zwar durch Luftansaugung, also Luftembolie von einer verletzten Intercostalvene aus. Mischinfizierte Empyeme infolge von Lungenverletzung haben wir 5 mal erlebt; drei von diesen Kranken kamen im weiteren Verlauf ad exitum. Schließlich haben wir noch einen Kranken 2 Stunden nach der Operation unter Versagen des Herzens (keine Blutung, keine Lungenverletzung) verloren. Wir haben also eine Operationsmortalität von 5 auf 700, etwa 0,7% zu beklagen. Man muß diesem Risiko der Operation die positiven Ergebnisse und die Gefahren der großen Operationen gegenüberstellen; wenn man dann noch berücksichtigt, daß bei nicht wenigen dieser Kranken die Strangdurchbrennung der einzige Weg ist, die offene Lungentuberkulose zum Stillstand zu bringen, so wird man finden, daß ihr Risiko in Kauf genommen werden kann. Von den bei uns operierten Kranken wurden durch die Operation, die zur Schrumpfung der Kaverne führte, 40% bacillenfrei, ein Resultat, das sich sehr wohl mit den Erfolgen der großen Operationen messen kann.

Kombinationsgeräte. Um die doppelte Durchbohrung der Brustwand zu vermeiden, haben sich mehrere Autoren bemüht, ein Kombinationsgerät zu konstruieren, bei dem in gleicher Weise wie beim Cystoskop das Operationsinstrument mit der Optik zusammen eingeführt wird. Bei den bisherigen Konstruktionen entfällt jedoch die freie Handhabung des Brenners, der nur mit der Optik zugleich geführt werden kann. Die Instrumente genügen deshalb nur für leicht erreichbare dünnere Stränge, d. h. sie genügen meist nicht.

Kaltkaustik. MAENDL u. a. haben empfohlen, der Blutungsgefahr durch Verwendung der Kaltkaustik zu begegnen. Nach unseren eigenen Erfahrungen wird die Blutungsgefahr vielleicht etwas beschränkt, aber doch keineswegs ganz ausgeschaltet. Für den etwas problematischen Vorteil der Blutungsbeschränkung tauscht man aber andere Nachteile ein und zwar einmal die Breite der Koagulationszone, die beim Operieren an kurzen Verwachsungen die Gefahr der Lungenverletzung und damit des mischinfizierten Empyems näher rückt; sodann die Verlängerung der ohnehin oft schon erheblichen Operationsdauer auf etwa das Doppelte. Wir sind von der Anwendung der Kaltkaustik wieder abgekommen.

4. Der Oleothorax.

Der Gedanke, den Pneumothorax durch Öleinfüllung zu einem Dauerkollaps der geschrumpften Lunge zu führen, schien zunächst bestechend. Es haben sich jedoch erhebliche Nachteile dieses Verfahrens herausgestellt, die unseres Erachtens seine Verwendung stark einschränken müssen. Große Ölmengen drücken in dem nicht vollkommen starren oder nicht vollkommen ölgefüllten Thoraxraum stark auf nachgiebigere Wandstellen: auf die schwachen Stellen des Mediastinums, den rechten Vorhof, das linke Zwerchfell und können hier recht unliebsame Verdrängungs- und Druckerscheinungen hervorrufen. Die Einbringung von Ölmengen über 500 bis höchstens 700 ccm in den Pneumothorax ist deshalb nicht zu empfehlen. Den Pneumothorax nur partiell durch den Oleothorax zu ersetzen, würde zur Kompression der unteren meist nicht oder weniger erkrankten Lungenpartien führen, also am Ziel vorbeigehen. Es kommt deshalb ein Oleothorax nur als Ersatz eines kleinen Pneumothorax von nicht über $^3/_4$ l Kapazität in Frage und zwar nur ein Pneumothorax, der voll wirksam elektiv über den erkrankten Lungenpartien gelegen ist. In der Regel wird es sich um einen oberen Restpneumothorax handeln, der eventuell durch Strangdurchbrennung verbessert ist (s. Abb. 197 und 198, S. 296). Der untere Restpneumothorax pflegt genügenden Kollaps überhaupt nicht herbeizuführen; auch würde seine Umwandlung in einen Oleothorax mit der Belastung des Zwerchfells verbunden sein.

Der Oleothorax hat aber vor allem den Nachteil, daß wie bei den Plombierungen ein Fremdkörper zur Einheilung gebracht werden soll und daß wiederum diese Einheilung nicht ausnahmslos gelingt. Wir haben es bei unseren über 60 Oleothoraxfällen bisher 4mal erlebt, daß eine Spätperforation vom Oleothorax in die Lunge hinein zustande kam, das ganze Öl ausgehustet wurde und meist eine Mischinfektion des Pleuraraumes entstand, die dann ihrerseits, des öfteren nach Ausheilung der Tuberkulose, einen sehr schweren Krankheitszustand bedeutet. Solche Perforationen können noch sehr lange nach der Anlegung des Oleothorax vorkommen. Ganz besonders droht diese Gefahr, wenn die pulmonale Pleura intakt und zart ist und wenn etwa gar subpleurale Käseherde vorhanden sind oder bei fortschreitender Tuberkulose nachträglich entstehen, die in den Pleuraraum durchbrechen können. Dagegen ist die Gefahr der Perforation gering, wenn ein länger bestehendes Pleuraexsudat zu einer soliden Verdickung der Pleura geführt haben dürfte. Die Indikation des Oleothorax sehen wir daher nur gegeben, wenn die Erhaltung eines nicht zu großen gut wirkenden Restpneumothorax notwendig ist und wenn in diesem Pneumothorax ein Exsudat bestanden hat oder noch besteht.

BERNOU und andere französische Autoren wollen mit dem Ersatz des mischinfizierten und des tuberkulösen Empyems durch 4—8%iges Gomenolöl eine Ausheilung dieser Empyeme erreicht haben. Unsere eigenen Versuche haben beim mischinfizierten Empyem keinen Erfolg gebracht und wir haben diese Therapie wieder aufgegeben. Auch beim tuberkulösen Empyem haben wir uns von einer Ausheilung der Pleuratuberkulose durch Gomenolölbehandlung noch nicht überzeugen können.

Die **Technik des Oleothorax** bietet *keine Schwierigkeiten*. Nennenswerte Exsudatmengen im Pneumothoraxraum sind vor der Öleinfüllung abzupunktieren. Man führt alsdann beim liegenden Kranken unter Kontrolle des Manometers eine Pneumothoraxnadel etwa an höchster geeigneter Stelle bis eben in den Pneumothorax ein und entfernt den Schlauch. Dann führt man an geeigneter tieferer Stelle ebenfalls unter Kontrolle des Manometers eine mittelstarke Kanüle in den Pneumothorax ein und läßt durch diese vom Irrigator aus das sterile Olivenöl oder besser 5%iges Jodipin in den Brustraum einfließen, aus dem zugleich die Luft durch die Pneumothoraxnadel entweicht, bis aus dieser Nadel Öl quillt. Die Durchleuchtung nach der Füllung ergibt regelmäßig eine Luftblase über dem Öl. Dieser Luftrest ist erwünscht, denn er wirkt bei etwaiger Drucksteigerung als eine Art Puffer; er resorbiert sich übrigens etwa innerhalb von 14 Tagen. Eine Nachfüllung des Oleothorax kommt bei dieser Beschränkung auf geringe Ölmengen und bei dieser Technik natürlich nicht in Frage. Es ist aber zweckmäßig, den Oleothorax in großen Zwischenräumen durch Entnahme geringer Ölmengen zu verkleinern, um nachträglichen Drucksteigerungen vorzubeugen.

5. Die künstliche Zwerchfellähmung.

Die **Indikation der Zwerchfellähmung** als selbständiger Eingriff wurde oben besprochen. Die Operation kommt außerdem als Ergänzungseingriff in Frage und zwar einmal zur Verbesserung eines ungenügend wirkenden Pneumothorax, zweitens zur Verkleinerung des Pleuraraumes bei starker Schrumpfung der Lunge und drittens zur Vorbereitung der Plastik oder Plombierung. Handelt es sich darum, einen unvollständigen Pneumothorax zu verbessern, so ist zur Vermeidung der erwähnten exzessiven Spätverziehungen die zeitweilige Zwerchfellähmung durch Phrenicusquetschung angezeigt, die notfalls wiederholt oder durch Exairese ersetzt werden kann. Ist die mit Pneumothoraxkollaps behandelte Lunge, sei es durch starke Schrumpfung kranken Gewebes, sei es nach Panzerbildung um die Lunge durch ein lange bestehendes Exsudat, zur Ausfüllung des ihr gegebenen Brustraumes zu klein geworden, so ist zur Vermeidung schädlicher Überdehnung gesunder Lungengewebsteile die dauernde Einengung der Brustraumseite notwendig, also die Exairese angezeigt. Dahingegen genügt, um bei Plastiken und Plombierungen der Aspirationsgefahr vorzubeugen, die zeitweilige Zwerchfellähmung durch Quetschung des Phrenicus.

Technik der Operation. Der Kranke bekommt eine Stunde vor dem in Lokalanästhesie vorzunehmenden Eingriff 0,002 g Dilaudid subcutan, wenn er sehr unruhig ist, mit 0,0003 g Scopolamin. Lagerung mit stark rückwärts geneigtem und stark nach der anderen Seite gedrehtem Kopf. Lokalanästhesie um das Operationsfeld herum subcutan und im tieferen Gewebe; einfacher ist die Injektion von 5—10 ccm einer 1—2 %igen Novocainlösung in den Plexus und seine Umgebung (Plexusanästhesie nach KULENKAMPFF). Bei der Tiefenanästhesie ist durch Ansaugen zu prüfen, ob die Nadelspitze nicht etwa in einem Gefäß liegt. Der Hautschnitt geht wie in der Abbildung längs des Außenrandes des sternalen Kopfnickeranteils; bei Frauen macht man gern einen Querschnitt, was aber das Aufsuchen des Phrenicus recht erschweren kann. Dieser Querschnitt geht $1^1/_2$—2 Finger breit oberhalb der Clavicula über eine kleine Delle, die man hinter dem äußeren Kopfnickerrande fühlt. Platysma und Halsfascie werden scharf durchtrennt, wobei auf die meist durch die Haut zu sehende Vene jugularis externa zu achten ist, die schräg zum äußeren Kopfnickerrande unter der Fascie verläuft. Die Vene wird nach außen, der Kopfnicker unter stumpfer Lösung nach innen gezogen. Es kommt ein in der Delle liegendes Fettträubchen zutage, durch das man stumpf senkrecht in die Tiefe gehend auf die Fascie das M. scalenus anterior kommt. Seitlich von ihm liegt der schräg nach außen ziehende Plexus cervicalis, medial die Vena jugularis

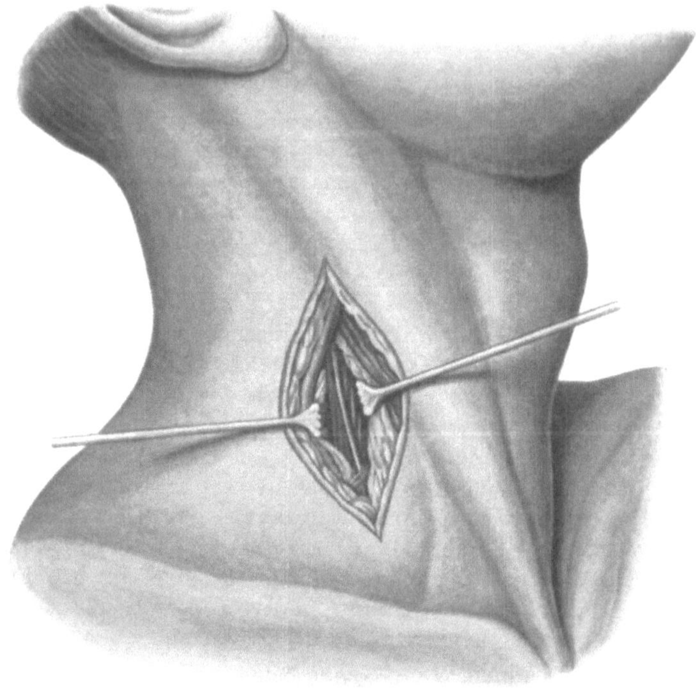

Abb. 208. Exairese des Nervus phrenicus. Rechts lateraler Rand des Musculus sternocleidomastoideus, im unteren Wundwinkel quer der obere Rand des Musculus omohyoideus, links Vena jugularis externa. In der Mitte der Musculus scalenus anterior, über den etwas schräg der Nervus phrenicus verläuft. Oben zwischen Vena jugularis externa und Musculus scalenus anterior ein kurzes Stückchen des Plexus cervicalis.

interna (Abb. 208); im unteren Wundwinkel kommt der Muskelbauch des M. omohyoideus und eventuell der Truncus thyreocervicalis zu Gesicht. In der Fascie des Scalenus, schräg nach medial über ihn hinweg, verläuft der Phrenicus, der hier unter stumpfer Durchtrennung der Fascie aufgesucht und auf ein stumpfes Häkchen genommen wird. Nach genauer Orientierung über die Situation und den Verlauf des Nerven wird er mit der THIERSCHschen Zange gefaßt, oberhalb durchtrennt und vorsichtig aufgerollt. Wir ziehen es vor, ihn mit einer Klemme zu fassen, oberhalb zu durchtrennen und unter Nachfassen mit weiteren Klemmen vorsichtig herauszuziehen. Es gelingt fast immer, mehr als 10

bis über 30 cm des Nerven zu entfernen. Beim Fassen des Nerven klagt
der Kranke meist über Schmerzen in der Schulter, beim Herausziehen
über Schmerzen in der Brust, die aber beide Male nicht unerträglich
sind. Wundversorgung mit einigen Catgutnähten; man näht zur Er-
zielung einer guten Narbe das Platysma. Drei feine Seidenhautnähte
genügen in der Regel; man erhält eine besonders feine Narbe, wenn

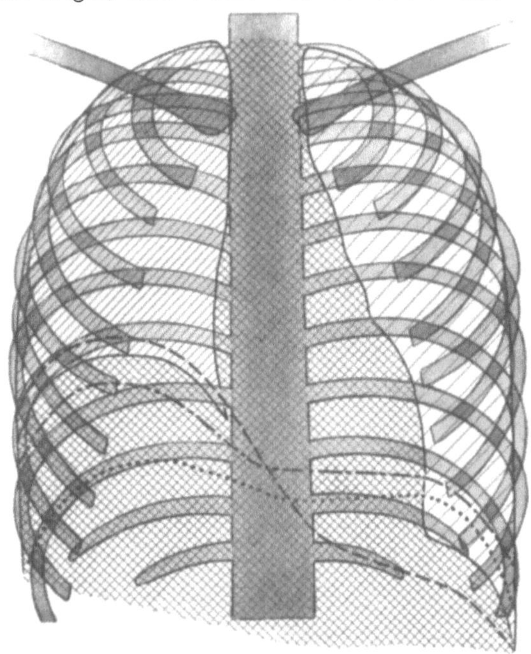

Abb. 209. Zwerchfellhochstand und paradoxe Zwerchfellbewegung nach rechtsseitiger
Phrenicusexairese.

nach der Exairese.

man die Hautnähte bereits nach 48 Stunden entfernt. Ist nur eine
zeitweilige Zwerchfellähmung beabsichtigt, so wird der Phrenicus in
Ausdehnung von 2 cm mit einer Darmklemme gequetscht. Stramm
angezogener Heftpflasterverband; 2—3 Tage Bettruhe. Unmittelbar
nach der Operation zeigt das Zwerchfell bereits die charakteristische
paradoxe Waagebalkenbewegung (Abb. 209), während sich das Hoch-
treten unter der Schrumpfung der Lunge allmählich vollzieht. Die
Zwerchfellparese nach Quetschung des Phrenicus hält etwa 4 bis
5 Monate an.

Wir können nach unseren Erfahrungen an rund 1000 Phrenicus-
operationen von einer Gefahr der Operation nicht sprechen. Wir erlebten

keine größere Blutung, keinen Todesfall; ausnahmslos erzielten wir primäre glatte Wundheilung. Folgende Mißgeschicke haben wir gesehen: 5mal wurde bei wirksamer Exairese der Sympathicus mit verletzt; es kam zum Hornerschen Symptomenkomplex, der sich in 2 Fällen (Quetschung des Phrenicus) zurückbildete, 3mal aber (Exairese) bestehen blieb. Dies waren die einzigen Fälle von einem anhaltenden Schaden. Außerdem wurde 2mal statt des Phrenicus des Recurrens gequetscht (Operation mit Querschnitt!) und etwa 20mal wurde nach dem ausgebliebenen Effekt der Phrenicus bei der ersten Operation (Querschnitt!) nicht gefunden.

6. Die thorakoplastischen Operationen.

Wir haben von 261 thorakoplastischen Operationen an 173 Kranken 180 in Avertinnarkose, 79 in Lokalanästhesie ausgeführt. In beiden

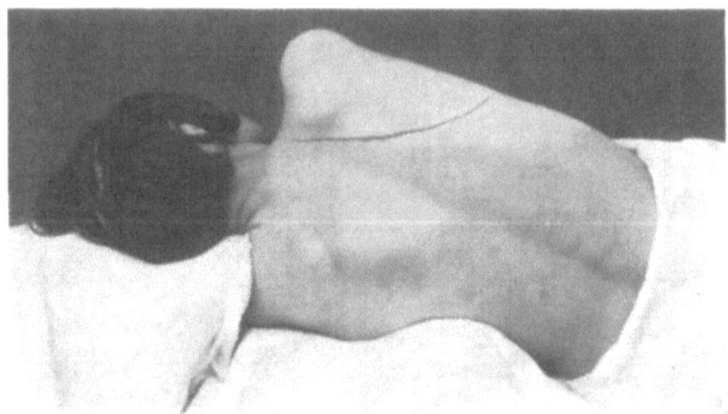

Abb. 210. Lagerung zur Thorakoplastik. Schnittführung für Obergeschoßplastik.

Fällen bekommt der Kranke am Abend vor der Operation einen Einlauf und ein leichtes Schlafmittel, eine Stunde vor der Operation 0,002 g Dilaudid subcutan. Avertin wird unmittelbar vor der Operation in der Dosis von 0,10—0,12 g pro Kilogramm Körpergewicht als $2^1/_2$%ige Lösung in Aqua destillata lauwarm langsam in den Darm gegeben. Lagerung wie Abb. 210 auf dem vorzüglich geeigneten Operationstisch von Sauerbruch. Der Arm der kranken Seite wird von einer Schwester stark abgezogen, die Brust des Kranken zugleich gestützt. Unter den Thorax kommt zweckmäßig eine aufgeblasene Luftkissenrolle, die man beim Wundschluß entleert. Die Lokalanästhesie wird als subcutane und Leitungsanästhesie ausgeführt.

Operationstechnik. Für die **Spitzenplastik,** die Lauwers in der Form der Resektion der 1. oder 1. und 2. Rippe empfahl, gehen wir von einem hinteren Hautschnitt aus, der nahe dem oberen Trapeziusrande beginnt und 2—3 fingerbreit seitlich der Dornfortsätze bogenförmig bis zum Schulterblattwinkel geht. Der Muskelschnitt durchtrennt den oberen

Teil des M. trapezius und den M. rhomboideus minor, während der M. rhomboideus major eingekerbt wird. Die spritzenden Gefäße werden gefaßt und nach Abdecken der Haut mit großen Kompressen, die mit besonderen Haken (Abb. 211, 4) am Hautrand befestigt werden, unterbunden. Nun wird das Schulterblatt stumpf von den Rippen gelöst und mit breitem Haken angehoben, das Periost der 2. Rippe gespalten und mit dem Raspatorium samt den Ansätzen des M. scalenus posterior und des M. serratus posterior superior abgeschoben.

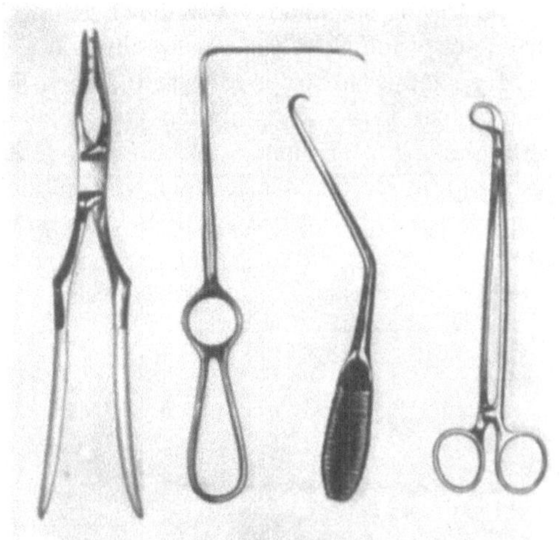

Abb. 211. 1. Rippenfaßzange nach KLEESATTEL.
2. Stumpfer Haken nach LANGENBECK (extra lang).
3. Raspatorium in Häkchenform für die 1. Rippe nach SAUERBRUCH. 4. Wundrandklemme.

Die langen Rückenmuskeln sind durchaus zu schonen, weil sie nicht wieder exakt genäht werden können und ihre Funktion für die gerade Stellung der Wirbelsäule nach der Plastik wichtig ist. Sie werden mit zwei oberhalb und unterhalb der Rippen eingesetzten LANGENBECK-Haken (Abb. 211, 2) stark medialwärts gezogen, um die Rippe nach der Lösung des Periosts außen und innen in der Linie der Querfortsätze der Wirbel, also dicht außerhalb des Tuberculum costae mit der BRUNNERschen Rippenschere (Abb. 213, 3) durchtrennen zu können. Die nunmehr bewegliche Rippe wird mit der KLEESATTELschen Faßzange (Abb. 211, 1) gehalten und mit dem langen GRAFschen Raspatorium (Abb. 212, 3 u. 4) nach vorn zu vom Periost befreit, bis man an den Rippenknorpel kommt, und sie mit dem gebogenen Raspatorium von diesen abgehebelt werden kann. Macht

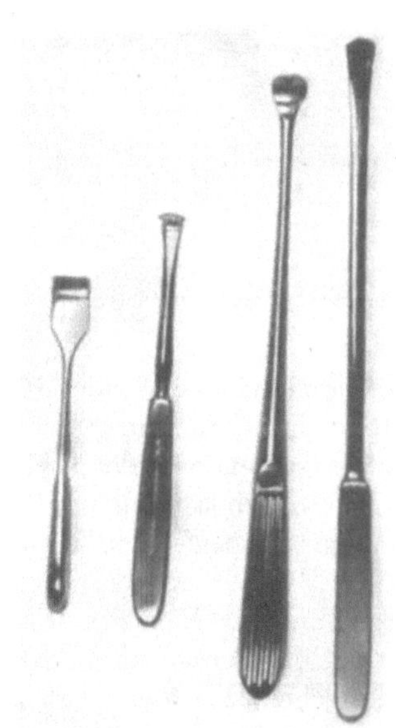

Abb. 212. 1. und 2. Kratzer nach ZIEGLER. 3. und 4. Raspatorien nach GRAF.

es bei sehr langer 2. Rippe Schwierigkeiten bis zum Knorpel zu gelangen, so kann man sich auch mit der Resektion bis einige Zentimeter vom

Knorpelansatz begnügen. Mit der 1. Rippe verfährt man entsprechend. Man macht sich den Zugang zu ihrer hinteren Kante frei, indem man den M. scalenus posterior seitwärts ziehen läßt. Die Unterseite der Rippe ist zunächst bequem zugänglich und wird vom Periost befreit. Um die obere Seite gut erreichen zu können, läßt man die Rippe mit einem LANGENBECK-Haken stark nach unten ziehen. In der Nachbarschaft der großen Gefäße und des Plexus darf man nicht im Dunklen arbeiten,

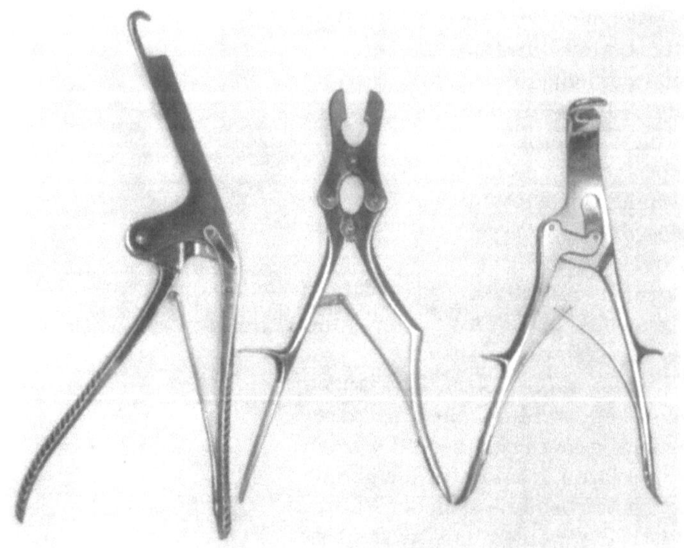

Abb. 213. 1. Rippenschere für die 1. Rippe nach SAUERBRUCH. 2. Große Beißzange nach LUER. 3. Rippenschere nach BRUNNER.

man muß vielmehr genau sehen, wo das Instrument ansetzt. Die mediale Durchtrennung der 1. Rippe erfolgt ebenfalls in der Linie der Querfortsatzenden unmittelbar hinter dem Tuberculum costae und zwar mit der Spezialschere für die 1. Rippe von SAUERBRUCH (Abb. 213, 1). Die nunmehr bewegliche Rippe wird mit der Faßzange nach oben gedreht, um das Periost an ihrer Unterseite abschieben zu können, dann nach unten, um die Oberseite frei zu machen. An der Innenkante der Rippe läßt sich das Periost gut mit dem SAUERBRUCHschen Häkchen (Abb. 211, 3) zurückschieben, doch muß man den Ansatz des M. scalenus anterior am Tuberculum scaleni an der oberen inneren Kante der Rippe öfter mit der Schere (Finger vor die Scherenspitze!) abtrennen. Am Knorpelansatz wird die Rippe mit dem Raspatorium abgehebelt; wenn der Knorpel verknöchert ist, muß man zur BRUNNERschen Rippenschere greifen. LAUWERS empfiehlt der Resektion der Rippen die Apikolyse (s. bei Plombierung) anzuschließen, um der Lungenspitze die Möglichkeit

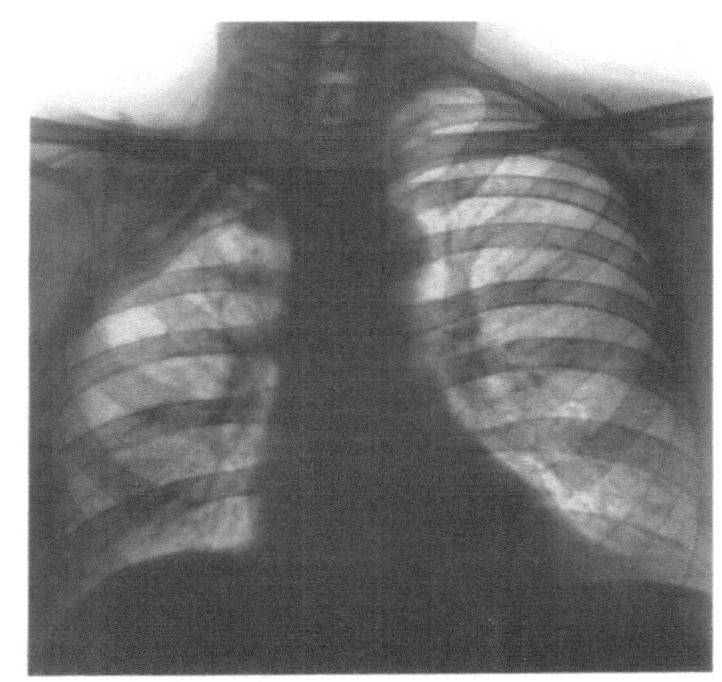

Abb. 214. Aufn.-Nr. 3338, ♀ 43 Jahre. Obergeschoßplastik 1—5 wegen kavernöser Oberlappenphthise. Klaffendes Wundbett (8 Tage nach der Operation).

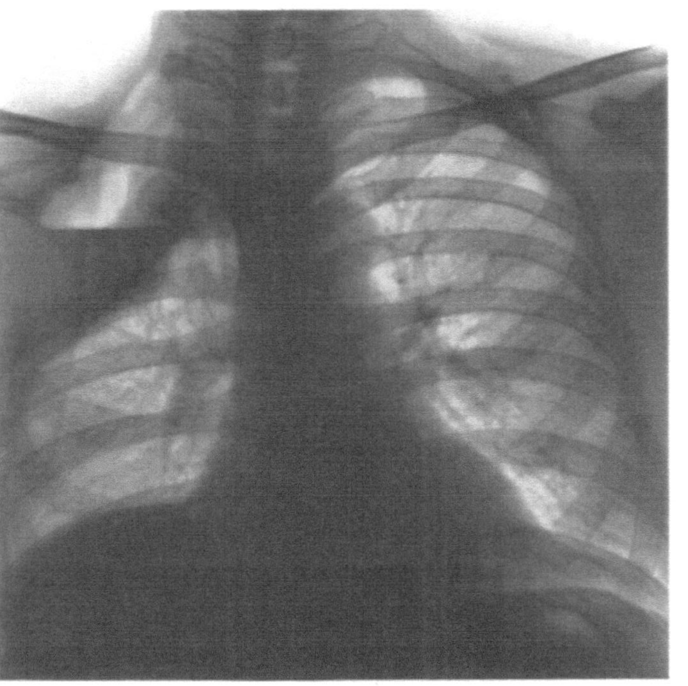

Abb. 215. Derselbe Fall nach Heilung der Wunde und der Tuberkulose.

ausgiebiger Schrumpfung zu geben. Wundrevision, sorgfältige Blutstillung. Muskelnaht schichtweise, subcutane Naht und völlige Schließung
der Wunde mit Hautnaht.

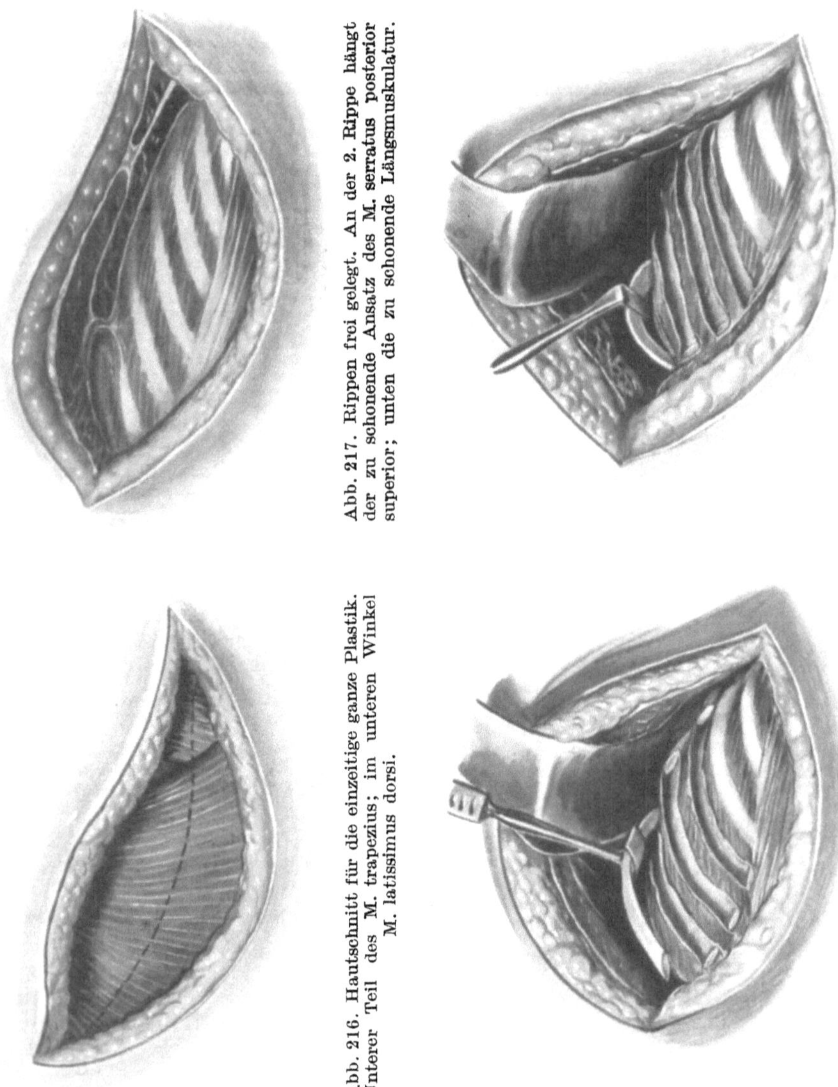

Abb. 217. Rippen frei gelegt. An der 2. Rippe hängt der zu schonende Ansatz des M. serratus posterior superior; unten die zu schonende Längsmuskulatur.

Abb. 216. Hautschnitt für die einzeitige ganze Plastik. Unterer Teil des M. trapezius; im unteren Winkel M. latissimus dorsi.

Die **Obergeschoßplastik** nach GRAF bedient sich eines Hautschnittes,
der wie der Schnitt für die Spitzenplastik beginnt, aber unter dem
Angulus scapulae lateralwärts etwas weiter geht. Der M. trapezius

wird völlig durchtrennt, ebenso die Mm. rhomboidei. Die stumpf gelöste
Scapula kann nunmehr völlig abgehoben werden. Es wird zunächst
die 4. Rippe in erforderlicher Ausdehnung reseziert, wobei das Periost
der Innenseite möglichst schonend mit dem Raspatorium gelöst wird,
während wir uns des Spezialraspatoriums von Doyen nur am medialen
und lateralen Ende bedienen. Während man die beiden obersten Rippen,
wenn man sie ganz entfernen will, zunächst medial absetzt, verfährt
man bei den übrigen Rippen umgekehrt, weil man die bewegliche Rippe
leichter bis zur Querfortsatzlinie abtragen kann; dabei ist die Längsmuskulatur, wie oben beschrieben, zu schonen. Es folgt die Resektion

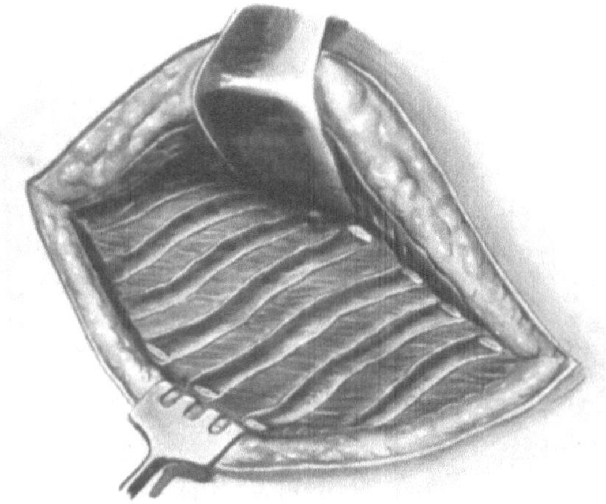

Abb. 220. Wundbett nach Resektion 1—8.

eines Teiles der 3. wie bei der 4., dann die der 2. und 1. Rippe wie oben
beschrieben. Je nach der Ausdehnung des tuberkulösen Prozesses
werden noch kleinere oder größere Abschnitte der 5. und eventuell
6. Rippe entfernt; Verfahren wie bei der 4. Rippe. Wenn man medial
bereits bis an die Querfortsätze reseziert hat, was immer möglich ist,
so ist die Korrektur der Rippenstümpfe entbehrlich. Immerhin soll
man sich durch Palpation überzeugen, ob sie nicht zu lang stehen geblieben
sind, und gegebenen Falles nach Zurückschieben des Periosts mit der
großen Luerschen Zange (Abb. 213, 2) nachresezieren. Die im Obergeschoß von den Rippen befreite Lunge sinkt stark zurück. Die große
Wundhöhle muß beim Wundschluß mit 1—2 Schläuchen im unteren
Wundwinkel drainiert werden, weil sie auch bei sorgsamster Blutstillung
aus dem Periost und aus den Rippenstümpfen absondert. Es entsteht
bei dieser Operation, wie die Röntgenaufnahme einige Tage nach der
Operation erweist (Abb. 214 und 215), infolge des starken Absinkens der
Lunge und der Unnachgiebigkeit der Schulter, die von der Clavicula
gehalten wird, stets ein klaffendes Wundbett, das sich erst allmählich

schließt. Das ist ein unerwünschter Zustand; wir haben bisher mit ungenügendem Erfolg versucht, ihm durch Situationsnähte im Wundbett vorzubeugen. Andererseits haben wir bei 48 solchen Operationen nur 2mal eine Wundinfektion mit verzögertem Wundheilungsverlauf aber ohne bleibenden Schaden erlebt; eine schwere Wundinfektion kam durch geringe Verletzung einer bis ans Periost reichenden großen Kaverne zustande.

Für die **ganze einzeitige Plastik** 1.—8. oder 9. Rippe beginnt der gleichverlaufende bogenförmige Hautschnitt etwa in Höhe der normal stehenden Spina scapulae und führt bis zur 9. Rippe. Der Muskelschnitt durchtrennt die untere Hälfte des M. trapezius und den M. rhomboideus major und kerbt den M. latissimus dorsi ein. Man beginnt mit der Resektion der 5. Rippe und geht von hier nach oben. Wenn nicht eine größere Spitzenkaverne es anders erfordert, genügt bei der 2. Rippe Resektion eines Stückes von etwa 8, bei der 1. von etwa 4 cm. Dann folgt die Resektion der 6.—8. oder 9. Rippe im notwendig erscheinenden Ausmaß. Drainage wie oben, Muskelschichtnaht, subcutane Naht, Hautnaht.

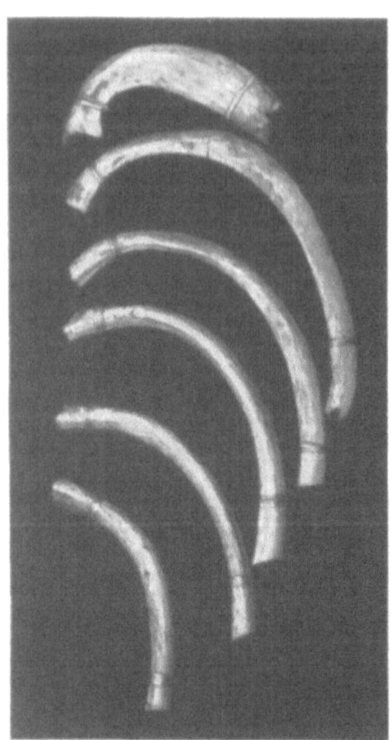

Abb. 221. Resezierte Rippen 1—6. Die 1. und 2. Rippe sind bis zum Knorpelansatz herausgenommen.

Die zweizeitige Thorakoplastik beginnt mit der Resektion der 5. bis 11. Rippe. Hautschnitt von Mitte des Schulterblattes hakenförmig bis zur 10. Rippe (Abb. 222, S. 318). Der M. trapezius kann geschont werden. Durchtrennung des M. latissimus dorsi soweit notwendig. Die Ansätze des M. serratus posterior inferior an der 9.—11. Rippe sind zu durchtrennen. Die Resektion der Rippen beginnt an der 6. Rippe. Naht und Wundversorgung und Drainage wie oben. Die Resektion der 1.—5. Rippe in der zweiten Sitzung soll möglichst nach 3 Wochen erfolgen, damit nicht neu gebildete Rippenspangen den Effekt beeinträchtigen. Hautschnitt und Operationsverlauf wie bei der totalen Plastik 1—8.

Während der Operation wird natürlich der Puls des Kranken genau überwacht und nach Bedarf durch Kardiazol, Hexeton oder Coffein subcutan die Herztätigkeit angeregt. Bei Operation in Lokalanästhesie kann es notwendig werden, dem Kranken Morphium 0,01—0,015 subcutan oder ein wenig Chloräthyl oder Äther als Inhalationszusatznarkose zu geben. Die Avertinnarkose geben wir als Vollnarkose und brauchen zusätzliche Inhalationsnarkose nur ausnahmsweise und nur mit geringen Mengen Chloräthyl oder Äther. Wird bei allgemeiner Narkose das Blut venös, so läßt man Sauerstoff atmen; ein Schuß Kohlensäure, mit Schlauch in die Nase geblasen, regt die Atmung kräftig an. Wir haben mit 257 Avertinnarkosen bei Plastiken und Plombierungen durchweg sehr gute Erfahrungen gemacht, insbesondere keine Narkosetodesfälle und keine direkten Schädigungen oder schwere Narkosegefahren gesehen; zur Operation in Allgemeinnarkose entschließen sich die Kranken im allgemeinen leichter und der Operationsverlauf ist keinen Störungen ausgesetzt, die bei örtlicher Betäubung immerhin vorkommen können. Vor der Hautnaht bekommt der Kranke 5 ccm Coramin intramuskulär, nach dem Verband, bereits im angewärmten Bett, 3—5 ccm Coramin intravenös, worauf er in der Regel sogleich aufwacht. Mullbindenverband. Lagerung im Bett halbsitzend auf Luftring mit Unterstützung der Knie. Tropfeinlauf von 1—2 l mit Heizkissen warm gehaltener 4%iger Traubenzuckerlösung mit 1 ccm Digipurat. Der Kranke muß ständig zum Abhusten angehalten werden. Herzmittel nach Bedarf 2stündlich (Kardiazol, Hexeton, Coffein). Abends 0,01 g Pantopon, welche Gabe eventuell im Laufe der Nacht wiederholt wird.

Nachbehandlung. Ist die Wunde primär geschlossen worden, so bleibt der erste Verband bei ungestörtem Verlauf 4 Tage liegen. Wurde aber drainiert, so wird der erste Verbandwechsel nach 24 Stunden vorgenommen; man gebe $^1/_2$ Stunde vorher $^1/_2$ ccm Dilaudid. Der Drainageschlauch wird entfernt; sind 2 Drains eingelegt, so wird der eine entfernt, der andere um etwa 4 cm gekürzt und nach weiteren 24 Stunden entfernt. Die Hälfte der Nähte wird nach 4 Tagen, der Rest nach weiteren 2 Tagen entfernt.

Die Behandlung während der 1. Woche nach der Operation bedient sich der erwähnten Herzmittel soweit notwendig. Wenn man die Indikation zur Operation weitgehend vom Ergebnis der Herzuntersuchung abhängig macht, was wir für außerordentlich wichtig halten, so kann man die Herzmittel in der Regel schon am 2. Tag ganz entbehren. An Narkoticis geben wir am 2. Tag abends 0,01 g Eukodal und am 3. Tag abends 0,002 g Dilaudid subcutan, am 4. Tag 0,5 g Veronal und am 5. Tag 0,5—1,0 g Adalin innerlich, möglichst nicht mehr, vor allem nicht öfter Eukodal.

Während der ersten Tage bestehen Wundschmerz und Wundfieber in mäßigen Grenzen; solange muß der Kranke ständig zum Abhusten ermahnt, sonst aber in Ruhe gelassen werden; leichte Kost ohne Zwang, wenn nötig Einlauf 2—3 Tage nach der Operation. Etwa am 5. Tage beginnt man mit passiven Bewegungen des Armes; vom 8. Tage an darf der Patient anfangen aufzustehen und nun setzen auch bereits aktive Bewegungen des Armes und etwas später des Rumpfes ein, deren früher Beginn und energische Durchführung für die völlige Wiederherstellung der Muskelfunktion, die ausnahmslos gelingen muß, und für die gerade Haltung der Wirbelsäule von ausschlaggebender Bedeutung sind (Abb. 222).

Korrekturplastiken kommen in Frage, wenn nach Teilplastik oder auch Totalplastik die Kaverne klaffen bleibt. Meist ist sie in den paravertebralen Raum ausgewichen, der durch die Erhaltung der Querfortsätze als toter Raum auch bei umfangreicher Plastik bestehen bleibt und wo die Kaverne nun gleichsam geschützt liegt. Die Querfortsätze und die Rippenhälse soll man nur im äußersten Notfall resezieren (z. B. bei großen Empyemresthöhlen), weil abgesehen von der Schwierigkeit und Größe der Operation unweigerlich eine schwere Kyphoskoliose der Brustwirbelsäule zustande kommt. In Frage kommt die Resektion der vorderen Teile der 1.—4. oder 5. Rippe von einem seitlichen Schnitt aus, wenn die Rippenstümpfe augenscheinlich die Kaverne ausgespannt halten, oder aber eine Ergänzungsplombierung an geeigneter Stelle. Korrekturplastiken sind für den Kranken sehr unerfreuliche Erlebnisse, führen auch keineswegs immer zum Ziel; man soll deshalb bemüht sein, sie durch richtige Indikationsstellung und zielgerechte, die Lage der Kaverne in Raum berücksichtigende Plastikausführung nach Möglichkeit zu vermeiden.

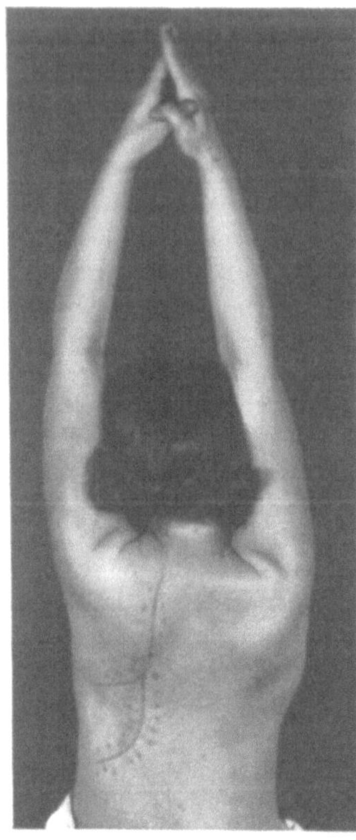

Abb. 222. Aufn.-Nr. 3027, ♀ 24 Jahre. Zweizeitige Plastik 1—11. Gute Haltung und Muskelfunktion.

7. Die Plombierung.

Meist kommt eine Spitzenplombe in Frage. ZIEGLER bevorzugt die Operation vom vorderen 1. oder 2. Intercostalraum aus, wobei er die Fasern des M. pectoralis major stumpf trennt, den M. pectoralis minor durchschneidet und ohne Rippenresektion auskommt. Ebenso verfahren BÉRARD und DENIS. Wir haben meist wie SAUERBRUCH-NISSEN die Operation von einem hinteren Schnitt aus vorgenommen, weil den Patienten die Narbe am Rücken weniger stört und weil das Schulterblatt die Wunde vorzüglich abdeckt. Bei der engen Stellung der Rippen muß man allerdings hinten stets ein Stück Rippe resezieren.

Bei der subscapularen Lage der Resektion ist dies unbedenklich. Wir haben auch des öfteren ein Rippenstück temporär reseziert, indem wir das Periost nur an den Durchschneidungsstellen von der Rippe unter Schonung der Intercostalgefäße und -nerven lösten und das Rippenstück nach unten klappten. Beim Wiedereinsetzen dieses Stückes, das natürlich einen guten Wundverschluß gewährt, tut man gut, es zur Vermeidung von Verschiebungen an den Stümpfen nach Durchbohrung der Rippenenden mit Draht zu fixieren. Vorbereitung, Lagerung, Allgemein- oder Lokalbetäubung und Schnittführung wie bei Spitzenplastik. Die Schnittführung für eine Mittelfeldplombe zeigt die Abb. 223. Auf die Pleura costalis geht man vorsichtig durch die Intercostalmuskulatur vor (Abb. 224 und 225). Nun wird die Pleura costalis stumpf mit dem Finger, am besten dem Verlaufe der Rippen folgend, gelöst (Abb. 226), was bei schwartiger Pleura große Schwierigkeiten machen kann

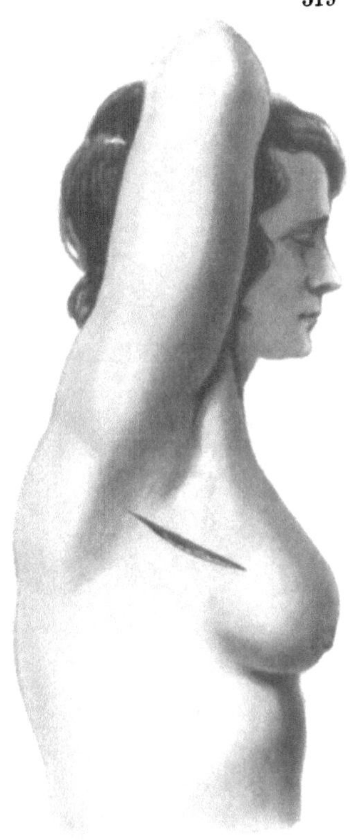

Abb. 223. Schnittführung für Mittelfeldplombe.

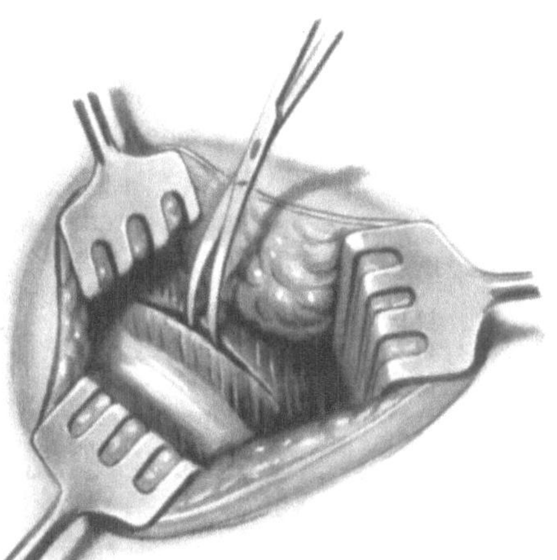

Abb. 224. Durchtrennung der Intercostalmuskulatur.

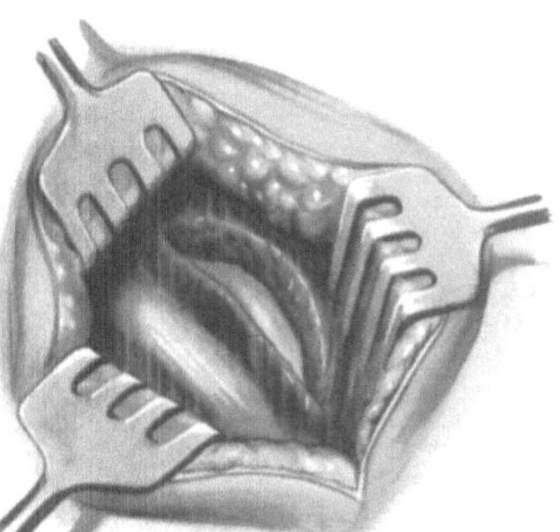

Abb. 225. Pleura costalis freigelegt.

und stets ganz sanft erfolgen muß. Bei Spitzenkavernen muß unbedingt die Lunge aus der oberen Kuppel gelöst werden. Man hüte sich, das Plombenbett zu groß zu machen. Kommt man unvermutet in einen freien Pleuraspalt, was aber bei sorgfältiger Prüfung auf

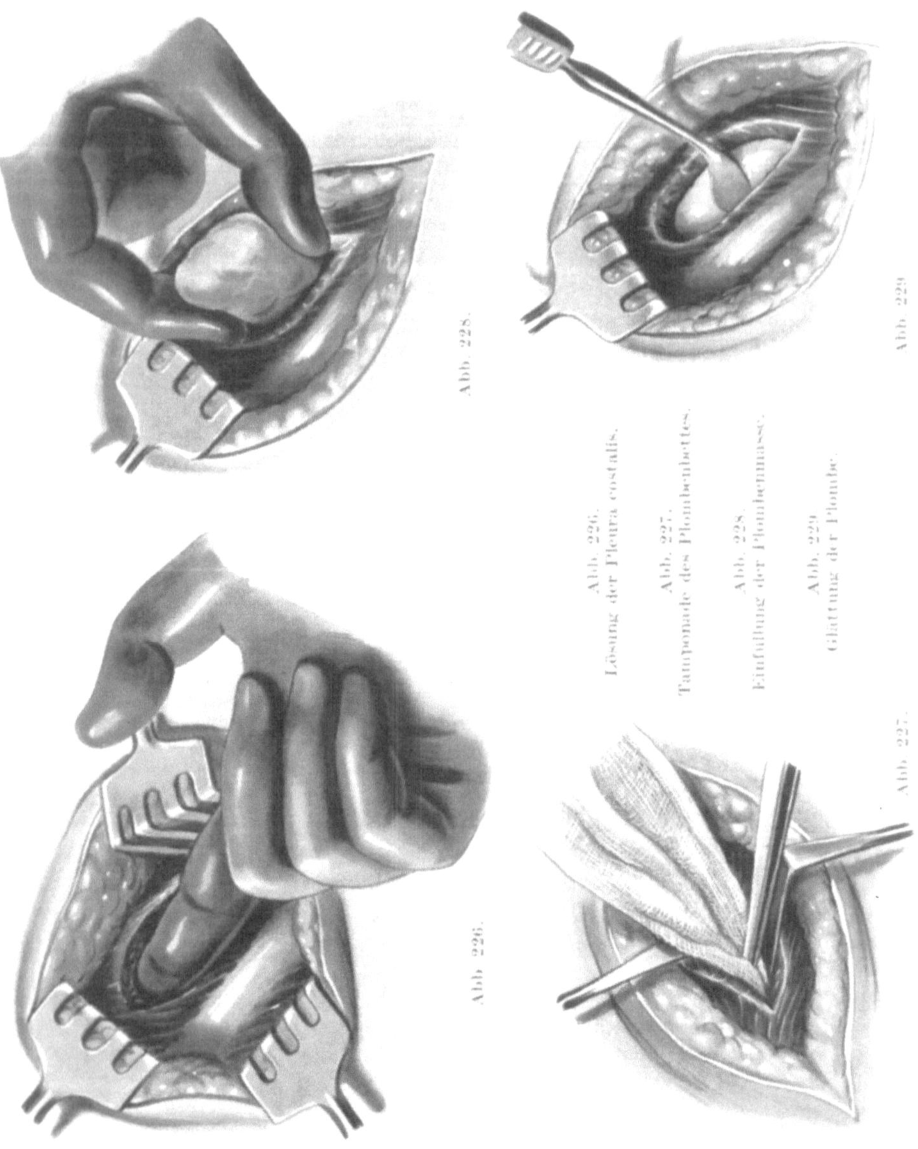

Abb. 226. Lösung der Pleura costalis.
Abb. 227. Tamponade des Plombenbettes.
Abb. 228. Einfüllung der Plombenmasse.
Abb. 229. Glättung der Plombe.

Pneumothoraxmöglichkeit nicht vorkommen sollte, so ist die Plombierung nicht möglich (Wegrutschen der Plombe!) und die Plastik entsprechenden Umfangs notwendig. Das Plombenbett wird mit

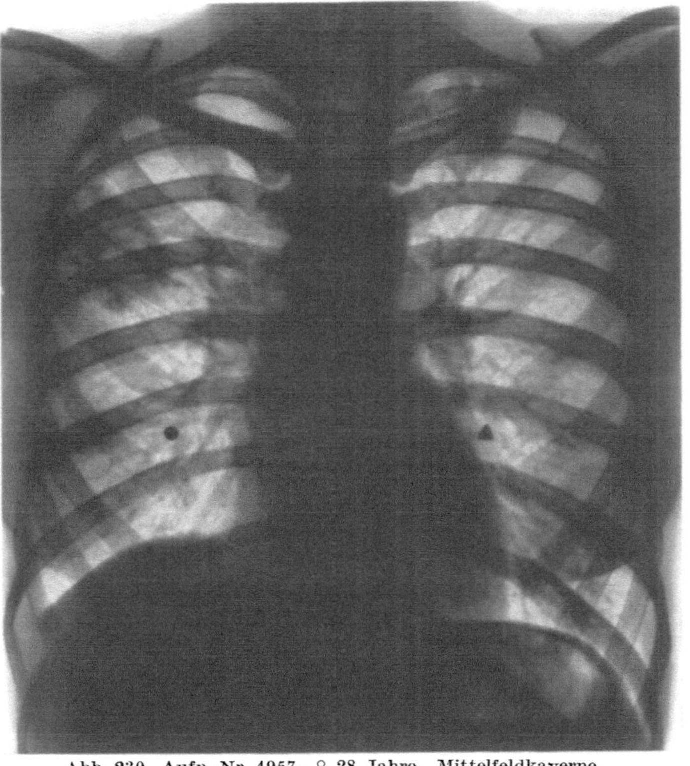

Abb. 230. Aufn.-Nr. 4957, ♀ 28 Jahre. Mittelfeldkaverne.

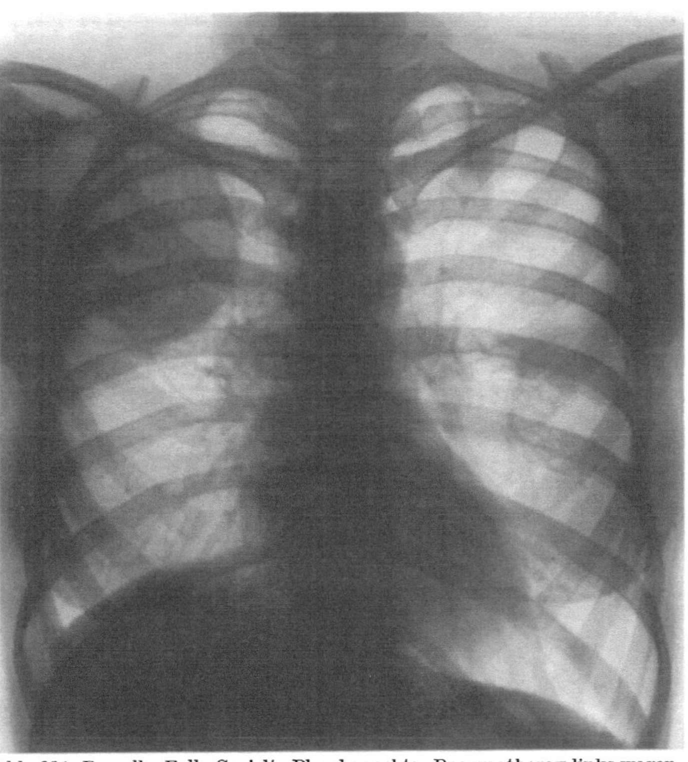

Abb. 231. Derselbe Fall. Gezielte Plombe rechts. Pneumothorax links wegen frischer Streuung.

endlosem Gazestreifen fest austamponiert, wobei man die Tamponade mit etwa 20—30 ccm Clauden tränkt (Abb. 227). Dann wird es mit Stieltupfern vorsichtig ausgewischt und nochmals in gleicher Weise tamponiert. Die Einfüllung der Plombenmasse zeigt Abb. 228; die Masse wird dem Finger sorgfältig, aber unter Vermeidung stärkeren Druckes einmassiert. Wir verwenden als Plombenmasse eine Mischung im Verhältnis von 150 g Paraffinum solidum (Schmelzpunkt 52° C) und 50 g desgleichen vom Schmelzpunkt 43° C ohne jeden Zusatz, die in Thermosflaschen 5 Stunden im Heißluftschrank (bis 160° C) sterilisiert wird und 8 Stunden nach Beendigung der Sterilisierung die für den Gebrauch nötige Konsistenz und Temperatur hat. Das Plombenbett wird voll ausgefüllt (Abb. 229); Muskelnaht, eventuell Wiedereinfügung des temporär resezierten Rippenstückes, Hautnaht. Nachbehandlung und Wundbehandlung wie nach Plastik.

8. Dauererfolge der Kollapsbehandlung und Aussichten für ihre Ausgestaltung [1].

Unser großes Material der Lungenkollapstherapie ist von ROLOFF 1930 auf die Dauerresultate geprüft worden (1128 Fälle).

Mit dem *einseitigen Pneumothorax* erzielten wir folgende *Entlassungserfolge* (Tab. 1).

Der Entlassungserfolg (negativer Sputumbefund!) wurde also im Laufe der Jahre von 18% auf 47% verbessert. Dieses Resultat beruht zum kleinen Teil auf der Besserung der Indikationsstellung, zum größeren Teil auf der konsequenten Durchführung der Kollapstherapie durch ausgiebige Heranziehung der Ergänzungsoperationen.

Tabelle 1.

1918—21	18%	(173 Fälle)
1922—25	28%	(154 ,,)
1926—28	47%	(188 ,,)

Der *doppelseitige Pneumothorax* (seit 1922) erzielte bei 72 Kranken das Schwinden der Bacillen in 36% der Fälle, die *Exairese* als selbständige Operation 18% gleichsinnige Erfolge. Nach der *Plastik und Plombierung* wurden 38,5% der Operierten bacillenfrei.

Es ist selbstverständlich, daß die festgestellten *Dauererfolge* bei kürzerer Beobachtungsdauer wesentlich besser sind, als bei späterer Nachforschung. Wenn man also die Dauererfolge nach 2—5 Jahren nicht ohne weiteres mit den Erfolgen nach 9—12 Jahren vergleichen kann, so dürfte doch die Annahme Berechtigung haben, daß der gleiche Prozentsatz der Entlassungserfolge sich als Dauererfolg bewähren wird. Aus unserer Statistik erhellt, daß 61% der Entlassungserfolge nach 9—12 Jahren als Dauererfolge festgestellt wurden. So können wir wohl darauf rechnen, daß unsere neueren Resultate der Kollapsbehandlung nach etwa 10 Jahren beim einseitigen Pneumothorax 28,5%, beim doppelseitigen Pneumo-

---

[1] Aus dem Aufsatz Klin. Wschr. **1932**, Nr. 15.

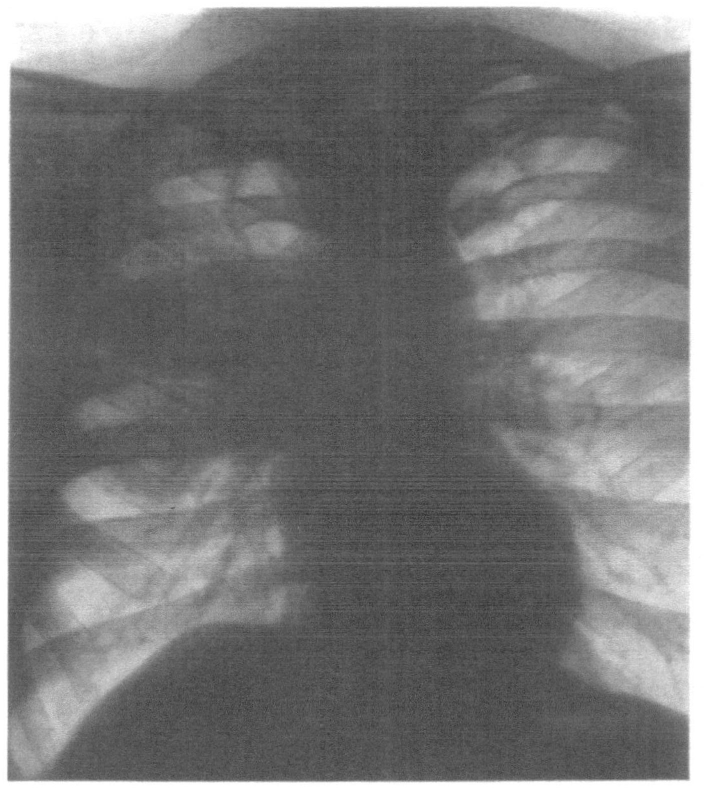

Abb. 232. Aufn.-Nr. 5149. ♂ 24 Jahre. Erweichendes Infiltrat im rechten Oberlappen (Adoleszentenphthise).

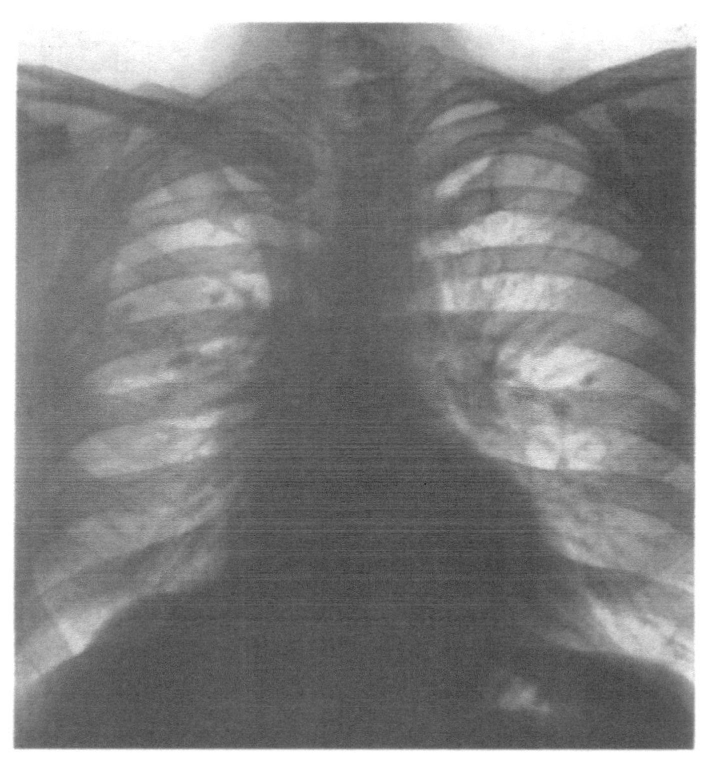

Abb. 233. Derselbe Fall. Klinische Heilung 8 Jahre nach Beginn der Pneumothoraxbehandlung. Seit 6 Jahren klinisch gesund.

thorax 22%, bei der Plastik und Plombierung 23,5% und bei der Exairese als selbständige Operation 12% Dauererfolge ergeben, dürfen also annehmen, *daß wir mit den heutigen Methoden im Durchschnitt etwa 25% der offenen Tuberkulosen endgültig ausheilen können.*

Können diese Resultate noch nennenswert verbessert werden? Ganz gewiß! Unsere Statistik gibt dafür sehr wertvolle Anhaltspunkte. Die Tabelle 2 beweist die außerordentliche Wichtigkeit der *frühzeitigen Einleitung der Kollapsbehandlung.*

Mit der Zunahme des Alters der offenen Tuberkulose vor der Kollapsbehandlung sinkt also der zu erzielende Erfolg auf ein Drittel bis ein Viertel des Anfangswertes.

Tabelle 2. Einseitiger Pneumothorax im Jahre 1927.

Offen vor Beginn der Pneumothoraxbehandlung	Zahl der Fälle	Entlassungserfolg bacillenfrei %	1930 %
1—3 Monate . .	95	52	50
3—12 Monate .	38	45	35
1—2 Jahre. . .	29	24	24
über 2 Jahre .	24	13	16

Zu dem gleichen Ergebnis führt die Betrachtung der *Lebensalter* bei Einleitung der Kollapsbehandlung (Tab. 3).

Bei den Kranken über 35 Jahre, die ohne Zweifel größtenteils an einer älteren Phthise leiden, waren also die Entlassungs- wie die Dauererfolge erheblich schlechter. Es sei bei dieser Gelegenheit bemerkt, daß nach dieser unserer Feststellung die Prognose der offenen Tuberkulose im Kindesalter unter der Kollapsbehandlung doch nicht ganz so schlecht ist, wie sie im allgemeinen angesehen wird.

Tabelle 3.

Lebensalter	Zahl der Fälle	Entlassungserfolg bacillenfrei %	Dauererfolg %
7—15 Jahre . .	31	45	32
15—35 Jahre. .	605	33	30
über 35 Jahre .	135	22	23

Nicht weniger wichtig ist die *ausreichende Durchführung der Kollapsbehandlung.* Die Tabelle 4 illustriert das eindringlich.

Der Dauererfolg hängt also ganz und gar von der genügenden Durchführung der Kollapsbehandlung ab. Pneumothoraxbehandlung unter 1 Jahr ist unzulänglich. Da die weit überwiegende Mehrzahl der Behandlungen nach der Anstaltsbehandlung abgeschlossen wurde, haben wir nicht

Tabelle 4.

Die Nachfüllungen wurden durchgeführt	Zahl der Fälle	Dauererfolg %
Bis 6 Monate .	253	9
$^{1}/_{2}$—1 Jahr . .	88	23
1—2 Jahre. . .	120	50
über 2 Jahre .	54	69

feststellen können, in welchem Prozentsatz der Pneumothorax vorzeitig einging oder die Behandlung vorzeitig abgebrochen wurde. Das

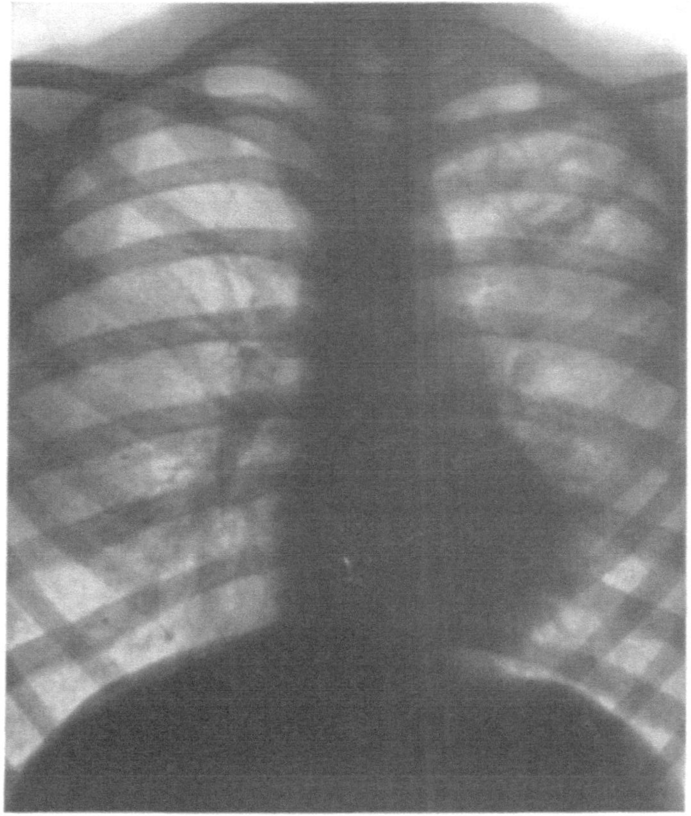

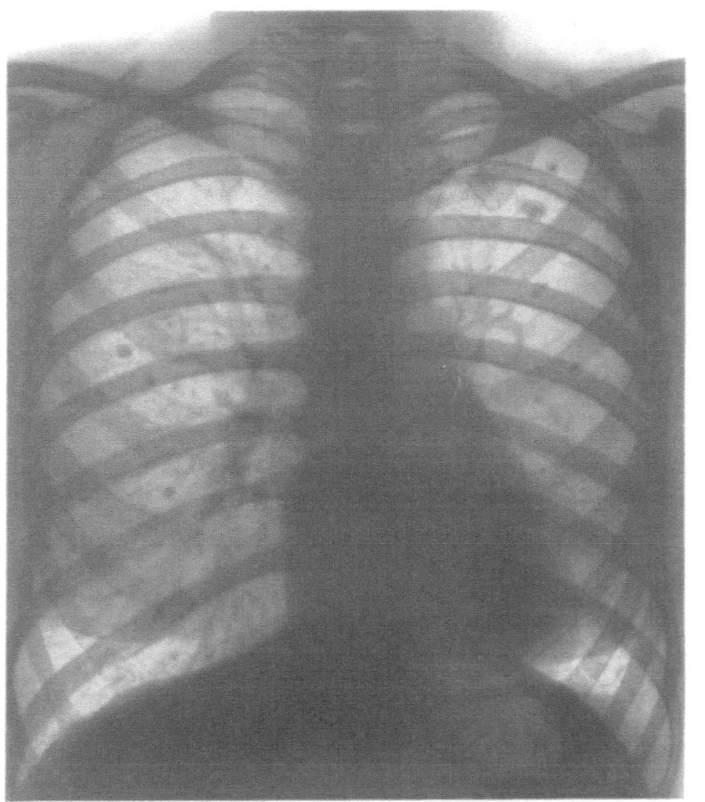

Abb. 234. Aufn.-Nr. 3226, ♀ 15 Jahre. Akute offene Adoleszentenphthise. Pneumothorax, Strangdurchbrennung.

Abb. 235. Derselbe Fall, 11 Jahre später. 2 Kalkherde im linken Oberfeld. Tuberkulose seit 8 Jahren geheilt. Glänzender Zustand.

ändert indessen nichts an unserer Schlußfolgerung; denn wenn der Pneumothorax vor Erreichung des Zieles der Kavernenheilung spontan

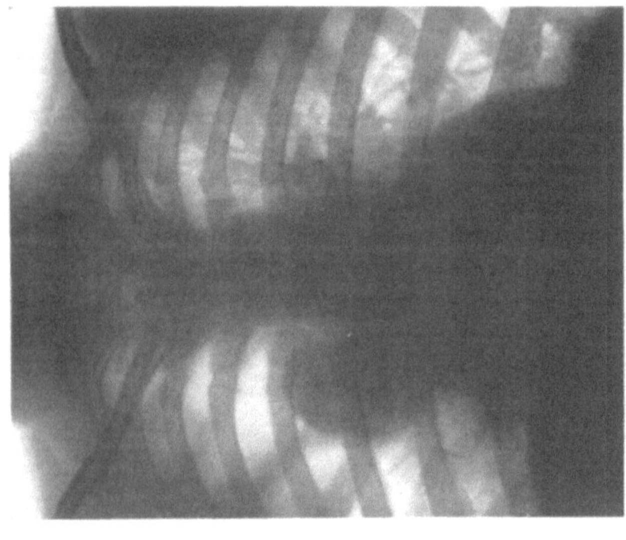

Abb. 237. Derselbe Fall nach kaustischer Durchtrennung der Stränge rechts. Schrumpfung der Kaverne.

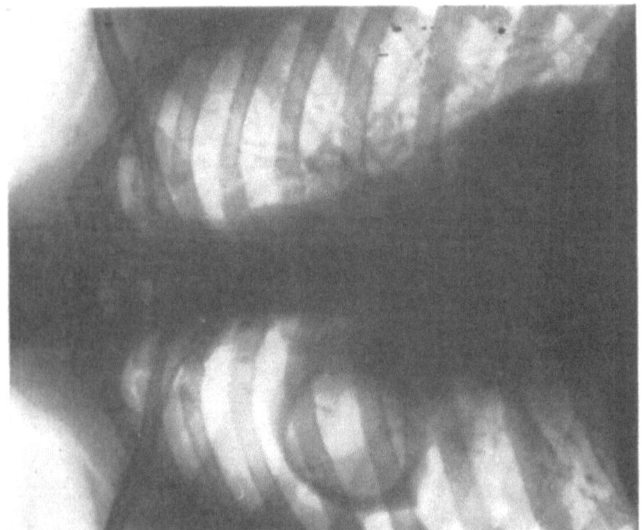

Abb. 236. Aufn.-Nr. 6194, ♂ 22 Jahre. Riesige Oberlappenkaverne, durch strangförmige Verwachsungen, von denen man aber nur die Ansätze an der Lunge sieht, im Pneumothorax ausgespannt.

eingeht, muß das Ziel der Kollapsbehandlung durch eine andere operative Methode erstrebt werden.

BRAEUNING hat 1932 überzeugend dargelegt, wie schlecht es um die Frühdiagnose der Lungentuberkulose, auch gerade der offenen Lungentuberkulose, noch bestellt ist. Fortschritte in der Diagnostik bringen nach unseren obigen Darlegungen zwangsläufig bessere Resultate in der Kollapstherapie. So wenig man zwar von heute auf morgen eine Besserung des jetzigen Zustandes erwarten kann, so bestimmt können wir darauf rechnen, mit den modernen Methoden der Diagnostik und

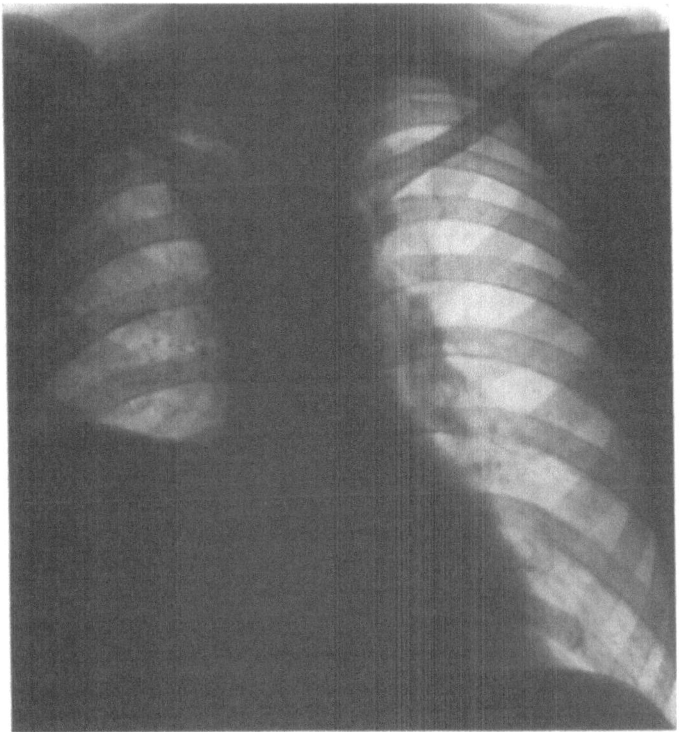

Abb. 238. Derselbe Fall, 9 Jahre später. Tuberkulose nach Pneumothorax, Strangdurchbrennung und Exairese seit 6 Jahren klinisch geheilt.

den sozialhygienischen Verfahren der Aufsuchung der Tuberkulösen einerseits, der hier besprochenen neuzeitlichen Behandlung andererseits Schritt vor Schritt auf sicherem Pfade vorwärtszukommen. Ich schöpfe aus dieser Überzeugung die Berechtigung zu dem stolzen Optimismus zielklarer und erfolgreicher Bekämpfung der Tuberkulose durch die systematische Früherfassung und Verstopfung der Infektionsquellen. Eine Statistik aus Oslo scheint diese Auffassung zu bestätigen. Sie ergibt eine Zunahme der Tuberkuloseheilungen von 1920—1927 von 3% auf 6,7%; in der gleichen Zeit ist die Tuberkulosemortalität von 20,4 auf 15,3⁰/₀₀₀ und die Tuberkuloseletalität von 12,7 auf 11,3% gesunken.

Von einer *Konkurrenz der Methoden* der Kollapsbehandlung sollte billig nicht gesprochen werden. Ein abschließendes Urteil über ihre Bewertung auf Grund eigener Erfahrungen ist uns nicht möglich, weil in unserem Material die Anzahl der Fälle von Plastik, Plombierung und doppelseitigem Pneumothorax zu klein ist. Wir stellten folgende Durchschnittswerte fest (Tab. 5).

Tabelle 5.

	Dauer-erfolge %
Einseitiger Pneumothorax mit Ergänzungsoperationen	29
Exairese als selbständige Operation	24
Doppelseitiger Pneumothorax . . .	19
Plastik und Plombierung	44

Aus dieser Übersicht würde eine Überlegenheit der großen Operationen hervorgehen. Dieser Schluß ist indessen nicht ohne weiteres zulässig; einmal wegen der kleinen Zahl der Fälle; sodann sind diese Kranken kürzere Zeit beobachtet als der Gesamtdurchschnitt, auch fallen die großen Operationen in die Zeit der besseren Indikationsstellung, und der Entschluß zu dem großen Eingriff erfolgte natürlich auch mit größerer Zurückhaltung.

Interessant ist aber unsere Erfahrung, daß beim Pneumothorax der Prozentsatz der Dauererfolge kleiner ist als der Prozentsatz der Entlassungserfolge, beim Pneumothorax mit Exairese die Erfolge gleich bleiben, während bei der isolierten Exairese, der Plastik und der Plombierung die Dauererfolge besser sind als die Entlassungserfolge. Den Methoden, die einen Dauerkollaps gewährleisten, scheint also für den Dauererfolg eine gewisse Überlegenheit zuzukommen. Das muß zunächst an einem größeren und länger verfolgten Material exakt nachgeprüft werden.

Für das Urteil über die Bedeutung der Kollapsbehandlung für die Volksgesundheit sind außer dem individuellen klinischen Erfolg noch 2 Momente wichtig: die wirtschaftlichen Ergebnisse im Vergleich mit dem Aufwand und die Verstopfung von Infektionsquellen.

Die Feststellung des *wirtschaftlichen Erfolges* stößt auf

Tabelle 6.

	Bacillenfrei %	Voll erwerbsfähig %	Beschränkt erwerbsfähig %
1919	14	12	2
1920	12	10	1
1921	16	10	6
1922	14	9	9
1923	31	23	14
1924	30	22	13
1925	27	20	13
1926	35	23	15
1927	35	22	14
1928	38	26	21

große Schwierigkeiten. Unsere Enquete beschränkte sich auf die Anfrage bei den von uns behandelten Kranken. Die erhaltenen Antworten gruppieren wir in Tabelle 6.

Aus der Übersicht ergibt sich, daß der Anteil der wieder voll erwerbsfähig gewordenen und gebliebenen Kranken durchschnittlich um 8%

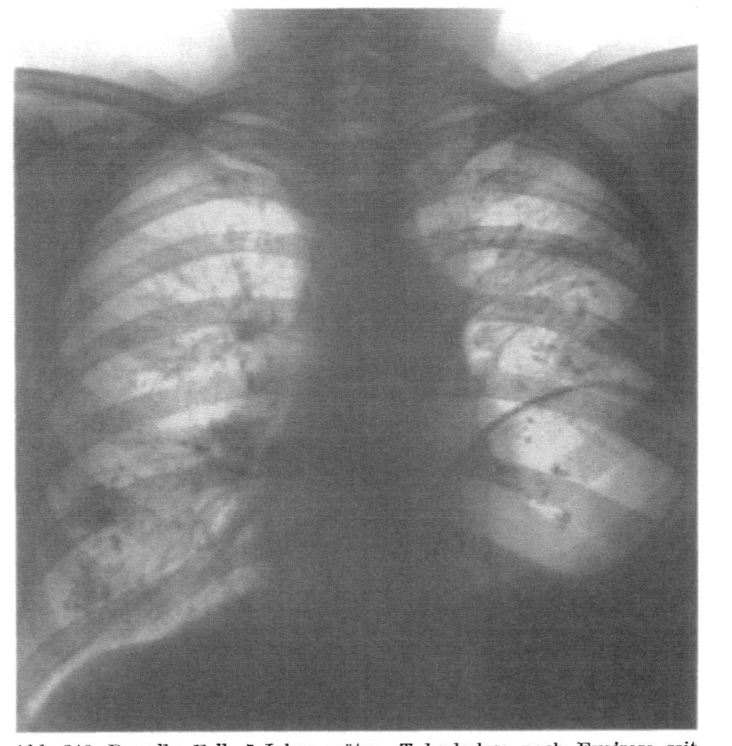

Abb. 239. Aufn.-Nr. 6032, ♂ 23 Jahre. Adoleszentenphthise des linken Oberlappens mit größerer Einschmelzung. Wiederholte hochfieberhaft verlaufende Aspirationsaussaaten.

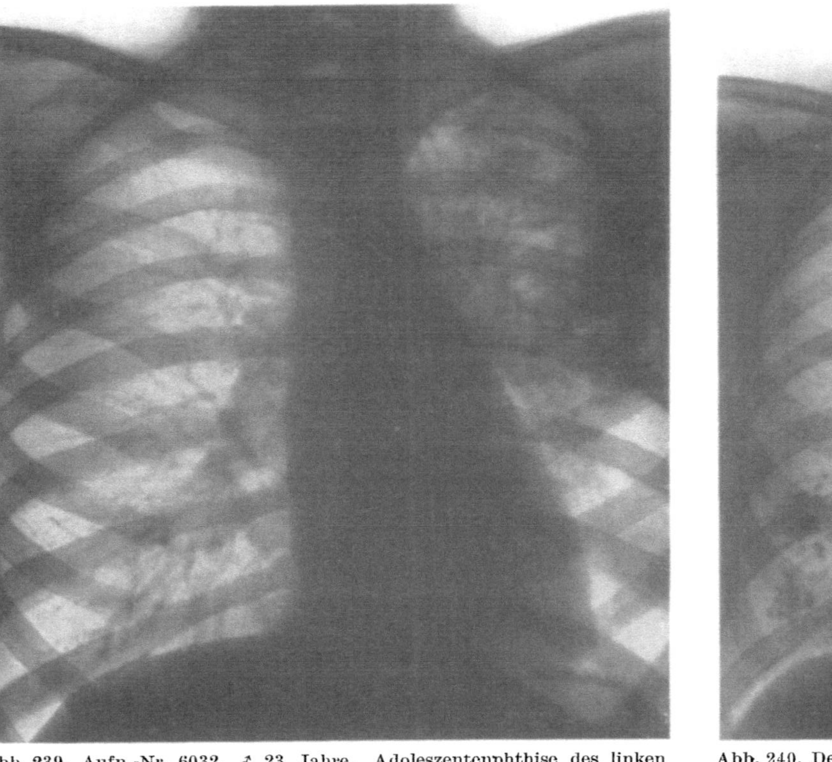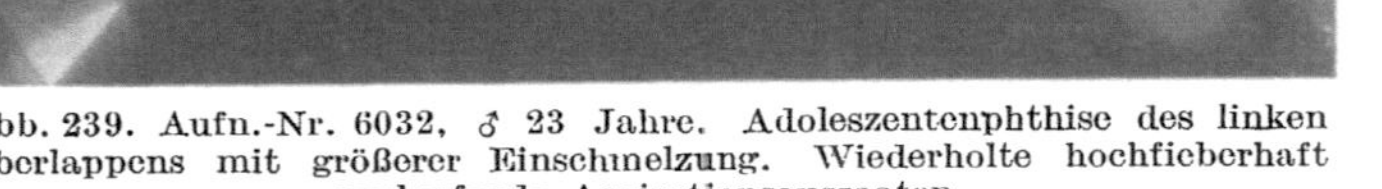

Abb. 240. Derselbe Fall, 7 Jahre später. Tuberkulose nach Exairese seit Jahren geheilt. Glänzender Allgemeinzustand.

hinter den bacillenfrei gebliebenen zurücksteht, während die Summe der voll und beschränkt Erwerbsfähigen um einige Prozent über dem Satz der bacillenfrei Gebliebenen liegt. Der Wert unserer Tabelle ist durch die Subjektivität der Antworten besonders stark beeinträchtigt, weil sich 1930 die wirtschaftliche Depression schon sehr erheblich geltend machte. Ein zuverlässiges Urteil kann nur gewonnen werden durch eingehende fachärztliche Untersuchung der behandelten Kranken, die der Anstalt nicht möglich ist, aber eine wichtige Aufgabe der Tuberkulosefürsorge sein sollte. Dabei wäre nicht nur der Gesundheitszustand der ehemals Kranken zu prüfen, sondern auch die Beeinträchtigung ihrer Leistungsfähigkeit durch Restzustände nach der Behandlung und vor allem auch die Beschränkung ihres Arbeitsmutes durch unberechtigte Angst vor schädlichen Folgen der Arbeit und nicht zuletzt durch übertriebene Befürsorgung, z. B. durch Rentengewährung. Voraussetzung einer solchen Begutachtung durch die Fürsorge ist die Heranziehung von Ärzten, die in der Kollapstherapie und der Leistungsprüfung, z. B. nach plastischen Operationen, hinreichende Erfahrung besitzen.

Unser Urteil über die Bedeutung der Kollapsbehandlung ist also trotz des großen Materials und der zum Teil sehr langen Beobachtungszeit noch in manchen Beziehungen unvollkommen. Feststellen konnten wir:

1. 25% der offen Tuberkulösen können durch Kollapsbehandlung endgültig geheilt werden.

2. 20% der Kranken werden wieder dauernd voll erwerbsfähig.

3. Die Resultate können durch Besserung der Frühdiagnostik, durch Frühoperation und konsequente Durchführung der Behandlung ganz erheblich verbessert werden.

Bleibt die wichtigste Frage nach dem Ergebnis all solcher Mühe und solchen Aufwandes für die Volksgesundheit. Sie kann nur an Hand eines zusammengefaßten Materials beantwortet werden. Nach unserem Teilergebnis haben wir aber keinen Zweifel, daß die erreichbare Verstopfung eines beträchtlichen Teiles der Infektionsquellen in konsequenter Durchführung die Tuberkulose als Volkskrankheit überwinden wird. Wir dürfen deshalb stolz sein auf die zielbewußte Umstellung unserer gesamten Heilanstaltsbehandlung von einer wesentlich vorbeugenden Therapie bei geschlossener „Spitzentuberkulose" zu einer wesentlich seuchenbekämpfenden Heilung der offenen Tuberkulose. Sollte BRAEU-NINGs Ansicht sich bestätigen, daß 25% der offen Tuberkulösen vor dem Erscheinen der Bacillen im Auswurf als tuberkulosekrank ermittelt werden könnten, so könnten wir den Zeitpunkt des Einsetzens der Therapie vorverlegen, vielleicht auch neue Wege finden. Am Wesen moderner Tuberkulosebekämpfung gemessen, würde solche erneute Umstellung nur Gewinn bedeuten.

XV. Komplikationen der Lungentuberkulose.

Die letalverlaufende Lungentuberkulose greift so gut wie regelmäßig auf die Pleura, den Kehlkopf und den Darm über; diese Erkrankungen gehören also gleichsam zum Krankheitsbilde der Lungentuberkulose. Bei den hämatogenen Tuberkulosen kommen vielfältige tuberkulöse Erkrankungen im Bereich des großen Kreislaufs vor, die häufig mit Tuberkulose der Lungen kombiniert sind, aber um so weniger in den Rahmen dieses Buches gehören, als sie von der Lungentuberkulose nicht direkt abhängig sind und ihren Verlauf nur im pathogenetischen und klinischen Gesamtbilde beeinflussen.

1. Die tuberkulöse Pleuritis sicca und exsudativa.

Die *Pleuritis sicca* ist als Vorläufer der Lungentuberkulose sicher häufig; sie ist eine regelmäßige Begleiterscheinung der manifesten Lungentuberkulose. Ihre anamnestische Bedeutung und Fragwürdigkeit zugleich wurde in dem Kapitel über Anamnese und Symptomatologie gewürdigt. Klinisch ist sie mit den typischen, heftigen, streng lokalisierten Anfangsschmerzen, dem höchst lästigen Reizhusten, den vorübergehenden, meist nur subfebrilen Temperaturen ein wohlumrissenes Krankheitsbild, dem auch ein typischer physikalischer Befund entspricht, ein Befund freilich, dem man auch ohne die klinischen Symptome bei der Lungentuberkulose häufig begegnet. Im Röntgenbild sind die Residuen der adhäsiven Pleuritis sicca nicht ganz selten deutlich zu erkennen (Abb. 241). Zur Behandlung genügen Bettruhe, Wärme oder Diathermie und kleine Dosen Narkotica. Den künstlichen Pneumothorax halten wir bei der isolierten Pleuritis sicca nicht für angezeigt.

Die *Pleuritis exsudativa* ist die ungleich ernstere und wichtigere Erkrankung des Rippenfelles. Es sind zwei Formen zu unterscheiden: die initiale Pleuritis exsudativa und die sekundäre Pleuritis bei älterer manifester Lungentuberkulose. Nach klinischer Erfahrung ist jede isolierte Pleuritis exsudativa als eine tuberkulöse Erkrankung anzusehen, sofern nicht eine anderweite Ätiologie aus dem Krankheitsverlauf und dem Symptomenbild einwandfrei zu ersehen ist. Aus dieser Erfahrung ergeben sich zwei wichtige Aufgaben. Einmal ist es notwendig, den tuberkulösen Charakter der Pleuritis durch exakte Untersuchung des Exsudates (Züchtungsversuch, Tierversuch, morphologisches Bild), durch die röntgenologische Untersuchung auf tuberkulöse Erkrankung der Lungen und die Suche nach peripheren tuberkulösen Herden nachzuprüfen. Da sich aus der Anamnese zahlreicher Tuberkulöser ersehen läßt, daß die manifesten Organerkrankungen der initialen tuberkulösen Pleuritis exsudativa oft erst nach Jahren folgen, ergibt sich zum zweiten die Notwendigkeit, jeden Kranken, der eine solche Pleuritis durchmacht, für Jahre unter eine sorgfältige, insbesondere auch röntgenologische

Kontrolle zu stellen; eine wichtige Aufgabe der Tuberkulösenfürsorge, der diese Kranken von den behandelnden Ärzten ausnahmslos überwiesen werden sollten. Daß die initiale Pleuritis in der Regel die erste klinische Äußerung einer hämatogenen Tuberkulose ist, wurde in den

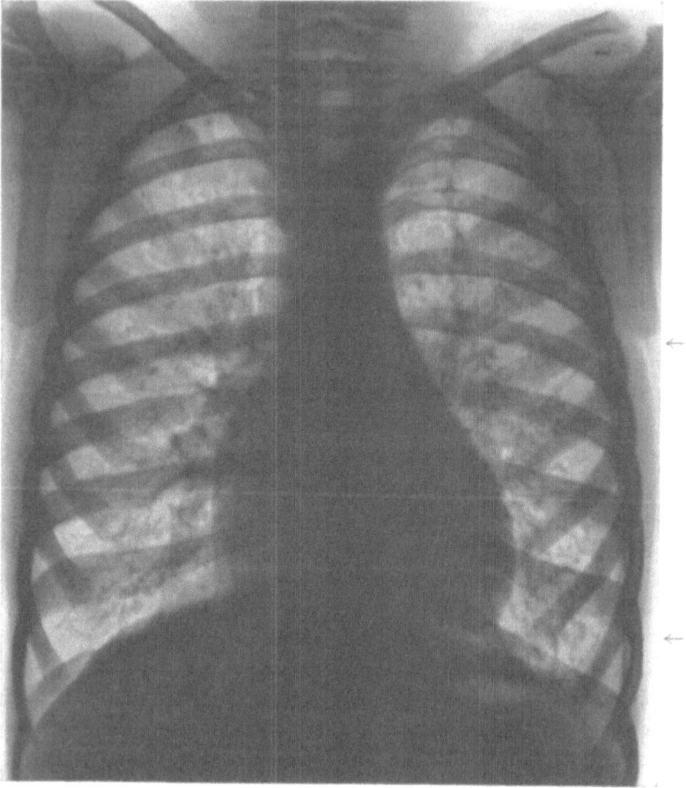

Abb. 241. Aufn.-Nr. 3245, ♀ 6 Jahre. Pleuritis adhaesiva links.

Kapiteln über die Pathogenese und über die hämatogenen Tuberkulosen schon hervorgehoben.

Die sekundäre tuberkulöse Pleuritis exsudativa kann jederzeit den Verlauf einer Lungentuberkulose komplizieren. War die Lungentuberkulose schon vorher bekannt, so ist die Situation von vornherein klar. Nicht selten aber wird die manifeste Lungentuberkulose erst beim Auftreten der Pleuritis entdeckt. Dieser Nachweis ist keineswegs einfach, da die physikalische Untersuchung durch das Exsudat, das die Lunge entspannt, komprimiert und von der Brustwand abdrängt, außerordentlich erschwert wird. Auch hier ist die röntgenologische Untersuchung, am besten nach Resorption oder Punktion des Exsudates, nicht zu entbehren.

Im klinischen Verlauf besteht zwischen der initialen und der sekundären exsudativen Pleuritis kein grundsätzlicher Unterschied. Während in der Regel der *Fieberverlauf* die bekannte mittelhohe remittierende Kontinua durch etwa 2—3 Wochen zeigt (Abb. 119, S. 171), um dann lytisch remittierend abzufallen, gibt es abgekürzte Verlaufsweisen mit kürzerer Dauer und geringerer Höhe des Fiebers. Ja es kommen auch Formen vor, die man als abortiv bezeichnen könnte; ihre Fieberkurve gleicht etwa der der Angina. Schließlich sei als Rarität erwähnt, daß eine Pleuritis exsudativa ohne jedes Fieber ablaufen kann. Die *Größe der Exsudate* hat mit dem Fieberverlauf nichts zu tun. Während der pleuritische Erguß, der als erste Manifestation einer Lungentuberkulose auftritt, durch seine Größe lebensbedrohend werden kann, ist das bei den Pleuritiden im Verlauf einer manifesten Lungentuberkulose meist nicht der Fall, weil schon vorhandene Verwachsungen, meist im Bereich des Oberlappens, den vollständigen Kollaps der Lunge verhindern, wie wir das bei der Pneumothoraxtherapie ja so oft beobachten; bei diesen Exsudaten kommt also die Indicatio vitalis für ihre Entleerung kaum jemals vor, wenigstens nicht in dem Sinne, daß die Verdrängungserscheinungen bedrohlich werden.

Die **Entleerung der Exsudate** ist auch heute noch eine umstrittene Frage, aktueller geworden, seit man zum *Ersatz der Flüssigkeit durch Luft* übergegangen ist. Man hat geglaubt, durch die Absaugung den Verlauf der Pleuritis abkürzen zu können; das ist nach unseren Erfahrungen nicht der Fall. Auch die Verhinderung der Verwachsung der Pleurablätter erreicht man durch die Lufteinblasung in der Regel nicht, da die entzündete Pleura eine besonders große Neigung zur Verwachsung zeigt und sich daher von den Rändern her die Vereinigung der Pleurablätter konzentrisch vorschiebt, um schließlich zur Verödung des Pleuraraumes zu führen. Ist der Pleuraraum anfänglich noch in großer Ausdehnung frei, so kann es allerdings gelingen, den erzielten Pneumothorax über den Entzündungszustand der Pleura hinaus zu erhalten und damit die Verwachsung zu verhindern. Die Absaugung der Exsudate bietet aber andere Vorteile. Wenn auch die Verdrängungserscheinungen in der Regel nicht bedrohlich werden, so kann doch die Größe des Exsudates an sich dem Kranken sehr erhebliche Druckbeschwerden und Dyspnoe verursachen; und es ist ein leichtes, ihn davon zu befreien. Ja die Dyspnoe kann hochgradig werden, wenn die andere Lunge durch den Krankheitsprozeß in größerem Umfange zerstört oder aber künstlich ausgeschaltet ist; wir verloren um ein Haar eine Patientin, die seit langem eine große Paraffinplombe in der rechten Thoraxhälfte trägt, und bei der ein Exsudat (800 ccm) im linken Pleuraraum plötzlich heftigste Dyspnoe und Herzschwäche verursachte, so daß wir mit der Absaugung fast zu spät kamen. — Sodann haben die Exsudate nach längerem Bestehen die Neigung, durch Eindickung sehr fibrinreich zu werden und das Fibrin in dicken Belägen auf der Pleura niederzuschlagen (vgl. Kapitel „Pneumothoraxexsudat" S. 291); dann kommt es nicht nur zur Verwachsung der Pleurablätter, sondern zur Bildung einer dicken derben Pleuraschwarte, die die Lunge funktionell aufs schwerste schädigt. Auch gehen alte Exsudate gern in tuberkulöse

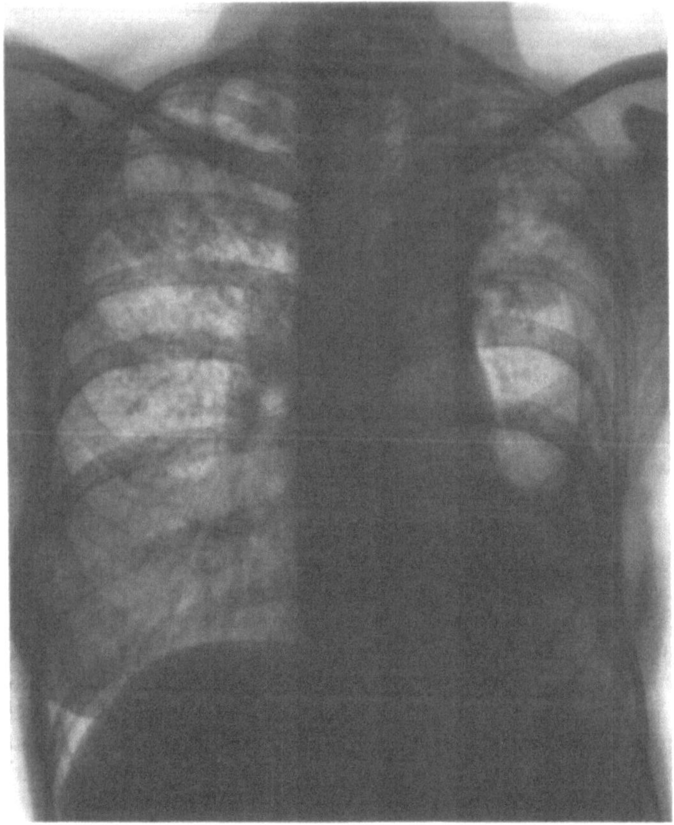

Abb. 242. Aufn.-Nr. 7918, ♀ 45 Jahre. Atelektase des linken Unterlappens bei schwartiger Pleuritis. Thoraxdeformation im Bereich der Schrumpfung.

Empyeme mit grünlichem, ziemlich dünnem, aber doch sehr fibrinreichem Eiter über, die an Bakterien nur Tuberkelbacillen enthalten und nicht operiert werden dürfen, aber durch hartnäckige Fieberbewegungen und durch Schwartenbildung schädlich sein können. Wir pflegen mit der Absaugung der Exsudate, die, richtig und schonend ausgeführt, einen unschädlichen und für den Kranken geringfügigen Eingriff darstellt, nicht lange zu warten und haben nie Nachteile davon gesehen.

Die Punktion nehmen wir in derselben Weise vor wie bei den Pneumothoraxexsudaten. Für die hausärztliche Behandlung ist die sog. *offene Punktion* als einfach und zweckmäßig zu empfehlen. Man lagert den Kranken über zwei im Abstand von etwa 20—30 cm stehende Betten oder in ähnlicher Weise zunächst auf den Rücken, sticht den Trokar an der ausgesuchten Stelle ein, dreht den Kranken auf die kranke Seite und zieht das Stilet heraus. Das Exsudat fließt zunächst kontinuierlich ab; bei nachlassendem Druck aber wird inspiratorisch Luft angesaugt, expiratorisch Flüssigkeit ausgetrieben. Auf diese

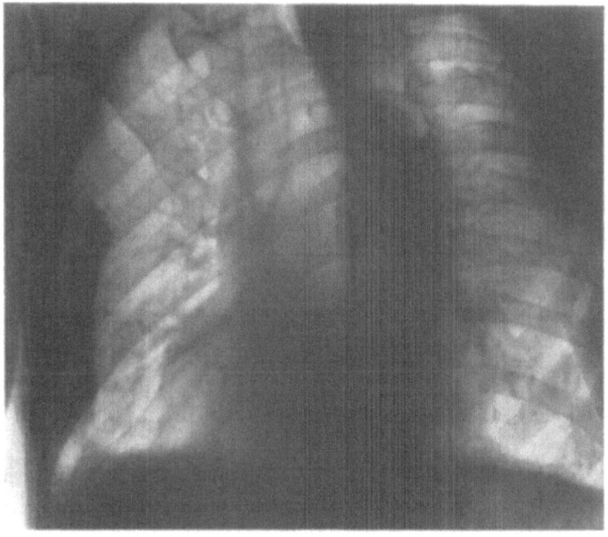

Abb. 243. Ambulant, ♀ 42 Jahre. Verkalkter partieller Lungenpanzer nach Pleuritis exsudativa links. (Aufnahme im schrägen Durchmesser.)

Weise kann man das Exsudat unbedenklich völlig entleeren. Eine Probepunktion ist jeder Punktion unbedingt vorauszuschicken; wir geben auch regelmäßig eine halbe Stunde vorher 0,001—0,0015 g Dilaudid innerlich oder subcutan und führen die Punktion in Lokalanästhesie aus.

Die Prognose der *Pleuritis exsudativa* ist zwar an sich im allgemeinen günstig. Aber abgesehen davon, daß der erwähnte Übergang in das tuberkulöse Empyem eine schwere und hartnäckige, therapeutisch sehr undankbare Komplikation der Lungentuberkulose bedeutet, ist die Folge jeder solchen Pleuritis, die fast ausnahmslos zur Atresie des Pleuraraumes führt, eine beträchtliche und im Verlauf der Tuberkulose immer mehr zur Geltung kommende Funktionsschädigung der Lunge, und zweitens bedeutet diese Atresie immer eine außerordentliche Erschwerung der etwa auf der Pleuritisseite notwendig werdenden Kollapsbehandlung, da sie das einfachste Verfahren, den künstlichen Pneumothorax, unmöglich macht. Andererseits kann die mit der Pleuraverschwartung parallel gehende Lungenschrumpfung die Lungentuberkulose auch günstig beeinflussen, ja zum dauernden Stillstand bringen. Sie kann aber auch zu so hochgradigen Schrumpfungen führen, daß ein fast völliger Ausfall der betroffenen Lunge, Verkrümmung der Wirbelsäule und körperliche Entstellung resultieren. Gelegentlich, zum Glück nicht häufig, kommen exsudative Pleuritiden im Verlauf der Lungentuberkulose auf beiden Seiten vor. Die Atresie beider Pleuraräume führt in solchen Fällen, auch wenn die zugrundeliegende Lungentuberkulose ihrerseits das Organ nicht in größerem Umfang zerstört hat, zu einer schweren Funktionsstörung der Lunge, die ganz im Vordergrunde des Krankheitsbildes stehen kann.

2. Der Spontanpneumothorax.

Eine Katastrophe im Verlauf der sonst meist ereignisarmen chronischen Lungenphthise bedeutet die Entstehung eines *Spontanpneumothorax*. Die Symptome können überaus stürmisch sein: Die Todesangst des Kranken, der verfallen und in kalten Schweiß gebadet nach Luft ringt, charakterisiert den furchtbaren Zustand, der schon an dem Symptomenbild sofort erkannt werden muß. Zum Untersuchen bleibt meist nicht viel Zeit; immerhin können die Auftreibung der Pneumothoraxseite und ihr auffälliger Stillstand bei dem angestrengt atmenden Kranken, die Verstreichung der Intercostalräume auf derselben Seite im Gegensatz zu den Intercostalräumen der anderen Seite, die tiefe sonore Tympanie und das Fehlen der Atem- und der Rasselgeräusche über dem Pneumothorax, der maximale Tiefstand des Zwerchfelles und die enorme Verdrängung des Herzens in wenigen Minuten festgestellt werden. Ungemein charakteristisch, ja pathognostisch für den offenen Pneumothorax ist ein musikalisch klingender, an die Harfe erinnernder Ton im Inspirium.

Der Zustand des Kranken erfordert momentanes Eingreifen: Absaugen oder Ablassen der Luft, Anwendung von Morphium und von Cardiacis subcutan. Sind die Erscheinungen so stürmisch, wie oben geschildert, so ist stets erheblicher Überdruck im Pneumothorax vorhanden, in den inspiratorisch noch Luft einströmt, — je heftiger der Kranke atmet, um so mehr auch gegen den Überdruck —, während exspiratorisch der höher werdende Druck die Ränder der Fistel in die Lunge hineinpreßt und damit aneinander drückt, so daß keine Luft ausstreichen kann; die Fistel wirkt also als Ventil und man spricht nach dem Effekt mit Recht von einem *Ventilpneumothorax*. Es genügt bei stärkerem Überdruck, den Pneumothorax zunächst zu punktieren und die Luft ausströmen zu lassen. Wir haben gelegentlich die ausströmende Luft über Wasser aufgefangen und dabei festgestellt, daß nach Entweichen von 600 ccm Luft der Überdruck beseitigt war, spontan keine Luft mehr ausströmte und der Kranke sich fast momentan erholte. Freilich ist dann immer noch sehr viel Luft im Pleuraraum und es besteht die Gefahr, daß sich der Zustand durch den weiteren Zustrom von Luft alsbald wieder verschlimmert. Es muß deshalb mit dem Pneumothoraxapparat oder der Pumpe, allenfalls auch mit einer großen Spritze möglichst viel Luft abgesaugt werden, und da auch das nur vorübergehend

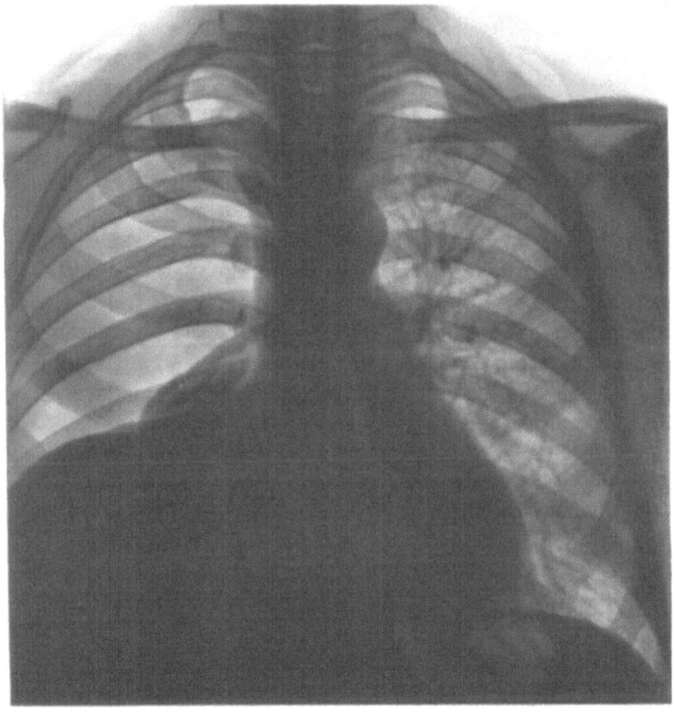

Abb. 244. Aufn.-Nr. 3477, ♂ 34 Jahre. Kompletter Spontanpneumothorax rechts. Lunge maximal geschrumpft. Status nach Exairese. Kräftige Absaugung und Dauerkanüle ohne jeden Erfolg. 1 Jahr später ist der Pneumothorax spontan eingegangen.

helfen würde, ist zu versuchen, die Fistel zum Verschluß zu bringen, indem man sie durch Einbringen einer größeren Menge steriler Kochsalzlösung unter Wasser setzt und dadurch einen dauernden Druck gegen die Fistelstelle ausübt. Es gelingt mitunter auf diese Weise eine Verklebung der Fistel zu erreichen; der Hydropneumothorax kann dann allmählich durch Resorption der Luft und des Wassers eingehen. Häufiger aber schließt sich die Fistel nicht und es bleibt dann nichts anderes übrig, wie den Pneumothorax immer wieder zu punktieren, solange die Erscheinungen von Überdruck sich wieder einstellen. Es kann notwendig werden, das Entweichen der dauernd aus dem Bronchalbaum in den Pleuraraum nachgepumpten Luft nach außen durch

Einsetzen einer Dauerkanüle zu ermöglichen. Man bedient sich dazu einer Pneumothoraxkanüle, über deren Ansatzstück am äußeren Ende mit einem aufgebundenen Gummifingerling, dessen Kuppe man einschneidet, ein Ventil gebildet wird, das nur den Austritt der vom Bronchalbaum nachströmenden Luft, nicht aber das inspiratorische Ansaugen von Außenluft zuläßt. Die Kanüle muß durch einen flachen Kork gestoßen, mit Heftpflasterstreifen geeignet fixiert und durch einen darüber gestülpten Drahtkorb vor dem Anstoßen geschützt werden. Die Mischinfektion der Pleura vom Bronchalbaum aus bleibt in solchen Fällen nur ausnahmsweise aus. Häufig wird die Lungenfistel allmählich größer und dann wirkt sie nicht mehr als Ventil, sondern gestattet der Luft auch das Entweichen nach dem Bronchalbaum hin; es resultiert dann ein nach innen kontinuierlich *offener Pneumothorax*, der regelmäßig zur Mischinfektion der Pleura, zum heißen Empyem führt. Auch jetzt braucht noch nicht alles verloren zu sein; durch fortschreitende Verwachsung der Pleurablätter kann sich die Lungenfistel von selbst wieder schließen und es kann dann möglich werden, das Empyem durch regelmäßige Spülungen mit Rivanol 1:1000 zur Ausheilung zu bringen. Indessen diese Spülbehandlung führt doch nur ausnahmsweise zum Ziel. Wenn der Allgemeinzustand des Kranken es zuläßt, muß die operative thorakoplastische Behandlung versucht werden, die freilich immer vor einer außerordentlich schwierigen Aufgabe steht (vgl. mischinfizierte Pneumothoraxempyeme S. 293). Ist die Operation wegen des Allgemeinzustandes des Kranken nicht möglich, so ist der Zustand völlig hoffnungslos. Meist bleibt die Lungenfistel offen und die Behandlung muß sich darauf beschränken, den Eiter von Zeit zu Zeit abzupunktieren; der unglückliche Kranke, durch das vorausgegangene Siechtum ohnehin schon sehr geschwächt, erliegt meist sehr bald der neuen Infektion. Wird die Fistel sehr weit, so kann der höchst fatale Zustand eintreten, daß der Kranke den Eiter des Empyems — Hunderte von Kubikzentimetern auf einmal — aushustet. Wir haben in einem solchen Fall dem Kranken helfen müssen durch Anlegen einer Dauerdrainage mit einem Trokar, der eine tägliche Entleerung des Eiters gestattete, während er im übrigen durch einen aufgesetzten Schlauch mit Klemme verschlossen wurde, um dem Kranken das Aushusten seines Sputums zu ermöglichen.

Nicht so selten sind die Erscheinungen des Spontanpneumothorax viel weniger stürmisch; ja es kann sogar die Diagnose Schwierigkeiten machen und nur am Durchleuchtungsschirm sicher möglich sein, wenn bei ausgedehnten Verwachsungen der Pleurablätter der Pneumothorax nur klein ist. Die Therapie geht in solchen Fällen denselben Weg, doch sind die Aussichten viel besser, daß es zur Verlegung der Fistel und zur Verödung des entstandenen Pneumothorax kommt, weil sich die bei der Pneumothoraxtherapie so hinderliche fortkriechende Verwachsung der Pleurablätter hier als sehr nützlich erweist.

3. Kehlkopftuberkulose.

a) Pathogenese und pathologische Anatomie.

Die Kehlkopftuberkulose ist so gut wie ausnahmslos eine Begleiterscheinung der Lungentuberkulose. Die primäre Tuberkulose ist so selten (5 einwandfreie Fälle in der Literatur), daß sie praktisch keine Rolle spielt; dagegen kommt es nicht selten vor, daß der Kranke zuerst auf Erscheinungen von seiten des Kehlkopfs aufmerksam wird, die Untersuchung auf die wahre Natur des Leidens führt und nun erst die in der Regel schon ziemlich ausgedehnte Tuberkulose der Lungen festgestellt wird.

Für die **Entstehung der Kehlkopftuberkulose** kommen drei Wege in Frage. Nach der klinischen Erfahrung erscheint die Kehlkopftuberkulose fast regelmäßig erst im Stadium der offenen Lungentuberkulose, ja in der Mehrzahl der Fälle erst nach längerem Bestehen der offenen Lungentuberkulose. Dazu kommt die Beobachtung, daß die ersten Herde Stellen bevorzugen, die mit dem im Kehlkopf haftenden infektiösen Sputum in besonders intensive Berührung kommen dürften, nämlich die Hinterwand und die Stimmbänder. Daher steht der Kliniker überwiegend unter dem Eindruck der intracanaliculären Genese durch Kontaktinfektion. Bei den hämatogenen Tuberkulosen kann das Frühbild der Kehlkopftuberkulose mit einer Aussaat miliarer Knötchen, die im Verkäsungsstadium gelblich durch die Schleimhaut durchscheinen und nach unseren Beobachtungen besonders gern Rand und Larynxfläche der Epiglottis befallen, sogleich den Gedanken an die hämatogene Entstehung nahelegen. Schließlich kommt die lymphogene Entstehung, z. B. durch Kontaktausbreitung von trachealen submukösen Herden aus in Betracht. Klinisch und selbst anatomisch kann die Genese der Kehlkopftuberkulose im Einzelfall nur ausnahmsweise geklärt werden.

Die Kehlkopftuberkulose wird intra vitam bei 10—30%, pathologisch-anatomisch bei 30—50% der Lungentuberkulosen gefunden; wir selbst fanden bei 1700 offenen Lungentuberkulosen 415 = 24,4% Kehlkopftuberkulosen und bei 1020 Sektionen bei Lungentuberkulose 477 = 46,8% Kehlkopftuberkulosen. Die berufliche und außerberufliche Malträtierung der Schleimhaut der oberen Luftwege bei den Männern bringt es mit sich, daß diese öfter an Kehlkopftuberkulose erkranken als die Frauen. Nach unserer Erfahrung dürfte der chronischen Schädigung der Kehlkopfschleimhaut durch den Husten und besonders durch das zähe Haften des Sputums eine erhebliche Bedeutung zukommen, da die Kehlkopftuberkulose häufiger eine Begleiterscheinung der chronischen, vor allem der exquisit chronischen Lungentuberkulose ist, als der akuten Formen.

Anatomie. Die ersten Tuberkel im Kehlkopf entwickeln sich submukös unter und zwischen den Drüsen der Schleimhaut. Die Schleimhaut ist über

den Tuberkeln zunächst intakt, doch geht mit der Rundzelleninfiltration
im submukösen Gewebe häufig eine mäßige Wucherung der Schleimhaut

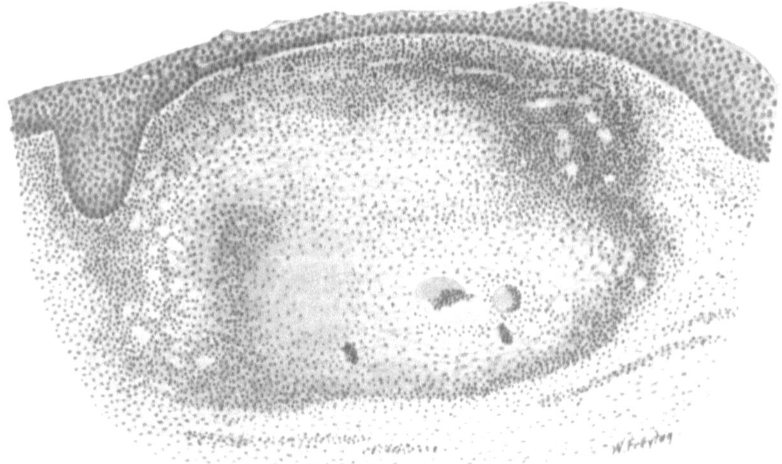

Abb. 245. Stimmband mit subepithelialem Tuberkel. (Aus MANASSE: Anatomische
Untersuchungen über die Tuberkulose der oberen Luftwege. Berlin: Julius Springer.)

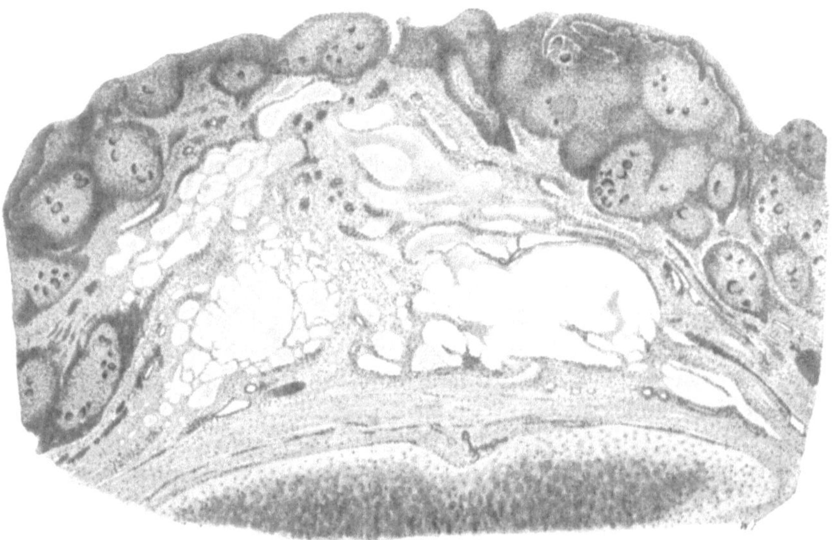

Abb. 246. Infiltration mit reichlicher Tuberkelbildung; oben ein kleiner Epitheldefekt,
kleines Ulcus. Zwischen Epichondrium und Tuberkelzone sieht man grobmaschiges Ödem.
Schnitt durch die Epiglottis. (Aus MANASSE, vgl. Abb. 245.)

parallel, und zwar unter Vermehrung der Schichten des Plattenepithels,
Ersetzung des Zylinderepithels durch Plattenepithel und Tiefen-
wucherung.

Aus der weiteren Entwicklung der ersten Herde formen sich vier verschiedene Arten tuberkulöser Erkrankungen: die diffuse Infiltration,

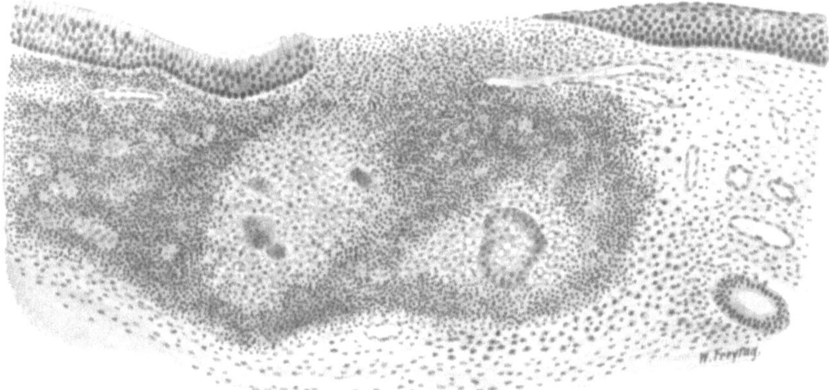

Abb. 247. Taschenband: frisches tuberkulöses Ulcus. Rechts am Rande metaplastisch entstandenes Plattenepithel, links normales Zylinderepithel. (Aus MANASSE, vgl. Abb. 245.)

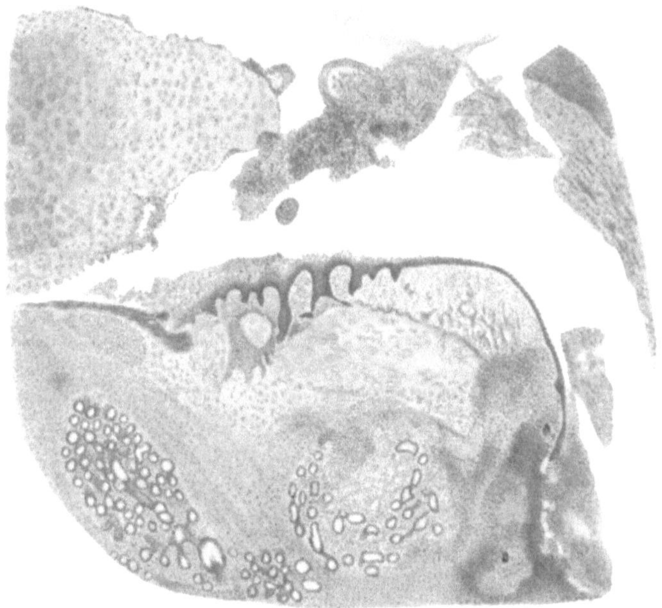

Abb. 248. Perichondritische Höhle an dem partiell zerstörten Aryknorpel. Einwachsen des Plattenepithels in diese Höhle. (Aus MANASSE, vgl. Abb. 245.)

das tuberkulöse Geschwür, das tumorartige Tuberkulom und die Perichondritis.

Die **Infiltration** besteht anatomisch aus einer Gruppe von Tuberkeln mit Rundzelleninfiltration und ödematöser Durchtränkung des umgebenden Gewebes; Prädilektionssitz sind die Stimmbänder und Taschenbänder, die Hinterwand und die Epiglottis. Die Schleimhaut ist über dieser Infiltration intakt. Die Sekundärvorgänge der fortschreitenden

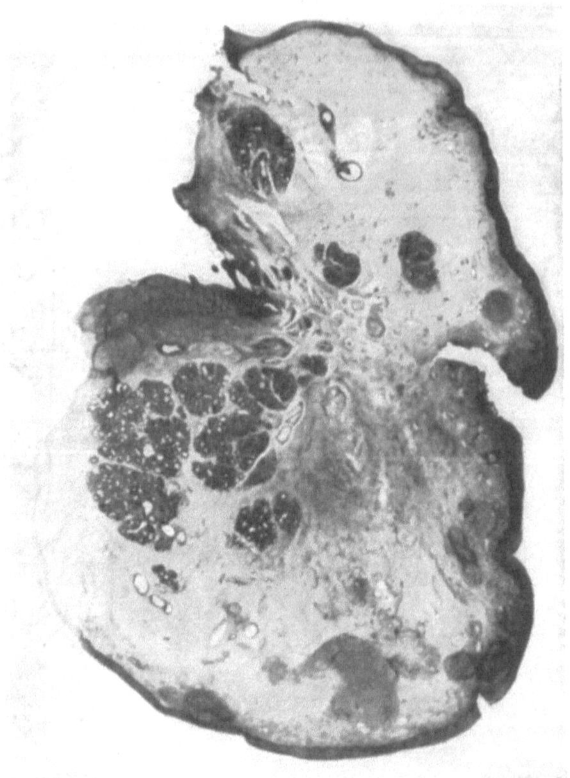

Abb. 249. Fibrotuberkulom des Taschenbandes. (Aus Manasse, vgl. Abb. 245.)

Verkäsung und der Rückbildung durch Induration in diesem Infiltrat, in ihrer morphologischen Entwicklung gleichsinnigen pulmonalen Herden entsprechend, hängen weitgehend von der Tendenz des tuberkulösen Geschehens ab.

Die Ulceration entsteht nach Manasse nicht durch Übergreifen der Verkäsung des submukösen Tuberkels, sondern durch Zelltod der Epitheldecke infolge Vordrängens des Granulationsgewebes; die Verkäsung tritt erst in der weiteren Entwicklung auf, zugleich mit dem Wachsen des Geschwürs in die Breite und, oft trichterförmig, in die Tiefe.

Die **Perichondritis** entsteht durch die tiefgreifenden Einschmelzungen, am häufigsten an der Epiglottis und an den Aryknorpeln, indem das Perichondrium zerstört wird und der Knorpel allmählich abstirbt.

Die **Tuberkulome** kommen als Tumoren verschiedener Größe mit glatter oder höckeriger Oberfläche vor, die breit oder gestielt der Schleimhaut der Hinterwand und der Taschenbänder aufsitzen, und zwar als Fibrotuberkulome, die wesentlich aus Tuberkeln und fibrillärem Bindegewebe, und als Granulotuberkulome, die aus Tuberkeln und Granulationsgewebe bestehen; Verkäsung ist in diesen Geschwülsten selten zu finden. Schließlich kommen bei der Kehlkopftuberkulose noch *pachydermische Geschwülste* vor als hellrote oder auch weißliche, öfter papilläre Verdickungen des Plattenepithels (Pachydermia verrucosa); an der Verdickung ist außer der Plattenepithellage auch das submuköse Bindegewebe beteiligt, in dem sich bei der tuberkulösen Pachydermie Tuberkel und Riesenzellen finden.

Der **Lupus** der Schleimhaut der oberen Luftwege ist in der Regel nicht eine Begleiterscheinung der Lungentuberkulose, sondern des Gesichtslupus; es kann deshalb hier von einem näheren Eingehen auf diese Tuberkuloseform abgesehen werden.

b) Diagnose der Kehlkopftuberkulose.

Die Kehlkopftuberkulose macht in ihrem Beginn oft keine nennenswerten subjektiven Erscheinungen; um sie rechtzeitig zu entdecken, muß man jeden Kranken mit Lungentuberkulose, insbesondere offener Lungentuberkulose, laryngoskopisch untersuchen, worunter in diesem Falle die Untersuchung der ganzen oberen Luftwege zu verstehen ist. Wenn erst subjektive Erscheinungen auftreten: Ermüdung und Rauhigkeit der Stimme, Trockenheit, Kratzen, Fremdkörpergefühl im Hals usw., so sind in der Regel schon Veränderungen erheblichen Umfangs vorhanden. Die Untersuchung wird als indirekte Laryngoskopie vorgenommen, die Methoden der direkten Laryngoskopie sind zu entbehren. Wichtig ist die Betrachtung der Hinterwand in KILLIANscher Stellung; zuweilen ist die Aufrichtung der Epiglottis mit dem Kehldeckelhalter (Lokalanästhesie) notwendig, auch ist die Untersuchung von Tumoren mit der Sonde auf Resistenz und Beweglichkeit angezeigt. Neben der Verwendung der üblichen Kehlkopfspiegel, die, wenn versilbert und wasserdicht eingekittet, das Auskochen in Sodalösung vertragen, ist die Benutzung des anastigmatisch vergrößernden Kehlkopfspiegels nach BRÜNING zu empfehlen. Die Binokularlupe nach VON EICKEN bietet bei sehr gut beleuchtetem, etwas vergrößertem Kehlkopfbild den für operative Eingriffe wichtigen Vorteil des plastischen Sehens; sie ermöglicht außerdem, das Untersuchungsbild wie den therapeutischen Eingriff zwei Beobachtern zu demonstrieren, die infolge der im Apparat befindlichen Prismen von der Seite her dasselbe Bild, nur seitenverkehrt, erblicken, wie der Operateur.

Die geschilderten anatomischen Grundformen der Kehlkopftuberkulose sind klinisch bei Beginn der Kehlkopftuberkulose gut auseinanderzuhalten.

Die ersten Veränderungen, die *subepithelialen Tuberkel,* sind nur unter besonders günstigen Bedingungen sicher zu erkennen, z. B. am Epiglottisrande oder auf dem weißen Stimmbande durch die kollaterale Hyperämie. Besser sind die erwähnten multiplen Tuberkel bei exsudativen Phthisen zu sehen, da sie infolge der raschen Verkäsung gelblich durch die Schleimhaut schimmern. Die Anwendung des Vergrößerungsspiegels erleichtert die Erkennung dieser stecknadelkopfgroßen Knötchen wesentlich.

Die **tuberkulösen Infiltrate,** überwiegend zuerst an der Hinterwand auftretend, können die verschiedensten Formen haben. Die feinen Fältelungen der Schleimhaut, die auch bei maximaler Öffnung der Glottis nicht verschwinden, sind die ersten Anzeichen der submukösen Infiltration an der Hinterwand. Größere Infiltrate, oft durch graue Verfärbung auffallend, präsentieren sich als flache, meist höckerige Verdickungen, als zackige, mitunter kegelförmige Wucherungen, als kolbige oder auch blumenkohlartige oder gestielte Efflorescenzen (Abb. 251) oder als leistenförmige oder wulstige Vorsprünge und Kombinationen dieser Formen nehmen zuweilen die ganze Breite der Hinterwand in beträchtlicher Tiefe ein. Größere Infiltrate der Stimmbänder, meist zunächst einseitig, sind ebenso leicht zu erkennen wie eine partielle Verdickung oder Wucherung am Kehldeckel. Infiltrate der Taschenbänder und an den aryepiglottischen Falten gehen oft von vornherein mit etwas Ödem einher und zeigen deshalb mehr glatte Formen diffuser Verdickungen.

Die Diagnose der **tuberkulösen Geschwüre** macht an der Hinterwand insofern Schwierigkeiten, als man bei der üblichen Untersuchung nur den oberen Rand des Geschwürs sieht, allenfalls auch vorspringende Zacken des seitlichen oder unteren Randes. Die Untersuchung in KILLIANscher Stellung zeigt aber den schmieriggrauen Grund des Ulcus inmitten der überhängenden, zum Teil papillomartig wuchernden Ränder. Kleine lentikuläre Geschwüre an den Stimmbändern sind nur mit dem Vergrößerungsspiegel zu erkennen, während größere Defekte durch die zackige Form ihres medianen Randes oder seine Rinnengestalt auffallen. Geschwüre der Taschenbänder, der Epiglottis und der aryepiglottischen Falten sind meist in ganzer Ausdehnung zu übersehen, während Geschwüre in der MORGAGNIschen Tasche, an der Vorderseite der Aryknorpel oder im subglottischen Raum sich nur durch das lokalisierte kollaterale Ödem verraten und dem Blick überhaupt nicht zugänglich gemacht werden können. Bei vorgeschrittenen Prozessen kann der ganze

Umfang der Glottis von konfluierenden Geschwüren (Ringgeschwür) besetzt sein.

Die **Perichondritis,** am häufigsten an den Aryknorpeln, demnächst an der Epiglottis, ist klinisch durch ein oft hochgradiges, diffuses, blaurotes Ödem der ganzen Gegend gekennzeichnet, das häufig die Geschwüre, von denen der Prozeß ausgeht, verdeckt.

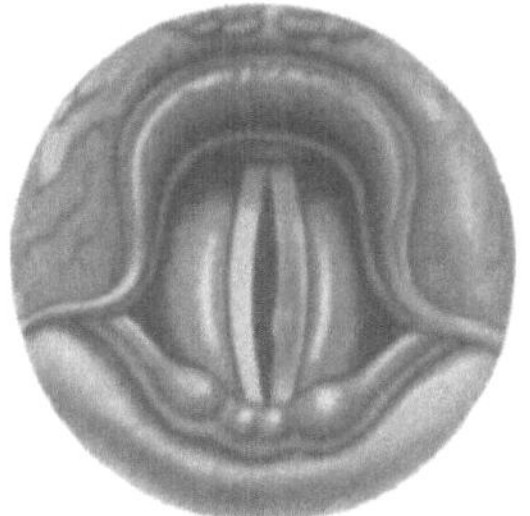

Abb. 250. Tuberkulöses Infiltrat am linken Stimmband.

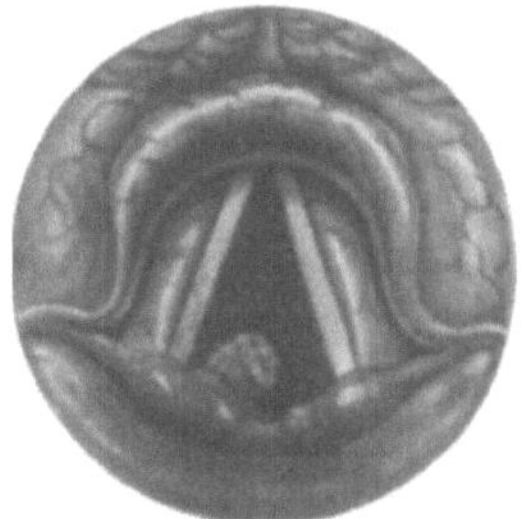

Abb. 251. Blumenkohlartige tuberkulöse Wucherung an der Hinterwand.

All die geschilderten Veränderungen können sich bei der vorgeschrittenen Kehlkopftuberkulose in der mannigfaltigsten Weise lokalisieren und kombinieren, auch mit Paresen der Stimmbänder verbinden; das Spiegelbild des Kehlkopfes kann dabei so groteske Formen zeigen, daß die Orientierung schwer wird und es einer langen oder bei der Hinfälligkeit der Kranken besser wiederholter Untersuchung bedarf,

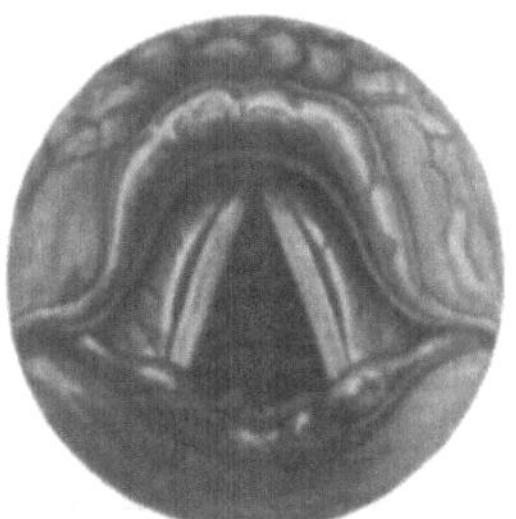

Abb. 252. Tuberkulöses Geschwür an der Hinterwand. Profilbild von oben.

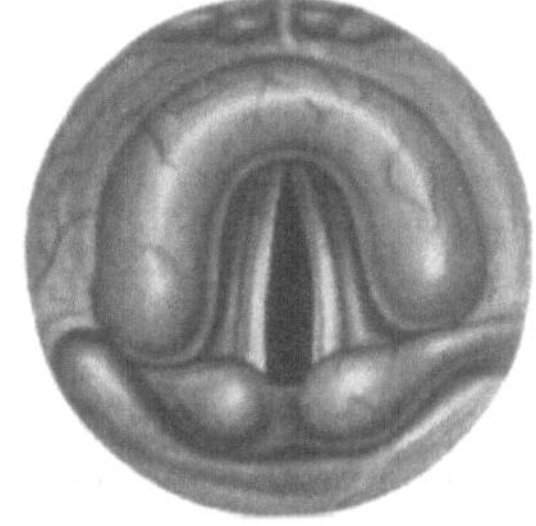

Abb. 253. Ödem der Epiglottis bei tuberkulöser Perichondritis.

die einzelnen Krankheitsherde abzugrenzen und die Möglichkeit therapeutischer Eingriffe abzuschätzen.

Für die **Differentialdiagnose** liegt die Frage der Spezifität der Erkrankung, auch wenn eine offene Lungentuberkulose besteht, nicht immer ganz einfach. Die *chronische Laryngitis* als Teilerscheinung des chronischen Katarrhs der oberen Luftwege macht als diffuser Prozeß diagnostisch keine Schwierigkeiten, da die Tuberkulose stets ein lokalisierter, freilich oft multipel lokalisierter Prozeß ist. Mißlicher ist schon die Unterscheidung lokalisierter chronisch-entzündlicher Zustände, der unspezifischen Pachydermie des Kehlkopfs von tuberkulöser Infiltration. Die einfache *Pachydermie* der Hinterwand stellt eine gleichmäßige Verdickung dar, die der Stimmbänder, meist ihrer hinteren Enden, ist doppelseitig; in schwierigen Fällen kann nur die histologische Untersuchung nach Probeexcision entscheiden. *Luische Geschwüre* sitzen gern an den Taschenbändern, haben scharfe, wie ausgestanzte Ränder und speckig gelblichen Grund; die Differentialdiagnose wird sich zweckmäßig auf den Ausfall der Wa.R. stützen, eventuell auch ex juvantibus (Salvarsankur) urteilen müssen. Papillome der Stimmbänder können die Differentialdiagnose gegen *Carcinom* durch histologische Untersuchung nach Abtragung nötig machen. In jedem diagnostisch nicht unzweifelhaften Falle von Kehlkopferkrankung, auch bei bestehender offener Lungentuberkulose, ist es zur Vermeidung fataler Überraschungen notwendig, daran zu denken, daß die genannten schweren anderweiten Erkrankungen, die eine ganz andere Therapie erfordern, gelegentlich komplizierend vorkommen. Das Tuberkulin ist für die spezifische Diagnose bei Kehlkopferkrankungen nicht zu brauchen, da Hyperämie, Anschwellung und Schmerzen in der Umgebung des Krankheitsherdes, die als spezifische Reaktion imponieren können, von mancherlei äußeren Einflüssen, z. B. Husten und Würgen, abhängige, sehr wechselnde Erscheinungen sind.

c) Verlauf der Kehlkopftuberkulose.

Im Verlaufe der Kehlkopftuberkulose ändert sich mit der Ausdehnung und der mannigfachen Kombination der Herde auch das klinische Bild. Zwar den Reichtum des Auf und Ab im Tuberkuloseablauf in der Lunge sieht man hier im kleinen Rahmen und im anatomisch ganz anderen Bau und morphologisch ganz anderer Gewebsstruktur keineswegs. Der Versuch, auch bei der Kehlkopftuberkulose exsudative und produktive Vorgänge klinisch oder selbst anatomisch zu unterscheiden, stößt hier auf große Schwierigkeiten. Die Sekundärveränderungen im tuberkulösen Gewebe, der Vorgang der nekrotisierenden Verkäsung und Erweichung einerseits, der bindegewebigen Induration andererseits verändern das klinische und anatomische Bild fortgesetzt. So führt die Verkäsung zur Bildung tiefer Geschwüre mit schmierig belegtem Grund und unterminierten Rändern, aber die Selbstreinigung der Geschwüre und die indurativen Vorgänge auch zu Heilungsvorgängen, die zur Spontanheilung selbst schwerer Veränderungen, sogar ausnahmsweise nach der gefürchteten Perichondritis mit Ausstoßung ganzer Knorpel (Epiglottis, Aryknorpel) führen können. Die Prognose schwerer Kehlkopftuberkulose ist meist schlecht und oft bereitet die progrediente Tuberkulose mit umfangreichen Ödemen, die selbst Erstickungsgefahr bedingen können, und mit zunehmenden Schluckbeschwerden dem Kranken die fürchterlichsten Qualen.

d) Therapie der Kehlkopftuberkulose.

Allgemeinbehandlung. Eine ausschließlich örtliche Behandlung der Kehlkopftuberkulose ist Stückwerk; sie macht, wie jeder tuberkulöse Prozeß, stets eine Allgemeinbehandlung notwendig, um so mehr, als sie immer eine Begleiterscheinung der Lungentuberkulose ist. Das Ziel der Allgemeinbehandlung ist das gleiche, wo immer der tuberkulöse Herd sitzen mag, und deshalb wechseln auch die Methoden, die auf die Erhöhung der Resistenz des Organismus gegen die Infektion abzielen, nur hinsichtlich des speziellen Schutzes des erkrankten Organs. Die im Kapitel XI besprochenen Grundsätze und Regeln können daher ohne weiteres für die Therapie der Kehlkopftuberkulose gelten, nur ist zu bedenken, daß die Erkrankung des Larynx unabhängig von dem Stand und Charakter des Lungenleidens immer eine ernste Komplikation darstellt und der Übergang von der Schonung zur Übung sich demgemäß langsamer vollziehen muß, auch die Methoden energischer Abhärtung zurückzutreten haben, bis eine sichere klinische Ausheilung oder doch ein Stillstand des Kehlkopfleidens erreicht ist.

Das Prinzip der *Schonung des erkrankten Organs* wird meist zu einseitig zur Geltung gebracht, indem man auf die rigorose Durchführung des Schweigegebotes den größten Wert legt, dabei aber übersieht, daß der Lungenkranke nicht kehlkopfkrank wird, weil er zuviel spricht oder singt — lungenkranke Sänger und Schauspieler erkranken im Gegenteil weniger häufig an Larynxtuberkulose als Angehörige anderer Berufe —, sondern weil die Reizung des Kehlkopfes durch den Husten und das zäh haftende Sputum dem Eindringen der Bacillen den Boden bereitete. Die erste Indikation für die Ruhigstellung des Kehlkopfes ist die im Kapitel XII, 2 gegebene Behandlung des Hustens und des Auswurfes, die mit besonderer Sorgfalt zu üben ist; die Anwendung geeigneter Expektorantien und in mäßigem Grade auch der Narkotica ist bei der Kehlkopftuberkulose wichtiger als bei der Therapie der Lungentuberkulose. Von feuchten Umschlägen des Halses zusammen mit dem Brustwickel ist ausgiebig Gebrauch zu machen, bei frischen entzündlichen oder ödematösen Zuständen auch vom Halseisbeutel, während die Verwöhnung durch Halstücher allmählich der Abhärtung durch halsfreie Kleidung zu weichen hat. Das Schweigegebot ist vor allem während der akuten Phase und nach operativen Eingriffen durchzuführen, dann aber auch gründlich, d. h. mit Verbot der Flüstersprache, die kaum weniger schädlich ist als halblautes oder lautes Sprechen; in der häuslichen Praxis stößt die Durchführung des Schweigegebotes begreiflicherweise auf viel größere Schwierigkeiten als in der Anstalt.

Der *Allgemeinbestrahlung* rühmen erfahrene Therapeuten eine recht günstige Wirkung auf den lokalen Prozeß ein. Zwar von der intensivsten Ganzbestrahlung mit Sonne wird kaum Gebrauch zu machen sein, weil meist eine erhebliche und kavernöse Lungenphthise die

Gegenindikation abgibt. Von der günstigen Wirkung der Höhensonnen-
bestrahlung haben wir uns nicht überzeugen können. Das Finsen-
institut in Kopenhagen und die von Eickensche Klinik in Berlin
bedienen sich der Bogenlichtbäder, ersteres mit 6 Bogenlampen, letztere
der sog. Kandemlampe (Abb. 254), die auch wir neuerdings anwenden.

Von der Tuberkulinbehandlung der Kehlkopftuberkulose hat man
bei den infiltrativen Prozessen nicht viel zu erwarten, während
sie bei den rasch fortschreitenden Erkrankungen
mit tiefgreifenden Zerstörungen unbedingt kontraindiziert ist; eine eklatante Besserung der Kehlkopftuberkulose haben wir bei der Tuberkulinanwendung ebensowenig gesehen wie bei der
Chemotherapie (Krysolgan!).

Für die **Lokalbehandlung** der Kehlkopftuberkulose kommt die medikamentöse Behandlung,
die Stauung, die operative Therapie und die
lokale Bestrahlung in Frage.

Der *medikamentösen Behandlung* kommt nur
eine symptomatische Bedeutung zu. Das viel
gerühmte *Mentholöl* wirkt zwar durch Verdunstung
kühlend und anämisierend und damit schmerz-
lindernd und entzündungswidrig, und diese Eigenschaft ist hoch zu schätzen, aber von einer
spezifischen Heilwirkung kann auch bei oberflächlichen tuberkulösen Erkrankungen keine
Rede sein. Wir wenden es 5—10%ig zu Ein-
träufelungen an, bei Geschwüren aber zu Ein-

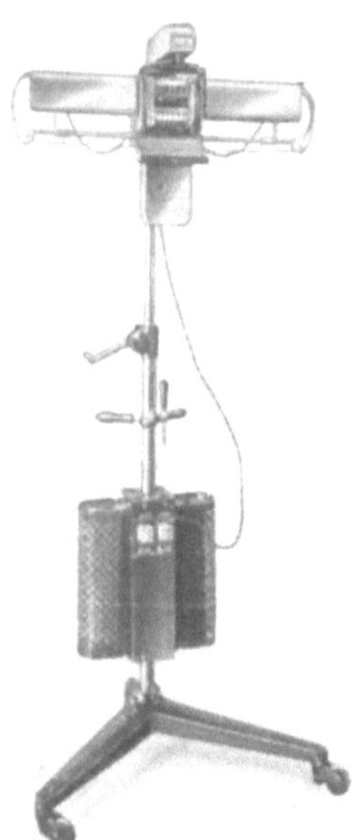

Abb. 254. Kandemlampe
zur Bogenlichtbestrahlung.

reibungen mit dem Wattepinsel, weil damit
eine mechanische Reinigung der Geschwüre
verbunden ist. Besonders zu empfehlen ist das Mentholöl bei fieberhaften Tuberkulosen, bei denen eine energischere Therapie nicht in
Frage kommt. Sitzt zäher Schleim im Kehlkopf sehr fest, so ist die
Einblasung von fein pulverisierter *Borsäure,* die den Schleim ver-
flüssigt und desinfizierend wirkt, von Nutzen (Pulverbläser nach Moritz
Schmidt oder nach Hartmann); der Kranke muß zunächst phonieren,
aber im Moment des Einblasens kurz einatmen. In derselben Weise
wird bei stärkeren Schmerzen *Anästhesin-Orthoform* āā eingeblasen,
während bei sehr starken Schluckschmerzen eine Viertelstunde vor
den Mahlzeiten *Cocain* in 10%iger Lösung auf Epiglottis und Kehlkopfeingang einzupinseln, milder mit der Kehlkopfspritze einzuträufeln
ist (nicht mehr als 1—2 ccm!); bei schwerster Dysphagie ist daneben
Morphium subcutan zu geben und die Ernährung durch einen sorg-
fältigen Diätzettel zu regeln, der berücksichtigt, daß diese unglücklichen Kranken breiige Speisen und Gelees am besten schlucken

können und daß derartige Speisen auch den Flüssigkeitsbedarf decken müssen, da das Schlucken von Flüssigkeit am schlechtesten zu gehen pflegt.

Die *Stauung* ist symptomatisch von recht guter Wirkung, indem regelmäßig eine Schmerzlinderung eintritt; auch ist eine Abschwellung des Ödems häufig zu beobachten. Die Anlegung der Staubinde veranschaulicht Abb. 255; die Stauung soll subjektiv an der Wärme des Gesichts und objektiv an dem leicht gedunsenen und bläulichen Aussehen feststellbar sein. Nach Gewöhnung wird die Binde stundenlang vertragen, auch über Nacht, und wohltuend empfunden. Eine eigentliche Heilwirkung können wir ihr aber nicht nachrühmen.

Die **operative Behandlung** besteht in der Ätzung flacher Geschwüre, der oberflächlichen Kauterisation tieferer Geschwüre und dem kaustischen Tiefenstich, der Stichelung, Incision und Abtragung von Infiltraten und Tuberkulomen, der Amputation der Epiglottis und schließlich den größeren Operationen bei stenosierenden Kehlkopftuberkulosen (Tracheotomie, Laryngofissur, Laryngektomie).

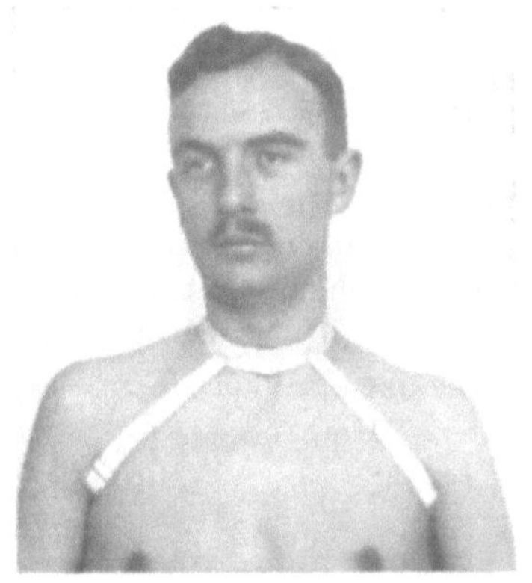

Abb. 255. Anlegung der Gummibänder zur Stauungsbehandlung des Kehlkopfes.

Zur *Ätzung flacher Geschwüre* bedient man sich zweckmäßig der *Milchsäure*; wir haben die Anwendung verdünnter Milchsäure als zu wenig wirksam ganz aufgegeben und benutzen ausschließlich die reine Milchsäure. Wir machen die Einreibung mit dem Wattepinsel unter Cocainanästhesie, doch gibt es Kranke, die der wenig angenehmen Anästhesierung die Pinselung ohne örtliche Betäubung vorziehen. Nach der Pinselung, die streng lokal sein soll, bildet sich auf dem Geschwür ein weißer Ätzschorf, der sich nach einigen Tagen abstößt; die Wiederholung der Pinselung soll nicht vor Abstoßung des Schorfes, im allgemeinen etwa alle 8 Tage erfolgen, bis das Geschwür sich ganz epithelisiert hat, was an dem Ausbleiben der Schorfbildung zu erkennen ist. Die Milchsäure hat die angenehme Eigenschaft, daß sie auf gesunder Schleimhaut wohl adstringierend, aber nicht schorfbildend wirkt.

Eine energischere Ätzung wird mit *Chromsäure* erreicht. Man nimmt mit der etwas rauh und feucht gemachten Kehlkopfsonde einige Chromsäurekrystalle auf und läßt sie über der Flamme, nicht in der Flamme, in der Weise schmelzen, daß sich nach der Seite der vorzunehmenden Ätzung ein hängender Tropfen bildet, der nach dem Erstarren in der Zimmerluft braunrote, nicht schwarze Farbe zeigen muß. Lokalanästhesie

ist notwendig. Mit der angeschmolzenen Chromsäureperle ist eine ganz
exakte Lokalisierung der Ätzung möglich, die auch peinlich genau ausgeführt werden muß, da die Chromsäure auch gesunde Schleimhaut
ätzt. Ist der Chromsäuretropfen zu groß gewesen, so verbreitet sich die

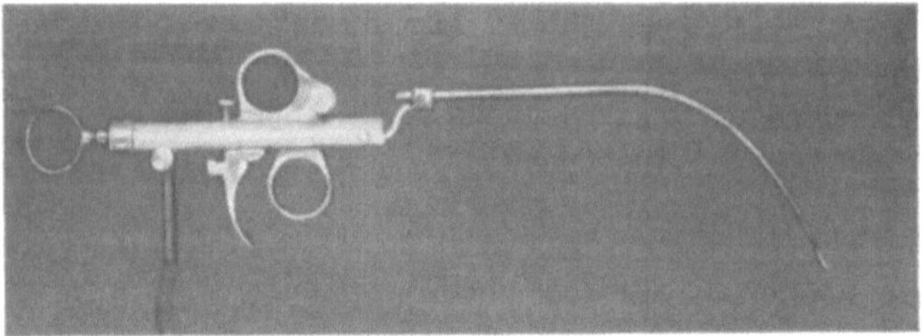

Abb. 256. Brenner mit Griff zur Galvanokaustik im Kehlkopf.

zerfließende Chromsäure über die Ränder des Geschwürs hinaus auf die
gesunde Schleimhaut. Etwas milder wie Chromsäure wirkt Trichlor-
essigsäure, die ebenso angewendet wird.

Die oberflächliche *Kauterisation der Geschwüre* mit dem Flachbrenner
(Abb. 256 und 258, 4, 5 u. 6) wirkt gründlicher in die Tiefe, als die Ätzung,
da sich unter dem Brand-
schorf eine Zone der
Koagulation des Zellei-
weißes bildet, die eben-
falls nekrotisch wird; sie
ist daher bei etwas tie-
feren Geschwüren mit
wulstigen starren Rän-
dern anzuwenden. Sorg-
fältige Anästhesie ist notwendig, da der Kehlkopf
während des Brennens
in völliger Ruhe bleiben

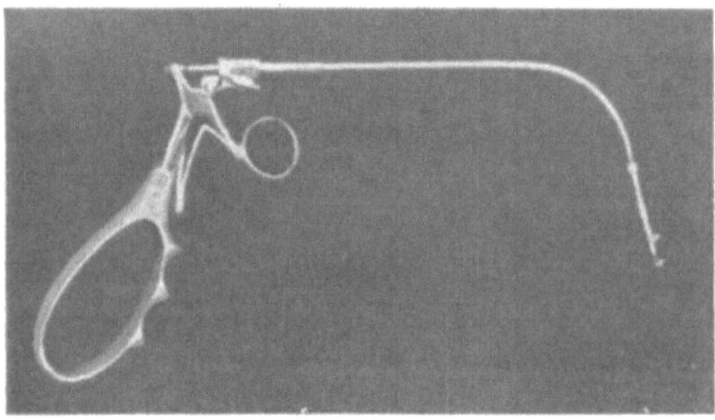

Abb. 257. Schneidende Curette für den Kehlkopf nach
KÜMMEL-PFAU.

muß. Es ist zu empfehlen, die Gaumenbögen, das Zäpfchen und den
Kehlkopfeingang mit 10%iger Alypinlösung zu bepinseln. Dann löst
man $^1/_4$ g Cocain im $1^1/_4$ ccm Wasser auf, die man mit der Rekordspritze
abmißt; mit dieser Menge Cocain, der man 2—3 Tropfen Suprarenin
1 : 1000 zusetzt, soll man auszukommen suchen, doch kann allenfalls
etwas mehr verbraucht werden. Die Cocainlösung wird mit ziemlich
fest gewickeltem Wattepinsel auf das Geschwür und seine weitere
Umgebung aufgepinselt und die ausreichende Anästhesie wird mit dem
kalten Brenner, dem man bei dieser Probe die richtige Biegung gibt,
festgestellt. Nachdem man den Brenner auf helle Rotglut einreguliert
hat, wird er kalt auf das Geschwür aufgelegt und durch Betätigung

der Schaltung im Griff zum Glühen gebracht; der Brenner muß noch glühend abgehoben werden, da er sonst festbrennt und abgerissen werden muß, was zu Gewebszerreißung und Blutung führt.

Bei der Behandlung tuberkulöser Infiltrate ist die Ätzung und oberflächliche Kauterisation unzulänglich, vielmehr die *blutige Abtragung* oder der galvanokaustische Tiefenstich die Methode der Wahl. Wir sind von der schabenden Curette ganz abgekommen, weil Nebenverletzungen, z. B. Abreißung von Stücken gesunder Schleimhaut kaum zu vermeiden sind, und benutzen ausschließlich die Stanzen; damit engt sich der blutige Eingriff bei den Infiltraten auf die Fälle gestielter oder

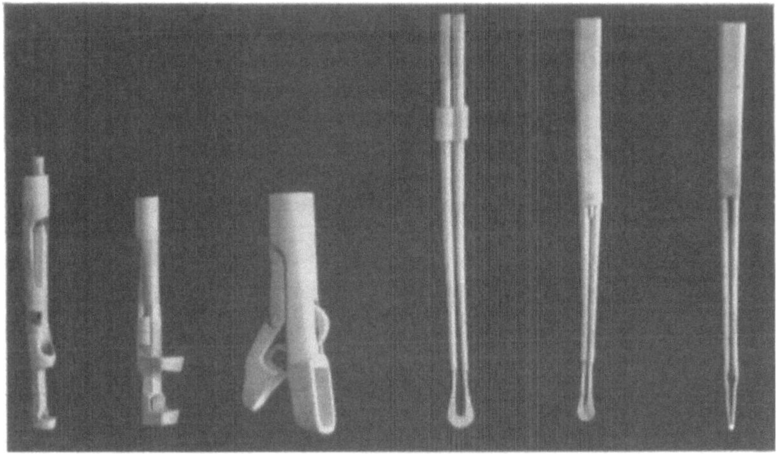

Abb. 258. Kehlkopfcuretten und Brenner. Von links: 1. kleine runde Stanze; 2. mittlere viereckige Stanze; 3. kleiner Ansatz zum Epiglottidotom; 4. Flachbrenner mittelgroß; 5. Flachbrenner klein; 6. Spitzbrenner. ⁴/₅ natürliche Größe.

doch stark prominenter Tumoren ein, die mit der schneidenden Curette gut zu fassen sind. Für den Eingriff wählt man den geeigneten Ansatz der Curetten nach KÜMMEL-PFAU (Abb. 257 und 258, 1, 2 u. 3), der so in das Instrument einzuschrauben ist, daß er sich weit genug öffnet, exakt schließt und die zweckmäßige Stellung für die Abtragung hat. Sorgfältige Anästhesie ist Vorbedingung, die Benutzung des Vergrößerungsspiegels (für die linke Hand!) oder auch der Binokularlupe zu empfehlen. Ist der Tumor mit einem Schnitt nicht zu exstirpieren, so wird die Stanze mehrfach angesetzt. Die Abtragungsstelle wird sogleich mit der vorbereiteten Chromsäureperle oder dem Flachbrenner übergangen, was nicht nur die Blutung stillt, sondern auch noch weiteres tuberkulöses Gewebe zerstört. Auch Infiltrate oder Geschwüre der Stimmbänder kann man excidieren, ohne ein gar zu schlechtes phonetisches Resultat befürchten zu müssen; die Ausheilung eines tuberkulösen Geschwürs im Kehlkopf ist übrigens von solcher Wichtigkeit für den Kranken, daß er schließlich auch eine rauhe Stimme in Kauf nehmen müßte, wenn die reine Stimme bei radikaler Entfernung des erkrankten Gewebes nicht zu erhalten ist.

Der *galvanokaustische Tiefenstich* nach GRÜNWALD kommt bei großen Infiltraten zur Anwendung, deren Abtragung schwieriger sein würde als die kaustische Behandlung. Zur Ausführung ist zu bemerken, daß der anzuwendende Platinspitzbrenner auf ganz helle Rotglut einzuregulieren ist. Die Anwendung irgendeines Druckes ist zwecklos, vielmehr soll sich der glühende Brenner unter seinem eigenen Gewicht allmählich in das Gewebe senken, je nach der Größe des Infiltrates $1/_2$—1 cm, was 5—6 Sekunden Brennen erfordert; der Brenner wird glühend aus dem Stichloch gezogen, damit er nicht festbrennt. Es ist unbedenklich, in einer Sitzung 2—3 Tiefenstiche zu setzen; der schwarze Krater des Brandloches zeigt sich von einer weißen Zone des durch die Hitze koagulierten Gewebes umgeben (Abb. 259).

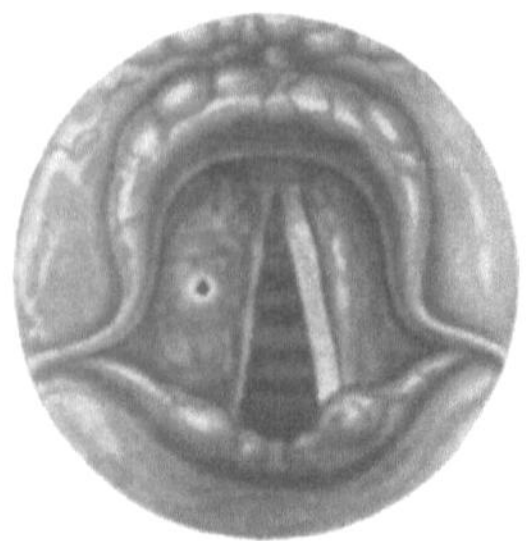

Abb. 259.
Tuberkulöses Infiltrat des rechten Taschenbandes.
Tiefenstich nach GRÜNWALD.

Die *Amputation der Epiglottis* wird nötig, wenn sie in ganzer Ausdehnung oder doch größtenteils infiltriert ist und stärkere Schluckbeschwerden oder gar durch Ödem Stridor macht. Sie wird mit der kalten oder der glühenden Schlinge oder dem Epiglottidotom (Abb. 260 und 261) vorgenommen, natürlich nach gründlicher Anästhesierung; auch hier wird der Stumpf mit der Chromsäureperle oder dem Flachbrenner verschorft. Ein Verschlucken der Kranken braucht man auch nach völliger Wegnahme des Kehldeckels nicht zu befürchten; jedenfalls treten derartige Störungen nur vorübergehend auf.

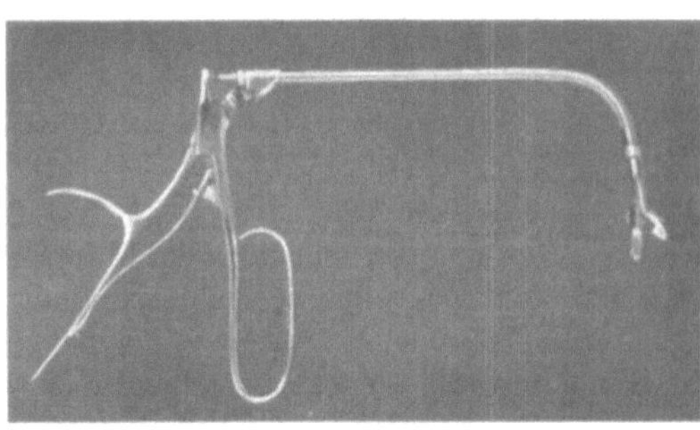

Abb. 260. Epiglottidotom zur Abtragung der Epiglottis.

Infiltrate des ganzen Stimmbandes kann man mit der Curette nicht abtragen; die Anwendung des Brenners ist wegen des größeren Umfanges der Zerstörung nicht erwünscht, dagegen gestattet die Spaltung solcher Tuberkulome mit einem geeigneten Messer (Abb. 262) und die Ätzung des Einschnittes mit der Chromsäureperle eine exakte Lokalisierung und eine strenge Beschränkung auf das erkrankte Gewebe. Auch

Tuberkulome der Hinterwand habe ich gelegentlich in derselben Weise mit bestem Erfolg behandelt. Die Kehlkopfmesser werden auch zur Spaltung von perichondritischen Abscessen und zu Scarifikationen von Ödemen, die

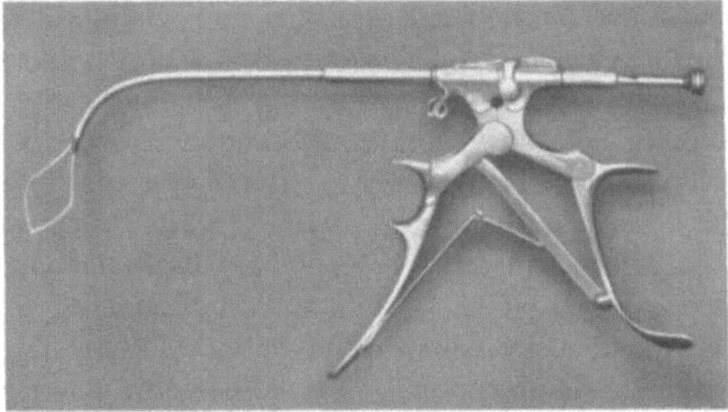

Abb. 261. Schlinge zur Abtragung der Epiglottis nach KREMER.

bedrohliche Stenoseerscheinungen oder unerträgliche Schluckschmerzen machen, benutzt; eine Ätzung mit Chromsäure unterbleibt hier natürlich.

Die **Nachbehandlung nach Kehlkopfeingriffen** ist von großer Wichtigkeit. Der Kranke kommt sofort ins Bett, erhält so viel Dilaudid

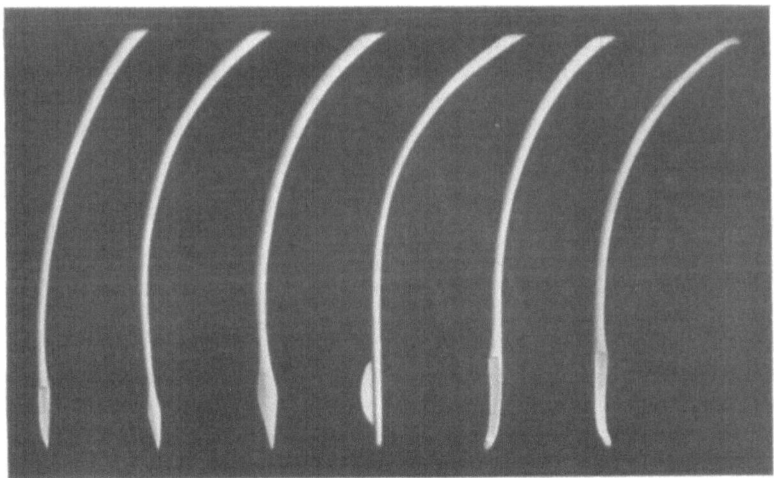

Abb. 262. Kehlkopfmesser nach FRÄNKEL.

oder Dicodid, wie zur Unterdrückung des Hustens und Linderung des Wundschmerzes, der übrigens gar nicht so sehr erheblich zu sein pflegt, notwendig ist, und eine Eiskrawatte. Nach einigen Stunden kann er etwas Gelee oder auch breiige Kost, wenn er gut schlucken kann, auch kühle Getränke bekommen. Vom nächsten Tage an pflegen die

Nachschmerzen schon gering zu sein. Ruhigstellung des Kehlkopfs (Schweigegebot, Einzelzimmer, kein Besuch!) ist für eine Woche unbedingt notwendig und streng durchzuführen, die Nachbehandlung mit Mentholölinstillation zu empfehlen.

Von **großen operativen Eingriffen** bei der Behandlung der Kehlkopftuberkulose sind die Tracheotomie zur Ruhigstellung des Kehlkopfs, die Laryngofissur mit Ausräumung allen erkrankten Gewebes, die Laryngektomie bei schwersten zerstörenden Prozessen und schließlich die Gastrostomie bei schwerster Dysphagie empfohlen worden. Diese Eingriffe können nur in Frage kommen, wenn bei schwerer Larynxtuberkulose Lunge wie Allgemeinzustand des Kranken noch in leidlich guter Verfassung sind und ein Erfolg zu erhoffen ist. Wir haben bei unserem Material niemals Anlaß gehabt, eine dieser Operationen in Erwägung zu ziehen, da ausnahmslos der Allgemeinzustand der Kranken oder der Zustand der Lunge (riesige Auswurfmengen!) solche Eingriffe oder doch eine nennenswerte Besserung durch sie ausgeschlossen erscheinen ließen. — Auch bei den oben erwähnten kleineren Eingriffen sind natürlich der Allgemeinzustand des Kranken und die allgemeine Prognose des Leidens in Rechnung zu stellen und bei sehr hinfälligen und schwer dyspnoischen Kranken wird von jeder endolaryngealen Operation abzusehen sein. Auch bei der Kehlkopftuberkulose sollte die operative Behandlung sich in der Hauptsache den Frühfällen zuwenden, also sich auf solche Tuberkulosen beschränken, bei denen die Aussicht besteht, mit dem Eingriff den einzelnen Herd entweder zu exstirpieren (Tuberkulome, isolierte kleine Stimmbandgeschwüre, isolierte Epiglottiserkrankung) oder durch Ätzung oder Kauterisation zur Ausheilung zu bringen. Bei multipler oder vorgeschrittener Kehlkopftuberkulose sollte nur operiert werden, wenn bedrohliche Erscheinungen das unbedingt erfordern.

Zur Behebung der qualvollen Schluckbeschwerden bei vorgeschrittener Kehlkopftuberkulose kann die **Alkoholinjektion** in den **Nervus laryngeus superior** oder dessen *Resektion* recht gute Dienste tun. Zur Alkoholinjektion geht man auf der Seite der schwereren Veränderungen und des stärkeren Ödems mit der feinen Kanüle einer mit 70%igem Alkohol gefüllten Rekordspritze in der Mitte zwischen Zungenbein und Schildknorpel etwa 3 ccm von der Mittellinie ein und tastet mit der Nadelspitze in etwa 1 cm Tiefe die Gegend des Einstiches so lange ab, bis der Kranke spontan einen nach dem Ohr ausstrahlenden Schmerz angibt; an dieser Stelle werden 1—2 ccm Alkohol injiziert. Der Erfolg ist bei gutem Gelingen sehr befriedigend, aber das Gelingen ist nicht sicher und die Dauer der Wirkung ist wechselnd; wir haben eine genügende schmerzstillende Wirkung bei der größeren Hälfte unserer Injektionen erzielt und eine Dauer der Wirkung von einigen Tagen bis zu 4 Wochen beobachtet.

Sicherer und anhaltend ist der Erfolg der **Resektion des Nervus laryngeus superior;** entschließt sich der Kranke zu dem kleinen Eingriff, so ist er immer sehr glücklich über die fast völlige Befreiung von seinen qualvollen Schluckschmerzen. Zur Ausführung der Operation werden $^1/_2$ Stunde vorher 0,002 g Dilaudid subcutan gegeben; der Kopf des Kranken wird seitwärts gewendet und rückwärts gebeugt gelagert, Lokalanästhesie mit etwa 20 ccm $^1/_2$%iger Novocainlösung. 5 cm langer Schnitt durch Haut, Fascie und Platysma 3 cm neben und parallel der Mittellinie mitten auf dem Schildknorpel beginnend bis über das Zungenbein weg. Stumpfe Freilegung des Musculus sternohyoideus, der medianwärts, und des Musculus omohyoideus und des zum Teil unter ihm liegenden Musculus thyreohyoideus, die lateral beiseite gezogen werden. Darunter kommt man auf Fettgewebe, in dem man den sich hier in einige Äste teilenden und durch die Membrana hyothyreoidea in das Kehlkopfinnere eintretenden Nerven aufsuchen muß; Resektion von 1 cm Nerv; Klammernaht. Die Aufsuchung des Nerven kann mühsam sein, wenn der Kopf des Kranken wegen eintretenden Stridors nicht genügend seitwärts und vor allem rückwärts gelagert, die genannte Membran also nicht angespannt werden kann. Die Schmerzbeseitigung durch die Resektion ist bei allen wesentlich einseitigen Erkrankungen ideal. Es tritt insofern ein Nachteil ein, als sich die Kranken infolge der Aufhebung der Sensibilität leicht verschlucken, doch lernen sie es meist in einigen Tagen gut, sich darüber hinwegzuhelfen, indem sie mit stark vorgeneigtem Kopf essen, doch bleibt die Flüssigkeitsaufnahme immer etwas schwierig. Wir haben die Resektion auch einige Male doppelseitig ausgeführt; die Schmerzbehebung ist dann stets vollkommen, aber die Schluckschwierigkeit wird noch größer.

Von den verschiedenen Arten der **lokalen Bestrahlung,** die *bei der Kehlkopftuberkulose* versucht worden sind, bewirkt die Besonnung wohl eine gewisse Anämisierung und vielleicht eine Rückbildung entzündlicher Infiltrate, doch bleiben die tuberkulösen Herde unbeeinflußt. Der Kranke muß im Liegen oder Sitzen die Bestrahlung durch den von ihm selbst eingeführten Kehlkopfspiegel in einem gegenüberstehenden Spiegel beobachten; der Kopf und der übrige Körper müssen gegen die Sonnenstrahlen geschützt werden. Wir lassen die Bestrahlung im Liegen ausführen, indem wir vor dem Kranken einen schräg gestellten Bettisch mit einem kleinen Fenster in der Mitte aufstellen; unter dem Fenster ist an der Unterseite der Tischplatte ein kleiner Spiegel angebracht. Der symptomatische Erfolg der Bestrahlung ist meist recht befriedigend.

Seit einiger Zeit wenden wir die lokale *Quarzlichtbestrahlung* des Kehlkopfes mit der Hanauer wassergekühlten Lampe nach CEMACH an, die vom Stativ abgenommen und bis unmittelbar in den Kehlkopf eingeführt wird. Anästhesie ist nur bei den ersten Bestrahlungen nötig, sowie im Falle eine überhängende Epiglottis mit dem Kehldeckelhalter aufgerichtet werden muß. Eine genaue Gebrauchsanweisung wird jeder Lampe beigegeben. Man muß vorsichtig dosieren, um nicht unerwünscht heftige Reaktionen zu erleben. Wir bestrahlen 10 Sekunden bis höchstens 2—3 Minuten 1—2mal in der Woche; über Erfolge können wir noch nicht berichten, doch haben wir den Eindruck, daß die zu erzielenden Reaktionen sich sehr wohl zu wirklichen Heilungen ausnutzen lassen. CEMACH, der in der Dosierung allerdings sehr viel höher geht (bis zu 8 Minuten Bestrahlung), berichtet über ausgezeichnete Erfolge.

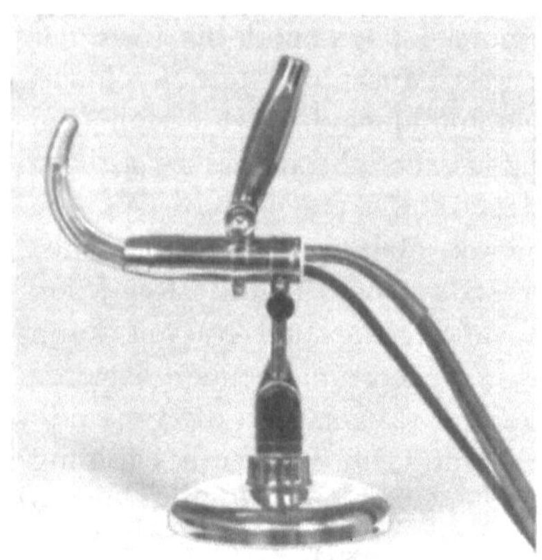

Abb. 263. Quarzlampe mit Wasserkühlung des Brenners zur lokalen Bestrahlung des Kehlkopfes durch den Mund nach CEMACH.

Die *Röntgenbestrahlung des Kehlkopfes* bei Tuberkulose halten wir mit anderen Autoren (BACMEISTER, RICKMANN) auf Grund eigener Erfahrung an 160 Fällen für sehr wertvoll. Geeignet für die Bestrahlung sind die infiltrierenden und oberflächlich ulcerierenden, nicht jedoch die tief greifenden, zur Perichondritis führenden Formen. Wir bestrahlen nur von außen, und zwar links und rechts je ein Feld von 6×8 cm aus 30 cm Entfernung mit 180 Kilovolt und 3 Milliampère 5 Minuten (0,1 HED oder 55 r). In einer Woche werden 2 Felder bestrahlt, dann folgt eine Pause von 2—3 Wochen. Wiederholung bis zur Gesamtdosis von 1 HED Nötigenfalls wird die Serie nach 3 Monaten Pause wiederholt. Bei Versuchen mit *Radiumbestrahlung* bei Kehlkopftuberkulose an einer Anzahl von Kranken haben wir keine eindrucksvollen Besserungen gesehen.

4. Darmtuberkulose.

Pathogenese und pathologische Anatomie. Die Darmtuberkulose im Gefolge einer Lungentuberkulose ist bekanntlich eine sehr häufige Erscheinung; allerdings gehen die Angaben der Klinik und der Pathologie über ihr Vorkommen erheblich auseinander, weil die letztere auch die Erkrankungen geringer Ausdehnung mitzuzählen in der Lage ist. Die Pathologen geben die Häufigkeit der sekundären Darmtuberkulose mit 50 (HEINZE) bis über 90% (ORTH, v. BAUMGARTEN) der Lungentuberkulosen an; wir selbst fanden bei 1020 Sektionen von Lungentuberkulösen 76,5% Darmtuberkulosen, von denen nur etwa die Hälfte klinisch diagnostiziert war.

Die Darmtuberkulose ist in der Regel eine Begleiterscheinung der schweren progredienten Lungentuberkulose, doch sieht man nicht so

selten, auch autoptisch, stationäre cirrhotische Phthisen als Ausgangspunkt der schwersten progredienten Darmtuberkulose. Es ist eine der
merkwürdigsten Erscheinungen im Verlauf der so vielgestaltigen Tuberkulose, daß an einer Stelle der Prozeß abheilt und gleichzeitig an
anderer Stelle unaufhaltsam fortschreitet, daß also z. B. der pulmonale
Prozeß, nachdem er Herde nur geringer Ausdehnung gesetzt hat, zum
völligen Stillstand, fast zu klinischer und auch anatomischer Ausheilung
gelangen kann, und doch von diesem alten, allerdings noch infektionstüchtigen, d. h. offenen Herd die Infektion des Darmes ausgeht; und
während in dem einen sonst für die Tuberkulose so überaus anfälligen
Organ die Ausbreitung der Tuberkulose so hartnäckigem Widerstand begegnet, daß man versucht wäre, von einer lokalen Immunität zu sprechen,
breitet sich der Prozeß im sekundär infizierten Organ so hemmungslos
aus, daß der Organismus den Krieg verliert und zugrunde geht.

Die Tuberkulose siedelt sich im Darm meist zuerst oberhalb oder
unterhalb der BAUHINSchen Klappe an. Die mit dem Sputum ver-
schluckten Tuberkelbacillen gelangen auf dem Wege des Chylustransportes
in die Lymphapparate der Submucosa, wo sie zur Bildung subepithelialer
Tuberkel führen, die verkäsen und als zunächst lentikuläre Geschwüre
in das Darmlumen durchbrechen, weiterhin konfluierend auf den PEYER-
schen Plaques längs gestellte, sonst aber vorwiegend quer gestellte
größere Ulcera bilden, die oft zu Ringgeschwüren werden und allmählich große, ja riesige Partien des Darminnern in eine einzige Geschwürs-
fläche mit spärlichen Schleimhautinseln und -brücken verwandeln. Die
Tuberkulose befällt zuweilen fast ausschließlich den Dünndarm, und
zwar hauptsächlich den untersten Abschnitt, mitunter fast allein den
Dickdarm, am stärksten das Coecum und Colon ascendens, meist aber
beide Darmabschnitte, und zwar die genannten benachbarten Partien
am stärksten. Die Ränder der Geschwüre hängen infolge des unter-
minierenden Fortschreitens der Tuberkulose wulstig über; der Geschwürs-
grund ist meist schmierig und mehr oder weniger dicht mit gelbgrauen
verkäsenden Tuberkeln übersät. Der Prozeß greift auch durch die
Muscularis auf die Serosa über und zeigt hier oft perlschnurartig längs
der subserösen Lymphbahnen angeordnete Tuberkel; Beteiligung des
Bauchfells mit Bildung von Fibrinbelägen, die sich organisieren und
zu Verwachsungen führen können, oft auch von Exsudat ist nicht selten.
Infolge der frühzeitigen Obliteration der Blutgefäße im Geschwürsbereich
kommen größere Darmblutungen nicht häufig vor. Perforationen nach
dem Peritonealraum sind nicht gar so selten, erfolgen aber häufiger in
bereits abgesackte Hohlräume als in die freie Bauchhöhle. Die entstehenden Kotabscesse kommen auch multipel vor und können ihrerseits in andere Darmschlingen oder andere Hohlorgane perforieren,
wodurch außerordentlich komplizierte Verhältnisse entstehen. Heilungsvorgänge in Form der völligen Reinigung und der Epithelisierung des

Geschwürsgrundes (Plattenepithel!) kommen auch bei sehr großen Geschwüren noch vor, doch ist vollständige Heilung recht selten und es finden sich häufig neben gereinigten Geschwüren frische Herde. Bei sehr chronischem Verlauf der Darmtuberkulose führt narbige Schrumpfung von neugebildetem Bindegewebe zuweilen zur Darmstenose, die sehr erhebliche Grade erreichen und auch an mehreren Stellen zugleich vorkommen kann. Bei chronischen Formen findet man in seltenen Fällen wenig Verkäsung und Zerfall, aber sehr üppige Entwicklung des proliferierenden Granulationsgewebes mit tumorartiger Verdickung der Darmwand, die ebenfalls Darmverengerung bedingen kann; oberhalb der Stenose ist der Darm regelmäßig erweitert und seine Muscularis hypertrophisch. Derartige geschwulstähnliche Darmtuberkuloseformen kommen namentlich im ileocoecalen Abschnitt des Darmes vor.

Die **Symptome der Darmtuberkulose** sind im Beginn des Leidens uncharakteristisch, ja es können jegliche klinischen Erscheinungen bei ausgedehnten Darmerkrankungen fehlen. Wir fanden bei der Autopsie eines Kranken, der wegen schwerer, aber fieberfreier einseitiger Lungentuberkulose mit bestem Erfolg mit Pneumothorax behandelt wurde, niemals irgendwelche Erscheinungen von seiten des Verdauungstractus hatte, vielmehr über 10 kg an Gewicht zunahm und dann an einer Grippepneumonie akut zugrunde gegangen war, zu unserem Erstaunen die Schleimhaut im Coecum und Colon ascendens durch ein riesiges über 20 cm langes Geschwür zerstört.

Wenn ausgesprochene klinische Erscheinungen der Darmtuberkulose fehlen, so ist sowohl die Diagnose wie auch die diagnostische Ausschließung eine schwierige Aufgabe. Da bei der sekundären Darmtuberkulose immer eine offene Lungentuberkulose besteht, so ist der Nachweis der Tuberkelbacillen im Stuhl (s. Kapitel VIII, 1, S. 143) kein Beweis für die Darmtuberkulose, denn es können mit dem Sputum verschluckte Bacillen unverändert den Darm passieren und im Stuhl wiedergefunden werden. Auch der Nachweis okkulter Blutungen gibt keinen zuverlässigen Anhalt für die Diagnose. Die Benzidinprobe fällt zwar bei sicheren Darmtuberkulosen oft positiv aus, doch ist wegen ihrer außerordentlichen Empfindlichkeit ihre Bedeutung für die Diagnose einer Magen- oder Darmblutung auch nach Einhaltung fleischfreier Kost während der vorausgegangenen 5 Tage zweifelhaft. Die Guajacprobe aber fällt bei sicherer Darmtuberkulose in der Regel negativ aus, was nicht verwundern kann, da wie erwähnt, nennenswerte Darmblutungen im Verlaufe der Darmtuberkulose nicht häufig sind. Der Nachweis von Eiter im Stuhl gelingt nur bei geschwürigen Prozessen im untersten Darmabschnitt, während größere Schleimbeimengungen nicht zum Bilde der Darmtuberkulose gehören. Die EHRLICHsche Diazoreaktion und die WEISSsche Urochromogenreaktion sind nur bei schweren Darmtuberkulosen positiv.

Die ersten **klinischen Erscheinungen der Darmtuberkulose** sind nach unseren Erfahrungen nicht Durchfälle, sondern im Gegenteil unmotivierte Verstopfung. Wechselt diese wiederholt mit vorübergehendem Durchfall, der nicht durch Diätfehler oder gar verdorbene Speisen hervorgerufen ist, so ist bei gleichzeitiger offener Lungentuberkulose der Verdacht auf Darmtuberkulose schon höchst dringend. Durchfälle können aber auch bei vorgeschrittenen Erkrankungen fehlen, wenn der Prozeß überwiegend oder gar ausschließlich im Dünndarm lokalisiert ist, während bei starker Beteiligung des Dickdarms, namentlich seines mittleren und unteren Abschnitts, Diarrhöen auf die Dauer nicht ausbleiben, häufig auch schon in einem frühen Stadium der Geschwürsbildung auftreten. Die Farbe des Stuhles ist nicht selten hellgrau, tonartig, der Geruch meist widerwärtig stinkend. Die Erscheinungen des akuten und des chronischen Darmkatarrhs: kollernde und gurrende Darmgeräusche, Plätschergeräusche beim Palpieren, vor allem in der Ileocöcalgegend, Blähungen und Auftreibung des Leibes pflegen bei schwerer Darmtuberkulose nicht zu fehlen, haben aber nichts für sie Charakteristisches; bei sehr schweren Prozessen ist der Leib bei dünner Bauchdecke oft brettartig flach und hart gespannt, mitunter kahnförmig eingezogen, nicht selten auch infolge von Blähungen bei Passagehindernissen im ganzen oder teilweise aufgetrieben. Leibschmerzen treten im Beginn und Verlauf des Leidens zwar häufig auf, können aber auch bei schweren Erkrankungen fehlen, wenn das Bauchfell gar nicht oder kaum in Mitleidenschaft gezogen ist. Kolikartige Schmerzen beruhen auf der Anspannung der Darmmuskulatur zur Überwindung eines Hindernisses, lassen also auf Verwachsungen oder Stenosierungen schließen; die Palpation ergibt in solchen Fällen oft lokalisierte Schmerzempfindlichkeit, ohne daß es doch gelingt, die Art des Hindernisses oder der lokalen Veränderungen (Absceß, Perforation in einen abgesackten Hohlraum, Narbenstenose) zu erkennen. Fieberbewegungen bei der Darmtuberkulose können auf die Darmaffektion nur bezogen werden, wenn sie in der Art des Lungenprozesses nicht ihre Erklärung finden. Die klinische Erfahrung lehrt, daß schwere Darmtuberkulosen sowohl hohes hektisches Fieber erzeugen, wie auch fast ohne Fieber ablaufen können; sie kann aber keine Aufklärung darüber geben, wodurch dieser auffällige Unterschied bedingt ist; auch der pathologisch-anatomische Befund schafft hierüber keine Klarheit. Die erwähnten Abscesse gehen meist mit hohen Fieberbewegungen einher; die Symptome der lokalisierten Perforationsperitonitis heben sich im übrigen von den Erscheinungen der Darmtuberkulose so wenig ab, daß sie in vivo häufig gar nicht diagnostiziert oder doch nicht genau lokalisiert und erst autoptisch gefunden wird. Dagegen hat der tuberkulöse Darmtumor seine Symptomatologie für sich, indem Fieberbewegungen und die Erscheinungen des Darmkatarrhs, insbesondere die Durchfälle, fehlen oder geringfügig sind, die Schmerzen

an ganz bestimmter Stelle auftreten und der Tumor, meist in der Ileocöcalgegend, palpatorisch nachgewiesen und genau abgegrenzt werden
kann; die Geschwulst hat in der Regel eine wurstförmige oder keulen-
förmige Gestalt, entwickelt sich langsam bei Fehlen stürmischer Erscheinungen und kann in ihrer Ätiologie bei zugleich bestehender offener
Lungentuberkulose nicht zweifelhaft sein.

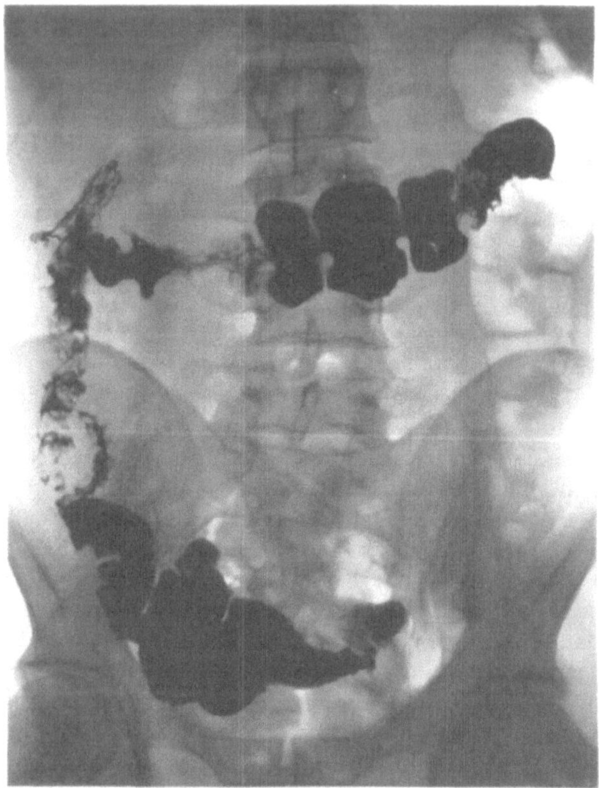

Abb. 264. Aufn.-Nr. 2514, ♂ 25 Jahre. Kontrastmahlzeit. Füllungsdefekt (STIERLIN) des
Colon ascendens und der Flexura hepatica.

Wird bei offener Lungentuberkulose der Verdacht auf eine Darmtuberkulose erst aufgenommen, wenn Symptome von seiten des Darmtractus dazu Anlaß geben, und stützt sich die Diagnose ausschließlich
auf das klinische Bild, so ist das diagnostische Ergebnis höchst unbe-
friedigend; denn die Darmtuberkulose, die klinische Erscheinungen macht,
ist nach unseren röntgenologischen und autoptischen Erfahrungen regelmäßig ein vorgeschrittener Prozeß. Diese klinische Diagnostik steht
also so gut wie immer vor einer schlechten Prognose und hinkt den
therapeutischen Möglichkeiten nach.

Auch hier ist es wieder so, daß man die Darmtuberkulose suchen muß, um sie rechtzeitig zu finden. Man darf nicht auf deutliche Darmerscheinungen warten, sondern muß bei jeder offenen Lungentuberkulose nach einer Darmtuberkulose fahnden, wenn das klinische Bild disharmonisch ist, d. h., wenn im klinischen Bilde Erscheinungen auftreten, die nicht zum Bilde der Lungentuberkuloseform passen. Wenn z. B. bei einer produktiven Tuberkulose, die zum klinischen Stillstand zu neigen scheint, Fieberbewegungen auftreten, subfebrile Temperaturen etwa oder die sehr verdächtigen ganz unregelmäßigen flüchtigen Attacken, ohne daß Symptome von seiten der Lunge (Vermehrung des Auswurfs!) oder das Röntgenbild neue Herdaussaat oder neue Einschmelzung verraten; wenn der Kranke nicht wie zu erwarten wäre, zunehmen will, wenn hartnäckige Appetitlosigkeit und leichte Übelkeit schon auf den Darmtractus hinweisen; wenn die Senkung auffallend hoch oder das Blutbild hartnäckig linksverschoben bleibt, dann wird der erfahrene Tuberkulosearzt wissen, daß hier irgend etwas nicht stimmt und dann ist es angezeigt, nach der versteckten Darmtuberkulose zu suchen.

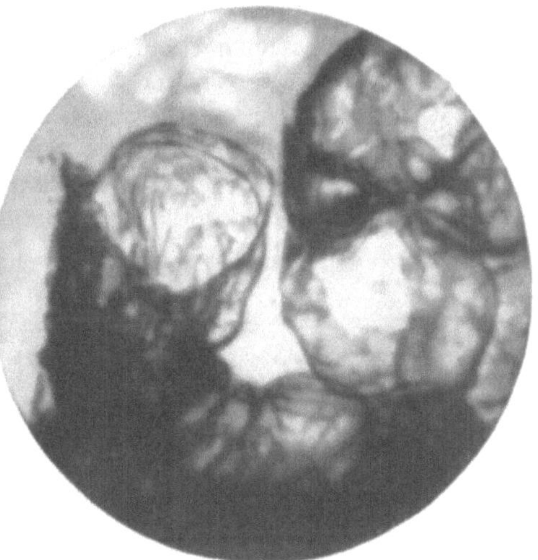

Abb. 265. Derselbe Fall. Kontrastmahlzeit. Aufgestellte, lufthaltige Dünndarmschlingen.

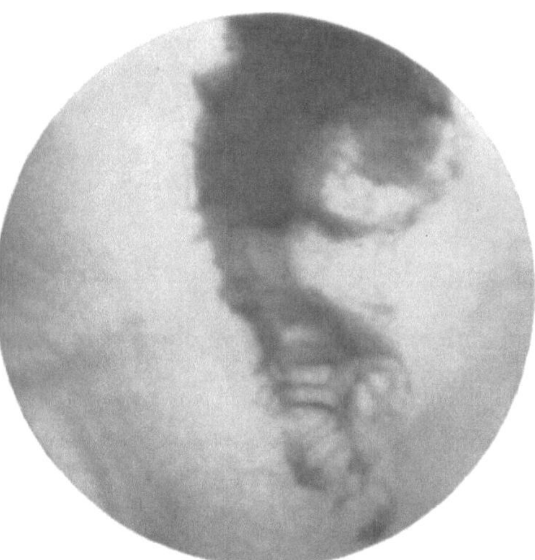

Abb. 266. Derselbe Fall. Kontrasteinlauf. Bogigzackige Konturen des Coecum. Bogenförmig in das Coecallumen vorspringender Schattendefekt durch die ringwallartig geschwollene Valvula Bauhini.

Röntgendiagnostik. Auch bei der Darmtuberkulose, wie bei der Lungentuberkulose kommt man mit der klinischen Diagnostik nicht aus. Dagegen ist die Röntgendiagnostik des Magendarmkanals heute so weit ausgebaut

(FLEISCHNER, ROTHER), daß sie für die Dickdarmerkrankungen gute diagnostische Ergebnisse erzielt, während allerdings die Diagnostik der Dünndarmerkrankungen noch nicht befriedigt. Die Diagnose der Darmtuberkulose stützt sich nach unseren Erfahrungen an etwa 200 Fällen (Prof. ROTHER), von denen eine größere Anzahl durch Sektion, einige autoptisch bei der Operation bestätigt sind, auf folgende röntgenologische Erscheinungen: den Füllungsdefekt (STIERLIN), der im kranken Darmteil durch Verengung des Lumens zustande kommt; Aussparungen im kontrastgefüllten Darmrohr durch partielle Schleimhautschwellungen,

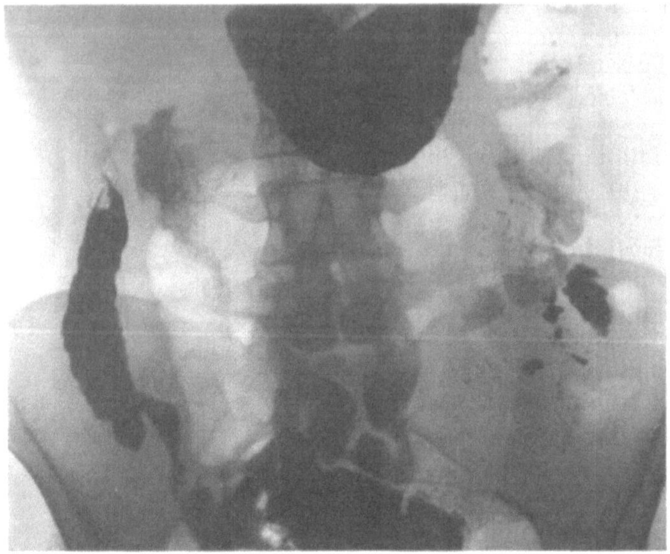

Abb. 267. Aufn.-Nr. 1690, ♀ 27 Jahre. Kontrastmahlzeit. Aufgestellte Dünndarmschlingen.

steil aufrecht stehende Dünndarmschlingen, Stenose durch Narbenbildung und Stauungsdilatation oberhalb der Stenose, unterminierte Geschwürsränder und partielle Peristaltikbeschleunigung und partielle Spasmen, die immer wieder die gleiche Stelle einnehmen.

Technik der Darmuntersuchung. Es wird zunächst mit *Kontrasteinlauf* der Dickdarm untersucht, nachdem der Kranke am Abend vorher und 2 Stunden vor der Untersuchung ein Reinigungsklystier bekommen hat. Man läßt eine feine Aufschwemmung von Roebaryt rectal unter Beobachtung mit der Untertischröhre ein und verbessert mit massierenden Bewegungen die Darmfüllung. Tritt Kontrastbrei in die Ultima ilei, so ist der Einlauf zu beenden, da eine stärkere Füllung der Dünndarmschlingen die Beobachtung am Dickdarm beeinträchtigen würde. Der Kontrastbrei wird unter Nachhilfe des Kranken wieder entleert, während wir auf die Luftaufblähung des Darmes wegen der

Schmerzhaftigkeit verzichten. Röntgenübersichtsaufnahme; gezielte Aufnahmen nach Bedarf. Zur Untersuchung des Dünndarms bedient man
sich der *Kontrastmahlzeit*, die es ermöglicht, die verschiedenen Phasen
der Darmfüllung zu verfolgen.

Die Abb. 264 zeigt einen Füllungsdefekt (STIERLIN) des Colon
ascendens und der Flexura hepatica, die Abb. 266 bogig-zackige Konturen

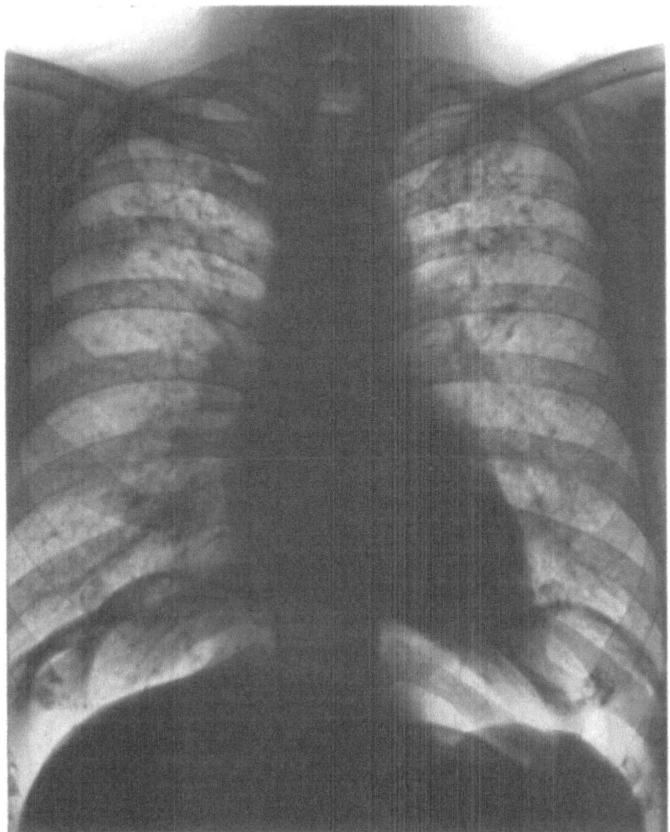

Abb. 268. Pneumoperitoneum.

des Coecums und wallartige Vorwölbung der BAUHINschen Klappe in das
Coecum hinein und die Abb. 265 und 267 aufgestellte Dünndarmschlingen.

Therapie der Darmtuberkulose. Autoptische und operative Erfahrung
lehrt, daß auch bei der Tuberkulose des Darmes eine gewisse Heilungsneigung besteht. Gereinigte und epithelisierte Geschwüre werden nicht
so ganz selten gefunden, auch gelegentlich Darmstenosen, bei denen der
zugrunde liegende tuberkulöse Prozeß völlig abgeheilt ist. Daß man
solche Heilungstendenz durch eine zweckmäßige Allgemeinbehandlung

unterstützt, kann nicht zweifelhaft sein. Es fehlt aber bisher an Erfahrungen über die Heilung klinisch bzw. röntgenologisch exakt diagnostizierter Darmtuberkulosen durch solche Maßnahmen. Man sollte meinen, daß eine *Diätetik*, die dem Darm möglichst wenig zumutet, die Ausheilung einer Darmtuberkulose fördern sollte, aber auch dafür fehlt es an zuverlässigen präzisen Beobachtungen. Andererseits habe ich immer wieder mit Verwunderung gesehen, daß Darmtuberkulöse, ihren geradezu perversen diätetischen Neigungen folgend, den Darm nach ärztlichen Begriffen geradezu malträtierten und daß solche diätetischen Exzesse auf die Darmerscheinungen ohne jeden Einfluß blieben. Danach möchte ich die diätetische Behandlung der Darmtuberkulose für eine nicht sehr zuverlässige symptomatische Therapie halten. In Frage kommt bei ausgesprochener Verstopfung eine vorsichtige Obstipationsdiät mit reichlich Obst und Gemüse, saurer Milch, Buttermilch, ergänzt durch Glycerinspritzen oder Ölklysmen, allenfalls milde Laxantien (Tamarinden, Karlsbader Mühlbrunnen oder Kissinger Rakoczy). Bei Diarrhöen ist eine Schonungsdiät angezeigt und durch stopfende Nahrungsmittel zu ergänzen: Schleim- und Mehlsuppen, Kakao, Eichel- und Haferkakao, fettarmes Fleisch, Kartoffeln und zarte Gemüse in Püreeform, Reis, Grieß, Graupen; Vermeidung von Kaffee und kalten Getränken; Flüssigkeitsbeschränkung. Man soll indessen diese unglücklichen Kranken nicht mit zu strengen und zu lange durchgeführten Diätvorschriften quälen und lieber einmal fünf gerade sein lassen. Auch die *medikamentöse Behandlung* hat nur symptomatische Bedeutung. Die Adstringenzien (Tannin, Tannigen, Tannalbin, Tannoform, Bismutum subnitricum oder subgallicum) enttäuschen meist; mit Einläufen adstringierender Lösungen soll man die Kranken schon gar nicht peinigen. Gelegentlich hilft Bolus alba (morgens 30 g in Wasser aufgeschwemmt); am besten hat sich uns noch Tierkohle bewährt, die in Form der Granulae oder der Compretten angenehm zu nehmen ist. Hervorzuheben ist schließlich das Calcium, mit dem wir befriedigende Ergebnisse erzielten (1—2mal täglich 5 ccm einer 5%igen Lösung von Calc. chloratum intravenös; Technik siehe S. 238). Von symptomatisch guter Wirkung ist die 4-Felder-Bestrahlung mit Quarzlampe täglich 1 Feld 3—6 Minuten aus 100—50 cm Entfernung.

Das **Pneumoperitoneum** hat uns nach neueren Erfahrungen bei der Behandlung der Darmtuberkulose sehr gute Dienste getan. Daß die Schmerzen nachlassen ist begreiflich, da die Darmschlingen sich bei ihrer Bewegung nicht mehr am parietalen Peritoneum reiben. Es sistieren aber merkwürdigerweise auch oft die Durchfälle, was wohl so zu erklären ist, daß die Peristaltik bei Fortfall peritonealer Reize weniger lebhaft ist. Ein Teil unserer fiebernden Kranken wurde unter dieser Behandlung fieberfrei. Bei den meisten Kranken sehen wir kleine Gewichtszunahmen den Gewichtssturz ablösen, einige nahmen ganz beträchtlich

zu und bei einzelnen konnten wir nach solcher Besserung die operative
Behandlung wagen.

Die **Resektion des tuberkulös erkrankten Darmabschnittes** beschränkte
sich bisher auf die sog. tumorigen Formen, meist chronische isolierte
Tuberkulosen des Coecums. Die exakt lokalisierende Röntgendiagnostik

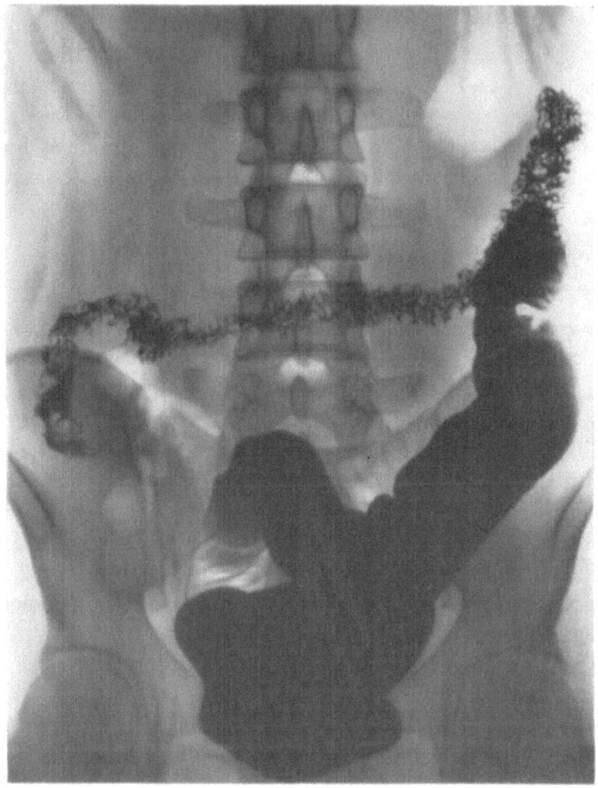

Abb. 269. Aufn.-Nr. 2784, ♂ 23 Jahre. Füllungsdefekt des Colon ascendens und der
Flexura hepatica. Spasmus des Colon transversum und der Flexura lienalis. Resektion
des Colon ascendens und transversum. Schwere geschwürige Tuberkulose des Colon
ascendens, zentrale Geschwüre des Colon transversum. Vorzüglicher Erfolg.

der Darmtuberkulose gestattet, die Indikation auf örtlich beschränkte
geschwürige Formen auszudehnen. Es besteht natürlich keine Aussicht,
diese radikale Therapie für eine beträchtliche Zahl der Darmtuberkulosen
anzuwenden, weil bei den meisten Kranken die Lungentuberkulose
so vorgeschritten ist, daß sie nicht mehr zum Stillstand gebracht
werden kann, auch vielfach der Allgemeinzustand der Patienten das
nicht unerhebliche Risiko der großen Operation nicht zuläßt. Immerhin
bedeutet es einen Gewinn, wenn man den einen oder anderen Kranken

dem trostlosen Schicksal der fortschreitenden Darmtuberkulose entreißen kann. Das ist uns bei einigen Kranken gelungen. Die Abb. 269 zeigt eine schwere geschwürige Tuberkulose des Colon ascendens und der Flexura hepatica; der bei wiederholten Untersuchungen beobachtete Spasmus des Colon transversum einschließlich der Flexura lienalis läßt vermuten, daß dieser Darmabschnitt auch schon mitgegriffen ist. Bei der Operation (Prof. A. W. MEYER, Krankenhaus Westend, Berlin) wurde der Dickdarm bis über die Flexura lienalis hinaus reseziert; Colon ascendens und Flexura hepatica zeigte schwerste geschwürige Darmtuberkulose, das Colon transversum zerstreute Darmgeschwüre. Nach der Operation erholte sich der recht mitgenommene Kranke ausgezeichnet und war 10 Monate später in sehr guter Verfassung.

XVI. Tuberkulose und Umwelt.

1. Soziale Bekämpfung der Tuberkulose.

Aufgaben der Tuberkulosebekämpfung. So lange wir über die Mittel zu einer kausalen Therapie der Tuberkulose nicht verfügen, bleibt die Verhütung der tertiären Organphthise die beste Therapie und die Tuberkulosebekämpfung in der Hauptsache ein soziales Problem. Freilich der eingeführte Begriff „Tuberkulosefürsorge" deckt — abgesehen von dem sprachlichen Schnitzer — nicht die Aufgabe der sozialen Therapie. Aber aus der Fürsorge für die Tuberkulösen, wie sie PÜTTER verdienstvoll in Deutschland ins Leben gerufen, hat sich unter Führung von BRAEUNING, BLÜMEL, REDEKER, HARMS, GRASS und vielen anderen eine *Tuberkulosevorsorge* entwickelt, die in ihren heutigen Formen seuchenbekämpfenden Grundsätzen gerecht wird. Ihr Gegenstand ist:

1. Die frühzeitige Erfassung aller Erkrankungen an allen Formen der Tuberkulose.

2. Die gesundheitliche Überwachung, die Sorge für geeignete Behandlung und die wirtschaftliche Unterstützung der Tuberkulösen.

3. Die Erfassung, gesundheitliche Überwachung und wirtschaftliche Unterstützung aller Tuberkulosebedrohten.

4. Die Sanierung der Infektionsquellen durch Trennung der Infektionstüchtigen von den Infektionsempfänglichen.

Die Behandlung der Kranken kann in den Aufgabenkreis der Tuberkulosevorsorge nicht einbezogen werden, weil sie die unentbehrliche Zusammenarbeit mit den frei praktizierenden Ärzten stören würde.

Methoden. Die Erfassung aller Tuberkuloseerkrankungen wird erleichtert durch das preußische Tuberkulosegesetz vom 4. 8. 1923, und entsprechende Landesgesetze, welche die Meldung aller Kranken mit ansteckender Tuberkulose, also im wesentlichen der Kranken mit offener Lungentuberkulose vorschreiben. Zwar die praktischen Ärzte melden bisher recht unvollständig, aber die Meldungen durch die Untersuchungsämter (Sputumuntersuchungen), die Krankenhäuser und Heilanstalten sowie die Überweisungen bei Wohnungswechsel bringen doch schon ein beträchtliches Material zur Kenntnis. Die ärztliche Überweisung zur Untersuchung ist nicht sehr ergiebig; gering ist nach allgemeiner Erfahrung der Fürsorgeärzte die Ausbeute aus der Untersuchung der sog. Selbstmelder. Aber die Fürsorgestelle darf sich nicht auf das Material beschränken, das ihr zuströmt; sie muß selbst auf die Suche gehen. Diesem Zwecke dienen die *Umgebungsuntersuchungen* und die Reihenuntersuchungen. Die ersteren suchen den Personenkreis ab, der mit Tuberkulösen, insbesondere mit ansteckend Kranken in Berührung kommt; sie sollen aber auch die Verwandtschaft des Tuberkulösen nachprüfen — deshalb die Ausdehnung der Fürsorge auf alle Formen der Tuberkulose. *Reihenuntersuchungen* fahnden nach Tuberkulose im Personenkreis der gefährdeten Lebensalter (Kinder, Jugendliche, Studenten, Reichswehrrekruten), der gefährdeten Konstitutionstypen (Astheniker), der beruflich Exponierten; die Ausbeute der Reihenuntersuchungen steht leider in einem gewissen Mißverhältnis zum Arbeits- und Kostenaufwand.

Die gesundheitliche Überwachung der Tuberkulösen erfolgt in den ärztlichen Sprechstunden. Bei bettlägerigen Kranken steht die ärztliche Behandlung im Vordergrund, die Sache der praktischen Ärzte ist; ärztliche Hausbesuche werden deshalb von der Fürsorge im allgemeinen nicht übernommen. Die Überweisung zur Heilbehandlung jeder Art sollte ganz und gar Zuständigkeit der Fürsorgestellen sein, während die Überweisung in Krankenhäuser, soweit es sich um akute oder schwere Krankheitszustände handelt, Sache der behandelnden Ärzte ist. Die Notwendigkeit wirtschaftlicher Unterstützung der Kranken ist durch Hausbesuche der Fürsorgerin zu prüfen.

Die Erfassung, gesundheitliche Überwachung und wirtschaftliche Unterstützung der Tuberkulosebedrohten erfolgt konform mit der der Kranken.

Die Sanierung der Infektionsquellen erfolgt auf Grund der Krankenerfassung und der Prüfung der häuslichen Verhältnisse durch die Hausbesuche der Fürsorgerinnen durch die Entfernung des Kranken aus der gefährdeten Umgebung in Form der Asylierung, durch die Entfernung der hauptsächlich gefährdeten Personen (Kinder, Jugendliche) aus der Infektionszone oder schließlich durch die Sanierung in der Wohnung des Kranken.

Technik der Tuberkulosevorsorge und Tuberkulösenfürsorge. Unzweifelhaft ist die Spezialfürsorge der allgemeinen Befürsorgung (Bezirksfürsorge) überlegen. Soweit die örtlichen Verhältnisse es zulassen, sollte die Spezialfürsorge das Verfahren der Wahl sein. Ist die Einrichtung der Spezialfürsorge, wie z. B. vielfach in ländlichen Verhältnissen, nicht möglich, so ist es doch notwendig, sowohl die Ärzte

1	2	3	4	5	6	7	8	9	10

Reitermarken

Sozialhygienische Tuberkulosefürsorgekarte.

Name ....   Tub.-Fürs.-Stelle ....   Tag d. Ausstellung ....   Akt.-Z. ....

I. Wohnverhältnisse:

.... Str., ... Pl.

Nr. .... Gebäudeteil ....

Stockwerk ......

Wohnräume	Größe	trocken	hell	sonnig	warm	heizbar	Zahl der			über-füllt
							Erw.	Kinder	Betten	
1										
2										
3										
Küche										

II. Persönliche Verhältnisse:

Lfd. Nr.	Name	Vorname	geboren am	Fam.-Stand	Beruf	Ver-sicherg.	Kranken-kasse	Gruppe	Datum der gesetzl. Meldg.	Schlafraum		Bett		Mangel an			aus-geschieden	
										allein	zus. mit Nr.	allein	zus. mit Nr.	Platz	Bett	Bett-zeug	am	durch
1																		
2																		
3																		
4																		
5																		
6																		

Infektionsquelle: ....

III. Sozialhygienischer Befund (Verhältnisse und Verhalten)

1. Wohnung
   gepflegt, erhalten, verwahrlost.

2. Haushaltsführung
   wirtschaftl., ausreichend, unzweckmäßig.

3. Arbeitskraft
   überlastet, genutzt, brachliegend.

4. Einkommen
   auskömmlich, mäßig, gering.

5. Familienzusammenhalt
   geschlossen, locker, zerfallen.

6. Verhalten zur Fürsorge
   zugänglich, lässig, ablehnend.

(Kreisärzte, Kommunalärzte) wie auch die Fürsorgerinnen (Bezirks-fürsorgerinnen, Gemeindeschwestern) in Spezialkursen für die Tuber-kulose anzulernen.

Die Spezialfürsorge untersteht fachärztlicher Leitung und soll für den ärztlichen Dienst nach Möglichkeit Fachärzte heranziehen. Haupt-amtliche Anstellung der Ärzte ist der nebenamtlichen wegen der präzisen Trennung der Aufgaben und des vollen Aufgehens im fürsorgerischen Dienst vorzuziehen. Die Röntgenuntersuchung ist in der Tuberkulösen-fürsorge so wenig zu entbehren, daß sie ohne sie unverantwortbares Stückwerk wäre. Da nicht nur ein Urteil über Gesundheit oder Krank-heit, sondern auch über den Stand der Krankheit ohne Röntgenunter-suchung nur unvollkommen möglich ist, sollte bei jedem Zugang die Röntgenuntersuchung selbstverständlich sein. Es muß aber auch das Streben der Fürsorgestelle sein, möglichst mit jeder Untersuchung eine Röntgenuntersuchung zu verbinden, weil die Röntgenuntersuchung den Status sicherer und schneller erfaßt. Die *Röntgenaufnahme* ist ent-behrlich, wenn objektiv kein Verdacht auf Lungentuberkulose besteht. Der geübte Untersucher wird von ihr weniger Gebrauch machen als der Anfänger, aber dem Heilverfahrenantrag sollte sie immer zugrunde gelegt werden. Im Fürsorgeamt Charlottenburg betragen die Röntgen-aufnahmen 10% der Röntgendurchleuchtungen; im allgemeinen genügt die Aufnahme auf Röntgenpapier. Auswärtige Röntgenaufnahmen sind nach Möglichkeit zu beschaffen; kleine Photographien der auswärtigen Auf-nahmen sollten dem Krankenblatt angefügt werden, um eine lückenlose Verfolgung des Krankheitsablaufs zu ermöglichen (Photopultreproduk-tionen). Für die Beurteilung des Krankheitsgeschehens sind regelmäßige Blutuntersuchungen (Senkung, weißes Blutbild) wichtiger als die in der Ambulanz immer mißlichen und unzuverlässigen Temperaturkontrollen.

Die Sputumuntersuchung mit allen Schikanen (Antiforminverfahren, Züchtung, Kehlkopfabstrich, Magenaushebung) ist wichtigstes Requisit der Tuberkulosefürsorge, denn die Auffindung der offen Tuberkulösen ist ja das Kernstück der systematischen Bekämpfung dieser Seuche und gibt zugleich die wichtigste Indikation für die Heilbehandlung und die Sanierungsmaßnahmen. Wie weit die Untersuchungen im eigenen Laboratorium vorgenommen werden, was immer vorzuziehen ist, richtet sich nach den örtlichen Einrichtungen.

Buchführung. Über jeden Tuberkulösen wird ein *Familienaktenstück* angelegt, das den Fürsorgebogen des Kranken oder jedes Kranken der Familie aufnimmt. Der *Fürsorgebogen* enthält nur die ärztlichen Fest-stellungen über Heredität, Exposition, Krankheitsbeginn und -verlauf, Krankheitsbefund, Behandlung. Die Unterlagen für die soziale Diagnose nimmt die für jede Familie mit einem ansteckenden Kranken anzu-legende *sozialhygienische Karte* auf (S. 368), die nach den Feststellungen der Fürsorgerin in der Wohnung des Kranken ausgefüllt wird.

Nachweisung

der gemeldeten Erkrankungen und Sterbefälle an ansteckender Lungen- und
Kehlkopftuberkulose im Vierteljahr 193

	mit Bacillenbefund								ohne Bacillenbefund							
	Alter in Jahren						zusam.		Alter in Jahren						zusam.	
	bis 1		1 bis 15		15 u. m.				bis 1		1 bis 15		15 u. m.			
	m.	w.	m.	w.	m.	w.	m.	w.	m.	w.	m.	w.	m.	w.	m.	w.
	1	2	3	4	5	6	7	8	9	10	11	12	13	14	15	16
I. Zugang																
1. Neumeldungen durch																
a) frei praktizierende Ärzte																
b) Anstalten und Fürsorge-stellen																
c) bakteriologische Unter-suchungsstellen																
2. Neuerfassungen der eigenen Fürsorgestellen von																
a) Familienangehörigen																
b) sonstigen Personen																
3. Selbstmeldungen																
4. Zugang ber. Gemeldeter v.																
a) anderen Verwaltungs-bezirken Berlins																
b) auswärts																
Zusammen I 1—4																
II. Abgang																
1. Fortzug nach																
a) anderen Verwaltungs-bezirken Berlins																
b) auswärts																
c) unbekannt																
2. Sterbefälle bisher Gemel-deter an																
a) Tuberkulose																
b) sonstigen Todesursachen																
3. Nicht mehr meldepflichtig																
davon klinisch geheilt																
Zusammen II 1—3																
III. Bestandsberechnung																
1. Bestand am Anfang der Berichtszeit																
2. Zugang																
3. Abgang																
4. Bestand am Ende der Berichtszeit																
IV. Sterbefälle bisher nicht Gemeldeter																
V. Fürsorgebedürftige Kranke des Bestandes, welche																
1. d. Fürsorge abgelehnt haben																
2. d. Fürsorgemaßnahmen d. beh. Ärzte übertragen haben																

Über jede Familie mit einem Kranken kommt eine Karte in die *Hauptkartei*, über jeden ansteckenden Kranken eine Karte in die Kartei der *offen Tuberkulösen*. Über gesund befundene Untersuchte wird nur eine Karte für die *Kartei der Gesundbefundenen* angelegt (nichts weiter!), in der sie 3 Jahre aufbewahrt wird. Schließlich führt die Fürsorge noch eine monatliche sog. Strichelstatistik, aus der sich die Zahl der Untersuchungen, die Herkunft des Materials, die Gruppen der Untersuchungsergebnisse und das Versicherungsverhältnis der Untersuchten ergibt.

Folgende Gruppen werden unterschieden:

A. Fürsorgefälle:
 A 1. ansteckende Tuberkulose mit Bacillennachweis (meldepflichtig),
 A 2. ansteckende Tuberkulose nach ärztlichem Urteil ohne Bacillennachweis (meldepflichtig),
 A 3. nichtansteckungsfähige aktive Lungentuberkulose,
 A 4. aktive Tuberkulose anderer Organe.

B. Überwachungsfälle:
 B 1. klinisch geheilte Lungentuberkulose,
 B 2. klinisch geheilte Tuberkulose anderer Organe,
 B 3. exponierte oder exponiert gewesene.

C. Beobachtungsfälle:
 C 1. zu Tuberkulose disponierende Erkrankungen,
 C 2. diagnostisch unklare Erkrankungen,
 C 3. nichttuberkulöse Erkrankungen.

Nach dieser Strichelstatistik wird der Vierteljahresbericht in nebenstehender Weise aufgestellt (Formular S. 370).

Die hier besprochene Statistik des Fürsorgeamtes Charlottenburg, die ähnlichen Buchführungen anderer Fürsorgeämter nachgebildet ist, möchte recht umständlich erscheinen. Aber einmal ist sie zur Erfassung des Materials und Verfolgung der Einzelfälle einfacher kaum möglich, sodann ist die Schwierigkeit nicht gar so groß, wenn Ärzte und Fürsorgerinnen gut eingearbeitet sind und das gesamte Material zuverlässig à jour gehalten wird.

Für die klinisch wissenschaftliche Erfassung des Krankenmaterials bedienen sich die Berliner Fürsorgestellen der nachstehenden, von einem Ausschuß sorgsam durchberatenen Einteilung der Tuberkuloseformen (S. 372).

Für die Kennzeichnung der Tuberkulose genügt die Angabe der Nummer; bei den Lungentuberkulosen wird der Nummer ein e (einseitig), d (doppelseitig), c (einseitig Kaverne) oder cc (doppelseitig Kavernen) hinzugefügt, bei den extrapulmonalen Tuberkulosen kann ein f = fistelnd hinzugesetzt werden. Man kann natürlich noch andere Charakteristiken beifügen, z. B. F. = Fieber, Pn. = Pneumothorax usw. Beispiel: 20 d c c 22, 23 = produktiv-cirrhotische Tuberkulose mit exsudativer

Herdbildung, doppelseitigen Kavernen, Kehlkopf- und Darmtuberkulose. Es ist zu empfehlen, diese Kennzeichen im Fürsorgebogen an markierter Stelle anzubringen. Selbstverständlich, übrigens in leicht und interessant zu verfolgender Weise, ändert sich im Laufe der Jahre mit der Diagnose die Einteilungsnummer. — Schließlich führen wir noch eine nach Jahrgängen geordnete klinische Kartei, die in erster Linie der Verfolgung und Kritik der Heilbehandlung dienen soll.

Einteilung der Tuberkuloseformen.

I. Tuberkulöse Infektion bei Kindern ohne Erkrankung.
    1. Tuberkulin-positive Kinder ohne nachweisbare Herde.
    2. Tuberkulin-positive Kinder nur mit verkalkten Herden.

II. Aktive Lungentuberkulose ohne Tuberkelbacillenbefund.
  a) Akute Formen.
    3. Positive Tuberkulinreaktion bei Säuglingen.
    4. Infiltrierungen bei Kindern.
    5. Tumorartige Bronchaldrüsentuberkulose bei Kindern.
    6. Isolierte Pleuritis exsudativa.
    7. Akute miliare Streuung.
    8. Akute geschlossene Miliartuberkulose.
    9. Akutes Infiltrat ohne Einschmelzung.
  b) Chronische Formen.
    10. Stationäres Infiltrat.
    11. Chronische miliare Streuung.
    12. Produktive Tuberkulose.
    13. Produktiv-cirrhotische Tuberkulose.

III. Aktive Lungentuberkulose mit Tuberkelbacillenbefund.
  a) Akute Formen.
    14. Akute offene Miliartuberkulose.
    15. Akutes einschmelzendes Infiltrat ohne Streuung.
    16. Akutes einschmelzendes Infiltrat mit Streuung.
    17. Exsudative Tuberkulose (käsige lobuläre oder lobäre Form).
  b) Chronische Formen.
    18. Produktive Tuberkulose.
    19. Produktiv-cirrhotische Tuberkulose.
    20. Produktiv-cirrhotische Tuberkulose mit exsudativer Herdbildung.
    21. Schwere kavernöse Phthise.

IV. Sekundäre Tuberkulose bei Lungentuberkulose.
    22. Tuberkulose der oberen Luftwege.
    23. Darmtuberkulose.

V. Extrapulmonale Tuberkulose.
    24. Haut-, Schleimhaut- und Weichteiltuberkulose (ausschließlich IV.).
    25. Tuberkulose peripherer Drüsen.
    26. Tuberkulose des Peritoneums und der Mesenterialdrüsen.
    27. Urogenitaltuberkulose.
    28. Knochen- und Gelenktuberkulose.
    29. Tuberkulose des Zentral-Nervensystems und der Sinnesorgane.

VI. Inaktive Tuberkulose.
    30. Inaktive Lungentuberkulose.
    31. Inaktive extrapulmonale Tuberkulose.

2. Lungentuberkulose und soziale Versicherung.

In der sozialen Versicherung sind folgende Begriffe auf die Lungentuberkulose anzuwenden:

1. die Arbeitsunfähigkeit in der Krankenversicherung und der Arbeitslosenversicherung,

2. die fixierte Erwerbsunfähigkeit auf dem allgemeinen Arbeitsmarkt (unter $33^{1}/_{3}\%$ Invalidität) in der Invaliditätsversicherung,

3. die fixierte Erwerbsunfähigkeit im Beruf (unter 50% Berufsunfähigkeit) in der Angestellten- und Knappschaftsversicherung,

4. die abgestufte Erwerbsunfähigkeit in der Unfallversicherung und der Reichsversorgung,

5. die Dienstunfähigkeit bei Beamten und Festangestellten.

Arbeitsunfähigkeit. Die Feststellung der *Arbeitsunfähigkeit* im Sinn der Krankenversicherung liegt im allgemeinen eine Querschnittsbetrachtung zugrunde: sie äußert sich über den jetzigen Zustand ohne Rücksicht auf dessen Dauer; soll ein Urteil über die voraussichtliche Dauer der Arbeitsunfähigkeit abgegeben werden, so wird das Zeitmaß hinzugesetzt.

Erwerbsunfähigkeit. Der Begriff der *Erwerbsunfähigkeit* ist aber mit einer prognostischen Beurteilung insofern verbunden, als er diesen Zustand für längere Zeit, in der Regel nicht unter 1 Jahr festlegt; zweckmäßig wird die voraussichtliche Dauer dieses Zustandes zeitlich begrenzt oder als unbegrenzt angegeben.

Abgestufte Erwerbsunfähigkeit. Bei der Lungentuberkulose sind kleine Stufen unzweckmäßig, weil es praktisch nicht möglich ist zu unterscheiden, ob ein Kranker 70 oder 75% erwerbsbeschränkt ist. Folgende Sätze sind zu empfehlen: 0—30—45—60—80—100% Erwerbsfähigkeit; diese Abstufung vermeidet die Klippen der Invaliditätsbegrenzung (unter $33^{1}/_{3}\%$ Erwerbsfähigkeit) und der Berufsunfähigkeitsbegrenzung (unter 50% Berufsfähigkeit).

Behandlungsbedürftigkeit. Schließlich brauchen wir für die Krankenversicherung und das vorbeugende Heilverfahren noch den Begriff der *Behandlungsbedürftigkeit* und der *Notwendigkeit der Krankenhausbehandlung*.

Die Anwendung der gekennzeichneten Begriffe auf die Lungentuberkulose kann auf große Schwierigkeiten stoßen. Gibt es doch zwischen klinisch gesund und klinisch schwer krank alle Übergänge, dazu bei der unzweifelhaft fortschreitenden Tuberkulose alle Grade der Leistungsbeschränkung.

Der Begriff der aktiven und inaktiven Tuberkulose hat immer etwas Gekünsteltes; brauchbar erweist sich aber die Unterscheidung der abortiven Formen (verkalkter Primärkomplex, verkalkte Streuungsherde, die Mehrzahl der sog. Spitzentuberkulosen), der progredienten geschlossenen und offenen Lungentuberkulose und der Restzustände nach geheilter Lungentuberkulose.

Die **abortiven Tuberkulosen** bedingen weder Arbeitsunfähigkeit und Dienstunfähigkeit noch Erwerbsunfähigkeit noch Behandlungsbedürftigkeit. Sofern bei Spitzentuberkulosen klinische Zeichen eines progredienten Prozesses bestehen (Rasselgeräusche, positive Blutreaktionen, röntgenologisch festgestellte Herdentwicklung) gehören sie in die Gruppe der progredienten geschlossenen (eventuell offenen) Tuberkulosen.

Die **progrediente geschlossene Lungentuberkulose** kann Arbeitsunfähigkeit und partielle Erwerbsunfähigkeit bedingen; das Urteil über Arbeitsunfähigkeit und den Grad der Erwerbsbeschränkung richtet sich nach den klinischen Erscheinungen, ebenso die Behandlungsbedürftigkeit. Invalidität und Berufsunfähigkeit bestehen in der Regel nicht; im Einzelfall wären sie in Komplikationen und schwereren Krankheitserscheinungen besonders sorgfältig zu begründen. Für das vorbeugende Heilverfahren kommen diese Formen in erster Linie in Frage, insbesondere für klimatische Kurven. Während des Heilverfahrens besteht nach der RVO. Arbeitsunfähigkeit.

Die **offen Lungentuberkulösen** sind bei der ersten Feststellung immer als arbeitsunfähig zu erachten. Bei chronischem Ablauf der Lungentuberkulose und insbesondere nach erfolgreichem Heilverfahren kann aber sehr wohl auf Arbeitsfähigkeit erkannt werden, insbesondere in den gesundheitlich günstigeren Berufen der Kopfarbeiter und der Beamten. Den Begriff der beschränkten Arbeitsfähigkeit kennt die Krankenversicherung nicht. Man sollte ihn nur anwenden, wenn das chronische Leiden Erwerbstätigkeit nur in gewissen Berufen oder nur zeitlich beschränkt zuläßt. Wegen der Ansteckungsgefährdung der Umgebung sind Kranke, die eine offene Tuberkulose haben, in den Berufen der Kinderpflege, des Unterrichtes und des Nahrungsmittelgewerbes immer als arbeits- bzw. dienstunfähig zu führen. In anderen Berufen sollte die Prüfung der Umgebungsgefährdung Sache der zuständigen Tuberkulösenfürsorgestelle sein. Offen Tuberkulöse sind immer erwerbsbeschränkt, und zwar wegen der zeitweisen Arbeitsunfähigkeit mindestens 40%; sie brauchen aber nicht invalide oder berufsunfähig zu sein. Behandlungsbedürftigkeit dürfte in der Regel bestehen. Ob ein Heilverfahren die Wiederherstellung der Erwerbsfähigkeit für längere Dauer verspricht, sollte vom Urteil der Spezialfürsorge oder des Facharztes abhängig gemacht werden.

Die **ambulante Pneumothoraxbehandlung** muß an sich nicht Arbeitsunfähigkeit bedingen. Ist die Behandlung schon längere Zeit im Krankenhaus oder in der Heilanstalt durchgeführt und der Lungenprozeß unter Schwinden von Auswurf und Bacillen, nach normalen Temperaturen und normalem Senkungswert und günstigem Blutbild schon einigermaßen zur Ruhe gekommen, so kann der Kranke als arbeitsfähig angesehen werden, wenn sein Allgemeinzustand gut und seine Arbeitsbedingungen (Kopfarbeiter!) nicht zu ungünstig sind. Bestehen jedoch noch Anzeichen einer Aktivität des Prozesses, so übt anstrengende Tätigkeit nach meiner Erfahrung einen ungünstigen Einfluß auf die Behandlung (Auftreten von Exsudaten) und die Heilungsaussichten aus. Auch kann man einem in Pneumothoraxbehandlung stehenden Kranken ausgesprochen schwere Arbeit nicht zumuten. Droht dem Kranken freilich Verlust seiner Dienst- oder Arbeitsstelle, so wird man unter den heutigen Verhältnissen einen Arbeitsversuch verantworten müssen, den man in normalen Zeiten vielleicht nicht wagen würde.

Die **Restzustände nach geheilter Lungentuberkulose** spielen im Erwerbsleben eine gewisse Rolle. Umfangreichere Verschwartung der Lunge, insbesondere nach Pleuritis exsudativa, Pneumothoraxexsudat, Empyem, Status nach Exairese, Plastik, Plombierung können die Leistung des erkrankt gewesenen Organs beträchtlich herabsetzen. Sie werden in der Regel weder Arbeitsunfähigkeit und Dienstunfähigkeit, noch Behandlungsbedürftigkeit, Invalidität und Berufsunfähigkeit meist nur auf Zeit (1—2 Jahre) bedingen, wohl aber stets die Erwerbsfähigkeit um 20—40% und darüber herabsetzen. Für die Beurteilung dieser Restzustände, die oft zum Anlaß von Renten- und Ruhegeldansprüchen werden, ist die Funktionsprüfung von Lunge und Herz von ausschlaggebender Bedeutung. Heilbehandlung und Krankenhausbehandlung kommen nicht in Frage.

Wenn auch die *schematische Darstellung der Erwerbsbeschränkung bei Lungentuberkulose* immer mißlich ist, so können doch folgende allgemeine Richtlinien Gültigkeit beanspruchen:

Lungentuberkulose	Arbeitsunfähigkeit	Berufsfähigkeit gemindert	Allgemeine Erwerbsfähigkeit gemindert
Abortiv	Nein	20—30%	20—40%
Geschlossen	Zeitweise	20—40%	30—50%
Ruhig offen	Zeitweise	40—70%	50—70%
Fortschreitend offen . .	Ja	100%	100%
Restzustände	Für schwere Arbeit	bis 40%	bis 50%

Danach wären die Kranken mit fortschreitender offener Lungentuberkulose immer Ruhegeld- oder Invalidenrenten-berechtigt, darüber hinaus unter besonderen Verhältnissen auch die Kranken mit ruhiger offener Tuberkulose. Als solcher besonderer Umstand kann schon ein höheres Lebensalter oder eine Komplikation leichterer Art gelten. Kranke mit geschlossener Tuberkulose können als Ruhegeld- oder Invalidenrenten-berechtigt nur angesehen werden, wenn schwerere Komplikationen von seiten anderer Organe bestehen. Die hier gegebenen Prozentzahlen können natürlich nur als Anhaltspunkte gelten und sind von Fall zu Fall anzuwenden und zu modifizieren.

Die **Lungentuberkulose** kann als **Unfallfolge** oder als verschlimmert durch einen Unfall nur gelten, wenn entweder der Unfall den Brustkorb betroffen hat und die Entstehung der Lungentuberkulose oder ihre Verschlimmerung als unmittelbare Unfallfolge nachgewiesen werden kann, oder wenn der Unfall den gesamten Körper schwer betroffen hat und die Entstehung oder Verschlimmerung der Lungentuberkulose nachweisbar während des Krankenlagers eingetreten ist.

Was die **Lungentuberkulose** als Folge einer **beruflichen Ansteckung** anlangt, so ist für die Anerkennung erforderlich 1. der Nachweis, daß Zeichen einer Lungentuberkulose vor dem 1. 7. 1928 nicht vorhanden gewesen sind und die berufliche Ansteckungsgefährdung nach dem 30. 6. 1928 eingetreten ist, sowie 2. der Nachweis, daß die Lungentuberkulose in zeitlich glaubhaftem Zusammenhang mit der nachgewiesenen Gefährdung sowie in einer Form aufgetreten ist, die als Neuansteckungsform bekannt ist.

Die Neuanerkennung einer **Lungentuberkulose als Kriegsdienstfolge** kommt heute, 15 Jahre nach Kriegsende, kaum noch in Frage. Meist wird der Gutachter den Zusammenhang erst lange Zeit nach dem Kriege manifest gewordener Lungentuberkulose mit Kriegsstrapazen für sehr zweifelhaft ansehen; aber selbst wenn er den Zusammenhang für wahrscheinlich hält, wird es in der Regel unmöglich sein, diese Beziehung nicht nur glaubhaft zu machen, sondern auch aktenmäßig darzustellen; ärztliche Zeugnisse, die nach dem Gedächtnis viele Jahre nach der stattgehabten Behandlung ausgestellt werden, sind dabei von sehr zweifelhaftem Wert. Ist die Lungentuberkulose dagegen als Kriegsdienstfolge bereits anerkannt, so gelten für die Festsetzung der Rente die obigen Richtlinien für die Erwerbsbeschränkung.

Literatur.

I. Pathogenese und pathologische Anatomie der Tuberkulose.

ANDERS: Die Pathogenese der Altersphthise. Verh. dtsch. path. Ges. **1928**, 406. — ARBORELIUS: Die Tuberkulose bei einer wenig oder gar nicht durchseuchten Bevölkerung. Erg. Tbk.forsch. **4** (1932). — ASCHOFF: Über den phthisischen Reinfekt der Lungen. Klin. Wschr. **1929**, 1. — ASSMANN: Frühinfiltrat. Erg. Tbk.forsch. **1** (1930).

BALLIN: Der tuberkulöse „primäre Komplex" im Röntgenbild der Lunge. Beitr. Klin. Tbk. **51**, 127 (1922). — BRAEUNING-REDEKER: Die hämatogene Lungentuberkulose des Erwachsenen. Tbk.bibl. **1931**, H. 38. — Phthisische Entwicklungen aus den Reihen des Frühinfiltrates und des frühen phthisischen Nachschubes. Tbk.bibl. **1931**, H. 39.

DIEHL: Beitrag zum Ablauf der Tuberkulose innerhalb der progressiven Durchseuchungsperiode. Beitr. Klin. Tbk. **65**, 14 (1927). — DIEHL u. v. VERSCHUER: Zwillingstuberkulose. Jena: Gustav Fischer 1933.

GHON: Über Sitz, Größe und Form des primären Lungenherdes bei der Säuglings- und Kindertuberkulose. Virchows Arch. **254** (1925). — GOTTSTEIN: Allgemeine Epidemiologie der Tuberkulose. Die Tuberkulose und ihre Grenzgebiete

in Einzeldarst. Beih. z. d. Beitr. Klin. Tbk. IX (1931). — GRÄFF-KÜPFERLE: Die
Lungenphthise. Ergebnisse vergleichender röntgenologisch-anatomischer Untersuchungen, Bd. 2. Berlin: Julius Springer 1923.

HARMS: Die Entwicklungsstadien der Lungentuberkulose. Leipzig: Curt
Kabitzsch 1926. — HOLLÓ: Tuberkulose und Lebensalter. Zbl. Tbk.forsch. 38,
161, 321 (1933). — HUEBSCHMANN: Pathologische Anatomie der Tuberkulose.
Die Tuberkulose und ihre Grenzgebiete in Einzeldarst. Beih. z. d. Beitr. Klin.
Tbk. V (1928).

KOCH: Thoraxschnitte von Erkrankungen der Brustorgane. Berlin: Julius
Springer 1924.

LOESCHCKE: Über Entwicklung, Vernarbung und Reaktivierung der Lungentuberkulose Erwachsener. Beitr. Klin. Tbk. 68, 251 (1928).

NICOL: Die pathologisch-anatomischen Grundlagen der Lungenphthise und
ihre Bedeutung für die klinische Einteilung der Verlaufsformen. Beitr. Klin. Tbk.
52, 228 (1922).

PAGEL: Die allgemeinen pathomorphologischen Grundlagen der Tuberkulose.
Die Tuberkulose und ihre Grenzgebiete in Einzeldarst. Beih. z. d. Beitr. Klin.
Tbk. I (1927). — Studien über tuberkulöse Erweichung. Beitr. Klin. Tbk. 76,
414 (1930). — Pathologische Anatomie der hämatogenen Streuungstuberkulose.
Erg. Tbk.forschg 5 (1933). — PAGEL-HENKE: Lungentuberkulose. Handbuch der
speziellen pathologischen Anatomie und Histologie von HENKE-LUBARSCH, Bd. 3,
Teil 2. 1930. — PUHL: Über phthisische Primär- und Reinfektionen in der Lunge.
Beitr. Klin. Tbk. 52, 116 (1922).

RANKE: Ausgewählte Schriften zur Tuberkulosepathologie. Herausgegeben und
eingeleitet von W. und M. PAGEL. Die Tuberkulose und ihre Grenzgebiete in
Einzeldarst. Beih. z. d. Beitr. Klin. Tbk. VI (1928). — REDEKER: Über die infraclaviculären Infiltrate, ihre Entwicklungsformen und ihre Stellung zur Pubertätsphthise und zum Phthisegeneseproblem. Beitr. Klin. Tbk. 63, 574 (1926). —
REDEKER-WALTER: Entstehung und Entwicklung der Lungenschwindsucht des
Erwachsenen, 2. Aufl. Leipzig: Curt Kabitzsch 1929.

SCHÜRMANN: Zur Frage der Gesetzmäßigkeiten im Ablauf der Tuberkulose
unter besonderer Berücksichtigung der Lehre RANKEs. Beitr. path. Anat. 81, 568;
83, 551 (1930). — SERGENT: Les réveils de la tuberculose pulmonaire chez l'adulte.
Paris: Masson et Cie. 1933.

TENDELOO: Studien über die Entstehung und den Verlauf der Lungenkrankheiten, 2. Aufl. München: J. F. Bergmann 1931.

ULRICI: Klinische Einteilung der Lungentuberkulose nach den anatomischen
Grundprozessen. Beitr. Klin. Tbk. 51, 63 (1922). — Präphthisisches Infiltrat und
Entwicklungsgänge der Lungentuberkulose. Beitr. Klin. Tbk. 70, 159 (1928).

WOLFF, E. K.: Die Herstellung gerahmter Sammlungspräparate. Zbl. Path.
56, 401 (1932/33).

II. Endothorakale Tuberkulose im Kindesalter.

DUKEN: Die klinischen Verlaufsformen der postprimären Lungentuberkulose
im Kindesalter. Erg. inn. Med. 1931.

ENGEL-PIRQUET: Handbuch der Kindertuberkulose, Bd. 1. Leipzig: Georg
Thieme 1930.

HAMBURGER-DIETL: Die Tuberkulose des Kindesalters. Leipzig u. Wien: Franz
Deuticke 1932.

KELLER-MORO: Die Tuberkulose und Skrofulose. Handbuch der Kinderheil-
kunde von PFAUNDLER-SCHLOSSMANN, 4. Aufl., Bd. 2. Berlin: F. C. W. Vogel
1931. — KLEINSCHMIDT: Tuberkulose des Kindes, 2. Aufl. Leipzig: Joh. Ambros.
Barth 1927.

OPITZ: Die Infektiosität der Kindertuberkulose unter besonderer Berücksichtigung der Bakterienausscheidungen bei gutartigen und unscheinbaren intrathorakalen Prozessen. Erg. Tbk.forschg 5 (1933).

PÉHU-DUFOURT: Die medizinische Tuberkulose im Kindesalter. Aus dem Französischen übersetzt von FISCHL. Leipzig: Georg Thieme 1928.

SIMON: Die hämatogene Tuberkulose des Kindesalters. Tbk.tagg Harzburg 1932. Beitr. Klin. Tbk. 81, 194. — SIMON-REDEKER: Praktisches Lehrbuch der Kindertuberkulose, 2. Aufl. Leipzig: Joh. Ambros. Barth 1930.

III. Diagnostik und Klinik der Tuberkulose.
Röntgenuntersuchung, Untersuchung der Abscheidungen und des Blutes, Kehlkopf- und Darmtuberkulose, Differentialdiagnostik.

ALBERT: Mehrfache tuberkulöse Rundinfiltrate. Beitr. Klin. Tbk. 78, 647 (1931). — ALEXANDER-BEEKMANN: Röntgenatlas der Lungentuberkulose des Erwachsenen. Tbk.bibl. 1927—28, H. 39 u. 32.

BÖHME-LUCANUS: Der Verlauf der Staublungenerkrankung bei den Gesteinshauern des Ruhrkohlengebietes. Berlin: Julius Springer 1930. — BRAUER: Über den Lungenkollaps. Vortr. Berl. med. Ges., 15. Febr. 1933. Ref. Dtsch. med. Wschr. 1933, 671.

DEIST: Bacillämie und Bacillurie bei Tuberkulose. Klin. Wschr. 1933, Nr 1. — DIEHL: Beiträge zur Klinik der progressiven Durchseuchungsperiode bei der Tuberkulose. Beitr. Klin. Tbk. 62, 356 (1926).

EBSTEIN: Tuberkulose als Schicksal. Stuttgart: Ferdinand Enke 1932.

GIEGLER: Beiträge zur Bedeutung der Gaswechseluntersuchungen für die Klinik der Lungentuberkulose. Klin. Wschr. 1927, 2326. — GRASS: Erleichterung des Tuberkelbacillennachweises durch Kehlkopfabstrich. Seine Bedeutung für die Frühdiagnose der offenen Lungentuberkulose. Münch. med. Wschr. 1931, 1171. — GRASS-SIMMERS: Die Rolle der Eosinophilie im tuberkulösen Geschehen. Klin. Wschr. 1931, 1457. — GSELL: Zur Klinik der Pleuritis exsudativa. Mit besonderer Berücksichtigung der Beziehung zu Tuberkulose und Lebensaltern. Beitr. Klin. Tbk. 75, 701 (1930).

HANTSCHMANN-STEUBE: Über die Einwirkung von Komplikationen auf die Kolloidlabilität bei der Lungentuberkulose. Beitr. Klin. Tbk. 70, 536 (1928). — v. HOESSLIN: Das Sputum. Berlin: Julius Springer 1921. — HOHN: Der Z-Einährboden zur Kultur des Tuberkelbacillus. Die Typendifferenzierung und das Wachstum von BCG auf Z-Einährboden. Zbl. Bakter. I Orig. 121, 488 (1931).

ICKERT: Staublunge und Staublungentuberkulose. Die Tuberkulose und ihre Grenzgebiete in Einzeldarst. Beih. z. d. Beitr. Klin. Tbk. IV (1928).

KRETSCHMER: Körperbau und Charakter. Berlin: Julius Springer 1931.

LANGE, BR.: Neuere Forschungen zur Biologie des Tuberkelbacillus. Tbk.tagg Bad Harzburg 1932. Beitr. Klin. Tbk. 81, 235 (1932). — LIEBERMEISTER-SCHOOP: Der künstliche doppelseitige Pneumothorax bei der Behandlung der Lungenphthise. Erg. Tbk.forschg 2 (1931). — LYDTIN: Klinische Untersuchungen über hämatogene und bronchogene Formen der Lungentuberkulose. Tbk.bibl. 1932, H. 45.

MANASSE: Anatomische Untersuchungen über die Tuberkulose der oberen Luftwege. Die Tuberkulose und ihre Grenzgebiete in Einzeldarst. Beih. z. d. Beitr. Klin. Tbk. III (1927). — MELZER: Der Einfluß der Tuberkulose auf das Seelenleben der Kranken. Stuttgart: Ferdinand Enke 1933.

NEUMANN: Die Klinik der Tuberkulose Erwachsener, 2. Aufl. Wien: Julius Springer 1930. — NICOL-SCHRÖDER: Die Lungentuberkulose. Lehrbuch der diagnostischen Irrtümer. München: Otto Gmelin 1932.

RICKMANN: Pathologie und Therapie der Kehlkopftuberkulose. Stuttgart: Ferdinand Enke 1930. — ROLOFF-PAGEL: Zur Virulenz der Tuberkelbacillen bei der Lungentuberkulose. Beitr. Klin. Tbk. **72**, 685 (1929). — ROTHER: Zur Röntgensymptomatologie der Darmtuberkulose. Z. Tbk. **65**, 24 (1932).

SAEGLER: Zum Tuberkelbacillennachweis im Blute bei Tuberkulose und anderen Erkrankungen. Eine Umfrage von K. MEYER. Med. Klin. **1932**, 110. — SCHULTZE-RHONHOF u. HANSEN: Lungentuberkulose und Schwangerschaft. Erg. Tbk.forsch. **3** (1931). — SIEBERT: Wolkennamen zur Beschreibung der pathologischen Lungenverschattungen. Fortschr. Röntgenstr. **41**, 756 (1930).

ULRICI: Die Formen der Lungentuberkulose. Klin. Wschr. **1926**, 969. — Die hämatogenen Lungentuberkulosen. Beitr. Klin. Tbk. **77**, 267 (1931). — Über den Ersatz der Röntgenfilmaufnahmen durch Papieraufnahmen. Dtsch. med. Wschr. **1932**, 1241.

v. D. WETH: Die biologischen Grundlagen der wichtigsten unspezifischen Blutreaktionen bei der Tuberkulose. Erg. Tbk.forsch. 1 (1930). — WITZENRATH: Herzfunktionsprüfungen bei Lungentuberkulösen. Beitr. Klin. Tbk. **82**, 585 (1933).

ZINN: Die Pneumothoraxbehandlung der Lungentuberkulose, ihre Durchführung und soziale Bedeutung. Z. Tbk. **62**, 100 (1931).

IV. Behandlung der Tuberkulose.

ALEXANDER, JOHN: The surgery of pulmonary tuberculosis. Philadelphia and New York: Lea and Febiger 1925. — ASCOLI-CARPI: Der gleichzeitig doppelseitige künstliche Tiefdruckpneumothorax. Erg. inn. Med. **38** (1930).

BACMEISTER-REHFELDT: Ernährung und Diät bei Tuberkulose. Dresden u. Leipzig: Theodor Steinkopff 1932. — BACMEISTER-RICKMANN: Die Röntgenbehandlung der Lungen- und Kehlkopftuberkulose. Leipzig: Georg Thieme 1924.

DIEHL-KREMER: Thorakoskopie und Thorakokaustik. Die Tuberkulose und ihre Grenzgebiete in Einzeldarst. Beih. z. d. Beitr. Klin. Tbk. **VII** (1929).

FRANGENHEIM: Technik der Apicolyse bei Spitzentuberkulose. 54. Tagg dtsch. Ges. Chir. 1930.

GRAF: Zur Resektion der ganzen 1. Rippe bei der extrapleuralen Thorakoplastik und über die Möglichkeit einer isolierten Entrippung von Spitzen- und Oberfeld (thorakoplastischer Selektivkollaps). Dtsch. med. Wschr. **1930**, 1647. — GRASS: Ein transportabler Pneumothoraxapparat zur Anwendung von Kohlensäure und Luft. Beitr. Klin. Tbk. **47**, 337 (1921).

HERRMANNSDORFER, M. u. A.: Kochbuch für Tuberkulöse, 4. Aufl. Leipzig: Joh. Ambros. Barth 1931.

JACOBAEUS: Die Thorakoskopie und ihre praktische Bedeutung. Erg. Med. **7** (1925).

KLEESATTEL: Avertinbetäubung bei Lungentuberkulose. Dtsch. med. Wschr. **1930**, 2040. — Zur Totalresektion der 1. Rippe. Beitr. Klin. Tbk. **82**, 571 (1933). — KLOPSTOCK-SCHÜLER: Das Pneumoperitoneum als Behandlungsmethode der Darmtuberkulose. Beitr. Klin. Tbk. **83** (im Druck). — KREMER: Oleothorax. Erg. Tbk.forsch. **4** (1932).

LAUWERS: Contribution à l'étude de l'apicolyse. Bull. Soc. nat. Chir. **54**, 1261 (1928); Zbl. Tbk.forsch. **30**, 876.

NISSEN: Über die neuere Entwicklung der chirurgischen Behandlung der Lungentuberkulose. Berlin u. Wien: Urban & Schwarzenberg 1932.

ROLLIER: Die Heliotherapie der Tuberkulose, 2. Aufl. Berlin: Julius Springer 1924. — ROLOFF: Dauererfolge der Lungenkollapsbehandlung. Statistischer Bericht über 1128 Fälle aus den Jahren 1918—1928. Beitr. Klin. Tbk. **78**, 495 (1931). — Dauererfolge der Lungenkollapsbehandlung. Sozialhygienische und wirtschaftliche Betrachtungen. Z. Gesdh.verw. u. Gesdh.fürs. **3**, H. 15, 337. — Dauererfolge der Pneumothoraxbehandlung. Die Statistiken der Weltliteratur. Zbl. Tbk.forsch. **36**, 657 (1932).

380   Literatur: Tuberkulose und Umwelt.

SAUERBRUCH: Die Chirurgie der Brustorgane, Bd. 1, Teil 2: Die Erkrankungen der Lungen, 3. Aufl. Berlin: Julius Springer 1930.

ULRICI: Das Endziel der Pneumothoraxbehandlung. Beitr. Klin. Tbk. **75**, 285 (1930). — Über Spitzenplastiken. Dtsch. med. Wschr. **1932**, 411. — Wie urteilt man heute über das FRIEDMANN-Mittel? Z. ärztl. Fortbildg **29**, Nr 1 (1932).

V. Tuberkulose und Umwelt.

ALEXANDER-ALEXANDER: Die Arbeitsbehandlung. Leipzig: Georg Thieme 1932.

BLÜMEL: Handbuch der Tuberkulosefürsorge. München: J. F. Lehmann 1926. — BRIEGER: Anstaltsfürsorge und Arbeitsnachfürsorge. 8. Tagung der internat. Vereinigung gegen die Tuberkulose im Haag 1932. (Zbl. Tbk.forschg **37**, 728 (1932). — BRONKHORST: Die Arbeitskur in einer Volksheilstätte für Lungentuberkulose. Z. Tbk. **56**, 208 (1930).

FRANZ-MÜLLER: Ein Jahr Reihenröntgenuntersuchungen im Reichsheer. Dtsch. med. Wschr. **1932**, 769.

GLOGAUER: Entwurf einer einheitlichen Bestandstatistik der Tuberkulosefälle in Groß-Berlin. Z. Tbk. **60**, 326 (1931). — Die systematische Entwicklung der Tuberkulosefürsorge. Z. Tbk. **67** (1933).

ICKERT: Die Beurteilung der Arbeitsunfähigkeit bei Lungentuberkulose. München: Otto Gmelin 1932.

ULRICI: Tuberkulosekrankenhäuser. Handbücherei für das gesamte Krankenhauswesen. Herausgeg. von A. GOTTSTEIN, Bd. 2. Berlin: Julius Springer 1930. — Zusammenarbeit der offenen und geschlossenen Fürsorge auf dem Gebiet der Tuberkulose. Z. Tbk. **59**, 23 (1930). — Lungentuberkulose in Ärztliche Begutachtung in der Krankenversicherung. Berlin-Charlottenburg: Verlag für Sozialmedizin 1932. — Klinisch-fürsorgerische Einteilung der Lungentuberkulose. Z. Tbk. **64**, 350 (1932).

Vos: Arbeitstherapie bei der Lungentuberkulose. Z. Tbk. **53**, 11 (1929).

Sachverzeichnis.